Maria Majce-Egger, Karin Zajec, Christine Pechtl, Gwendolin Eckert (Hg.)

**Leben und Denken in Gruppen**

Maria Majce-Egger, Karin Zajec,
Christine Pechtl, Gwendolin Eckert (Hg.)

# Leben und Denken in Gruppen

## Gruppendynamik und Dynamische Gruppenpsychotherapie

facultas

**Bibliografische Information der Deutschen Nationalbibliothek**

Die Deutsche Nationalbibliothek verzeichnet diese Publikation in der Deutschen Nationalbibliografie; detaillierte bibliografische Daten sind im Internet über http://dnb.d-nb.de abrufbar.



1. Auflage 2024

facultas Universitätsverlag, Stolberggasse 26, 1050 Wien, Österreich

Lektorat: Rebecca David, Hameln
Fahnenkorrektur: Katharina Schindl, Wien
Satz: Wandl Multimedia Agentur, Groß Weikersdorf
Druck und Bindung: Facultas Verlags- und Buchhandels AG, Wien
Printed in Austria
ISBN 978-3-7089-2161-7 (Print)
ISBN 978-3-99111-830-5 (E-Pub)

# Vorwort der Herausgeberinnen

Das Reale ist relational.

In der interpersonellen Perspektive der Gruppendynamik (GD) und der Dynamischen Gruppenpsychotherapie (DG) ist die Beziehung, das Dazwischen, das Feld, das durch Begegnung entsteht, im Fokus der Aufmerksamkeit. Ziel gruppendynamischer Arbeit ist das Sichtbar- und Nutzbarmachen dieser Beziehungen. In diesem Buch soll das Feld unserer Zusammenarbeit in der Fachsektion GD.DG sichtbar werden.

Wie kam es zu der Idee, ein Buch herauszugeben?

Im Jahr 1999 entstand unter der Herausgeberschaft von Maria Majce-Egger das Buch „Gruppentherapie und Gruppendynamik. Dynamische Gruppenpsychotherapie" – ein Buch, das die 1991 erst staatlich anerkannte Fachrichtung Dynamische Gruppenpsychotherapie und ihren bisherigen Entwicklungsprozess abbildet.

Angestoßen durch einen 2017 einsetzenden Generationenwechsel in der Leitung der Fachsektion sowie bei den Lehrenden und der Ausbildungsleitung DG wurde überlegt, die gegenwärtigen Theorieentwicklungen zu verschriftlichen. Die Initiative, dies konkret umzusetzen, ging vom Inhaltegremium DG aus.

Die Grundidee war vorerst, das Buch von 1999 zu aktualisieren, waren doch seither fast zweieinhalb Jahrzehnte vergangen. Die Anfrage an Maria Majce-Egger stieß auf Bereitschaft und Interesse ihrerseits. So gründete sich das aktuelle Herausgeberinnenteam. In der gemeinsamen Diskussion kristallisierte sich im Laufe des Prozesses die Notwendigkeit einer weitreichenden Bearbeitung heraus. So findet sich im vorliegenden Buch nur mehr ein Artikel in Originalform: jener von Raoul Schindler zur Rangdynamik.

In beiden Fachbereichen – Gruppendynamik und Dynamische Gruppenpsychotherapie – haben in den letzten zweieinhalb Jahrzehnten neue theoretische wie praktische Weiterentwicklungen stattgefunden. Die unterschiedlichen Anforderungen in der Ausbildung sowie im Arbeitsfeld von GD und DG, z. B. bezüglich formaler Rahmenbedingungen, hatten Auswirkungen. So ergaben sich Spannungsfelder durch verschiedene Ausbildungslogiken (hier Kompetenzerwerb, dort Berufsberechtigung), Marktlogiken und Themenschwerpunkte.

Sich in immer diverseren Umgebungsbedingungen hinsichtlich der eigenen beruflichen Identität oder Identitäten zu finden und zu positionieren, ist eine zunehmende Herausforderung. Die Anwendung der Gruppendynamik hat sich nicht zuletzt deshalb einerseits ausdifferenziert, andererseits sind auch neue Kooperationsmöglichkeiten entstanden.

Dieses Buch ist kein klassisches Lehrbuch, sondern beinhaltet die Weiterentwicklung der Methode sowie die Vielfalt der Anwendungsfelder. Der momentane Stand von Theorie und Praxis in der Fachsektion soll explizit werden. Auch wollen wir Theoriebildung anstoßen und ermöglichen. Uns geht es darum, ein Diskussionsforum zu eröffnen und uns gemeinsam in neue Gefilde vorzuwagen, ganz im Sinne der Lebendigkeit.

Die Idee, gemeinsam in Diskussion zu kommen, Altes und Neues zu verbinden, spiegelt sich in der Auswahl der Autor*innen wider. Nicht Lehrende allein kommen hier zu Wort, sondern ebenso Kolleg*innen, die im Feld arbeiten, sowie Personen, die derzeit in Ausbildung zu Gruppendynamiktrainer*innen oder Gruppenpsychotherapeut*innen sind. Die Zusammenarbeit fand generationenübergreifend statt. Die meisten Artikel wurden von zwei Autor*innen gemeinsam verfasst und sind damit das Ergebnis einer kontinuierlichen Auseinandersetzung sowie Weiterentwicklung der zugrunde liegenden gruppendynamischen Basis und deren unterschiedlicher Anwendungsfelder.

In der gemeinsamen Autor*innenschaft richteten Gruppendynamiker*innen und Gruppenpsychotherapeut*innen, Etablierte und Arrivierte sowie Junge bzw. Nachfolgende ihre Aufmerksamkeit auf Differenzierung und Gemeinsames, Kooperation vor dem Hintergrund des aktuellen Umfelds und die gegensätzlichen Bewegungen im psychosozialen Feld. Generative Sozialisation konnte gelebt, das Erbe transformiert werden.

Das vorliegende Buch hat den Anspruch, fachliche Anregung zu sein, für alle in und mit Gruppen lebenden und denkenden Personen in unterschiedlichen Anwendungsfeldern.

Das breite Spektrum theoretischer, methodischer wie praktischer Auseinandersetzung dient als Basis für neuerliche Auseinandersetzung und Weiterentwicklung.

Wir danken allen Autor*innen für ihre Bereitschaft zum Austausch im gemeinsamen Prozess, für die Erstellung der Artikel, in denen den Lesenden wertvolles Wissen zur Verfügung gestellt wird, sowie der Fachsektion GD.DG für ihre Unterstützung dieses Buchprojekts.

Erfreulicherweise hat sich der facultas Verlag bereit erklärt, auch dieses Buch zu verlegen. An dieser Stelle sei Sigrid Mannsberger-Nindl, Victoria Tatzreiter sowie Rebecca David für die professionelle Unterstützung gedankt!

Wir wünschen allen Leser*innen eine spannende und anregende Lektüre!

Das Herausgeberinnen-Team:
Maria Majce-Egger, Karin Zajec, Christine Pechtl, Gwendolin Eckert

# Inhaltsverzeichnis

# 1 Geschichte – eine Theorie in Bewegung

## 1.1 Zur Geschichte des Österreichischen Arbeitskreises für Gruppendynamik und Gruppentherapie (ÖAGG) sowie der Fachsektion Gruppendynamik und Dynamische Gruppenpsychotherapie GD.DG

Maria Majce-Egger, Christine Pechtl

Für die Geschichte des ÖAGG gilt selbstverständlich Gleiches wie für alle gruppendynamischen Entwicklungsprozesse. Ohne eine Analyse der Umgebungssituation lassen sich das Agieren der Einzelnen, ihr Zusammenspiel und die sich letztendlich durchsetzenden Strukturen nicht verstehen. In diesem Artikel sollen die Entwicklungen auf gesellschaftlicher Ebene sowie ihre Spiegelungen in Trainingsgruppen, auf Ebene des ÖAGG und der Fachsektion GD.DG zusammengestellt werden.

### 1.1.1 Zur Ausgangssituation

Bereits nach dem Ersten Weltkrieg wurden in Soziologie, Sozialpsychologie und Psychoanalyse der Person übergeordnete Ansätze erforscht (Cooley und Burrow). Die Untersuchung zu den Arbeitslosen von Marienthal (Marie Jahoda und Paul F. Lazarsfeld, 1933) gilt als Meilenstein der Entwicklung der empirischen Sozialforschung. Die Forschenden arbeiteten bereits mit den Mitteln der teilnehmenden Beobachtung und verwendeten in der Theoriebildung qualitative sowie quantitative Daten. Bion und Foulkes arbeiteten in der Tavistock Clinic in London gruppentherapeutisch. Emigranten wie Kurt Lewin, Jacob Levy Moreno und Fritz Perls entwickelten in Amerika den gestalttheoretischen Ansatz weiter und wurden zu Pionieren der gruppendynamischen und gruppentherapeutischen Methoden. Aus Morenos und Lewins Ansatz der Aktionsforschung ging die Gruppendynamik als Interventionspraxis hervor.

„Die für die soziale Praxis erforderliche Forschung lässt sich am besten als Forschung im Dienste sozialer Unternehmungen oder sozialer Technik kennzeichnen. Sie ist eine Art Tat-Forschung *(‚action research‘)*, eine vergleichende Erforschung der Bedingungen und Wirkungen verschiedener Formen des sozialen Handelns und eine zu sozialem Handeln führende Forschung“ (Lewin 1953 [1946], S. 280).

Der Versuch, den Wiederaufbau der Demokratie in Europa zu unterstützen, brachte die Gruppendynamik zurück nach Europa. In Wien fand 1954 das erste Gruppendynamikseminar im deutschsprachigen Raum unter der Leitung von Traugott Lindner und Leland Powers Bradford statt (Tippe et al., 2016). Die Aufarbeitung der kollektiven Geschichte führte zur Auseinandersetzung mit autoritären Führungsansprüchen, denn im sozialen Mikrokosmos „Gruppe“ spiegeln sich die sozialen Prozesse und Strukturen der Gesellschaft.

### 1.1.2 Die 1960er-Jahre – Aufbruch und Experimente

In den späten 1960er-Jahren kam es zur antiautoritären Welle mit Wirkungen wie Antipsychiatrie sowie antiautoritärer Erziehung und zum politischen Diskurs der Studierenden- und Frauenbewegung. Ziel war die Änderung des Herrschaftssystems und der gesellschaftlichen Ordnung. Erstarrte Strukturen wie Institutionen sollten neu gestaltet und dynamisiert werden. Der Generationenkonflikt zeigte sich in der Encounter-Bewegung sowie in der Suche nach neuen Autoritäten. Sexualität sollte von Machtverhältnissen und Abhängigkeiten befreit werden. Es wurde mit neuen Formen des Zusammenlebens experimentiert (Wohngemeinschaften, Kollektive, Hippiebewegung etc.) und Gruppenidentität bildete sich über die Loslösung von vorgegebenen Modellen. Bestehende Machtverhältnisse wurden hinterfragt und eine kritische Einstellung zu Macht blieb erhalten. David Riesman analysiert in „The Lonely Crowd“ (1950) die außenorientierte Persönlichkeit, die die bürgerliche Innenorientierung ablöse. Sozial- und Antipsychiatrie werden in Goffmans Analyse und Kritik sozialer Ausgrenzung „Asyle“ (1973 [1961]) sowie in Basaglias Kampf gegen die Institution (1972) beschrieben. Im Jahr 1959 wurde der „Österreichische Arbeitskreis für Gruppentherapie und Gruppendynamik“ gegründet – ein Arbeitskreis, der sich von Beginn an als Experiment verstand, als „Arena“ der Auseinandersetzung und der gegenseitigen Bereicherung. Im Namen wurde der Überzeugung Ausdruck verliehen, dass diese beiden Entwicklungen zusammengehören. „Sie sollten sich in den jeweils eigenen Untergliederungen abgrenzen, das Selbstbewusstsein einer Identität finden, aber in ständiger Kommunikation miteinander sich dem gemeinsamen Problem der Erforschung und des Einsetzens der Gruppenkräfte widmen“ (Schindler, 1983a, S. 17). „Gruppe“ wurde als eigenes Therapieinstrument definiert, als Spezialgebiet wissenschaftlicher Forschung und Therapie.

Der Arbeitskreis wurde von einer engagierten Gruppe initiiert, die universitär in den Bereichen Medizin, Sozialpsychologie, Recht und Sozialarbeit sowie Jugendarbeit tätig war und sich in monatlichen Treffen dem wissenschaftlichen Diskurs widmete. Als Zweck der Vereinsgründung sind die „Erforschung der Strukturen und psychodynamischen Bedingungen des Gruppenlebens sowie die Nutzbarmachung der Forschungsergebnisse für die Anwendung in der Praxis der ärztlichen Therapie, der Fürsorge, der Erziehung und in der allgemein gesundheitlichen Lenkung des Gemeinschaftslebens“ genannt (Schindler, 1959b).

Viele Gründungsmitglieder waren auch außerhalb des ÖAGG in ihren Arbeitsfeldern innovativ. Ihre Arbeit führte zur Gründung von Vereinen und Initiativen. Hierzu gehören Projekte wie der Aufbau des psychotherapeutischen Ambulatoriums der Gebietskrankenkasse, die Gründung der Gesellschaft für Psychohygiene und des Instituts für Tiefenpsychologie an der Universität Wien (Hans Strotzka), die Entwicklung der Universitätsklinik für Psychiatrie (Peter Berner), die Bewährungshilfe für ambulante Betreuung (Hans Rotter, Wolfgang Doleisch, Otto Wilfert), die Österreichische Gesellschaft für Gruppendynamik und Organisationsberatung ÖGGO (Traugott Lindner) sowie der Aufbau des Studiums für Soziologie und Forschung in Gerontologie (Leopold Rosenmayr). Zu Schindlers Verdiensten zählen die Gründung der Ambulanz für Psychotherapie an der Wiener Psychiatrischen Universitätsklinik, sein Beitrag zur Psychiatriereform, der Aufbau des Referats für Psychohygiene (später Psychosozialer Dienst) sowie Reformen im stationären Betreuungsbetrieb des Psychiatrischen Krankenhauses Baumgartner Höhe und der Aufbau des extramuralen Betreuungsnetzes „pro mente". Er entwickelte die Bifokale Gruppentherapie und das Modell der Dynamischen Rangstruktur.

„Gruppe" ist als Spezialgebiet sozialpsychologischer Forschung in Soziologie, Psychologie, Pädagogik und Psychiatrie bedeutsam. Daher wurden die kritische Auseinandersetzung mit diesen Disziplinen und deren Zusammenarbeit angestrebt sowie in der Struktur eines Vereins mit entsprechenden Sektionen verankert (nähere geschichtliche Details siehe Schindler 1986 in Tippe et al., 2016). Schon in der ersten Planung der Strukturierung des Arbeitskreises wurden innovativ übliche Führungsprinzipien durchbrochen und je Bereich zwei administrative Leiter mit Sitz im Vorstand sowie ein koordinierender Sekretär, Raoul Schindler, als Außenvertretung vereinbart (Majce-Egger, 2009b).

Die ersten Jahre waren dem Diskurs zu gruppendynamischen Phänomenen und der experimentellen Umsetzung der Erkenntnisse in die sozialpädagogische und psychotherapeutische Gruppenarbeit gewidmet. Die spätere Ausrichtung der Fachsektion war in der Ausrichtung des Arbeitskreises ÖAGG bereits zu finden.

Nach zahlreichen Trainings im Sozialbereich wurde 1967 in Kooperation zwischen der Vereinigung Österreichischer Erzieher (Wilfert) und dem ÖAGG (Schindler) das erste „internationale Seminar für Gruppenarbeit, Gruppentheorie und Praxis der Menschenführung" in Alpbach von Wolf Aull und Gertraud Koller organisiert. Der ÖAGG entwickelte ein Trainingsprogramm mit gruppendynamischem Schwerpunkt für medizinische, paramedizinische und psychologisch-erzieherische Berufsgruppen, das auf den gesamten deutschen Raum ausstrahlte. Ziel war, zu erproben, wie Menschen zu einem akzeptierenden Miteinander ohne hierarchische Zwänge finden können (Schindler, 1983a). Bemerkenswert ist, dass zu den sieben Trainern der ersten Seminare erst nach drei Jahren drei Co-Trainerinnen dazukamen und es 20 Jahre lang bei einem Frauenanteil des Staffs von 18 % blieb (Schindler, 1986), das Geschlechterverhältnis der Teilnehmenden allerdings ausgewogen war.

Die Zeitschrift „Gruppenpsychotherapie und Gruppendynamik" wurde 1968 von Annelise Heigl-Evers, Hans Strotzka, Raoul Schindler, Raymond Battegay, Helmut Enke und Ambros Uchtenhagen als Organ der deutschsprachigen Gruppentherapieverbände gegründet: DAGG, ÖAGG und der Schweizer Vereinigung.

Ab 1969 initiierten Erich Pakesch und Ingrid Krafft-Ebing im Rahmen der Regionalisierung des ÖAGG das Integrative Seminar für Psychotherapie in Bad Gleichenberg, in dem die Großgruppe sowie Gruppendynamik und Dynamische Gruppenpsychotherapie ein Teil des Angebots sind. In Kooperation mit der Internationalen Arbeitsgemeinschaft für Gruppenanalyse (IAG) fanden in Altaussee ab 1976 psychoanalytische Großgruppen statt. Josef Shaked leitete die Großgruppe allein, erst in den letzten Jahren gemeinsam mit Jutta Menschik-Bendele, Peter Potthoff und Michael Hayne (Dietrich & Krafft-Ebing, 2022).

### 1.1.3 Die 1970er-Jahre – Regionalisierung und Differenzierung

In den späten 1970er-Jahren war die Gruppendynamik in Europa als Instrument der Auseinandersetzung mit hierarchischen Strukturen und Autoritäten sowie als politische, emanzipatorische Gegenbewegung wirksam.

> „Die Euphorie in totale sozialpsychologische Erwartungen, etwa nach einer nicht krankmachenden Gesellschaft, weicht kritischen und pragmatischen Ansätzen, die panischen Angstbilder haben sich in den Problemen des Umweltschutzes materialisiert. […] Die antiautoritäre Welle schlägt dialektisch um, man fühlt wieder […] die Last überwältigender Probleme, für die Führer und Eliten gefragt sind." (Schindler, 1983a, S. 18)

Mitte der 1970er-Jahre erlosch die Encounter-Bewegung, doch die Bedeutung von Psychotherapie und technischen Methoden wuchs an. Nach dem dynamischen Rangmodell bildet sich in dieser Zeit Gruppenidentität über ein mächtiges Gegenüber – gegen die Strukturen des herrschenden Systems, in der Identifikation mit einem rebellierenden Alpha, der Identifizierung mit der Ermächtigung der Jugend gegen bestehende Strukturen, Institutionen, Autoritäten. In Selbsterfahrungs- und Großgruppen finden heftige Auseinandersetzungen mit dem männlich dominierten Staff statt, ein Spiegelungseffekt der damals aktuellen Gesellschaft.

Im ÖAGG wurden ab 1970, als die Nachfolgenden von der Gründergeneration zur Mitarbeit eingeladen bzw. als Trainer*innen bestätigt wurden, erste Ausbildungsrichtlinien erstellt und erste offizielle Graduierungen fanden statt. Ausbildung und Weiterbildung wurde zu einem zentralen Bereich. Neue gruppendynamische Großveranstaltungen (Rinn, Henndorf, Tulbing, Hadersdorf) neben dem seit 1967 bekannten Alpbach-Training wiesen schon auf Regionalisierungen hin, die ab 1973 zu Regionalsektionen des ÖAGG in den Bundesländern führten. Um den Mitgliedern der regionalen Sektionen Austausch zu gewährleisten, entstand eine Art Matrixorganisation, die bis heute wirksam ist.

Ab Beginn des ÖAGG waren alle Kandidat*innen in Gruppendynamik und Gruppenpsychotherapie ausgebildet worden, aber die Anwendung von Psychotherapie war damals ausschließlich Mediziner*innen vorbehalten; andere Herkunftsberufe wurden erst durch das Psychotherapiegesetz 1991 legalisiert (Wißgott, 2021). Die Angebote der Ausbildung differenzierten allerdings nicht nach Psychotherapie, Gruppendynamik oder Beratung. Da ursprünglich gruppendynamisch und gruppentherapeutisch sozialisierte ÖAGG-Mitglieder weitere Fachausbildungen in anderen Methoden absolvierten, wollten sie diese Methoden auch im ÖAGG verankern. Infolgedessen fanden 1977 die ersten (Fach-)Sektionsgründungen statt und damit auch die ersten inhaltlichen Differenzierungen zu Gruppendynamik und Gruppenpsychotherapie des ÖAGG. Im Jahr 1977 wurde Familienarbeit als erste Sektion gegründet, gefolgt von Psychodrama und 1979 von Integrativer Gestaltarbeit – in allen Sektionsnamen fehlt noch die Methodenbezeichnung „Psychotherapie“. Der Sektion Gruppendynamik standen damit neue Entwicklungen gegenüber. Es gab somit den alten ÖAGG – Gruppendynamik, Gruppenanalyse und Regionalsektionen – und den neuen ÖAGG – Psychodrama, Gestalt, Familienarbeit.

Mit ihrer Orientierung an der Gesamtheit, dem interdisziplinären Verständnis und den gesellschaftlichen Bezügen blieb für die Gruppendynamik die Entwicklung des Gesamtvereins zentral; sie verlor aber in Bezug zu den Differenzierungen innerhalb des ÖAGG die Vorreiterrolle. Zwischen Neuem und zu Bewahrendem entstand ein Spannungsfeld: einerseits die Fokussierung auf den eigenen methodischen Bereich und andererseits der Anspruch, im professionellen Austausch zu bleiben und den (im Statut genannten) Anspruch an Auseinandersetzung und Zusammenarbeit zu erhalten.

Die Entwicklung von Alpbach ähnelte dem Differenzierungsprozess des ÖAGG als Gesamtverein (Dietrich & Fossel, 2022). In der Anfangszeit dominierte das Angebot von Kleingruppen mit regelmäßig stattfindenden Plenarveranstaltungen, wo Gruppenbegegnungen stattfinden konnten. Waren anfangs die Plenen noch von Fachvorträgen bestimmt, entwickelten sich ab 1970 experimentell ausgerichtete Feldforschungsseminare in einem für die damalige Zeit typischen Design in Klein- und Großgruppen. Mit zunehmender Differenzierung des ÖAGG kam es zu einem verstärkten spezifischen Angebot der Fachsektionen. In der Unterscheidung zwischen „Therapie“ und „Organisationsberatung“ standen sich plenare und Großgruppen-Konzepte gegenüber, die unterschiedliche Grundkonzeptionen und Interventionsrichtungen implizierten.

### 1.1.4 1980 bis 2000 – Professionalisierung, Positionierung und Fachsektionsgründung

Zwischen 1980 und 1990 war in Gruppen ein Rückzug aus dem politischen Diskurs zu beobachten. Es fand die „Preisgabe des gesellschaftlichen Veränderungswillens zugunsten einer individuellen Selbstbehauptung" (Shaked, 2011, S. 344) statt. Den ödipalen Konflikten der Gruppe und mit der Leitung, den manisch-depressiven Inszenierungen, den aggressiven Disputen folgte das Bedürfnis nach Sicherheit. Die Auseinandersetzung mit der Autorität hatte sich von einer ödipalen zu einer narzisstischen entwickelt. Die Hierarchie wurde nicht mehr hinterfragt, sondern als diffuse Spiegelung eines Ideals, Vorbilds angesehen. In der Gruppendynamik folgte die Entwicklung von Konzepten und Methoden gruppendynamischer Settings und Interventionen, um die Arbeitsfähigkeit und Selbststeuerungsfähigkeit sowie die Leistung von Gruppen und Teams zu erhöhen.

Im Jahr 1982 differenzierte sich der Ausbildungsbereich Gruppentherapie und Gruppendynamik des ÖAGG in die Sektionen Psychoanalytische Gruppentherapie und Gruppenarbeit (Ingrid Krafft-Ebing und Edith Frank-Rieser) sowie die Sektion Gruppendynamik und psychotherapeutische Gruppenarbeit (Wolf Aull und Waldefried Pechtl). Wie der Name der Fachsektion nahelegt, lag der Fokus auf Feldarbeit (Groupwork), aber auch psychotherapeutischer Gruppenarbeit. Etliche Trainer*innen blieben aktive Mitglieder in beiden Sektionen. Das damalige Argument für die Teilung der zwei Fachbereiche war, dass die Gruppendynamik zu sehr auf das Hier und Jetzt des Gruppengeschehens fokussiert sei und die psychogenetischen Aspekte zu wenig berücksichtige (siehe dazu die Kritik Anthonys, 1971, an Burrows Gruppentheorie; siehe Abschnitt 1.2 „Ausgangspunkte, Entwicklungslinien und Verknüpfungen").

Wolf Aull, Gruppendynamiktrainer der ersten Stunde und erster Sektionsleiter gemeinsam mit Waldefried Pechtl, vermittelte das Finden des Miteinanders im Hier und Jetzt. Eine seiner Leitinterventionen war: „Wer will was von wem?" Mit der konsequenten Haltung, dass direkte Kommunikation und Feedback soziales Lernen und Selbsterkenntnis ermöglichen, stellte er sich als Supervisor für Gruppendynamiker*innen in Ausbildung zur Verfügung und hielt diese intensive Betreuung und freundschaftliche Auseinandersetzung bis ins hohe Alter aufrecht.

Waldefried Pechtl war – vor allem in der Arbeit mit Großgruppen – ein Antipode zu Raoul Schindlers Haltung, primär die unbewussten Regungen in der Gruppe zu verdeutlichen und anzusprechen. Pechtls Anliegen war die Unterstützung der Arbeitsfähigkeit der Gruppe und die Differenzierung zwischen zielorientierter, arbeitsfähiger Gruppe und zur Regression neigender Gruppe. Im Buch „Organismus und Organisation" (1989) stellt Pechtl ein breites Feld von Konzepten zur Verfügung, auch als Grundlage für die organisationsberaterische Arbeit.

Ab 1985 fanden die ersten Fachtagungen „Gruppendynamik-Tage“ in Gallneukirchen (bei Linz) statt und wurden jährlich fortgesetzt (mit Ortswechsel ab 2019, St. Magdalena). Die fachliche Ausrichtung lag anfangs auf der Betonung von Groupwork, der feldbezogenen Gruppenarbeit. Gemeinsame Intention war es, prophylaktisch in gesellschaftlichen Bereichen zu wirken und Gruppenkompetenz in den Bereichen Pädagogik, psychosoziale Beratung und Organisationsentwicklung zu erweitern. Dem Themenbereich „Gruppendynamik als Basiskompetenz“ folgten Differenzierungen der methodischen Anwendungen. Auf einer weiteren Tagung wurden die Vision einer mündigen Gesellschaft und die Auswirkungen des Psychotherapiegesetzes thematisiert. Dem Diskurs zur gesellschaftlichen Relevanz der Gruppendynamik folgte die Auseinandersetzung mit politischer Positionierung, mit Hierarchien und mit der Dynamik der Geschlechter, die in einer zusätzlichen Tagung zur politischen Haltung „Die Macht begehren“ mündete. Dem folgte die Dekonstruktion der Theorieansätze und gelebter Praxis in der Sektion, die Genderdebatte. Wirklichkeitskonstruktionen und Wirkmechanismen der kulturellen und gesellschaftlichen Felder wurden hinterfragt. Immer wieder boten die Gruppendynamiktage neben fachlicher Professionalisierung auch Raum für Auseinandersetzungen mit fachsektionsinternen Fragen der Konkurrenz und Kooperation.

**Theorietage**

Die ersten Theorietage in der Fachsektion entwickelten sich aus dem Unbehagen einiger Ausbildungskandidat*innen über die Diskrepanz zwischen Theorie und Praxis. Um den Transfer von Theorie in die Praxis herzustellen, entstand die selbst organisierte Veranstaltung ÖAGG-Theorie-Tage zu „Interventionstechniken in Gruppen“ mit den Referenten Wolf Aull, Waldefried Pechtl und Raoul Schindler. Es folgte „Übertragung und Widerstand in Gruppen“ mit den Referenten Alfred Pritz, August Ruhs und Josef Shaked. Das Team Rainer Fliedl, Maria Majce-Egger, Susanna Schenk und Wolfgang Schmetterer veranstaltete 1983–1984 insgesamt vier „ÖAGG-Theorie-Tage“. Im Jahr 1990 erfolgte eine Neuauflage dieser Publikationen und 1995–1999 eine Weiterführung von Theorie-Tagen, der Theorie-Zyklus, durch Hannah Rieger, Michael Ertl und Fritz Schiener.

Praxisbezogene Theorievermittlung fand 1988–1990 im „GD-Forum Linz“ statt, ab 1994–2001 organisiert von Edith Jakob, Andrea Tippe (Heidi Roth, Ingrid Wolkersdorfer, Lothar Jochade) zu folgenden Themen: Konfliktbearbeitung und Autonomie in Gruppen und Organisationen, Legitimität von Autorität in Krisenzeiten, soziale, wirtschaftliche und gesellschaftliche Wege.

Das Trainer*innenteam Gruppendynamik Mühldorf (Rainer Fliedl, Maria Majce-Egger, Susanna Schenk, Wolfgang Schmetterer) experimentierte zwischen 1984 und 2004 mit unstrukturierten Großgruppen und plenaren Gruppen im Wechsel mit Kleingruppen und entwickelte neue Formate wie Selbsterfahrung in Verbindung mit Theorievermittlung nach Gruppenmodellen, Skill-Training und Beobachtungscoaching.

Im Jahr 1995 gründeten Andrea Tippe und Edith Jakob mit OE263 die erste Firma aus der Fachsektion heraus. Konkurrenz und die ökonomische Verwertbarkeit gruppendynamischer Inhalte fanden darin ihren organisationalen Ausdruck. Auf diese erste Gründung folgten 2003 die Berater*innengruppe Naschmarkt und weitere.

In der Funktionsperiode des Fachsektionsleiters Rainer Fliedl (und Wolfgang Schmetterer, später Hans-Rainer Teutsch) von 1996 bis 2000 wurden vorhandene Publikationen des ÖAGG-Gründers aufbereitet bzw. gesammelt. Die theoretische Auseinandersetzung mit der Methode sowie deren Weiterentwicklung wurden vorangetrieben. Regelmäßige Klausuren der Lehrenden ermöglichten methodische Auseinandersetzungen und 1999 die Publikation „Gruppentherapie und Gruppendynamik. Dynamische Gruppenpsychotherapie: Theoretische Grundlagen, Entwicklungen und Methoden", editiert von Maria Majce-Egger (1999b). Anliegen der Fachsektion GD.DG ist die inhaltliche und strukturelle Verknüpfung von Gruppendynamik, Gruppentherapie und Organisationsentwicklung. In der Publikationsreihe „Visionen und Wege" wird dieser Ansatz deutlich.[1] Initiiert und gefördert vom Fachsektionsleiter Rainer Fliedl ab 1998, begleiteten Lilli Lehner und eine Redaktionsgruppe die wechselnden Herausgeber*innen redaktionell.

Aus der Fachsektion GD.DG entwickelte sich in Kooperation mit anderen Fachbereichen 1997 die Sektion Supervision und Coaching, ein interdisziplinäres Erfolgsmodell, und die Weiterbildung Organisationsentwicklung des ÖAGG.

### 1.1.5 Das Psychotherapiegesetz verändert das Umfeld

Erich Pakesch aus Graz gab den Anstoß zur Vereinigung der ausbildenden Psychotherapievereine in einen Österreichischen Dachverband. Hans Strotzka und Erwin Ringel realisierten diese Idee und Schindler führte sie erfolgreich weiter. Das kommunikative Engagement des ÖAGG sowie seine Erfahrungen in der Begegnung von Gruppen ermöglichten über jahrelange Lobbyarbeit die Inkraftsetzung des österreichischen Psychotherapiegesetzes (Wißgott & Hochgerner, 2021).

Die Gruppendynamik war in den 1960er-Jahren im Vergleich zu Psychotherapie die stärkere Säule im ÖAGG (Aull, 1994, S. 6). Das änderte sich Anfang der 90er-Jahre mit dem ab 1991 gültigen Psychotherapiegesetz grundlegend. Mit Inkrafttreten des Gesetzes wurde die Fachsektion in „Gruppendynamik und Dynamische Gruppenpsychotherapie" umbenannt.

Die Trainer*innen des „neuen" ÖAGG-Bereichs nahmen die Methode Gruppendynamik in ihren neuen Methodenbereich mit und grenzten sich später zunehmend von ihrer Herkunftszugehörigkeit ab – aus vereinsinternen und marktbezogenen Interes-

1 Siehe hierzu die Webseite https://gddg.oeagg.at/fortbildung-weiterbildung/.

sen. Die Folgegeneration verlor zunehmend das Wissen der gruppenbezogenen Arbeit im Sinn der Feldbezogenheit. Dieses wurde erst in den letzten Jahren neu entdeckt und wieder integriert. Die methodische Abgrenzung und vermeintlich notwendige Identitätsfindung in einer psychotherapeutischen Methode verringerte die Zusammenarbeit der Fachsektionen. Der Zug ging Richtung Psychotherapie und Markt. Kritisch formuliert Oliver König, dass die Gruppenverfahren an ihrem Erfolg zugrunde gingen.

> „Ein gewisses Maß an Allgemeinwissen über Gruppe aus Gruppendynamik, Psychodrama und Gruppenanalyse ist überall eingedrungen […]. So wird in vielen Ausbildungsgängen im psychosozialen Feld, z. B. zur Gruppenpsychotherapie, zur Supervision, zur Organisationsberatung, Gruppendynamik als Thema zwar genannt, ausgebildete Vertreter dieses Verfahrens sind aber nicht beteiligt. Fragt man dann nach, bekommt man zu hören: ‚Ja, Gruppendynamik, das machen wir selbstverständlich auch.' Schaut man sich dann an, was damit gemeint ist, so hat das häufig mit dem, was aus meiner Sicht gruppendynamische Sichtweisen und Vorgehensweisen ausmacht, nur wenig zu tun." (König, 2010, S. 31)

Schindler zog sich – nach Wirksamwerden der Errungenschaft der gesetzlichen Anerkennung, an der er maßgeblich und an vorderster Position beteiligt war – von der Funktion als Zentralsekretär zurück. Alfred Pritz (Gruppendynamiktrainer und Gruppenanalytiker) wurde zum Generalsekretär des ÖAGG (1991–2001) gewählt. Die große ÖAGG-Veranstaltung „Goldegger Psychotherapiewochen" von 1991 bis 2000 war getragen von boomenden Psychotherapieausbildungen, die die Legalisierung der Ausübung von Psychotherapie für Nichtärzt*innen mit sich brachte. In diese Zeit fällt auch die Gründung des ÖBVP, des Österreichischen Berufsverbands für Psychotherapie. Dieser löste den Dachverband ab. Alfred Pritz war der erste Präsident, in Doppelfunktion als Generalsekretär des ÖAGG. Der ÖAGG war bedeutender Mitwirker um die Psychotherapieentwicklung und Berufspolitik, internationale Kontakte wurden ausgeweitet. Auf Initiative von Alfred Pritz, seit 1991 auch Generalsekretär des Europäischen Verbandes (EAP), wurden die ersten drei Weltkongresse für Psychotherapie 1996, 1999 und 2002 in Wien veranstaltet und zahlreiche Weiterbildungen erfolgreich angeboten. Nach Ablöse als Generalsekretär durch Ingrid Krafft-Ebing 2001 widmete sich Pritz der Anerkennung einer Privatuniversität für Psychotherapiewissenschaft und ist seit 2005 Rektor der Sigmund Freud PrivatUniversität sowie seit 1995 Präsident des World Council für Psychotherapie mit Sitz in Wien.

Im Jahr 1991, mit Inkrafttreten des Psychotherapiegesetzes in Österreich, war die Wendung ins Subjektive und Private vollzogen. Zur Zeit des Beitritts von Österreich zur Europäischen Union 1995 waren Identitäts- und Existenzängste sowie Beziehungsschwierigkeiten dominierende Themen in Gruppen. Einerseits entwickelte die angewandte Gruppendynamik Formate themenspezifischer Beratung und berufsbezogener Weiterbildung, andererseits gewannen die psychotherapeutischen Methoden (auch durch die Gesetzgebung in Österreich) an Bedeutung. Die Herkunftsbereiche und

Berufe hatten sich verändert. Primär nahmen Personen aus sozialen und beratenden Berufsfeldern sowie Berufsgruppen an Seminaren teil. Durch die Legalisierung der Psychotherapie verschob sich die Motivation für die Teilnahme. Es wurde wichtig, eine Bescheinigung zu erhalten, um in einer Berufsausbildung voranzukommen.

Im Jahr 1991 wurde unter der wissenschaftlichen Leitung von Ursula Margreiter (Gruppendynamiktrainerin und Lehrtherapeutin Dynamische Gruppenpsychotherapie, Psychodramaleiterin) das Psychotherapeutische Propädeutikum des ÖAGG gegründet. Bis heute hat es sich zum führenden Propädeutikum Österreichs mit Standorten in mehreren Bundesländern entwickelt und Forschung vorangetrieben. Im Jahr 1992 folgte die Gründung der ÖAGG-Akademie und der ÖAGG mietete im 8. Wiener Bezirk, in der Lenaugasse, Räume – das erste ÖAGG-Sekretariat, das bis dahin vorerst auf der Baumgartner Höhe in Schindlers Büro und später im Büro eines Vorstandsmitglieds untergebracht gewesen war.

> „Die aus der Feldtheorie Kurt Lewins hervorgegangene ‚Gruppendynamik' überschritt sehr bald den Rahmen der laboratoriumsmäßigen Aktionsforschung, wie sie von den Begründern Lewin, Bradford, Lippitt, Benne u.a. als Aufgabe der ‚National Trainings Laboratories' gesehen wurde, und machte die Grenze zur Psychotherapie unscharf. […] Es war der Verdienst der englischen psychoanalytischen Schule, insbesondere von Bion, der Tavistock-Gruppe, von Ezriel, Whitaker und der vorsichtig sich entwickelnden Schule um Foulkes, sich nicht abhalten zu lassen, psychoanalytische Deutungsarbeit auch auf den ‚Organismus Gruppe' anzuwenden. Dadurch konnte der Anschluß an die psychoanalytische Krankheitslehre und die von ihr erarbeitete Pathologie des Unbewußten hergestellt werden." (Schindler, 1983a, S. 16)

Das war für die Entwicklung der Dynamischen Gruppenpsychotherapie (DG) sehr bedeutsam.

Spätestens ab der Teilung in GD.DG und Gruppenpsychoanalyse (GPA ) wurde die Frage nach der methodischen Ausdifferenzierung und der fachlichen Spezialisierung relevant. Die neue Fachsektion arbeitete an ihrer Identität. Diskussionspunkte waren die weitere methodisch-fachliche Ausrichtung im sozialpädagogischen oder therapeutischen Bereich. Dazu gehörte auch die Überlegung, ob Gruppendynamik als „Sockel" für alle anderen Ausbildungen und demnach als „Vorstufe" für weitere Ausbildungen einzurichten wäre. Psychotherapeut*innen brauchen gruppendynamisches Wissen, das den systemeigenen Stellenwert des Zustandsbildes sichtbar machen hilft und die systemeigenen Kräfte bloßlegen kann. Sie sollten „Systemdiagnostiker und Systemtherapeuten" (Schindler, 1983a) sein.

Im Einreichpapier um Anerkennung als psychotherapeutisches Fachspezifikum wurde erstmals die spezifische methodische Ausrichtung der dynamischen Gruppenpsychotherapie (in der Ausprägung des ÖAGG) schriftlich festgehalten und ausgearbeitet. Möglich wurde dies durch die Initiativgruppe um die Sektionsleiter*innen Walter

Milowiz, Elfie Kopp-Oberndorfer und Eva Adler (sowie Mitarbeit von Ursula Margreiter, Heiner Bartuska, Wolfgang Schmetterer, Hans-Rainer Teutsch, Ursula Wisiak und Thomas Klihm) unter Beratung von Raoul Schindler.

Nach der Anerkennung als Fachspezifikum befand sich die Fachsektion in der Krise: Es fehlte die Bereitschaft, die Funktion der Fachsektionsleitung zu übernehmen und das neue Angebot umzusetzen. Die Erarbeitung des Einreichpapiers hatte viel Energie abgezogen und die Konflikte zwischen Gruppendynamiker*innen und Psychotherapeut*innen, die auch Gruppendynamiker*innen und Trainer*innen waren (und sind), befeuert. Eine Anforderung von außen, die uns einem inneren und äußeren Spannungsfeld aussetzte. Durch die Legalisierung von Psychotherapie mit nachfolgenden Anforderungen von außen und Anpassungsleistungen im Inneren war die Veränderung von einem basisdemokratischen Verein zu einer hierarchisch strukturierten Institution nicht mehr aufzuhalten. „Diese Entwicklung hat zunehmend die ursprüngliche Selbstverständlichkeit eines umfassenden Partizipationsanspruchs aller aus den Entscheidungsstrukturen abgedrängt" (Majce-Egger, 1999e). So rational und unentbehrlich Bürokratisierung sein mag, sie ist mit dem Risiko der Erstarrung behaftet (siehe Schindlers Modell der Polarisationsphasen).

Bis nach dem Zweiten Weltkrieg hat die Psychotherapie nach Schindler in der Medizin eine Omega-Position eingenommen, die Gruppentherapie noch in den 1950er-Jahren. Diese soziale Isolation der Psychotherapie vor dem Psychotherapiegesetz wich dem Konformitätsdruck der Schulentwicklung – auch eine Form der Erstarrung, jedenfalls der Abgrenzung zu anderen „Schulen". Das Interesse an Psychotherapie verdrängte den Bereich der Prävention; Fortbildungen im gruppendynamischen und pädagogisch-sozialen Bereich erhielten weniger Beachtung. Dieser Differenzierungskonflikt zwischen Gruppendynamik und Dynamischer Gruppenpsychotherapie hatte und hat Folgen für die Zusammenarbeit in der Fachsektion. Unterschiedliche Logiken mussten organisatorisch, persönlich und inhaltlich unter einen Hut gebracht werden und beleben weiterhin den internen Diskurs. Einer Berufsausbildung Psychotherapie steht eine Fortbildung Gruppendynamik gegenüber.

Im Jahr 1994 leitete daher eine Initiativgruppe um Bernhard Dolleschka (Fachsektionsleiter) eine Organisationsentwicklung ein, die zwei „Abteilungen" vorsieht. Diese sicherten in enger Zusammenarbeit und engem Austausch Verbindendes für Gruppendynamik (Susanna Schenk, Gertraud Pölzl) und für Gruppenpsychotherapie (Maria Majce-Egger, Hans-Rainer Teutsch) strukturell ab. Die Etablierung der Funktion Ausbildungsleitung DG folgte. Anregender theoretischer Diskurs wurde im neu geschaffenen DG-Inhaltegremium (Rainer Fliedl, Bernhard Dolleschka, Maria Majce-Egger, Gertraud Pölzl, Hans-Rainer Teutsch) zur inhaltlichen Weiterentwicklung der Methode ermöglicht. Theorieentwicklung und ein neues Curriculum folgten. Die Doppelbesetzung der Fachsektionsleitung, jeweils für GD und DG, wurde zeitlich überlappend vorgesehen (im Zippverschlusssystem), um Kontinuität zu erhalten.

### 1.1.6 Die 2000er – Konkurrenz und Kooperation oder die Ökonomisierung der Gruppendynamik

Ab 2000 wirkten folgenreiche gesellschaftliche Veränderungsprozesse wie Globalisierung und Ökonomisierung der Postmoderne auf die individuelle und soziale Identitätsbildung ein. Der gesellschaftliche Strukturwandel fordert vermehrt Vielfalt und Mobilität von Personen und Gruppierungen. Dieser Gewinn an Wahlmöglichkeiten und Optionsspielräumen bringt auch den Verlust von kollektiver Sicherheit und Zugehörigkeit mit sich. Die gelungene Individualisierung führt nur scheinbar zu mehr Freiheit bei gleichzeitigem Anpassungs- und Leistungsdruck (Beschleunigung, Flexibilisierung, Akademisierung und Verschulung, veränderte Arbeitswelten, Prekariat). Die Beteiligung in Gruppen ist zurückhaltender, nüchterner, gleichgültiger. „Die frühere dominante Lust an der Grenzüberschreitung ist nicht mehr und höchstens noch in rudimentären Ansätzen erkennbar" (Shaked, 2011, S. 346). Die flachere Hierarchie wird akzeptiert, Normen und vorhandene Regelungen sowie ein Anspruch auf Dienstleistung werden eingefordert. Bildung als „Erkennen und Analyse von Zusammenhängen" und die Fähigkeit, sie nutzbar zu machen, wird vielfach von Berufsausbildungen abgelöst. Die Entwicklung von Eigensinn, von Wissensvorräten, die nicht immer gleich anwendbar sind, weicht der Vermittlung von Skills, Methoden. Der Optimierungsanspruch und das Expert*innentum nehmen zu. Die Auseinandersetzung mit Autoritäten hat sich verändert und orientiert sich über Dependenz. Der Lernerfolg der einzelnen Teilnehmenden hängt nicht mehr primär von ihnen selbst ab, sondern von den Trainer*innen. Die Gruppendynamik beschäftigt sich mehr mit Intergruppenprozessen und Organisationszusammenhängen. Sie hat sich also immer stärker aus ihren identitätsbildenden Lernsettings Trainingsgruppe, Sensitivity- und Organisationsentwicklungstrainings heraus in die Konzepte von Organisationsberatung, Teamentwicklung und Führungskräftetrainings bewegt. In diesen Kontexten werden die methodischen Kernkonzepte – wie Minimalstruktur und Hier-und-Jetzt-Prinzip – für das zu beratende System adaptiert.

Erst 2002 – nach krisenhaften Entwicklungen im Verein – hatte sich die Mitgliederversammlung für ein Weiterbestehen des ÖAGG und gegen eine Teilung in Subvereine bzw. einen Dachverband entschieden. In den Funktionsperioden der Generalsekretärinnen des ÖAGG Ingrid Krafft-Ebing (2001–2004) und Maria Majce-Egger (2004–2010) wurde die Kooperation mit der Donau-Universität Krems umgesetzt, die den Weg in die Akademisierung der psychotherapeutischen Ausbildungen ebnete. Um die Weiterentwicklung der Akademisierung zu ermöglichen und diesen zukünftigen

Anforderungen entsprechen zu können, wurde schon 2006–2010 in Zusammenarbeit aller Sektionen eine Organisationsreform des ÖAGG umgesetzt. Strukturell wurden in den Bereichen Gruppendynamik, Beratung und Supervision neue Kommunikationsformen in Differenzierung zu den psychotherapeutischen Ausbildungen und doch im Austausch mit diesen gemeinsam entwickelt. Zudem wurden Qualitätszertifikate eingeholt und die Corporate Identity des ÖAGG wurde nach außen in allen Medien (Logo, Broschüren, Website) sichtbar gemacht. Auf wissenschaftlichen Tagungen und Kongressen wurde die gruppendynamische, beratende und psychotherapeutische Arbeit in den Diskurs gebracht.

Zunehmende Zusammenarbeit und Vernetzung im Verein zeigt sich in der Gestaltung der ÖAGG-Kongresse. Diese wurden ab 2006 von der Fachsektion Gruppendynamik und Dynamische Gruppenpsychotherapie (GD.DG) in Kooperation mit der Sektion Supervision und Coaching (SVC) gestartet und 2007 vom Beratungsbereich des ÖAGG aller fünf Fachsektionen durchgeführt. Im Jahr 2009 fand der Kongress „Die Gruppe – Antwort auf die Zeit" mit Angeboten aller Fachbereiche des ÖAGG statt. Der Kongress „Arbeit und Identität" konnte 2011 erfolgreich mit der Arbeiterkammer Wien durchgeführt werden.

Die Auseinandersetzung mit der sozialen Umwelt ist wesentlicher Kern der Aktivitäten der Fachsektion. Die Methode ist grundlegend demokratisch gedacht. Unser Anliegen ist das Miteinander, im Sinne von Vernetzung und Austausch zwischen Systemen.

„Gruppendynamik ist die Praxis sozialen und organisatorischen Handelns. Geschehen in einem System bildet sich ab in den mit diesem System im Austausch stehenden Systemen. Systeme sind durchlässig" (Majce-Egger, 1999e, S. 47). Das bedeutet, dass die Anforderungen von außen weiterhin zunahmen. Der Gremienarbeitsaufwand erhöhte sich, ehrenamtliche Funktionsübernahme wurde zunehmend schwieriger. Organisationshandbücher (Fachsektionsleitung: Tippe, Wirnschimmel) mussten entwickelt und Regelungen verschriftlicht, Qualitätssicherungsmaßnahmen und Audits erfüllt werden. Die Professionalisierung schritt voran. Gegenseitige Anerkennung als Basis der Identitätsentwicklung war immer schwerer herzustellen.

Während Anerkennungsbeziehungen bisher auf dem Prinzip der Reziprozität beruhten, also in einem Geben und Nehmen bestanden haben, nähern sie sich heute einer „Form der marktlichen Honorierung" (Holtgrewe, 2000, S. 64), die im Wesentlichen am Erfolg bemessen wird. Grund dafür ist, dass sich der Fokus der Bewertung längst auf den Output und in die Zukunft verlagert hat (Sanz, 2006, S. 167).

Obwohl für den inhaltlichen Diskurs und die Kooperation der Fachbereiche äußerst erfolgreich, stimmte z. B. das Gremium der Sektionsvertretungen aus monetären Gründen gegen eine Weiterführung des renommierten Alpbachseminars. Ab 2003 war das Großgruppenseminar „Alpbach" eine Plattform, auf der unterschiedliche theoretische Fachrichtungen kooperierten. Als temporäre Lernorganisation stellte Alpbach den Rahmen zur Verfügung, in dem die jeweiligen theoretischen Ansätze im gemeinsamen Handeln angewandt wurden. Persönliche, organisationale und gesellschaftliche Phänomene, die sich in der Großgruppe spiegeln, wurden mithilfe der Theorien beobachtet und reflektiert.

In unserem Verständnis ist die Großgruppe ein soziales Gebilde, in dem kommunikative Strukturen zur Abwehr früher Ängste nicht mehr ausreichen und die Teilnehmenden zu handelnden räumlichen Darstellungen sowie sozialen Strukturierungen gezwungen sind. In diesem Entwicklungsprozess wird auf individueller und sozialer Ebene bewusstes und unbewusstes Handeln deutlich und reflektierbar. Gleichzeitig ist eine Großgruppe ein sensibler Spiegel des Feldes, in das sie sozial eingebettet ist, und der Gesellschaft (Fliedl & Rieger, 2005).

Die Interdisziplinarität (Gruppendynamik, Gruppenanalyse, Psychodrama, Gestalttherapie, Systemtheorie) ermöglichte die Reflexion der jeweils eigenen Methode im Spiegel der anderen Theorien und erfordert das präzise Denken und Handeln in der eigenen Methode.

Im Bereich der Psychotherapie für Kinder und Jugendliche kam es zu einer Kooperation zwischen der Dynamischen Gruppenpsychotherapie und der Gruppenpsychoanalyse. Im Jahr 2009 wurde der von Rainer Fliedl (DG) und Wolfgang Martin Roth (GPA) konzipierte Weiterbildungslehrgang „Einzel- und Gruppenpsychotherapie für Kinder und Jugendliche“ erstmals durchgeführt und mit Jänner 2016 vom Bundesministerium für Gesundheit als Weiterbildung für Säuglings-, Kinder- und Jugendlichenpsychotherapie zertifiziert. Im Jahr 2019 wurde die Leitung an Karin Zajec (DG) und Judith Pauderer (GPA) übergeben.

Im 4. Jahrzehnt der Zeitschrift „Gruppentherapie und Gruppendynamik“ folgten Oliver König, Ingrid Krafft-Ebing und Bernhard Strauß, später Rolf Haubl, Ulrich-Schultz-Venrath, Christian Warrlich, Andreas Amann, Jochen Eckert, Franziska Lamott und Maria Majce-Egger als Herausgeber*innen. Seit 2011 trägt die Zeitschrift den Untertitel „Zeitschrift für Theorie und Praxis der Gruppenanalyse“ – und Helga Felsberger (Gruppenpsychoanalyse, ÖAGG) ist Mitherausgeberin. Die Namensänderung bildet die deutsche Entwicklung mit Schwerpunktsetzung in Richtung Psychotherapie ab, die Gruppendynamik geriet in den Hintergrund.

Zahlreiche Gruppendynamiktrainer*innen arbeiten in der Redaktion wissenschaftlicher Fachpublikationen mit. In der Zeitschrift „Gruppendynamik und Organisationsberatung“, Springer Verlag, waren ab 2007 Andrea Tippe, Hannah Rieger, Andrea Sanz und Cornelia Kohlross-Gittenberger aktiv.

Zu Ehren des Wegbereiters der österreichischen Gruppendynamik-Community wurde 1997 der Wolf-Aull-Preis eingerichtet und von 1999 bis 2010 vergeben. Sowohl Projekte der angewandten Gruppendynamik als auch Projekte der Gruppenarbeit im Feld wurden ausgezeichnet (Preisträger*innen siehe Website „https://gddg.oeagg.at/forschung/“).

Um die Psychotherapie von der ärztlichen Diagnostik und ihren Methoden zu emanzipieren, entstand das Buch „Psychotherapeutische Diagnostik. Leitlinien für einen neuen Standard“ (Heiner Bartuska et al., 2005). Für die Dynamische Gruppenpsychotherapie formulierten dazu Friederike Goldmann und Lilli Lehner:

> „Störungen werden im Sinne der Dynamischen Gruppenpsychotherapie also als Pathologie des Umfeldes und der in ihm herrschenden Beziehungs- und Kommunikationsstrukturen verstanden. [...] Daraus folgt das Verständnis von Krankheit als definierte soziale Rolle – in Anlehnung an Parsons –, die sich aus gestörten Umweltbezügen entwickelt hat und über misslungene Anpassungsleistungen/Symptome beobachtbar und diagnostizierbar wird.“ (Goldmann & Lehner, 2005b, S. 80; siehe auch Abschnitt 1.2 „Ausgangspunkte, Entwicklungslinien und Verknüpfungen“)

Wesentlich war dabei die Ausdifferenzierung der Unterschiede in der Diagnostik der Fachspezifika. Die DG blieb dabei der Überzeugung der Umweltbedingtheit psychischer und sozialer Phänomene treu.

### 1.1.7 Ab 2010 – Differenz und Differenzierungen

Die zunehmende soziale Ungleichheit als Ursache sozialer und gesundheitlicher Probleme zeigte sich 2010–2020 auch in Gruppenzusammensetzungen: einerseits Therapiegruppen für Personen, die den Ansprüchen der Zeit nicht mehr entsprechen können, daran erkranken, und andererseits Personen, die sie aus einem Optimierungsanspruch heraus nutzen. Die Bereitschaft der Kontaktaufnahme und der Auseinandersetzung ist reduziert; im Vordergrund steht das Erlernen von Skills, um sich gut positionieren zu können, effizienter zu werden. Differenz und Differenzierung sind einerseits positiv besetzt, andererseits kommen Personen, Gruppen, Organisationen und die gesamte Gesellschaft bezüglich der Frage der Zugehörigkeit und einer sicheren Identitätsbildung unter Druck.

Die Dekonstruktion sozialer Konstrukte sowie die Analyse mehrdimensionaler Diskriminierung wurde unter dem Begriff „Intersektionalität“ thematisiert. Bewegungen wie „Black Lives Matter“, „MeToo“ und „Fridays for Future“ fordern soziale und ökonomische Neuorientierung ein. Gelingende Lebensbewältigung erfordert vermehrt die Fähigkeit der Selbstorganisation.

Im Zeitraum 2010–2020 waren erstmals Mitglieder anderer Fachsektionen Generalsekretär*innen des ÖAGG. In dieser Zeit konzentrierte sich der Verein schwerpunktmäßig auf die Akademisierung der Psychotherapieausbildungen. Der ÖAGG wurde eher als Hilfskonstrukt zur Realisierung neuer Projekte verstanden, die innere Weiterentwicklung geriet ins Hintertreffen. Die, seit 2008 vorbereitete, Psychotherapeutische Ambulanz des ÖAGG wurde in Kooperation mit der Wiener Gebietskrankenkasse 2015 umgesetzt. Dort gibt es die Möglichkeit zur Psychotherapieforschung und für Praktika der Auszubildenden der Fachspezifika. Sie ist seither eine Tochtergesellschaft des ÖAGG mit eigener Geschäftsführung (Majce-Egger & Dietrich, 2019). Im Jahr 2018 wurde die Bertha von Suttner Privatuniversität des ÖAGG gemeinsam mit der Stadtgemeinde St. Pölten gegründet (Funktionsperiode Maria-Anna Pleischl, Psychodrama).

Seitens der Fachsektion kam es zu häufigen Leitungswechseln. Zuletzt konnten nicht mehr beide Leitungsfunktionen besetzt werden. Andrea Sanz, Klaus Schulte, Cornelia Kohlross-Gittenberger, Lothar Jochade, Michaela Judy, Peter Ettl und Karin Zajec arbeiteten engagiert am Zusammenhalt der auseinanderstrebenden Fachsektionsbereiche. In zusätzlichen Klausuren der Trainer*innen und Lehrtherapeut*innen wurden Inhaltliches, vermehrt Strukturelles sowie die Auswirkungen der Akademisierungsbestrebungen der Psychotherapie auf die fachsektionsinterne Kooperation und Außenwirksamkeit thematisiert. Die Diskussionen zur Entscheidung für eine Kooperation mit der BSU (Bertha von Suttner Universität) waren für die Fachsektion herausfordernd.

Die Themen der Fachsektionstagungen bewegten sich zwischen den Bereichen Innovation, Zugehörigkeit und Trennendes, Grenzen, Marktinteressen, Interdisziplinarität und Forschungsfragen.

Im Jahr 2013 wurde auch im Bereich Gruppendynamik ein Inhaltegremium (Michael Burger, Edith Jakob, Michaela Judy, Andrea Sanz) etabliert, um die Trainer*innenversammlung zu entlasten und Theorieentwicklung voranzutreiben. Die Ausbildung für Trainer*innen wurde um ein Angebot für Professionals erweitert, eine selbst organisierte Gruppe der angehenden Trainer*innen, die gemeinsam an Theorieverständnis und -entwicklung sowie an der gruppendynamischen Identität im Kolleg*innenkreis arbeiten. Feldvorlesungen und neue Angebote wurden entwickelt.

Andrea Sanz vertritt Österreich im Redaktionsteam der Fachzeitschrift „supervision – Mensch. Arbeit. Organisation", einer Zeitschrift für Berater*innen, die unter anderem von Wolfgang Weigand 1982 gegründet wurde. Sanz zeichnet seit 2013 verantwortlich für zahlreiche redaktionelle Heftbetreuungen unter anderem zu gruppendynamischen Schwerpunktthemen wie Großgruppe und Autorität. In diesem Rahmen veröffentlicht sie selbst und Fachsektionmitglieder Artikel, in die unsere gruppendynamischen Ansätze einfließen, die damit einem breiten Fachpublikum zugänglich gemacht werden.

Die Großgruppe als experimenteller sozialer Entwicklungsraum, als Forschungsprojekt, wurde 2009 in der Tagung des ÖAGG „Die Gruppe – Antwort auf die Zeit" mehrfach vorgestellt. In der Festveranstaltung „60 Jahre ÖAGG", 2019, wurde sie als Projekt der Fachsektion GD.DG angeboten, geleitet von Rainer Fliedl gemeinsam mit Julia Rappich und Lukas Ofner-Reßler (Fliedl et al., 2020). Ein weiteres Projekt ist für 2024 in Vorbereitung.

Das Weiterbildungscurriculum DG für Psychotherapeut*innen wurde unter der Federführung von Lilli Lehner entwickelt und umgesetzt.

Seit 2012 finden in Linz auf Initiative von Andrea Tippe Aktionsforschungsseminare rund um das Thema Macht und Partizipation in Zusammenarbeit mit dem ÖAGG, der Fachsektion GD.DG, OE 263, der Gewerkschaft GPA-djp und der Universität Linz/Soziologie statt. Anlass war die Auseinandersetzung mit der Kapitalkonzentration nach der Finanzkrise 2008. Aus der Initiative entwickelte sich 2016 ein eigenständiger Verein.

Im selben Jahr wurde eine Zusammenstellung ausgewählter Schriften Raoul Schindlers unter dem Titel „Raoul Schindler. Das lebendige Gefüge der Gruppe" von Christina Spaller, Konrad Wirnschimmel, Andrea Tippe, Judith Lamatsch, Ursula Margreiter, Ingrid Krafft-Ebing und Michael Ertl herausgegeben.

Eine Anfrage der bulgarischen Community von Berater*innen und Psychotherapeut*innen führte zur Weiterbildung durch Gruppendynamiktrainer*innen der Fachsektion und zur Gründung eines gruppendynamischen Instituts in Sofia.

### 1.1.8 Ab 2020 Generationenwechsel und Zugehörigkeit

Im Jahr 2020 war die professionelle Weiterentwicklung im ÖAGG – im Sinne der Wirksamkeit im politischen, gesellschaftlichen Feld – auf Individualoptimierung in psychotherapeutischen Ausbildungen stagniert. In der Fachsektion entsprach die Gremienstruktur nicht mehr den aktuellen Anforderungen. Aus der Autonomie der Fachsektion wurde eher Abhängigkeit von den im ÖAGG gestaltenden Kräften. Ressourcen wurden verknappt und somit wurde Entwicklung eingeschränkt (Ettl, 2020).

In der Fachsektion fand ein Generationenwechsel statt. Es galt, Neues zu entwickeln und bisher Bewährtes zu überprüfen, zu verwerfen oder zu adaptieren, Zukunftsszenarien zu entwerfen. Mit den gelingenden Übergaben wesentlicher gestaltender Funktionen in beiden Sektionsbereichen konnte beginnend mit der Fachsektionsleitung von Peter Ettl und Karin Zajec wieder vermehrt an einer verbindenden Identität gearbeitet werden. Ab der Wahl von Karin Zajec zur Generalsekretärin des ÖAGG setzten Hannah Rieger und Heinz Baumann sowie zuletzt Christine Pechtl diese Entwicklungsrichtung fort.

Im Bereich Gruppendynamik ist eine innovative Strukturänderung im organisatorischen Aufgabenbereich der Trainer*innenversammlung in Erprobung, die der Erstarrung dynamisch entgegenwirkt. Weitere sind in Planung.

Infolge der veränderten Rahmenbedingungen der Ausbildung und dem Generationenwechsel in der Theorievermittlung kam es zur Überarbeitung des Curriculums der Dynamischen Gruppenpsychotherapie und dessen Neueinreichung. Initiiert von Gwendolin Eckert wurden diese Aktualisierungen im Lehrenden- und Inhaltegremium DG (Silvia Korlath, Gwendolin Eckert, Karin Zajec, Christine Pechtl) unter Berücksichtigung eines Forschungsschwerpunktes erarbeitet.

Die Anforderungen seitens des Ministeriums, die Notwendigkeit der universitären Anbindung, Forschungs und Publikationsanforderungen gehen derzeit zulasten der inhaltlichen Auseinandersetzung innerhalb der Fachsektion.

Gesellschaftliche Entwicklungen der Postmoderne, sich aktuell verändernde gesetzliche Grundlagen für die psychotherapeutische Ausbildung sowie für diverse andere Aus- und Weiterbildungsangebote und das Wachstum des ÖAGG durch die Gründung der Tochtergesellschaften – diese Anforderungen stellten (und stellen) den Verein vor neue Aufgaben. Deren Bewältigung machte die dringliche Notwendigkeit einer zeitgemäßen strukturellen Adaption deutlich. Seit 2020 konzentriert sich der ÖAGG unter Vorsitz von Karin Zajec einerseits auf eine weitreichende Reorganisation des Vereins auf struktureller Ebene. Im Zuge dessen wurde 2021 der Vereinsstatus umfassend verändert und 2022 eine Geschäftsführung eingesetzt. Andererseits fokussiert der ÖAGG die Beförderung integrativer Prozesse über die verschiedenen Ausbildungs- und Mitgliederbereiche des Vereins hinweg. Dies findet Ausdruck in einer verstärkten Zusammenarbeit auf unterschiedlichen Ebenen. Ziel ist dabei die Förderung einer gemeinsamen Identität und eines Wirgefühls sowie die Herstellung einer neuerlichen Basis für inhaltliche Weiterentwicklung. Eine weitere Zielsetzung besteht darin, den Boden für eine erneut stärkere Wirksamkeit im gesellschaftlichen wie politischen Feld aufzubereiten.

Im Lehrbuch zum Psychotherapeutischen Propädeutikum wird die Methode Dynamische Gruppenpsychotherapie (Zajec & Korlath, 2021) dargestellt. Eine weitere Publikation wurde 2022 im Band „Psychotherapeutische Diagnostik“ herausgegeben – einem Kompendium für alle in Österreich anerkannten Therapieverfahren (Korlath & Zajec, 2022).

Die Zeitschrift des ÖAGG, „Feedback“, erschien erstmals im Mai 1983, initiiert von ÖAGG-Mitgliedern, in der Mehrzahl Gruppendynamiker*innen, unter Redaktionsleitung von Peter Schütz. Sie wurde lange als „Vereinszeitschrift“ geführt, die Fachartikel und Rezensionen beinhaltete. Dank der Initiative von Günther Dietrich (GPA) und später der Generalsekretärin Karin Zajec (ab 2020) entwickelte sie sich zu einer wissenschaftlichen Zeitschrift, die seit 2023 im Psychosozial-Verlag erscheint.

Aktuell ist in Zusammenarbeit mit der Österreichischen Gesellschaft für Gruppendynamik und Organisationsberatung (ÖGGO) sowie der Deutschen Gesellschaft für Gruppendynamik und Organisationsdynamik (DGGO) für 2025 eine weitere Tagung in Planung (Peter Ettl, GD-ÖAGG).

Seit 2022 hat Christine Pechtl die Doppelfunktion als Fachsektionsleitung und Ausbildungsleiterin DG inne. Zum Zeitpunkt der Entstehung des Buches ist ein neues Psychotherapiegesetz in Ausarbeitung, das die Entwicklung in Richtung Akademisierung fortschreibt. In Zukunft ist die inhaltliche Kooperation der Fachspezifika mit Universitäten geplant. Die Fachsektion setzt sich mit der Frage auseinander, inwieweit die Besonderheiten der Dynamischen Gruppenpsychotherapie im universitären Umfeld und bei der zunehmenden Orientierung der Psychotherapie an medizinischen Krankheitsmodellen haltbar sein werden.

Damit in der fortschreitenden Professionalisierung die Ausbildungslogiken von GD und DG kompatibel bleiben können, wird weiterhin Aufmerksamkeit für Differenzierung und Kooperation wesentlich sein.

Viele Personen, die wir nicht namentlich genannt haben, waren ebenfalls im Zusammenspiel wichtig. Besonders fällt auf, dass auch in der Geschichte der Gruppendynamik die beteiligten Frauen nicht von Beginn an explizit erwähnt worden sind. Inzwischen hat sich dies sowohl für Publikationen als auch für die gestaltende Einnahme von Funktionen der Fachsektion und des Gesamtvereins verändert. Mit Schindler teilen wir das Wissen, dass Gruppen ohne innere Rangdynamik und gemeinsames Gegenüber nicht existieren und Leistungen immer als Gemeinschaftsleistungen zu denken sind.

## 1.2 Ausgangspunkte, Entwicklungslinien und Verknüpfungen

Karin Zajec, Christine Pechtl

Menschen sind soziale Wesen. Sie leben und organisieren sich in Gruppen und können nur in Bezügen zu anderen existieren. Diese formelhaft anmutende Aussage beschreibt die Grundhaltung unserer Methode der Gruppendynamik, die auch der Dynamischen Gruppenpsychotherapie zugrunde liegt. Sie gibt uns jedoch keinen konkreten Hinweis darauf, in welchem theoretischen Rahmen sie eingebettet ist. In der Sichtweise unserer Methode bilden Person und Umwelt „eine Konstellation interdependenter Faktoren“ (Lewin, 1946, S. 376), bedingen und beeinflussen sich also ständig gegenseitig. Um ein in diesem Sinne ganzheitliches Bild und Verständnis dieser Interdependenz zwischen Individuum und Umwelt (= Gruppe – Kultur – Gesellschaft) entwickeln zu können, bedarf es der Zusammenschau theoretischer Überlegungen unterschiedlicher Disziplinen: systemtheoretischer Soziologie, Sozialpsychologie und Tiefenpsychologie. Im vorliegenden Beitrag werden für unsere Methode wesentliche Aspekte dargestellt, einer weitgehend chronologischen Entwicklungslinie folgend.

Vorangestellt seien hier noch drei Überlegungen:

- Alle genannten Disziplinen sind relativ junge Wissenschaften. Im Sinne der oben genannten Interdependenz können und müssen die Entwicklungszeitpunkte verschiedener Gedanken, Konzepte und Theorien auch unter folgendem Blickwinkel betrachtet werden: Wann wurde es möglich, was zu denken, bzw. welche gesellschaftlichen Entwicklungen spiegeln sich darin wider? Oder anders gefragt: Aus welcher Notwendigkeit heraus wurden welche Theorien entwickelt und wie brauchbar sind sie für das Verständnis aktueller Dynamiken der (Post-)Moderne? Als Einordnungshilfe ist unten stehend in Abb. 1 eine Übersicht über die Lebensspanne wesentlicher Denker*innen dargestellt, auf die im Folgenden Bezug genommen wird.
- Drei grundlegende Theorien prägen unsere Methode: Systemtheorie und Konstruktivismus, die Theorie der Symbolbildung und Psychoanalyse sowie Lewins Feldtheorie und die sozialpsychologische Gruppendynamik (Fliedl, 2004). Im Folgenden wird versucht, wesentliche Entwicklungsgrundlagen und Aspekte zu oben genannten Theoriegebäuden überblickshaft darzustellen – weniger in dem Versuch, sie ineinander zu übersetzen, sondern vielmehr um sie als „unterschiedliche Darstellungsformen der Wirklichkeit wahrzunehmen“ (Fliedl, 2004, S. 15). Je nach Fokus und Fragestellung der Betrachtenden besteht die Anforderung darin, zu sehen, was in welcher Theorie dargestellt werden kann und was nicht, zu klären, worin die Nützlichkeit dieser Theorie für Betrachtungen über Personen, Gruppen und Organisationen liegt, und dies innerhalb der eigenen Überlegungen synthetisch zusammenzuführen bzw. sich damit die Grundlage für ein mehrdimensionales Verständnis anzueignen.

- Ein besonderer Aspekt der Gruppendynamik in der wissenschaftlichen Auseinandersetzung war und ist, dass es notwendig ist, sich den Verhältnissen selbst auszusetzen, die man untersuchen will, um sie zu begreifen. Dies verweist auf den der Gruppendynamik innewohnenden Anspruch von Aufklärung und Emanzipation. Die Gruppendynamik widmet sich seit jeher der Beförderung von Demokratisierungsprozessen, der Entwicklung eines Verständnisses von Affekten in Gruppen sowie dem Verhältnis von Autorität und Selbststeuerung in Gruppen und Organisationen. Dies hat nicht an Aktualität eingebüßt.

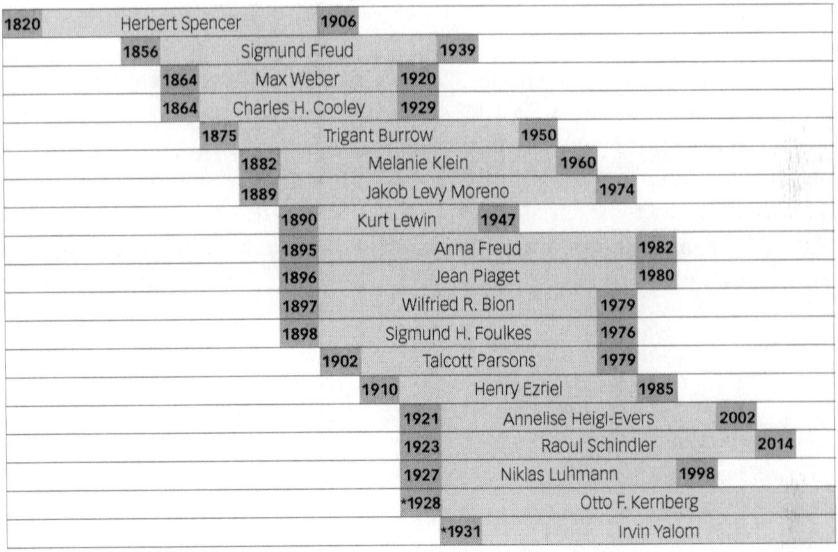


**Abb. 1:** Übersicht zur Lebensspanne von im Artikel genannten Theoretiker*innen

### 1.2.1 Gesellschaft/Gruppe als eigener Organismus

Sowohl in den theoretischen Konzepten als auch in der Interventionstechnik der Gruppendynamik nehmen wir die Gruppe als eigenständigen Organismus wahr. Im Sinne der Feldtheorie befinden sich Person und Umwelt in einem unauflöslichen Zusammenhang, ist das Ganze etwas anderes als die Summe der Teile.

Mit der Konstituierung der Soziologie als Wissenschaft im 18. und 19. Jahrhundert kam es zur wissenschaftlichen Beschäftigung mit gesellschaftlichen Verhältnissen und Gruppen. Diese gibt Zeugnis von der damals einsetzenden allgemeinen Veränderung breiter europäischer Schichten über das Verständnis der sozialen Welt. Zielsetzung war, „die Regelmäßigkeiten oder ‚Gesetze', denen die scheinbar chaotischen Ereignisse der sozialen Welt unterworfen waren, aufzudecken" (Goudsblom, 1979, S. 28). Der Mensch betrachtet sich zunehmend selbstkritisch. Soziologie ist damit die wissenschaftliche Methode der Selbstbeobachtung und Selbstreflexion der Gesellschaft der Moderne.

Zur Lebenszeit von Herbert Spencer (1820–1906) herrschte die Erkenntnis vor, dass organische Veränderungsvorgänge nur durch das Zusammenwirken endogener (in der Struktur des Lebewesens angelegter) und exogener (von der physikalischen Umwelt ausgehender) Faktoren bedingt sein können und sich damit alles Organische zu zusammenhängenden Systemen fortbildet. Davon ausgehend entwickelte er die These, dass mit diesem universalen Entwicklungsgesetz „spezifische Schlussfolgerungen auf die Entwicklungsgesetzlichkeiten des Superorganischen, d. h. der menschlichen Gesellschaft gezogen werden" (Kiss, 1977a, S. 254) können. Dabei bestehen eine gegenseitige Abhängigkeit der Elemente vom Ganzen sowie eine Abhängigkeit der Elemente untereinander. Das Leben der Teile unterscheidet sich gänzlich von dem des Ganzen. „Je höherentwickelter ein Organismus ist, um so mehr ist das Leben der Teile auf die Integrationsfunktion des Ganzen angewiesen, durch die Leben produziert wird" (Kiss, 1977a, S. 254). Übersetzt auf die Arbeit mit Gruppen bedeutet dies: Einzelne Gruppenmitglieder sind von der Integrationsfunktion der gesamten Gruppe abhängig, die erst wiederum Entwicklung für die Einzelnen sowie die gesamte Gruppe ermöglicht. Diese Erkenntnis ist in der Denkgeschichte der Gruppendynamik und der Dynamischen Gruppenpsychotherapie eine Grundlage des Konzepts Außenseiter (Omega, siehe Abschnitt 1.3 „Rangdynamik in Anwendung"). Es geht darum, nicht auszustoßen, sondern zu integrieren. Damit öffnen sich Entwicklungsspielräume.

Spencer arbeitet heraus, dass diese Prinzipien besonders für menschliche Gesellschaften gelten, bei denen der „soziale Organismus" (das Ganze) mit seinen Individuen als „individuellen Organismen" verbunden ist. Dabei konstituieren im sozialen Organismus getrennte Individuen das Ganze, die durch ihre relative freie Aktivität Absonderungs- und Differenzierungsprozesse erzeugen und gleichzeitig auf die Koordination von Handlungen angewiesen sind. Funktionsspezifische Differenzierung und Strukturgebung (Aneinanderlagerung der Elemente) geschieht hier durch die gesellschaftliche Organisation von Handlungsabläufen. Die Struktur der Gesellschaft bestimmt sich dabei nach der Art und Weise der An- und Zuordnung innerhalb des Ganzen; soziale Beziehungen werden durch institutionelle Regelungen verfestigt und strukturiert.

Gesellschaft wird damit als „Quasi-Organismus" betrachtet, dessen Funktionieren bedeutsam ist hinsichtlich der Funktionen der Sinngebung, Zielsetzung und alternativer Lösungsversuche. Dabei wird „Gesellschaft" als expandierende Systemdifferenzierung verstanden, die im Spannungsfeld zwischen Funktionen und Strukturen nach einem dynamischen Gleichgewicht strebt, in dem es darum geht, Ungleichheiten infolge steigender Heterogenität auszubalancieren. Mit der Anwendung dieser naturwissenschaftlichen Denkweise gelingt der Vorstoß zu wichtigen soziologischen Kategorien wie Wachstum und Komplexität, Struktur und Umwelt, Funktion und Anpassung, Differenzierung und Interdependenz – Begriffspaare, die sich bei Lewins Feldtheorie in den Entwicklungsrichtungen des Feldes wiederfinden.

### 1.2.2 Soziales Handeln als Bezugnahme

Personen handeln. Dies hat Auswirkungen, die anhand von Interaktionen deutlich und damit beobachtbar, beschreibbar und überprüfbar werden. Dabei steht soziales Handeln im Fokus des Interesses. Ersteres ist nach Max Weber (1864–1920) idealtypisch dann vorhanden, wenn der Sinn der Handlung auf andere bezogen wird und diese in ihrem Ablauf am vergangenen, gegenwärtigen oder zukünftig erwarteten Verhalten der anderen orientiert ist (Weber, 2019).

„Subjektives Handeln wird also nur dann zum sozialen Handeln, wenn es eine Beziehung zu anderen darstellt" (Kiss, 1977b, S. 123). Dies wird mit Gruppen „Beziehungsgestaltung" genannt.

Beispiele hierfür sind: einen Vortrag so halten, dass die Teilnehmenden folgen können; Anschlussfähigkeit (nach Luhmann) herstellen; Rache nehmen; Bezug auf Aussagen oder Verhaltensweisen eines anderen Gruppenmitglieds nehmen.

Diese Orientierung an anderen gibt jedoch noch keine Auskunft über die Richtung des Handelns – positiv oder negativ. Nach Weber kann Handeln von Zweckrationalität, Wertrationalität, Emotionen oder Traditionen bestimmt sein. Sein System sozialer Beziehungen hat drei wesentliche Merkmale:

1. Soziale Beziehungen bestehen aus Handlungen, die sinnvoll aufeinander abgestimmt werden können.
2. Es ist ein Prozess der Vergemeinschaftung, wenn das soziale Handeln auf subjektiv gefühlter emotionaler oder traditioneller Zusammengehörigkeit beruht. Ein Prozess der Vergesellschaftung liegt hingegen vor, wenn soziales Handeln auf zweck- oder wertrational motiviertem Interessensausgleich oder einer so motivierten Interessensverbindung beruht (wo Markt- und Machtchancen eine wesentliche Rolle spielen) – mit der Tendenz, soziale Beziehungen zu regulieren oder zu rationieren. Vergemeinschaftung und Vergesellschaftung sind die integrativen sozialen Beziehungen; ihnen stehen Kampf- und Konkurrenzbeziehungen gegenüber.
3. Soziale Beziehungen weisen durch tendenzielle Perpetuierung bestimmter Handlungsabläufe Regelmäßigkeiten auf. Dies geschieht durch Brauch, Sitte, Interessen oder die legitime Ordnung (Konvention, Recht). Die legitime Ordnung kann äußerlich, aber auch innerlich (z. B. durch Werte) garantiert sein und ist einer der wichtigsten Faktoren im Prozess der Vergesellschaftung.

In der Anwendung der Gruppendynamik liegt auf diesen Aspekten besonderes Augenmerk. Es gilt, Prozesse zu analysieren und zu reflektieren, interpersonelle Kommunikation anzuregen, mittels Feedback erwartete und nicht erwartete Auswirkungen des sozialen Handelns wahrnehmbar zu machen und zu reflektieren, Gesetzmäßigkeiten und Normen zu erkennen, Wechselwirkungen wahrzunehmen und zu benennen. Unter Anwendung des Hier-und-Jetzt-Prinzips sowie von Feedback kann all dies zugänglich gemacht werden, wodurch die Möglichkeit für Veränderung entsteht.

### 1.2.3 Innere Motive menschlichen Handelns – Grundlagen zwischenmenschlichen Zusammenspiels

Zeitlich parallel entwickelte Sigmund Freud (1856–1939) die Psychoanalyse. Dies markiert rückblickend den Beginn des, in westlichen Gesellschaften seit Anfang des 20. Jahrhunderts, stark steigenden Interesses für Gesundheitsprobleme und psychische Gesundheit.

Freud hat sich zwar nicht explizit mit den Möglichkeiten der Psychoanalyse in einer Gruppe auseinandergesetzt, sich aber dem Massenphänomen gewidmet. In „Totem und Tabu“ (1913) beschäftigt er sich mit Aspekten kultureller Ordnungssysteme. Den Grund für jede kulturelle Weiterentwicklung sieht er im unbewussten Wunsch des Sohnes, den Vater zu töten und mit der Mutter eine sexuelle Beziehung einzugehen. Zum Schutz vor diesen Wünschen nach Mord und Inzest entstehen gesellschaftliche Regeln und Tabus. Freuds Theorien dazu stützten traditionelle Muster und patriarchale Autoritäten (Rohde-Dachser, 1992). In „Massenpsychologie und Ich-Analyse“ (1921) befasst sich Freud mit „den Beziehungen der Psychoanalyse als einer Individualpsychologie zur Sozial- oder Massenpsychologie“ (Heigl-Evers, 1978, S. 17), wobei er die Abgrenzung von Individual- und Sozialpsychologie für schwierig hält. „Der Unterschied zwischen narzißtischen und sozialen seelischen Akten, zwischen der Befriedigung von Triebregungen einmal in Beziehungen zu anderen Personen und ein andermal außerhalb des Einflusses anderer, eignet sich seines Erachtens nicht dazu, eine solche Abgrenzung zu begründen“ (Heigl-Evers, 1978, S. 17). Er stellt infrage, ob der soziale Trieb ursprünglich und damit unzerlegbar sei oder nicht doch die Herausbildung ihre Anfänge im familiären Kreis nimmt, womit es aus seiner Sicht schwierig sei, dies der Sozialpsychologie zuzuordnen. Freud beschäftigte sich mit der Regression von Menschen in Großgruppen. Aus seiner Sicht empfinden wir in großen Gruppen ein fast ozeanisches Gefühl der Nähe und Verbundenheit, was unsere Fähigkeiten zu Individualität und Selbstkritik reduziere. Wir projizieren dabei unser Ich-Ideal auf eine*n Führer*in und fühlen uns mit ihm, seinen Anliegen und den anderen Mitgliedern der Masse verbunden. Archaische Gefühle wie Erregung und Wut werden nicht mehr vom Über-Ich, sondern nur durch die*den Führer*in kontrolliert und gelenkt ausgelebt.

Freud beschreibt damit den innerpsychischen Mechanismus der Projektion in seiner sozialen Wirksamkeit. Überlegungen zur Arbeit mit kleineren Gruppen entstanden erst im Laufe des Zweiten Weltkriegs im anglikanischen Raum (Bion, Ezriel, Foulkes).

In Freuds Theorie steht das Individuum im Zentrum – und die Frage, wie dessen Triebwünsche in einer Sozialisationsgeschichte zu einer Anpassung an die Gesellschaft und einem Umgang mit sich selbst führen. „Der Triebreiz stammt nicht aus der Außenwelt, sondern aus dem Inneren des Organismus selbst [...]. Da er nicht von außen, sondern vom Körperinneren her angreift, kann auch keine Flucht gegen ihn nützen" (Freud, 1915, S. 211). Das Erleben des Triebes ist mit dem Erleben von Lust und Unlust verknüpft und an die Vorstellung menschlicher Bedürfnisse gekoppelt.

Aus psychologischer Sicht erzeugt der Trieb also eine Spannung. Während Freud das Erleben des Triebes unmittelbar mit dem Erleben von Lust und Unlust verknüpft, verweist Kurt Lewin im Rahmen der Feldtheorie auf die Bedeutsamkeit der durch den Reiz entstehenden Spannung und der daraus resultierenden Kräfte als wesentlichen vorgelagerten Aspekt, damit eine Richtung (Lust oder Unlust) als Grundlage konkreten Verhaltens entsteht. Diese Überlegung erscheint wesentlich, um Verhalten nicht nur zu erkennen, sondern auch zu verstehen. Sie dient als Grundlage weiterer Überlegungen für Interventionsplanung, um Bewegung und Veränderung anstoßen zu können.

Affektäußerungen dienen nach Freud der Abfuhr und damit der Triebregulation. „Sie haben keine primär kommunikative Funktion, sondern gewinnen diese erst sekundär durch die Reaktion des Individuums, welches das Kind pflegt. [...] Affekte werden als Folge einer Dysregulation der Triebe angesehen. Dem Affekt wird keine primäre soziale Zeichenfunktion zugesprochen" (Krause, 2012, S. 177). Nicht die Beziehung ist hier wesentlich. Elternfigur und Kind begegnen sich als zwei triebgesteuerte, von innen heraus motivierte Subjekte.

Freuds Konzepte, bezogen auf die Notwendigkeiten der Passung zwischen Individuen und Umwelt, beschreibt er nur auf einem abstraktiven Niveau, indem er dem „Ich" die Ordnung der konflikthaften Beziehung zwischen Es, Umwelt/Außenwelt und Über-Ich zuordnet. Mit der Entwicklung des zweiten Instanzenmodells (Ich, Über-Ich, Es und Umwelt) wird verdeutlicht, dass bereits in der kindlichen Entwicklung wie auch im weiteren Leben eine Kompromissbildung zwischen den Anforderungen innerer Instanzen (Es, Über-Ich) und der Außenwelt notwendig ist. Diese Aufgabe kommt dem Ich zu. Über die Bindung des Triebes an ein Objekt entsteht eine Triebrepräsentanz. Dies wird von den Abwehrmechanismen gesteuert, woraus die konkrete Handlung (oder Symptombildung) resultiert. Mit dieser Abwendung von der Dysmorphiehypothese (Anlagebedingtheit) wird in der Psychoanalyse ähnlich wie in der Soziologie und Sozialpsychologie die Relevanz der Umgebung für das Individuum wahrgenommen.

Welche Relevanz die Außenwelt hat, wird mehr in Freuds Beschreibung von neurotischen Entwicklungen und den damit verbundenen Identifizierungsvorgängen deutlich (vgl. Freud, 1912, 1921). Eine Beschreibung der kommunikativen Störung findet sich lediglich im Konzept der Übertragung bzw. Gegenübertragung, dass die jeweiligen Vorstellungen über die andere Person in der Beziehung bedeutsam und damit beziehungssteuernd sind. Freuds Konzepte liefern für die Arbeit mit Gruppen noch wenig Anwendungshilfe. Es bedarf eines weiteren Schrittes, diese Situation des Dyadischen in eine Beziehung zum Gruppalen weiterzuentwickeln. Erst seine unmittelbaren und mittelbaren Schüler*innen erarbeiteten ein für die Zwecke der Gruppendynamik hilfreiches Verständnis.

Melanie Klein (1882–1960) und ihre Kolleg*innen gingen im Gegensatz zu Freud davon aus, dass von Anfang an Objektbeziehungen bestehen und diese für die Entwicklung des Säuglings wesentlich sind. „Es gibt im Säugling ein angeborenes, präformatiertes Wissen über Objekte sowie die Fähigkeit, triebhafte Aktivitäten mit Phantasien über die Art und Weise der Beziehungsgestaltung zum Objekt (unbewusste Phantasie) zu versehen" (Ehlers & Holder, 2009, S. 141). Säuglinge sind von Beginn an und zunehmend mehr in der Lage, zwischen „guten" und „bösen" Objekten sowie sich selbst und anderen (also Objekten) zu unterscheiden. Hier sei ergänzt, dass Ergebnisse der Säuglingsforschung darauf hinweisen, dass „es gute Gründe für die Annahme gibt, daß der Säugling von Anfang an sich selbst und die ihn umgebenden Objekte als voneinander getrennt wahrnimmt" (Dornes, 2002, S. 910; siehe Abschnitt 2.1 „Entwicklung in Beziehung").

Wilfred R. Bion (1897–1979) bezeichnet diese angeborene Erwartung als Präkonzeption. Über die Beziehungserfahrung können sich Beziehungskonzepte und in der Folge ein „Apparat zum Denken" bilden. Emotionale Erfahrungen sind damit Vorläufer von Gedanken und damit auch (unbewusster) Fantasien. Beziehungserfahrungen gestalten also die Psyche und alle weiteren Beziehungserfahrungen (siehe Abschnitt 2.2 „Gruppenprozesse analysieren"). Die Entwicklung der Identität ist mit der Internalisierung von Objekten verbunden, das Selbst geht über das Ich hinaus und enthält (Teil-) Objekte der frühen Bezugspersonen. Auch Kernberg (*1928) geht in seiner Ausdifferenzierung der Objektbeziehungstheorie davon aus, dass „die von Freud beschriebenen Triebe – Libido und Aggression – immer in Bezug auf einen spezifischen Anderen – ein Objekt – erlebt werden. Innere Objektbeziehungen sind Bausteine psychischer Strukturen und dienen als Organisatoren von Motivation und Verhalten" (Clarkin et al., 2008, S. 1). Selbst- und Objektrepräsentanzen ergeben mit dem sie verbindenden Affekt eine Objektbeziehungsdyade und spiegeln eine Repräsentanz wider, wie sie im frühen Entwicklungsverlauf zu bestimmten Zeitpunkten erlebt wurde. Anders gesagt: Es kommt zur Internalisierung von Erinnerungsspuren eben dieser Objektbeziehungsdyaden, die hinsichtlich der psychischen Struktur gestaltend wirken.

Immer mehr wurde die Beziehung zum Thema der psychoanalytischen Theorie und Praxis, zum Mittel der Erkenntnis und Entwicklung. Psychoanalyse als „gemeinsame, mitgeteilte Erfahrung – das heißt eine geteilte und miterlebte Erfahrung" (Haynal, 2009, S. 43) ganz im Sinne Bions „learning from experience" (1962).

Neuere Erkenntnisse der Säuglings- und Bindungsforschung bestätigen die grundsätzliche Beziehungsorientierung des Menschen. Ohne Beziehung keine Entwicklung. Der Mensch ist also nicht nur ein trieb-, sondern auch ein beziehungsorientiertes Wesen.

### 1.2.4 Von der Verdrängung zur interpersonellen Abwehr

Freud beschrieb die Verdrängung als wesentlichen Abwehrvorgang. Ein Triebimpuls wird dabei verdrängt, also unbewusst, weil seine Bewusstheit einen inneren Konflikt in der Person auslösen würde, der unerträglich wäre. Sobald der Impuls verdrängt und damit ins Unbewusste verschoben ist, kann die Person auf einem neurotischen Niveau weiter funktionieren. Diese Abwehr wird, wie oben ausgeführt, vom „Ich" organisiert und schafft einen Kompromiss zwischen Es, Über-Ich und Umwelt. Im Über-Ich spiegelt sich dabei die über die gesamte Entwicklung verinnerlichte Welt der Umgebung wider. Mit dem Begriff „Umwelt" sind Repräsentanzen anderer Menschen, Organisationen und der Gesellschaft gemeint.

Auf Freuds Tochter Anna Freud (1895–1982) geht die weitere Erforschung und Klassifizierung der Abwehrmechanismen zurück (1936). Diese geht weit über den klassischen Abwehrbegriff hinaus und schließt die Beschreibung der Veränderung von Affekten bzw. Affekt-Kognitionsverknüpfungen sowie deren soziale Anteile ein.

> „Als Abwehrmechanismus wird dabei eine intrapsychische und später auch interpersonelle Operation verstanden, die unlustvolle Gefühle, Affekte, Wahrnehmungen usw. vom Bewusstsein fernzuhalten versucht. Im ersten Moment ergibt sich dadurch eine Entlastung und Stabilisierung, da der Konflikt aber nur pseudo-gelöst ist, sind die Inhalte dann zwar aus dem Denken verschwunden, bleiben aber trotzdem aktiv und zwingen das Ich zu immer komplizierteren Mechanismen, um die nachdrängenden unbewussten Inhalte weiter unter Verschluss zu halten." (Lehner, 2003, S. 6)

Aus Anna Freuds Sicht dienen Abwehrmethoden dem Kampf des Ichs mit dem Triebleben und werden durch Ängste in Bewegung gesetzt. Verdrängung, Dissoziation (Ausblenden von Erinnerung), Verleugnung und sogar Spaltung können ohne die Beteiligung anderer auskommen. Hingegen können Projektion (eigene Inhalte und Selbstanteile werden anderen zugeschrieben) und noch mehr projektive Identifizierung (das Gegenüber wird dazu „gebracht", sich so zu verhalten wie projiziert) nicht ohne den Einbezug relevanter anderer stattfinden. Ihre Erforschung auch nicht.

Die Gruppe bietet hier mit ihren vielfältigen Ebenen der Übertragung (auf die gesamte Gruppe, auf die einzelnen Gruppenmitglieder, auf die Leitung) großartige Möglichkeiten der Reinszenierung internalisierter Beziehungserfahrungen. Auch können über die Dyade hinausgehende Konstellationen im Hier und Jetzt ausprobiert und beobachtet werden, ohne dass die Leitung aktiv an der Inszenierung beteiligt sein muss. Andere Gruppenmitglieder können mitspielen, irritiert sein, Feedback geben. So werden Abwehrmuster in der Interaktion sichtbar und können über Rückmeldungen anderer Gruppenmitglieder bezüglich ihrer Passung zur jetzigen Situation hinterfragt werden. Neues kann erprobt werden.

Bion hat sich intensiv mit dem Konzept der projektiven Identifikation beschäftigt. Dabei werden relevante Umgebungspersonen dazu gebracht, (unerträgliche) eigene Anteile und Impulse zu leben, damit die Person diese dann dort bekämpfen kann. Bion sieht dabei die projektive Identifikation nicht als grundsätzlich pathologisches Geschehen, sondern als Erklärung für Übertragungs- und Gegenübertragungsphänomene insgesamt (Bion, 1962). Wir bringen andere Personen ständig dazu, sich gemäß unseren unbewussten Fantasien oder auch unseren Beziehungserwartungen zu verhalten. Dies führt zu Einschränkungen hinsichtlich dessen, was wir wahrnehmen. Wir sehen vor allem die Aspekte im Verhalten anderer, die uns unsere Realität bestätigen. All unsere Beziehungen sind also auch Übertragungsbeziehungen, ihre therapeutische Bearbeitung führt zu Veränderung. Verschiedene Beziehungskonstellationen führen zur Aktivierung unterschiedlicher Übertragungen (projektiver Identifikationen). In einer Gruppe ergeben sich hier zahlreiche Möglichkeiten der Reinszenierung von Beziehungserfahrungen.

### 1.2.5 Zur Gruppenmethode in der Psychoanalyse

Charles H. Cooley (1864–1929) entwickelte 1909 das Konzept der Primärgruppe, die durch „intime Verbindungen mit Kontakten von Angesicht zu Angesicht und Kooperation charakterisiert ist“ (Cooley, 1956, S. 23, Übersetzung ins Deutsche durch die Autorinnen). Der Begriff „Primär“ steht für die fundamentale Bedeutung der Primärgruppe für die Herausbildung der sozialen Natur sowie der Ideale eines bestimmten Menschen. Relevantes psychologisches Ergebnis dieser intimen Verbindung ist dabei das Verschmelzen der Individualitäten in ein gemeinsames Ganzes, sodass das einzelne Selbst im gemeinsamen Leben und im Zweck der Gruppe aufgeht. „Die wohl einfachste Art und Weise, diese soziale Ganzheit zu beschreiben, besteht darin, sie ein ‚Wir‘ zu nennen. Es involviert die Art von sozialem Einfühlen und wechselseitiger Identifikation, für die ‚Wir‘ der natürliche Ausdruck ist“ (Cooley, 1956, S. 116, Übersetzung ins Deutsche durch die Autorinnen). Cooley postuliert fünf Strukturmerkmale für Primärgruppen: eine Kommunikation von Angesicht zu Angesicht (Face to Face), eine geringe Spezialisierung, eine relative Beständigkeit (z.B. Familie), eine geringe Mitgliederanzahl sowie eine vergleichsweise große Intimität der Gruppenmitglieder zueinander (z.B. Familienmitglieder, enger Freundeskreis).

Trigant Burrow (1875–1950) entwickelte 1926 – möglicherweise auf dieser Sichtweise aufbauend – Freuds psychoanalytisches Konzept zu einer radikalen Gruppenmethode weiter. Ausgangspunkt seiner Überlegungen war ein Experiment mit einem seiner Lehranalysanden: die Rollen umzukehren und festzustellen, ob der Lehranalytiker als Analysand im gleichen Ausmaß blinde Flecken habe und die Psychoanalyse zu Unrecht von einer Über- bzw. Unterordnung der beiden kraft ihrer Fähigkeiten ausging. Als Grund für diese blinden Flecke identifizierte er, dass alle Analytiker*innen unausweichlich in gesellschaftliche Zusammenhänge, deren Grundannahmen und Tabus verstrickt sind.

Im Gegensatz zu Freud beschreibt er in „Die Gruppenmethode in der Psychoanalyse" (1926) die Motivation für Gruppe und Gesellschaft nicht in der Vermeidung von Inzest und Gewalt, sondern im primären Wunsch nach einem harmonischen biologisch-funktionalen Miteinander. Das „sozietale" Wesen Mensch kann aus seiner Sicht nicht isoliert in einer Einzeltherapie erforscht und verändert werden, sondern braucht die Gruppe als Bezugssystem.

> „Die esoterische Methode, einen Patienten in einem privaten Konsultationszimmer einzuschließen, um seine Geschichte der Unzulänglichkeiten, Mängel und Fehlanpassungen anzuhören, welche verursacht sind von Störungen, die der ganzen Rasse, also auch uns selbst, innewohnen – diese Praxis hat, soviel ich sehe, auf keinem Gebiete wissenschaftlicher Untersuchung ihres gleichen." (Burrow, 1926, S. 215)

In der Analyse und damit Isolierung eines einzelnen Menschen kann sich kein gesamthaftes Verständnis ergeben. Burrow gebraucht dafür den Vergleich mit einer Blume, die in ihrem Wesen auch nicht erfasst werden kann, wenn nur ihre abgelösten Blätter betrachtet werden.

Er führt die Methode der konsensuellen Validierung ein, einer gleichberechtigten Analyse aller Gruppenmitglieder, auch des*der Leitenden, untereinander. Verständnis über psychische Dynamiken ergibt sich über den Austausch der verschiedenen Blickwinkel der beteiligten Personen. „Was in der individuellen Analyse als persönliche Übertragung erscheint, wird durch Teilnahme mehrerer Individuen in ihrer gemeinsamen Analyse neutralisiert" (Burrow, 1926, S. 219). Burrow arbeitet damit der, mit einer Übertragungsbeziehung verbundenen, Abhängigkeit konsequent entgegen. Kollektive Abwehrmaßnahmen, die wir alle durch gemeinsame Sozialisationsbedingungen unbewusst einsetzen, können nur gemeinsam oder gar nicht analysiert werden (Sander, 2013).

Burrows Forderung, die Gruppe zu analysieren, um sich selbst in diesen Bezügen besser verstehen zu können, ist als enorm emanzipatives Geschehen zwischen Individuum und Gesellschaft anzusehen. Damit und mit seinen Anweisungen zur praktischen Gruppenarbeit sehen wir eine große Ähnlichkeit zum Ansatz der National Training Laboratories (NTL) (Fliedl & Krafft-Ebing, 1999, S. 39).

Innerhalb der psychoanalytischen Community führte eine solche Haltung damals zur Abwehr und Abwertung und letztendlich zum Austritt Trigant Burrows. Seine Schriften wurden kaum rezipiert und die „Erfindung" der Gruppenanalyse wurde zunächst anderen zugeschrieben. James Anthony meint dazu in „The History of Group Psychotherapy", dass Burrow zu Unrecht die Polarisierung zwischen Therapeut*in und Patient*in relativiere und die Verwobenheit beider in einer kranken Gesellschaft betone. Er fokussiere zu sehr auf das Hier und Jetzt und weniger auf die psychogenetischen Aspekte einer Störung (Anthony, 1971, S. 10). Anthony verteidigt damit Freud, der, wie oben beschrieben, noch von der Möglichkeit der Rekonstruktion der Vergangenheit ausging. Zunehmend wurde auch in der Psychoanalyse wahrgenommen, dass Erinnerung, genau wie Träume, nicht wirklich die damalige Realität abbildet. Wir alle überarbeiten unsere Erinnerungen, verändern sie, fügen Szenen zusammen, die nicht zusammenhängen. In der Gruppe können sich die (unbewussten) Verhaltensmuster im Hier und Jetzt inszenieren, beobachtet, analysiert und gedeutet werden.

> „Demgemäß konnte der Analytiker sich nicht mehr als eine Art Archäologe betrachten, der Erinnerungen aus der Vergangenheit des Patienten ausgräbt. Im Gegenteil war jetzt klar, dass die psychoanalytische Methode in Wirklichkeit im Aufdecken der unbewussten Strukturen besteht, die, entstanden in der Vergangenheit, im ‚Jetzt und Hier' ihr Unwesen treiben. [...] Die psychoanalytische Methode, die diese Strukturen an die Oberfläche bringt, bringt nicht die Vergangenheit des Patienten, sondern nur in etwa das, was sich hier und heute in seiner Seele abspielt, zum Vorschein." (Ezriel, 1960, S. 498)

### 1.2.6 Situation und Rolle als soziale Motive des Handelns

In der theoretischen Konzeption der Gruppendynamik befinden sich Person und Umwelt in einem unauflöslichen Zusammenhang, spielen situative wie normative Aspekte eine wesentliche Rolle und ist das Verhalten einer Person nur im Zusammenhang gesellschaftlich kultureller Ordnung verstehbar. Dies erfordert eine Betrachtungsweise, die die Einbettung von Individuen und Gruppen in größere Zusammenhänge wie „System – Gesellschaft – Kultur" ermöglicht.

Anfang des 20. Jahrhunderts finden gesellschaftliche Umwälzungen statt, im Zuge derer althergebrachte gesellschaftliche Organisationsformen wie die Monarchie in Bedrängnis geraten, neue Organisationsformen und Ideologien entwickelt werden und demokratische Staatsformen sowie revolutionäre Bewegungen Althergebrachtes infrage stellen. Auf diesem historischen Hintergrund befasst sich Talcott Parsons (1902–1979) mit der Struktur sozialen Handelns. Diese hält er in seinem 1937 erschienenen Werk „The Structure of Social Action" fest, dessen Bezugsrahmen „Aktor – Situation" er in seinem zweiten Hauptwerk „The Social System" (1951) auf „System – Umwelt" erweitert. Parsons Hauptanliegen besteht darin, den strukturellen wie funktionalen Aspekt der Gesellschaftsanalyse weiterzuentwickeln und wesentliche Erkenntnisse aus Nachbardisziplinen in seine Theorie einzubeziehen. Dabei formuliert er den Anspruch (ähnlich wie Lewin in der Feldtheorie), ein allgemeines Bezugsmodell sozialen Handelns zu erstellen, das auf alle Gesellschaftssysteme anwendbar ist.

Seine Kritik an Webers Konzept des sozialen Handelns fokussiert vor allem die mangelhafte Berücksichtigung des Einflusses situationsspezifischer Faktoren der normativen Umwelt auf die individuelle Handlungsebene. Weber ordnet Emotionalität aufgrund der innewohnenden Tendenz zur Irrationalität als mangelhaft sinnhaft ein und berücksichtigt sie daher nicht weiter. Parsons hingegen sieht die Erforschung der Emotionalität für das Verständnis menschlichen Handelns und menschlicher Interaktionen als wesentlich und damit für die Soziologie als bedeutsam an. Er sieht das Individuum im Spannungsfeld zwischen physikalischen Umweltbedingungen, normativen Erwartungen und individuellen Trieben, Wünschen und Interessen, was Probleme mit sich bringt. Die Lösung dieser Probleme kann als Anpassungsvorgang verstanden werden, der durch den Sozialisationsprozess eingeleitet wird. Dies geht nicht ohne Emotionalität vonstatten, weswegen emotionale Handlungen in Zusammenhang mit sozialen Prozessen betrachtet werden müssen.

Gemeinschaft ist ein Zusammenhang sozialer Tatsachen, Ereignisse und Prozesse (System). Die Teile des zwischenmenschlichen Verhaltensgefüges, als Ordnung der Beziehungen zwischen Einheiten (Struktur), befinden sich in wechselseitiger Abhängigkeit (Interdependenz). Jeder Teil erfüllt eine Funktion.

„Gesellschaft" definiert Parsons dabei als Typus eines sozialen Systems, der im Verhältnis zu seiner Umwelt (inkl. anderer Sozialsysteme) charakterisiert wird. Die aus dieser Sicht als autarke Einheiten verstandenen Sozialsysteme unterscheiden sich „nicht durch bestimmte Aspekte menschlicher Handlungen, sondern durch ihre Interaktionsstrukturen und die Art ihrer Kontrolle über die Funktionsleistungen der Gesellschaft (= politisches System) im Verhältnis zur Umwelt" (Kiss, 1977b, S. 164) oder, anders formuliert, durch den Typus der Organisation von Handlungselementen. Die Frage, welche Funktionen zum Erhalt eines Systems erfüllt sein müssen, beantwortet Parsons mit dem AGIL-Vierfelderschema. Demnach muss jedes System (eine kleine Gruppe, die Wirtschaft, die Gesellschaft insgesamt) vier Funktionen erfüllen, um im Gleichgewicht zu bleiben und seine Aufgaben zu erfüllen:

**Tab. 1:** AGIL-Schema in der Darstellung nach Abels & König (2010, S. 109)

| | | |
|---|---|---|
| A | Adaption | Das System muss in der Lage sein, sich an seine äußeren Bedingungen anzupassen, aber es muss auch in der Lage sein, diese äußeren Bedingungen ggf. in seinem Sinne zu verändern. |
| G | Goal attainment | Das System muss in der Lage sein, Ziele zu setzen und Mittel bereitzustellen, um diese Ziele zu realisieren. |
| I | Integration | Das System muss möglichst alle Systemelemente so integrieren, dass sie zur Zielerreichung beitragen. |
| L | Latent pattern maintenance | Das System muss in der Lage sein, sein latentes Strukturmuster zu erhalten, auch wenn die beteiligten Personen abwesend sind. |

Im Unterschied zu Weber vertritt Parsons eine kollektivistische Auffassung des individuellen Handelns und beschreibt es als Funktion aus dem Ensemble bestimmter Bedingungen (= Situation). Parsons zufolge vollzieht sich nach Maßgabe des kulturellen Systems der „Mechanismus des Sozialsystems". Dieses steht dabei in ständiger Wechselwirkung mit dem Persönlichkeitssystem, das wiederum in der spezifischen Organisation von verinnerlichten Werten und sich daraus ergebenden Formen des Handelns besteht. Über soziale Rollen erfolgt die Vermittlung zwischen diesen drei Systemen, wobei Parsons darunter gesellschaftliche Erwartungsmuster versteht, „die das rechte Verhalten für Personen in bestimmten Rollen definieren" (Parsons, 1945, S. 56) und an denen sich Individuen in ihrem Handeln orientieren.

Soziales Handeln entsteht dabei in den sich gegenseitig durchdringenden Relationsfeldern personeller, sozialer und kultureller Aspekte sowie den hierdurch vorgegebenen biologischen, sozialen und kulturellen Bedingungen. Entstehende Beziehungen werden durch etablierte Kulturwerte (Normen) geregelt, die wiederum die Koordinierung interpersoneller Beziehungen steuern, damit gesellschaftsordnende Funktion erhalten und somit eine zentrale Rolle in der Parsons'schen Handlungstheorie einnehmen.

Dabei bestehen latente Spannungsverhältnisse zwischen dem Individuum und den anderen sowie den Normen, die durch den Konflikt zwischen individuellen Wünschen und sozialen Erwartungen gekennzeichnet sind.

Kiss (1977b, S. 147) weist auf die Ähnlichkeit mit dem Freud'schen Modell hin: Es, Ich, Über-Ich zeigen sich in motivationalen, normativen und sozialen Aspekten der Handlungsorientierung; individuelle Wünsche, Ziele (soziales Es) gelangen in Konfrontation mit kulturellen Ansprüchen und situationsspezifischen Normen (soziales Über-Ich). Dadurch entsteht ein Handlungsdilemma, aus dem das effektive Verhalten (soziales Ich) resultiert. Parsons stellt den Konfliktaspekt des sozialen Handelns in Bezug zu Bedingungen, die sowohl im Persönlichkeitssystem als auch im sozialen

System liegen. (Mit Freud gedacht würde dies darauf hinweisen, dass das Ich einen Kompromiss mit der Umwelt eingehen muss.) In Freuds Überlegungen beugt sich das Individuum der Macht der Gesellschaft, indem Gebote und Verbote der Gesellschaft als Repräsentanzen von Vorgaben und Normen verinnerlicht werden und Sozialisation sich damit als sichere Bindung an die Kultur verstehen lässt. Demgegenüber betont Parsons die Integration in die Gesellschaft und dass ein den Erwartungen der Gesellschaft entsprechendes Verhalten nur dann dauerhaft gelingt, wenn sich das Individuum an die Gesellschaft binden will (Abels & König, 2010).

Parsons schätzte eine Ordnung, die aufgrund von Zwang erhalten wird, als unsicher ein, wohingegen Ordnungen, denen Individuen aus Überzeugung zustimmen, relativ stabil sind. Es stellt sich jedoch die Frage, warum sich Individuen darauf einlassen bzw. wie es der Gesellschaft gelingt, das Wollen der Individuen auf das auszurichten, was sie sollen. Dies steht nach unserer Auffassung auch unter anderem in engem Zusammenhang damit, dass die Gesellschaft steuert, welche Information sie wann hergibt. Parsons Antwort liegt in seiner Theorie der Sozialisation – dem Erlernen sozialer Rollen –, die im Kern das Ziel hat, im Individuum eine feste Wertbindung *(commitment)* herzustellen. Laut Parsons gelingt das nur bei ausreichender Motivation. Er schreibt: „Das wichtigste funktionale Problem hinsichtlich des Verhältnisses des sozialen Systems zum Persönlichkeitssystem involviert lebenslanges Lernen, Entwickeln und Aufrechterhalten einer adäquaten Motivation zur Partizipation an sozial bewerteten und kontrollierten Formen des Handelns“ (Parsons, 1966, S. 24). Dabei ist jedoch nicht die Herausbildung der subjektiven, individuellen Motivation gemeint, sondern die Frage, welche Motive für gewisse soziale Rollen gesellschaftlich als zulässig gelten. Im Rahmen der Gruppendynamik begleiten wir Personen darin, solche Verhältnisse, deren innewohnende Bedingungen, Gegebenheiten und Wechselwirkungen zu entdecken, ihre diesbezüglichen Handlungsgewohnheiten und -möglichkeiten zu erforschen sowie zu reflektieren. Dies ermöglicht Bewusstmachung, Hinterfragung sowie Entwicklung von Entscheidungsfähigkeit.

Obige These führt Parsons in seinen Überlegungen zur Identität (als Organisationsprinzip) und zu Mehrfachzugehörigkeiten weiter aus. Soziales Handeln wird hier insgesamt in einen Bezugsrahmen gestellt, in dem auch die Struktur des Handelns in Beziehung zum Sozialsystem gesetzt wird. So wird der bestimmende Einfluss systemkonstituierender Werte auf die individuellen Bedürfnisse erklärbar.

Parsons räumt aus seiner strukturfunktionalistischen Perspektive der Individualität insgesamt einen nachgeordneten Stellenwert ein. Die kritische Infragestellung ebendieser systemkonstituierenden Werte ist kaum Thema seiner Überlegungen. Die Bedingtheit der Bereitschaft zur Rollenübernahme durch gesellschaftliche Selbstverständlichkeiten (z. B. die Vorstrukturierung der Geschlechterrolle) bleibt unberücksichtigt (siehe Abschnitt 2.5 „Identität und Zugehörigkeit“; 3.3 „Konzept, Design und Setting“; Anwendungsartikel). In einer Zeit, in der sich Sozialsysteme und Rollenbindungen immens differenziert, aber auch (virtuell) ausgedehnt haben und praktisch „die ganze Welt“ zum Handlungsfeld wird, hält Parsons jedoch fest, dass „das Individuum entschieden stärker und bewußter damit beschäftigt [ist], herauszufinden, was und wer er in dem ganzen Universum von Identitäten aller möglichen Menschen auf der Erde ist“ (Parsons, 1968, S. 71).

Die wichtigste Konsequenz von Parsons Überlegungen besteht in der Umwandlung eines traditional-individualistischen Handlungsbegriffs in einen, der die situationell gebundene Rollenhaftigkeit des Handelns betont.

Soziales Handeln verliert damit den Charakter des Vollzugs unbestrittener Imperative. Es wird vielmehr als Kompromisshandlung verstanden, die primär von außengeleiteten Handlungsaspekten und sekundär von individuellen Situationseinschätzungen bestimmt wird.

Wesentlich ist hierbei die Rollenselbstverständlichkeit, die Parsons als unbewusste Anpassung an Systemfunktionen beschreibt. Situationseinschätzungen hingegen sind mit dem Bewusstsein verbunden, „dass es auch anders gehen könnte“, weshalb ihnen sekundäre Wirksamkeit zukommt. Übersetzt auf eine Gruppensituation wäre z. B. eine vorhandene Gruppennorm zur Selbstoffenbarung damit eine Erleichterung für die Einzelnen, auch Persönliches über sich zu erzählen.

Mit „Rolle“ bezeichnet Parsons (im Gegensatz zu Status) den dynamischen Aspekt der Teilnahme der Individuen an Interaktionsprozessen.

> „Eine Rolle ist das organisierte System der Beteiligung eines Individuums an einem sozialen System unter spezieller Bezugnahme auf die Organisation dieses sozialen Systems als Kollektiv. In dieser Weise gesehene Rollen bilden das primäre Zentrum der Artikulation und damit der gegenseitigen Durchdringung zwischen Persönlichkeiten und Sozialsystemen.“ (Parsons, 1967, S. 60)

In der Integration von Personen in ein Sozialsystem sind Rollen der wichtigste Mechanismus. Sie sind einerseits auf Systemerhaltung ausgerichtet, zeitgleich aber auch auf die Erhaltung der funktionalen Autonomie der einzelnen Beteiligten – Rolleninhaber*innen sind einerseits einer sozialen/institutionellen Kontrolle ausgesetzt (geltende Normen und Wertansprüche), gleichzeitig aber auch den Verpflichtungen gegenüber der Gruppe. Damit besteht eine doppelte soziale Kontrolle, und damit wird die Rolle zum „strategischen Punkt“ der sozialen Ordnung (Schwanenberg, 1970, S. 125). Soziale Bewertung kann hier jedoch auch so verstanden werden, dass sich gesellschaftliche Regelungen als sinnvoll erwiesen haben. Wenn das soziale Handeln von Gewohntem abweichend gedacht werden kann, kommt es zur Rollenproblematik; „die Schwerkraft der Situation“ erzeugt Rollenzuweisungen. Um einen Wandel von Rollen- und Strukturmustern tradierter Verhaltensweisen zu erreichen, ist eine kreative Anstrengung nötig. Diese erfordert besonderes Geschick (Organisation) sowie kognitives Potenzial (Denken), damit Innovationen durchgesetzt werden können.

In der Dynamischen Gruppenpsychotherapie verstehen wir Krankheit in Anlehnung an Parsons als soziale Rolle. In seiner Auseinandersetzung mit der soziokulturellen Definition von Gesundheit und Krankheit formuliert Parsons, dass eines relativ eindeutig sei:

> „dass nämlich die primären Kriterien für psychische Krankheit mit Bezug auf die soziale Rollenerfüllung des Individuums definiert werden müssen. Da die hauptsächliche, gegenseitige Durchdringung der Sozialsysteme und der Persönlichkeiten auf der Ebene der Rollenstruktur deutlich wird, wird die psychische Krankheit gerade als Unfähigkeit, die Erwartungen sozialer Rollen zu erfüllen, ein Problem der sozialen Beziehungen und daraufhin sollten auch Kriterien für ihr Vorhandensein oder Nichtvorhandensein formuliert werden." (Parsons, 1967, S. 57)

Dies finden wir bei Burrow, Schindler und Bion nochmals radikaler formuliert.

Parsons beschreibt psychische Krankheit als Zustand des Individuums, der aber nicht nur für es selbst, sondern auch für andere, mit denen es durch soziale Beziehungen in Verbindung steht, in Erscheinung tritt und für beide Teile im Sinne der Rollenerfüllung problematisch ist. Dabei wäre es aber zu kurz gegriffen, geistige Gesundheit als Erfüllung einzelner Rollen zu verstehen. Geistige Gesundheit versteht Parsons vielmehr als Fähigkeit, soziale Beziehungen einzugehen, die Erwartung von Zugehörigkeiten zu kollektiven Beziehungssystemen zu erfüllen sowie am Sozialsystem teilzuhaben. Aus gruppendynamischer Sicht wird Krankheit als Kommunikationsunvermögen begriffen, was zu einer Einschränkung des Lebensraums im Sinne Lewins führt und von diesem als Regression begriffen wird.

Wir sind als Individuen stets gefordert, uns an wandelnde Situationen anzupassen, was uns durch eine Reihe von Mechanismen ermöglicht wird, die in der Verflochtenheit von Sozialsystem und Persönlichkeit wirksam sind. Versagen diese Mechanismen, ist psychische Krankheit eine Möglichkeit, wie das Individuum auf die Spannungen reagieren kann, die ihm im Laufe sozialer Prozesse aufgezwungen werden. Parsons beschreibt psychische Krankheit einschließlich ihrer Therapien als „eine Art ‚zweite Verteidigungslinie' des Sozialsystems gegenüber den Problemen der ‚Steuerung' des Verhaltens seiner Mitglieder" (Parsons, 1967, S. 58). Deshalb wird eine Reihe anderer Mechanismen ins Spiel gebracht: Wenn das Individuum, das nicht mehr in Lage ist, seine Rollenfunktion zu erfüllen, dennoch Möglichkeiten ausprobiert, wird es zum störenden Element im System. Deswegen erscheint es wichtig, es davon abzuhalten, in seinem eigenen Sinne sowie im Sinne des Systems. Es stellt sich das therapeutische Problem, wie das Individuum darin unterstützt werden kann, seine Leistungsfähigkeit zurückzuerlangen, und nach einer Pause wieder zur Rollenerfüllung zurückgeführt werden kann.

Hinsichtlich somatischer Krankheit differenziert Parsons zwischen Rolle und Aufgabe und weist darauf hin, dass Letztere wesentlich spezifischer ist. Die Analyse einer Rolle kann eine Vielzahl von Aufgaben ergeben. Während psychische Krankheit als Unfähigkeit verstanden wird, die Rollenerwartung zu erfüllen, ist somatische Krankheit die Unfähigkeit der relevanten Aufgabenerfüllung. Somatische Gesundheit ist „soziologisch definiert, der Zustand optimaler Fähigkeiten zur wirksamen Erfüllung von wertvoll gehaltenen Aufgaben" (Parsons, 1967, S. 60).

In Raoul Schindlers Beschreibung vom Krankheitsbegriff im Verständnis der Dynamischen Gruppenpsychotherapie (1994) spiegeln sich diese Überlegungen wider:

> „Das Therapieziel ist keine Idealvorstellung von Gesundheit, sondern jeweils die Optimierung der Lebensvorgänge gegenüber den als Krankheit definierten Einschränkungen und Abwehrfiguren (Institutionalisierungen). Sie ermöglicht authentisches Handeln auf seelischer, leiblicher und sozialer Ebene. Dabei nennen wir ‚Heilung' die Auflösung umschriebener Störungen (Syndrome), ‚Besserung' die Optimierung der Lebensvollzüge in Teilbereichen." (Schindler, 1994a, S. 253)

Auch setzt Parsons sich mit dem Problem der kulturellen Relativität bei Gesundheit und Krankheit auseinander. Er stellt dar, wie unterschiedlich Gesundheit und Krankheit als Zustände in verschiedenen Kulturen und Gesellschaften bewertet sowie institutionell anerkannt werden und mit welch verschiedenen Erwartungshaltungen kranke Menschen daher im Prozess der Gesundung konfrontiert werden. Dabei reicht die Palette von „sich schonen" und „ausrasten" bis hin zu „aktiv an der Behandlung mitarbeiten".

### 1.2.7 Situationen und Verhalten als Konstruktion von Wirklichkeit

In den 1980er-Jahren etablierte sich ein breiter interdisziplinärer konstruktivistischer Diskurs. Konstruktivistische Ansätze gehen von der Annahme aus, dass die subjektiv erlebte Wirklichkeit eine Konstruktion ist und es die objektive Realität nicht gibt, wobei sich mit dem radikalen und dem sozialen Konstruktivismus grob zwei große Strömungen differenzieren lassen. „Während im Radikalen Konstruktivismus intrapsychische Prozesse (Kognitionen im weitesten Sinn) als Ursprung von Wirklichkeitskonstruktionen angesehen werden" (Teutsch, 2004, S. 23), wird im sozialen Konstruktivismus der Frage nachgegangen, wie inner- und interpsychische Prozesse zu unserer Konstruktion von Wirklichkeit beitragen. Der relationale Konstruktivismus teilt zwar den erkenntnistheoretischen Ausgangspunkt des radikalen Konstruktivismus, fokussiert aber soziale und materielle Relationen, unter denen die kognitiven Konstruktionsprozesse stattfinden. Allen gemeinsam ist die Annahme, dass wir uns Bilder und Modelle von der Welt konstruieren, die uns ein Verharren in unserer Situation und ihr Überleben ermöglichen (Autopoiesis = die Fähigkeit eines Systems, sich selbst [wieder-] herzustellen). Dabei ergeben sich individuelle Beschreibungen des Erlebens nicht aus der eigenen einzigartigen Erfahrung, sondern aus kulturell definierten Konventionen der Verständigung und des Verstehbaren (Gergen, 1996). Die Beteiligung am Diskurs der Einzelnen leistet wiederum einen Beitrag zur Aufrechterhaltung und Veränderung ebendieser sozialen Konstruktionen. Das, „was gemeinhin ‚die objektive Sicht' der Dinge genannt wird, ist nichts weiter als ein im jeweiligen System ausgehandeltes Konstrukt von Wirklichkeit" (Wirnschimmel & Goldmann, 1999, S. 307).

Die Frage, wie ein Denken über bereits Existentes hinaus möglich ist, beginnt also mit der Erkenntnis, dass ohne kritisches Hinterfragen des scheinbar Selbstverständlichen, das Zulassen der Irritation, im Wissen nur eine neue, vorübergehende Bedeutung zu finden, keine Entwicklung und Differenzierung möglich ist.

Gruppendynamische Settings – z. B. Trainingsgruppe, Laboratorium, Skills-Training – ermöglichen mit dem Wechsel zwischen Klein-, Verschnitt- und Großgruppen unter Bezugnahme auf aktuelle Lebensrealitäten entsprechende Lernerfahrungen. „Um in der bestehenden Komplexität beweglich zu bleiben, müssen Rollen permanent reflektiert, angenommene Entwürfe ständig verworfen und Neues entwickelt werden können" (Sanz, 2004, S. 115). Gruppendynamiker*innen fungieren hier als Rollenmodelle, indem sie eigene Zugänge offenlegen und eigene Thesen infrage sowie zur Verfügung stellen. Sie eröffnen damit – im Spannungsfeld zwischen notwendiger Verunsicherung und erforderlicher Sicherheit – ein Forschungsfeld für alle Teilnehmenden sowie durch die entstehende Dynamik den Raum für Reflexion und Transfer des Erlebten (Sanz, 2004).

Nichts garantiert, dass diesem Akt der Konstruktion etwas in der Welt entspricht, bestenfalls bewähren sich unsere Modelle in der Realität. Damit sind auch alle Elemente der Konstruktion wie Inhalte, Grundkategorien oder wissenschaftliche Aussagen wiederholt infrage zu stellen. „Wenn ich mir nämlich klar werde, daß ich konstruiere und entwerfe, bin ich in einem weit elementareren Sinn verantwortlich für meine Erkenntnis, als wenn ich nur Strukturen ablese" (Schiffauer, 1996, S. 23). Insofern beschreiben auch Theorien „nicht eine, von ihr unabhängige, Welt sozialer Tatsachen, sie finden keine Bedeutungen der Welt vor, sondern produzieren sie erst" (Rademacher & Wiechens, 2001, S. 7).

Für Niklas Luhmann (1927–1998) als Vertreter des radikalen Konstruktivismus sind im Gegensatz zu Parsons nicht Subjekt und Handlung die „elementaren Einheiten", aus denen sich soziale Systeme bilden, sondern „ein System entsteht und erhält sich dadurch, dass Operationen aneinander anschließen" (Luhmann, 1992, S. 271). Bei Luhmann entfällt der Rollenbegriff als psychologischer mit der Entwicklung der selbstreferenziellen Theorie sozialer Systeme. Für ihn ist Kommunikation eine Operation sozialer Systeme, so wie Gedanken eine Operation psychischer Systeme sind. Diese Operationen können ihr System nicht verlassen. Das System Gesellschaft differenziert sich dadurch in soziale Systeme aus (z. B. Wirtschaft, Politik, Religion, Erziehung). Die

Operation Kommunikation wird dabei als Einheit von Information, Mitteilung und Verstehen beschrieben und schließt an vorangegangene gleichartige Kommunikationen an. Information, Mitteilung und Verstehen sind in Luhmanns Verständnis Selektionen. Kommunikation ist in diesem Sinne keine Übertragung oder Handlung, sondern ein „Prozessieren von Selektion", die der Reduktion von Komplexität dient. Damit steigt die Wahrscheinlichkeit der Aufrechterhaltung der Kommunikation und damit des Systems. Kommunikation als Synthese dieser Selektionen kann nicht auf einzelne Bewusstseine oder Individuen zurückgeführt werden. Nicht Menschen, Gedanken oder individuelle Handlungen, sondern Kommunikationen sind die Letztelemente sozialer Systeme. Das heißt, nicht die Menschen kommunizieren, sondern die Kommunikation kommuniziert selbst.

Bewusstseine werden als psychische Systeme beschrieben, deren Letztelemente Gedanken sind. Diese Gedanken folgen anderen Gedanken in einem Medium, das Luhmann als Sinn beschreibt. Die Grenzen der Bewusstseine sind damit Sinngrenzen.

Eine Annäherung an Luhmanns Theorie kann gelingen, wenn dabei zwei Ebenen auseinandergehalten werden:

1) die Ebene der Entstehung und des Weiterbestehens sozialer Systeme durch Kommunikation (als abstrakte Operation – nicht als menschliches Handeln);
2) die Ebene der Beobachtung (d. h. Selbstbeobachtung und -beschreibung), die durch die Systeme selbst geschieht – als Zurechnung von Handlung.

Ein organisches System entsteht, wenn organische Prozesse als Operationen aneinander anschließen, ein psychisches System, wenn Gedanken als Operationen aneinander anschließen, und ein soziales System, wenn Kommunikationen als Operationen aneinander anschließen. Der Bestand eines Systems steht in Abhängigkeit zu ebendieser Anschlussfähigkeit.

Nach Luhmann ist ein soziales System nichts anderes als Kommunikation. Der Körper eines Menschen (biologisches System) sowie sein Bewusstsein (psychisches System) sind zwar häufig Voraussetzung für das Funktionieren eines sozialen Systems (also Kommunikation), aber nicht der Mensch selbst ist das soziale System. Soziale Systeme sind beispielsweise eine Familie, ein Gespräch, die Gesellschaft. Gesellschaftlich relevante Kommunikation verläuft häufig über symbolisch generalisierte Kommunikationsmedien wie Macht, Geld, Wahrheit, Recht. Dadurch wird Komplexität verringert, das Zustandekommen von Kommunikation wahrscheinlicher und die entsprechenden gesellschaftlichen Funktionssysteme werden erfolgreicher.

Wirklichkeit als Operation von Kommunikation zu verstehen, ermöglicht für die Gruppendynamik, den eigenen Standpunkt als Folge der eigenen Vorannahmen zu erforschen, das innere Erleben mit der Gruppe in Verbindung und in Sprache zu bringen (Psychoschnitt) sowie in und außerhalb der Gruppe zu handeln (Sozioschnitt; siehe Abschnitt 2.2 „Gruppenprozesse analysieren"). Diese Kommunikation zwischen innen und außen aufrechtzuerhalten, auszudifferenzieren und den Einfluss der anderen auf das Erleben von Identität und Zugehörigkeit zu verdeutlichen, betrachten Gruppendynamiker*innen als Aufgabe der Gruppe. Gruppenmitglieder sind darin gefordert, eine gemeinsame Realität herzustellen und damit sinnvolles Kommunizieren und Handeln zu erzeugen, um in Bezug darauf zu interagieren. Die dabei entstehenden Übereinkünfte sind wesentlich, um gemeinsam Bedeutung zu schaffen, die wiederum Beziehung definiert und soziale Integration ermöglicht (Judy, 2004). Warum sich Personen, Gruppen und Gesellschaften von allen möglichen Handlungen gerade für diese eine entscheiden, ist deutlicher als im Konstruktivismus eine Forschungsfrage. Lewin bietet hier mit dem Konzept der Feldkräfte Antworten an. Identitätskonstruktionen schränken uns ein, ermöglichen aber auch Entscheidungen, die letztendlich Handlung erst möglich machen.

### 1.2.8 Die Bedeutung des Lebensraums, des Feldes und der innewohnenden Feldkräfte

Während in soziologischen Konzepten und Theorien hauptsächlich die Funktionsweisen großer Einheiten wie Systeme oder Gesellschaften untersucht werden, stehen in der Sozialpsychologie als Teilgebiet der Soziologie und der Psychologie zwischenmenschliche Interaktionen sowie deren Ursachen und Wirkungen im Fokus des Interesses. „Sozialpsychologie ist der wissenschaftliche Versuch zu erklären, wie die Gedanken, Gefühle und Verhaltensweisen von Individuen beeinflusst werden durch die tatsächliche, vorgestellte oder implizite Anwesenheit anderer Menschen" (Allport, 1954, S. 5). Hier nähern sich also soziologische und psychologische Überlegungen an und es entstehen Konzepte, wie Umwelt sich innerpsychisch auswirkt und die Umwelt innerpsychisch wahrgenommen wird. Es handelt sich dabei um ein Kernstück der Theorie und der Methode der Gruppendynamik sowie der Dynamischen Gruppenpsychotherapie, diese „zwei" Theoriewelten miteinander zu verbinden.

**Feldtheorie – Kurt Lewin**

Kurt Lewin (1890–1947) gilt als Begründer der modernen Sozialpsychologie, die sich im Besonderen zwischenmenschlichen Interaktionen sowie deren Ursachen und Wirkungen widmet. Gemeinsam mit Jacob Levy Moreno (1889–1974) gilt er als Begründer der Gruppendynamik und der Aktionsforschung. Lewin gründet 1945 in den USA das Research Center for Group Dynamics am Massachusetts Institute of Technology (MIT). Darin entwickelt sich eine intensive Auseinandersetzung und Forschung rund um das soziale und sozialpsychologische Phänomen Gruppe. In diesem Rahmen entsteht ein intensiver interdisziplinärer Austausch zwischen an der Gruppendynamik interessierten Vertreter*innen der Sozialpsychologie sowie an der Anwendung im klinischen

Bereich interessierten Berufsgruppen (wie Psychoanalytiker*innen, Psychiater*innen und klinischen Psycholog*innen). Dies ist hochbedeutsam für die weitere Entwicklung der Gruppendynamik und der Gruppenpsychotherapie.

Er war Forscher, Experimentator und Praktiker, der sich mit einer Fülle von Fragestellungen in der Psychologie auseinandergesetzt hat, deren umfassende Beschreibung hier den Rahmen sprengen würde. Ausführliche Darstellungen zu Leben und Werk finden sich unter anderem bei Antons und Stützle-Hebel (2015), Heigl-Evers (1979), Lück und Rechtien (1989), Marrow (1977) sowie Teutsch und Pölzl (1999).

Zentrales Element ist Lewins Feldtheorie, aus der sich die Gruppendynamik als Methode entwickelt. Sie beschäftigt sich „mit dem Verhalten einer Person in seiner Gesamtheit: Erleben, Handeln, die Persönlichkeit und ihre Entwicklung sowie zwischenmenschliche Prozesse werden als Folgen einer strukturierten, dynamischen Gesamtheit von Bedingungen aufgefasst" (Teutsch & Pölzl, 1999, S. 24). Gegebenheiten aus der Umwelt und aus der eigenen Person, die auf das Individuum einwirken, bilden dabei einen unauflöslichen Systemzusammenhang.

Im Jahr 1917 verfasst Lewin einen Aufsatz mit dem Titel „Kriegslandschaft". Darin entwirft er eine „Phänomenologie der Landschaft". Die geografisch-physikalische Landschaft wird zu einem psychologischen Raum, „dessen Struktur nicht nur die Verteilung von Objekten und Menschen im Raum bestimmt, sondern auch deren Bedeutung und Funktion" (Wieser, 2014, S. 9). Auf dem Hintergrund des Krieges erscheinen Dinge des Alltags als „Gefechtsdinge" – Möbel werden zu Brennholz, Häuser zu Munitionslagern – und ihr ziviler Wert verschwindet während des Gefechts völlig. Bewegungen der kämpfenden Truppen führen zu einer Verflüssigung der Grenzen, die sich nach vorne oder bis zum nächsten Graben verschieben. Erstmals formuliert Lewin die fundamentale Frage „nach der Kartierung der Strukturen und Kräfte innerhalb des psychologischen Raums" (Wieser, 2014, S. 11) und nennt zentrale Begriffe wie „Barriere", „Grenze", „Richtung von Feldern und Zonen".

Im Rahmen der Feldtheorie wird die Gesamtsituation einer Person von Lewin als Lebensraum benannt. Diese Gesamtsituation ist ein in ständiger Veränderung befindliches und damit dynamisches psychologisches Feld von miteinander in Verbindungen stehenden und sich gegenseitig beeinflussenden einzelnen Tatsachen bzw. Aspekten. Forschende treffen das Individuum in einer konkreten Situation an. Der Lebensraum beinhaltet daher eine Repräsentation der Person (psychologische Person) sowie eine Repräsentation der Situation (psychologische Umwelt), in der nur jene Gegebenheiten aus der Welt repräsentiert werden, die für die Person aktuell bedeutsam sind, und in einer Art und Weise, wie sie von ihr gerade verstanden werden – wie sie für die Person gerade existieren. „Die psychologische Umwelt ist also durch vorausgehende Wahrnehmung der realen Welt und/oder durch von früher her im Gedächtnis verfügbares Wissen um die Welt konstituiert. Wissen und Verstehen ist hierbei nicht mit bewusstseinsfähig gleichzusetzen“ (Lang, 1979, S. 53).

Dabei bilden die psychologische Umwelt und die psychologische Person „eine Konstellation interdependenter Faktoren“ (Lewin, 1946, S. 376). Lewin konstruiert damit einen psychodynamischen Ansatz (Frey, 2012). Identität ist bei Lewin weder ein rein gesellschaftliches Phänomen, wird also nicht nur von außen gebildet, noch ein Ergebnis aus rein inneren Prozessen. Diese scheinbar gegensätzlichen Tendenzen haben keinen ausschließenden Charakter, sondern sind gleichzeitige Dynamiken. „Personen werden weder als bloße Objekte vorgegebener Zwänge, [sic] noch als völlig freie Subjekte begriffen, sondern in der Wechselwirkung ihrer Beziehungen, in denen sie beides sind“ (Tippe & Nagele, 2004, S. 91). Es besteht keine einseitige Determinierung des Verhaltens durch die Umwelt; „vielmehr wirken das Erleben und Handeln einer Person ihrerseits in jedem Augenblick auf die Umwelt und damit auf das psychologische Feld insgesamt ein“ (Soff & Stützle-Hebel, 2015, S. 66). Dies wurde von Lewin in der Formel „Verhalten ist eine Funktion von Person und Umwelt“, kurz V = f (P, U) dargestellt und gilt „sowohl für affektive Erregungen wie für zweckgerichtete Tätigkeiten, für Träume, Wünsche und Denken wie auch für Erzählen und Handeln“ (Lewin, 1946, S. 375).

Der Begriff der psychologischen Spannung (im Sinne von Handlungsbereitschaft) ist in Lewins Denkweise fundamental. Die Person – gedacht als komplexes Energiefeld, „in dem sich alles Verhalten als eine Veränderung eines gegebenen Zustandes eines Feldes während einer bestimmten Zeiteinheit begreifen“ (Marrow, 1977, S. 42) lässt – kann sich innerhalb des Lebensraumes in verschiedene Regionen begeben. Eingehende Reize können eine zuvor nicht aktuelle Spannung hervorrufen (oder aktualisieren), deren Energie in den Bedürfnissen der Person liegt. Hierbei unterscheidet Lewin zwischen echten Bedürfnissen (wie Hunger) und Quasibedürfnissen, die auf einer Absicht oder Intention beruhen (z. B. eine Aufgabe erfüllen, halb fertige Tätigkeiten abschließen, einen Film bis zum Ende sehen). Bei Letzteren würden im Gegensatz zu echten Bedürfnissen ggf. auch Ersatzbefriedigungen ausreichen, um ein Gleichgewicht wiederherzustellen – die Triebbefriedigung führt zur Senkung der Spannung (vgl. Freud, 1915).

Die entstandene Spannung manifestiert sich als Intention oder Wunsch und bindet sich an ein spezifisches Objekt, wobei das Spannungssystem die Kontrolle über das motorische System übernimmt.

> „Solch ein Objekt würde dann über eine ‚Valenz‘ verfügen, die als Feldkraft wirken würde. Der Reiz selbst besitzt keine festgelegte Valenz. Bei der einen Gelegenheit kann er positiv, bei der anderen negativ sein [und in Abhängigkeit davon Lust oder Unlust erzeugen; Ergänzung der Autorinnen], was unmittelbar vom momentanen Zustand der Bedürfnisse der Person abhängt.“ (Marrow, 1977, S. 43)

Durch spezifisches Verhalten kommt es zur „Senkung der Spannung auf eine niedrigere Ebene, wenn Sättigungsprozesse stattfinden oder das erwünschte Ziel erreicht wird" (Marrow, 1977, S. 43). Die Betonung der Aspekte von Spannung und Motivation bildet eine Grundlage für Diagnostik und Intervention in der Gruppendynamik und der Dynamischen Gruppenpsychotherapie, weil „kognitive Prozesse ohne motivationale Komponenten viele komplexe Phänomene gar nicht erklären" (Frey, 2012, S. 7) können.

Unserem spezifischen Verhalten liegt also eine Kraft zugrunde, die eine Tendenz zur Ortsveränderung oder auch eine Tendenz bedeutet, „in eine bestimmte Richtung zu handeln" (Lewin, 1946, S. 382). Lewin nennt diese Bewegung „Lokomotion".

Dabei ist ein Kraftfeld eine Anordnung bzw. Struktur von Kräften. Ziele und Barrieren sind Kraftfeldkonstellationen mit besonderer Struktur, da innerhalb eines Kraftfeldes hier alle Kräfte gleichgerichtet sind. Die Valenz (Aufforderungscharakter) des Kraftfeldes ist bei Zielen positiv, bei Barrieren negativ. Konflikte sind die Überschneidung zweier oder mehrerer Kraftfelder, aus der gleich starke, aber entgegengesetzt gerichtete Kräfte entstehen (Soff & Stützle-Hebel, 2015). Valenz finden wir als Begriff auch bei Bion. Er bezeichnet damit die Bereitschaft der Einzelnen, „durch die Grundannahmen und das Handeln nach den Grundannahmen eine Verbindung mit der Gruppe einzugehen" (Bion, 2001, S. 84). Hohe Valenz bestehe, wenn die Fähigkeit zur Gemeinschaft groß sei, niedrige, wenn sie klein sei.

Lewin postuliert, dass psychische Spannungssysteme relativ isoliert voneinander bestünden und jedes System als Ganzes danach strebe, sein eigenes Gleichgewicht (vgl. Autopoiese) zu erreichen, auch wenn gleichzeitig Teilprozesse in entgegengesetzter Richtung stattfinden mögen. Seine Grundannahme – Herstellung eines Gleichgewichts – zeigt Ähnlichkeiten mit Jean Piagets Konzept der Äquilibration, eines Prozesses, in dem durch Ausbalancieren von Akkommodation und Assimilation stabile Strukturen des Verstehens erlangt werden (Piaget, 2003). In Lewins Denkweise beruht das Verhalten auf dem gegenwärtigen Feld im „Hier und Jetzt".

> „Das gegenwärtige Feld hat eine gewisse zeitliche Tiefe, die sowohl die reale als auch die irreale Ebene der psychologischen Vergangenheit umfasst […]. Hoffnungen richten sich auf die psychologische Zukunft; sie werden durch die Erwartungen, Wünsche und Träume definiert. Obwohl sie teilweise die Dimensionen des zu einer gegebenen Zeit existierenden Lebensraumes ausmachen, beruht das Verhalten doch im wesentlichen auf der psychischen Gegenwart." (Marrow, 1977, S. 46)

Hier lässt sich auf Freuds Überlegungen zur Fantasie Bezug nehmen. Darin macht er unbefriedigte Wünsche als Triebkräfte der Fantasie aus, die „gleichsam zwischen drei Zeiten, den drei Zeitmomenten unseres Vorstellens [schwebt,] […] Vergangenes, Gegenwärtiges und Zukünftiges [wird] wie an der Schnur des durchlaufenden Wunsches aneinandergereiht" (Freud, 1908 [1907], S. 217–218).

Im Gegensatz zu Luhmann beschreibt Lewin Handlung als von der Person und konkreten Umweltbedingungen determiniert und damit auch in ihrer Wahlmöglichkeit begrenzt. Handlungen von Personen lassen sich über diesen Zusammenhang verstehen, erforschen und verändern. Es geht in Bezug auf Entwicklung nicht nur um die Irritation des Systems, sondern auch um Ausdifferenzierung und Erweiterung bewusster Wahlmöglichkeiten.

Ab den 1920er-Jahren beginnt Lewin, auf das Medium des Diagramms zurückzugreifen, um „wirksame psychische Strukturen, Felder und Kräfte sichtbar zu machen" (Wieser, 2014, S. 15). Dabei leisten für Lewin die Begriffe „Feld", „Kraft" und „Grenze" das, was der psychische Apparat für die Psychoanalyse leistet. Er findet mit dem Diagramm ein Mittel, um die Gesetze des psychischen Felds effizient zu abstrahieren, und eine Art Sprache, die hilft, psychologische Beziehungen sowie psychologische Realität zu repräsentieren.

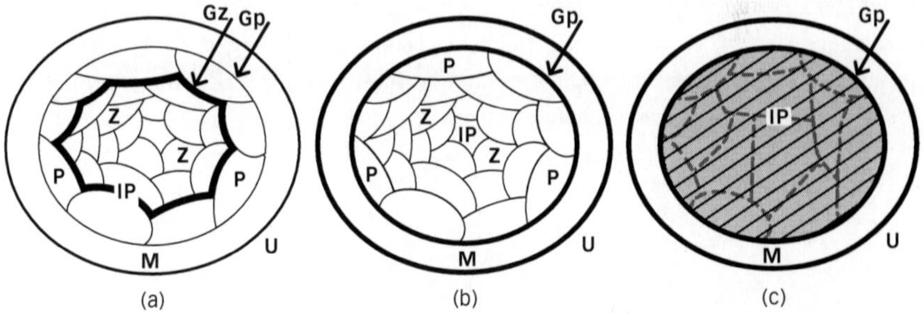


**Abb. 2 a–c:** Topologie der Person – Beziehungen zwischen verschiedenen Schichten der Person bei unterschiedlichen Bedingungen (adaptiert nach Lewin, 1969, S. 189)

- Die Topologie der Person (a) zeigt den abgeschlossenen psychischen Binnenraum, der die Person mittels der Außenlinie von ihrer Umwelt (U) trennt. Innerhalb dieses Binnenraums zeigen sich mehrere abgetrennte Felder oder Schichten.
- Die äußerste Sphäre M markiert die Grenzzone der Sinnesorgane und der Motorik, den sensumotorischen Bereich, der zwischen den inneren Bereichen der Persönlichkeit und der Umwelt vermittelt. Alle Linien „stehen hier für Barrieren, Grenzen zwischen psychischen Kräftefeldern, deren dynamische Interaktion das Verhalten und Erleben des Individuums bestimme" (Wieser, 2014, S. 17).
- Im Zentrum befinden sich zentrale Bereiche der „inneren Persönlichkeit" (Z), während sich am Rande des innerpsychischen Bereichs (IP) die peripheren Schichten der Persönlichkeit (P) zeigen. Diese Schichten sind als „energetische Spannungssysteme" zu verstehen, die sich auf körperliche wie verbale Weise ihren Weg in die Umwelt bahnen – mit dem Ziel einer Spannungsreduktion innerhalb des Systems.

- Abb. 2a stellt die Person in einer ungezwungenen Situation dar, in ruhiger Stimmung. Oberflächliche Anteile werden in leichte Spannung versetzt und können auf die Motorik einwirken (Gp), tiefer liegende Anteile wie Wünsche können die dick markierte Schwelle (Gz) jedoch nur unter Überwindung eines großen Widerstandes passieren.
- In Abb. 2b hingegen befindet sich die Person in starker Anspannung, im Zustand der Selbstbeherrschung, wo zentrale und periphere Anteile der Persönlichkeit die Grenze zum sensumotorischen Bereich nur mit starkem und gezieltem energetischem Einsatz überschreiten können.
- Abb. 2c zeigt den Zustand höchster Anspannung. Die innere Differenzierung ist aufgebrochen, die Persönlichkeit zu einem einzigen Kräftefeld verschmolzen. Vielschichtigkeit und Komplexität des Fühlens und Handelns gehen verloren, differenzierte Handlungen oder Reflexion sind der Person nicht mehr möglich.

In der Darstellung des psychologischen Lebensraumes wird die Person in einem Punkt verdichtet (Abb. 3). Verschiedene Bereiche werden im Feld dargestellt. Die Pfeile verweisen auf die Richtung der möglichen Lokomotion. + und – verdeutlichen Valenzen, drei parallele Striche verdeutlichen Barrieren.

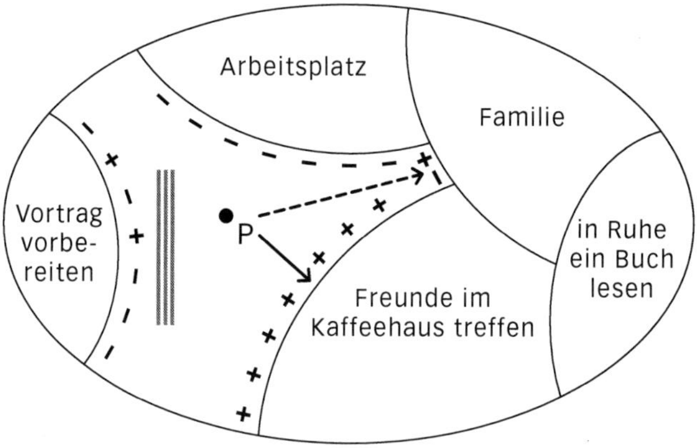


**Abb. 3:** Darstellung des psychologischen Lebensraums nach Lewin, P = Person
Es bestehen eine eindeutige Tendenz/Lokomotion (→) und eine positive Valenz (+), sich nach Feierabend noch mit Freund*innen im Kaffeehaus zu treffen und somit dem Bedürfnis nach Entspannung und Kontakt nachzukommen. Allerdings ist auch das Bedürfnis wirksam, Zeit mit der Familie zu verbringen, jedoch geringer ausgeprägt (gestrichelter Pfeil). Hinsichtlich der Aufgabe, den baldigen Vortrag noch vorzubereiten, was ambivalent besetzt ist (+ und –), sind der bereits lange und ermüdende Arbeitstag sowie die Lust auf sozialen Kontakt eine deutliche Barriere.

Für die Arbeit mit Personen und Gruppen liefert diese Veranschaulichung eine hilfreiche Grundlage, um darzustellen, wie Umwelt sich innerpsychisch auswirkt und wie die Umwelt innerpsychisch wahrgenommen wird, sowie zu verstehen, welche Schwellen oder Barrieren es zu überwinden gilt und welcher Aufwand damit einhergeht. Übersetzt auf die Arbeit mit Gruppen liefert uns dieses Denkmodell Hinweise, um auftretende Dynamiken in Gruppen einzuordnen und gezielt einen Raum für Reflexion eröffnen zu können, der Entwicklungen anregen kann.

Für die psychotherapeutische Arbeit lässt sich die beschriebene Veränderung der Person in Abb. 2a–c zu dem Integrationsgrad der psychischen Struktur in Bezug setzen (siehe Abschnitt 3.2 „Interventionstechniken") und damit zu spezifischen „Funktionsweisen bzw. Dysfunktionen, die bei ganz verschiedenen Störungen vorkommen können" (Rudolf, 2020, S. 3). Dabei würde 2a die Organisation auf neurotischer Ebene bzw. eine gute Integration widerspiegeln, während 2b eine mäßige bis geringe Integration bzw. eine Borderline-Organisation verdeutlichen würde sowie 2c eine Desintegration bzw. Persönlichkeitsorganisation auf psychotischem Niveau.

Die von Lewin entwickelte Darstellungsform besticht durch ihre vielfältigen Anwendungsmöglichkeiten bis hin zur Veranschaulichung zeitlicher Dimensionen oder Entwicklungsstufen des psychologischen Lebensraums (siehe ausführlich bei Antons & Stützle-Hebel, 2015; Graumann, 1982; Günzel, 2008; Lewin, 1935, 1936, 1943; Stützle-Hebel & Antons, 2017). Der Feldbegriff wird später von anderen aufgenommen und teils weiterentwickelt. Er „ermöglicht, eine größere Komplexität zu fassen, als es die alten Begriffe von Übertragung und Gegenübertragung leisten können [siehe Abschnitt 3.2 „Interventionstechniken"]. Eine weitere Komplexitätssteigerung scheint möglich, wenn man die Theorie eines dynamischen Systems (Chaostheorie) hinzuzieht" (Potthoff, 2022, S. 16).

**Zum Verhältnis der Feldtheorie zur frühen Psychoanalyse**

In Lewins Feldtheorie findet sich kein Konzept des Unbewussten. Er benennt jedoch schon 1927 die Zusammenführung der bisher getrennten Bereiche pathologischer und normaler psychischer Prozesse als wichtigen Verdienst der Psychoanalyse. Dadurch wurden „die Grenzen zwischen normal und pathologisch, zwischen Alltag und Außergewöhnlichem beseitigt und damit [wurde] eine Homogenisierung […] des Gesamtgebiets der Objekte der Psychologie angebahnt" (Lewin, 1935, S. 22). Über das menschliche Bedürfnis, unterbrochene Handlungen zu einem Abschluss zu bringen, auch wenn sie gleichgültig oder unangenehm erscheinen, äußert Lewin jedoch, dass sich „nicht Lust und Unlust als die psychologischen fundamentalen Faktoren erweisen, sondern die psychischen Spannungssysteme und die Richtung der in ihnen wirksamen Kräfte" (Lewin, 1929, S. 171). Als Vertreter der relational-dynamisch-galiläischen Sichtweise kritisiert er bereits früh eine rein klassifikatorische (aristotelische) Sichtweise und konstatiert hinsichtlich der psychotherapeutischen Behandlung: Der*Die Psychotherapeut*in will „ja das Seelenleben eines bestimmten Menschen nicht nur erkennen, sondern auch beeinflussen" (Lewin, 1929, S. 182). Um dies zu erreichen, sei nicht die Diskussion über Triebklassen hilfreich, sondern „man muss wissen, wie das konkrete Verhalten von der jeweiligen inneren und äußeren Situation abhängt und welche konkreten Änderungen der Situation die gewünschte Änderung des Verhaltens nach sich ziehen" (Lewin, 1929, S. 182). Wiederum wird deutlich, dass es Lewin darum ging, allgemeingültige dynamische Gesetze zu finden, jedoch unter Bezugnahme auf die konkrete Wirklichkeit des einzelnen Falls. Hinsichtlich der Konflikttheorie lässt sich festhalten, dass Lewins Konflikttheorie eine allgemeine auf phänomenologischer Basis ist, jene der Psychoanalyse hingegen eine klinische mit dem verinnerlichten Konflikt als wichtigster Form. Dabei wird die These vertreten, dass zunächst ein sozialer Konflikt besteht, der durch Internalisierung (vorzugsweise Identifizierung) zum intrapsychischen Konflikt wird. „Aus Konflikten mit den sozialen Bezugsgruppen werden solche zwischen psychischen Substrukturen" (Lück & Rechtien, 1989, S. 7). Träger des Konflikts sind die Instanzen des psychischen Apparats. In der Feldtheorie wird Konflikt als Situation beschrieben, in der auf die Person zeitgleich entgegengesetzt gerichtete, etwa gleich starke Kräfte einwirken. Sie stammen aus der Gesamtheit des Lebensraums – zu dem die innere und äußere psychische Situation gehören.

**Die Gruppe als soziales Feld**

Ab 1939 widmete sich Lewin verstärkt der Entwicklung einer allgemeinen Theorie zur Anwendung auf Gruppen. Im Zuge dessen untersuchte er systematisch und umfassend Gruppenprozesse und die zugrunde liegende Gruppendynamik – also die nach innen und außen wirksamen Kräfte, die Veränderungen verursachen oder Veränderungen Widerstand leisten.

Schon wie das Verhalten der Einzelperson sei Gruppenverhalten eine Funktion von Person und sozialer Situation, wobei weder die Persönlichkeitsmerkmale des Menschen noch die Merkmale der sozialen Situation allein ausreichen, um Gruppenverhalten zu erklären. Lewin verstand Gruppe als Anordnung einer Kräftevielfalt und insofern nicht als bloße Ansammlung von Individuen, sondern als psychologischen Organismus, der als dynamisches Ganzes Eigenschaften haben kann, die sich von jenen Eigenschaften der Teile oder der Summe der Teile unterscheiden. Dabei behauptet er nicht, dass das Ganze unbedingt mehr sein müsse, sondern dass es sich schlicht von der Summe der Teile unterscheidet und bestimmte Eigenschaften habe. Im Kern seiner Theorie steht die Überlegung: „[E]in Mensch, der sich einer Gruppe anschließt, wird in bedeutsamer Weise dadurch verändert. Seine Beziehungen zu den anderen Mitgliedern verändern sowohl ihn als auch diese" (Marrow, 1977, S. 190).

Seine Untersuchungen in der Harwood-Fabrik (vgl. Burnes, 2007) führten ihn zu dem Schluss, dass die Bereitschaft zum Zusammenhalt ein wesentliches Merkmal jeder Gruppe sei und die einzelne Person ihr Verhaltensmuster nicht ändere – also ihre Beziehung zur Gruppe nicht stört –, wenn nicht die ganze Gruppe einbezogen ist, der sie sich zugehörig fühlt. Diese Kohäsion lasse sich jedoch nicht nur durch bestehende Normen oder Ähnlichkeiten von Gruppenmitgliedern erklären, da das Ausmaß von Konformität unmittelbar mit dem Ausmaß von Kohäsion in Zusammenhang steht, sondern durch den Umstand, wie dynamisch die Interdependenz der Mitglieder ist. Vor allem für gut organisierte Gruppen mit hohem Einheitlichkeitsgrad sei eine Diversität der Mitglieder typisch. Lewin gibt uns damit einen Hinweis auf die Bedeutsamkeit der Gruppenzusammensetzung, auf die uns auch Yalom Jahre später hinweist. Versäumen Therapeut*innen es, „sich mit Fragen der Vielfalt in der interpersonalen, kognitiven, kulturellen und die Persönlichkeit betreffenden Dimension zu beschäftigen, fallen sie einem stark simplifizierenden und uneffektiven gruppentherapeutischen Ansatz zum Opfer, der sich am Prinzip des ‚globalen Einheitsbreis' orientiert" (Yalom, 2012, S. 292).

Dabei kann Homogenität auf einer Dimension heterogene Aspekte verdecken. In der Zusammensetzung ist insgesamt darauf zu achten, dass eine Mischung entsteht, die es den Teilnehmenden ermöglicht, auf die gewünschte Weise zusammenzuarbeiten.

Lewin wollte mit seinen feldtheoretischen Konzepten eine Wissenschaft begründen, deren Hypothesen praxisnah sind. Ein Hauptaspekt seiner Gruppenforschungen war, Lösungen für die wesentlichen sozialen Probleme zu entwickeln. Dabei wies er im Besonderen auf die Aspekte von gegenseitiger Beeinflussung, Führung und Macht in Demokratien hin. Macht sei selbst ein wichtiger Effekt in jeder Gruppe. Er schreibt: „[N]icht der geringste Dienst, den die Sozialforschung der Gesellschaft leisten kann, ist der, eine bessere Einsicht in die legitimen und nichtlegitimen Aspekte der Macht zu gewinnen" (Lewin, 1945, zitiert nach Marrow, 1977, S. 194). Dies ist wohl nach wie vor von hoher Aktualität, denn „das tief verankerte menschliche Bedürfnis, Teil einer Gemeinschaft zu sein, ermöglicht nicht nur Kooperation, sondern auch blinden Gehorsam und Machtmissbrauch" (Mattke, 2011, S. 31).

**Ins Feld gehen – Aktionsforschung – Trainingsgruppe**

Lewin betonte wiederholt den Aspekt, dass Forschung und Praxis Hand in Hand gehen müssten, man sich daher als Forscher*in „ins Feld begibt", um dort auf aktuelle Themen oder Problemstellungen zu treffen. Durch die Arbeit vor Ort lässt sich die daraus entstehende Dynamik besser begreifen. Dabei besteht – im Unterschied zu Morenos Ansatz eines egalitären Verhältnisses – aus seiner Sicht ein komplementäres Verhältnis zwischen Forschenden und Beforschten.

Entscheidend ist die Herangehensweise. Die „Betroffenen nicht zu Objekten von Forschung und Veränderung, sondern so weit wie möglich zu Subjekten, d.h. zu Mitarbeitern in den Prozessen" (Mattke, 2011, S. 34), zu machen, ist bis heute ein wesentliches Element der Gruppendynamik. Dabei geht Lewin von basalen, für die Sozialisation prägenden Konfliktthemen aus, die im gruppendynamischen Feld wirksam sind: Macht, Intimität und Zugehörigkeit (siehe Abschnitt 2.2 „Gruppenprozesse analysieren"; 3.1 „Methodik der Gruppendynamik").

Im Zuge des „Connecticut Seminar" (1947) für soziale Berufe entdeckt Lewin mit seiner Forscher*innengruppe die zentrale Bedeutung von Feedback sowie der Konfrontation mit der Hier-und-Jetzt-Situation unter konsequenter Berücksichtigung von Gruppenprozessen (Mattke, 2011; Marrow, 1977; Teutsch, 1999) und damit die Möglichkeit der Selbsterfahrung in Gruppen. Daraus entwickelt sich die Trainingsgruppe (T-Gruppe). Trainiert werden das Diagnostizieren und das Steuern von Gruppenprozessen. Besonderes Augenmerk liegt auf der Gestaltung der interpersonalen Beziehungen, auf dem persönlichen Erleben der Beziehungen und den Gefühlen in der Gruppe, wodurch interpersonales, also soziales, Lernen ermöglicht wird. Dabei besteht ein immanent politischer Anspruch der Gruppendynamik, Mitgestaltung und Partizipation in den sozialen Kontexten zu ermöglichen, die Menschen unmittelbar betreffen – sei es in Gruppen, Organisationen oder Gesellschaften.

Lewins Verdienst liegt unter anderem darin, dass er den in der „Soziologie schon selbstverständlichen Begriff der Gruppe als ein überindividuelles, reales und ganzheitliches System für die Psychologen akzeptabel macht" (Teutsch & Pölzl, 1999, S. 27). Weiters bereitet sein Ansatz den Boden für zahlreiche Weiterentwicklungen im Bereich der Gruppendynamik sowie im Bereich der Sozialpsychologie gesamt (siehe dazu Edding, 2015; Herkner, 1991; Jonas et al., 2014; Margreiter, 1999; Marrow, 1977). Viele Begriffe Lewins wurden in die Fachsprache der Psychologie wie auch in die Alltagssprache aufgenommen, z. B. „Flucht aus dem Feld", „Anspruchsniveau", „kognitive Struktur", „Rigidität", „Sättigung", „Barriere", „Lebensraum" und „Gruppenentscheidung".

Als bis heute bedeutsames Format der Gruppendynamik wird die T-Gruppe Ausgangspunkt für andere Gruppenverfahren in verschiedenen Richtungen und Arbeitsfeldern. Zunächst entstehen gruppentherapeutische Konzepte, die gruppendynamische und psychoanalytische Aspekte integrieren. Infolgedessen kommt es zu einer Erweiterung. Lewins Feldtheorie bietet die Möglichkeit, „die Gruppe als Feld verschiedener, z. B. psychoanalytisch oder rollentheoretisch zu interpretierender Wirkkräfte zu sehen, zu beeinflussen und […] methodisch zu untersuchen" (Hürter, 1979, S. 655). Somit führt sie zur Entstehung integrativer Modelle innerhalb der Gruppenpsychotherapie. An dieser Stelle sei auf das von Annelise Heigl-Evers und Franz Heigl (1994) entwickelte Schichtenmodell hingewiesen, in dem je nach Schweregrad der Störung mit unterschiedlicher Regressionstiefe gearbeitet wird und das von Raoul Schindlers soziodynamischen Vorstellungen beeinflusst ist (siehe Abschnitt 3.2 „Interventionstechniken").

### 1.2.9 Gruppendynamische Phänomene – tiefenpsychologische Theoriemodelle

Während Lewins Konzepte hilfreich sind, tendenziell von außen wahrnehmbares und beschreibbares Verhalten in Gruppen zu verstehen, setzten sich verschiedene tiefenpsychologisch orientierte Theoretiker*innen der Gruppe mit den Gründen und Mechanismen der inneren, quasi unbewussten Notwendigkeit, sich mit anderen zu verbinden, auseinander. Autoren wie Bion, Foulkes und Ezriel versuchten das Verhalten des Individuums immer auch „vor dem Hintergrund einer angenommenen Gesamtkonstellation, sozusagen einer Gruppengestalt" (Sander, 2013, S. 6), zu verstehen. Eine Gruppe agiert unabgesprochen gemeinsam, teilt gemeinsame Fantasien, hat eben auch ein gemeinsames Unbewusstes.

> „Ich möchte zeigen, daß der Erwachsene in seinem Kontakt mit dem vielschichtigen Leben in einer Gruppe auf Mechanismen verfällt, die nach Melanie Klein (1931, 1946) typisch sind für die frühesten Phasen der psychischen Entwicklung. Vermutlich handelt es sich dabei um eine massive Regression. Der Erwachsene muß Kontakt mit dem affektiven Leben der Gruppe herstellen, in der er lebt. [...] Der Glaube an die Existenz der Gruppe, die mehr wäre als die Summe der Individuen, ist ein wesentlicher Bestandteil dieser Regression, ebenso die Wesenszüge, mit denen das Individuum die vermutete Gruppe ausstattet." (Bion, 2001, S. 102)

Bion spricht von einer Gruppenmentalität und nennt diese „Wesenszüge" Grundannahmen, unter denen Personen in Gruppen gemeinsam agieren und die häufig im Gegensatz zur eigentlichen Aufgabe der Gruppe stehen. Die Bereitschaft der Einzelnen, sich dieser Gruppenmentalität anzuschließen, nennt er Valenz. Bion führt aus, dass „es zur Aufhellung der Gruppenspannungen nützlich sei, die Existenz einer Gruppenmentalität anzunehmen. Mit diesem Wort bezeichne ich das, was ich für den einmütigen Ausdruck des Willens der Gruppe halte – einen Willensausdruck, zu dem die Einzelnen anonym beitragen" (Bion, 2001, S. 43) und der Schwierigkeiten für Einzelne bei der Verfolgung eigener Ziele hervorruft.

S. H. Foulkes beschreibt das Beziehungsgeflecht in Gruppen als Gruppenmatrix, Henry Ezriel spricht von Gruppenspannung als gemeinsamer Beziehungsvorstellung, Dorothy Stock Whitaker und Morton Lieberman sprechen vom Gruppenfokalkonflikt als gemeinsamem Wunsch nach bzw. Angst vor einer Gruppenentwicklung. Gemeinsam ist ihnen, Handlungen und Fantasien der Einzelnen auch als Ergebnis des unbewussten gruppalen Zusammenspiels zu verstehen (siehe Abschnitt 2.2 „Gruppenprozesse analysieren"). S. H. Foulkes geht davon aus, dass wir Beziehungserfahrungen in unserer Primärgruppe bereits früh verinnerlichen, dieses Beziehungsgeflecht ständig in uns herumtragen und mit anderen Mitgliedern aktueller Gruppen wiederherstellen möchten. Mit der Teilnahme am Gruppenleben sind die Personen an der Herstellung eines – ihren Vorerfahrungen entsprechenden – Netzwerks beteiligt. „Individuen wiederholen Verhaltensweisen in der Gruppe, insbesondere nicht abgeschlossene, ungelöste, internalisierte Konflikte. Diese manifestieren sich dauernd in Gruppen und wirken, als Antwort auf die gegebene Situation, laufend störend auf das Verhalten" (Foulkes, 2017, S. 34). Die Gruppe bietet sich hier als Ort des Durcharbeitens und letztendlich als Entwicklungsraum an. In seiner Beschreibung des psychischen Gruppenraums bezieht Foulkes sich durch Begriffe wie „Spannung" oder „Atmosphäre" auf Lewins Feldtheorie.

Irvin D. Yalom spricht von der Gruppe als sozialem Mikrokosmos, in dem es möglich wird, dass Einzelne ihr inneres soziales Universum darstellen. Für diese Darstellung werden einerseits andere Teilnehmende benötigt. Andererseits wird über die Darstellung, die damit verbundenen Fehleinschätzungen der anderen Gruppenmitglieder (Yalom nennt dies „parataktische Verzerrung", 1989, S. 35) und deren Reaktion darauf ein Zugang zu neuen Erfahrungen ermöglicht. Soziales Lernen als Weg zur Persönlichkeitsentwicklung bildet eine Brücke zu Lewins Sozialpsychologie.

**Objektbeziehungstheorie und Feldtheorie zusammen denken**

Madeleine und Willy Baranger übernahmen 1961/1962 in „Die analytische Situation als dynamisches Feld" den Feldbegriff von Kurt Lewin. Sie beschrieben die gegenseitige Beeinflussung von Analytiker*in und Analysand*in, die gemeinsam eine neue Gestalt bilden, zu der beide Unbewusstes, ihre bewussten und unbewussten Fantasien beitragen und gemeinsam etwas Neues kreieren. Madeleine und Willy Baranger gehörten zur Schule der Objektbeziehungstheoretiker*innen und sahen hier einen ständigen Austausch von projektiver Identifikation und Gegenidentifikation, die ein unbewusstes Beziehungsfeld begründen. Ogden (2006), ein Vertreter der Postbion'schen Feldtheorie, beschreibt in ähnlicher Weise das Feld als das „intersubjektive Dritte". Winnicott (1973) entwickelt im Bezugsrahmen der Objektbeziehungstheorie das Konzept des Übergangsraums, in dem Übergangsobjekte sowohl geschaffen als auch gefunden werden. Diesen Übergangsraum bezeichnet er als dritten Bereich oder intermediären Raum, dem die innere psychische Realität und die wirkliche äußere Welt gegenüberstehen. „Die Idee der Erschaffung des Objektes stammt nach Winnicott aus dem ursprünglichen illusionären, narzisstischen Omnipotenzgefühl des Kindes, der Aspekt des Findens aus dem sich entwickelnden Realitätsbezug" (Santer, 2008, S. 167). Erst beim Zusammentreffen dieser Erfahrungsmomente entstehe Bedeutung, die weder im Objekt an sich noch in der Bedürfnisbefriedigung an sich bestehe, „sondern in der aktuellen Vergegenwärtigung von Beziehung zwischen dem Kind und der umgebenden Welt" (Santer, 2008, S. 168). Beim Kontakt des Individuums mit seiner ihn umgebenden Außenwelt sind Übergangsphänomene hier der wesentliche Modus der Aktualisierung dieses Kontakts. Insofern kann auch Gruppe als intermediärer Raum verstanden werden, in dem durch ständige Überarbeitung des gemeinsam aufgefundenen und geschaffenen Übergangsraums Bedeutsamkeit entsteht.

Erst mit dem „intersubjektiven Turn“ wurden feldtheoretische und konstruktivistische Erkenntnisse in die zeitgemäße Psychoanalyse oder jedenfalls in eine wesentliche Strömung, die relationale bzw. intersubjektive Psychoanalyse, eingegliedert. So verwendet z. B. Stephen Mitchell (2003) den Begriff „Matrix“, der auf Foulkes zurückgeht, zur Beschreibung implizit interpersonaler Prozesse.

Das psychoanalytische Feld ist in weitere Felder eingebettet: Entsprechend der Theorie dynamischer Felder lassen sich neben den vertrauten Phänomenen wie Widerstand und Übertragung die Qualitäten von Unordnung und überraschender Neuordnung sowie generell eine gewisse Unvorhersehbarkeit des Prozesses feststellen.

> „Dies haben die Psychoanalytiker vielleicht schon immer intuitiv gewusst, aber nie so systematisiert. Die neue systemtheoretische Betrachtung fügt außerdem die wichtige Überlegung der Selbstorganisationstendenz lebender Systeme hinzu, die sich immer zwischen Homöostase und Chaos bewegen und charakteristische Kipppunkte erzeugen, an denen neue Entwicklungen oder Desorganisation auftreten können.“ (Potthof, 2022, S. 66)

Raoul Schindler setzt psychodynamisches Denken für das Verständnis sozialer Prozesse in der Bifokalen Familientherapie sowie in seinen Modellen der soziodynamischen Rangstruktur und der Personalisationsphasen der Gruppe um. Auf dem Hintergrund seiner klinischen Arbeit im Rahmen der Psychiatrie verbindet er psychoanalytische Modelle mit Lewins Feldtheorie. Aus der Anwendung der Gruppendynamik im Feld der Psychotherapie entwickelte sich die Methode Dynamische Gruppenpsychotherapie (siehe Kapitel 1 „Geschichte – eine Theorie in Bewegung“; Abschnitt 1.4 „Das Spezifische der GD.DG“).

### 1.2.10 Abschließende Betrachtungen

Seitens der psychoanalytischen Schulen waren Lewins und Parsons’ Ideen wenig beachtet. Auch konstruktivistische Theoriekonzepte wie jene von Luhmann kamen im Mainstream nicht vor. Frühe Gruppenanalytiker*innen wie Burrow, Bion und Foulkes führten ein wenig rezipiertes Nischendasein. Ebenso sind Bezugnahmen auf Raoul Schindler innerhalb der Szene überschaubar. Während viele Konzepte und Begrifflichkeiten Lewins Eingang in die Psychologie fanden, wo sie wie selbstverständlich gebraucht werden, gerät sein Gesamtwerk aus dem Blick und war er schon in seiner Zeit eine hochkontroverse Erscheinung. Mit einem biografisch-historischen Blick betrachtet, fällt auf, dass viele derjenigen, die sich intensiv mit sozialen Dynamiken und dem Geschehen in Gruppen beschäftigt haben, in den wissenschaftlichen Communitys ihrer Zeit nicht Fuß fassen konnten, ausgetreten sind oder austreten mussten und in der rückbezüglichen Schau teils wie Randfiguren wirken. Man könnte sagen: „lauter Omegas“ (Schindler), teils ausgestoßen oder von Ausstoßung bedroht. Umso interessanter erscheint es, dass sie sich dennoch oder gerade deswegen, teils lebenslang, den Fragen des sozialen Miteinanders gewidmet haben. Rückblickend sind sie offenbar häufig ihrer Zeit voraus gewesen und konnten damit nicht Teil des Mainstreams sein. Die Beschäftigung mit dem Dazwischen, mit der gegenseitigen Beeinflussung, den Beziehungen, mit der Relativität von Positionen blieb lange Zeit im wissenschaftlichen Kanon unbeachtet. Zu sehr ging die anerkannte Wissenschaft von der Objektivität der Realität aus. Erst in den letzten Jahrzehnten konnten der Konstruktivismus wie auch Relativitäts- und Quantentheorie in den sozialpsychologischen Theoriegebäuden der Frage nach dem Dazwischen und damit der Gruppe zu Aktualität verhelfen.

Für Gruppendynamiker*innen, Dynamische Gruppenpsychotherapeut*innen oder Gruppenanalytiker*innen eine späte Rehabilitation, folgten sie doch schon viele Jahrzehnte den frühen Theoretiker*innen in der Verbindung tiefenpsychologischer, sozialpsychologischer und konstruktivistischer Überlegungen.

## 1.3 Rangdynamik in Anwendung (Reprint, 1999)[1]

Raoul Schindler

### 1. Vorgeschichte

Das Modell der Rangdynamik entwickelte sich aus der therapeutischen Arbeit im Rahmen der „*Bifokalen Familientherapie*" (O. Arnold, R. Schindler, 1952; R. Schindler, 1959, 1974, 1978). Bei dieser Technik arbeitet der gleiche Therapeut mit zwei Gruppen lange Zeit hindurch, in der Regel zumindest ein Jahr. Die eine dieser Gruppen setzt sich aus Patienten zusammen, in unserer ab 1947 geltenden Indikation an der Wiener Psychiatrischen Universitätsklinik waren es Betroffene nach einer schizophrenen Psychose, die sich mit den Standardtherapien der klinischen Stationen nicht rückfallsfrei halten konnten. Diese Gruppe „P" (= Patienten) war mit 7 Teilnehmern begrenzt und arbeitete nach einer Konstituierungsphase von 1 Monat geschlossen 2x pro Woche 90 Minuten. Die zweite Gruppe „A" (= Angehörige) setzt sich aus deren Angehörigen zusammen, soweit möglich deren Eltern. Sie ist also etwas größer und definiert sich als „gesund", aber am Schicksal der Patienten engagiert beteiligt, so daß sie eine derart lange und intensive Selbstreflexion auf sich nehmen wollen. Sie werden nämlich ebenfalls ein Jahr geschlossen zusammen arbeiten, allerdings nur 1x pro Woche, aber mit dem gleichen Therapeuten. Sie werden sich schon in der Eingangsphase bewußt, daß es hier nicht um eine der üblichen Angehörigen-Beratungen geht, in denen Angehörige nur mittelbar angesprochen sind und sich als verlängerter Arm des Arztes instrumentalisiert vorstellen. In Gruppe A sind sie selbst gemeint, es geht um ihr eigenes Schicksal und Erleben. Soweit sie dieses verändern wollen und dafür Hilfe ansprechen, also Krankheitsrolle (siehe Parsons, 1984) annehmen, kreuzen sich ihre Erwartungen an den Therapeuten mit denen der Patienten. In diesen Veränderungswünschen nimmt das Entwicklungsbild des andern, nicht anwesenden Teils, meist einen bedeutenden Anteil, so als hielte er den Schlüssel zur Lösung der Familienprobleme in seiner Zukunft und als ließe sich der Wille dazu im Verständnis des Therapeuten finden und wecken. Dieser hat also die Aufgabe, die sich an ihn hängenden Übertragungsgefühle in seiner Gegenübertragung nicht zurückzuweisen, sondern wahrzunehmen, richtig zuzuordnen und in der Dimension und Gewichtung so zu modellieren, daß sie in der Spiegelung des Gruppenprozesses nachlebbar und austragbar werden.

Für diese komplexe Aufgabe steht uns die psychoanalytische Deutung regressiver Symbolsprache zur Verfügung. Die inhaltliche Dimension enthält aber keinen Maßstab für die Wirkmächtigkeit des vorgestellten Bildes, für den Grad der Betroffenheit. Bei der Suche danach zeigte sich, daß diese nicht allein und sogar nicht einmal vorder-

1 Originaltext in: Majce-Egger, Maria. (Hrsg.). (1999). *Gruppentherapie und Gruppendynamik – dynamische Gruppenpsychotherapie: theoretische Grundlagen, Entwicklungen und Methoden*. Facultas.

gründig vom Inhalt einer Ansprache abhängt, sondern vielmehr von den Positionen, die die kommunizierenden Personen zueinander und in der Gruppe, in deren Grundbewegung sie eingebettet sind, einnehmen. Diese Bewegungs-Figur läßt sich an Hand von 4 Positionen und dem von der Bewegungsrichtung hervorgehobenen Gegenüber („G") darstellen, so daß sie einer systematischen Beobachtung zugänglich wird. Einige Ergebnisse solcher Beobachtung sind veröffentlicht und werden in der Literatur als das Schindlersche Gruppenmodell, oder besser als die *rangdynamische Strukturformel* der menschlichen Gruppe (R. Schindler, 1957, 1960) tradiert. Wir sprechen dort, wo sie zur Orientierung in der Gruppe herangezogen wird und das strategische Verhalten bestimmt oder unterstützt, einfach von Rangdynamik.

## 2. Allgemeine Rangdynamik

Die systematische Beobachtung der vorinhaltlichen Gewichtung ergab eine Abhängigkeit von der Intensität der Bewegung, die einer Gruppe ihren Zusammenhalt verleiht. Als Strukturpunkte bieten sich an:

*Alpha*
ist die Position, aus der eine Bewegung vorgeschlagen wird und entsteht. Um sie vorzubereiten, bedienen sich Kinder und Jugendliche lauten Imponiergehabes, Erwachsene hingegen halten sich bedeckt und versuchen, sich keine Blößen zu geben. In diesem Zustand gibt es noch keine Bewegungsrichtung, in der sich die Gruppe vereinigen könnte, sondern nur eine Außengrenze (WIR-Beziehung nach Adler).
Nach innen herrscht, agiert oder verhalten, rivalisierende Spannung vor. Die Gruppe ist daher noch inkomplett, sie hat noch keine Rangstruktur entwickelt, jeder sucht seine Interessens-Richtung durch die Potenz seiner Persönlichkeit anzubieten, Wirklichkeit entsteht erst, wenn das Angebot Bestätigung findet, also angenommen wird. So ergibt sich ein zweiter Strukturbereich,

*Gamma*
ist der Bereich der Nachfolge, die sich dem Vorschlag aus Alpha anschließt.
Erst mit der Nachfolge erreicht der Alpha-Anspruch Wirkgewicht (Wirklichkeit), sonst geht er unter und verrät seinen Mangel an sozialer Potenz. Er hat niemand angetroffen. Aber auch die Nachfolge eines einzelnen bleibt labil, eine Paarung von unter Umständen privater Bedeutung. Erst der *„dritte Mann"* läßt das Gefühl „Gruppe" entstehen, die etwas gemeinsam will, das als Möglichkeit immer schon war, aber nun Überzeugungskraft zeigt.

*Omega*
ist die Abschluß-Position dessen, der am längsten brauchte, um sich der Initiative anzuschließen. Sein Zögern repräsentiert die Gegenkräfte, die in der Entscheidung zur Gruppenbewegung überwunden werden müssen.

*Beta*
ist die Position am Rande, die mitmacht, aber auch andere Ziele im Auge hat. Ihr Gewicht hängt von der Distanz zu Alpha ab. Das Beta-Engagement bleibt daher relativ unverläßlich und muß gegebenenfalls durch Leistung nachgewiesen werden.

*„G", die Gegenposition,*
auf die sich das Interesse gerichtet hat, bzw. die durch die Aufnahme der Bewegung aus der Komplexität der Umwelt hervorgehoben wurde. In „G" findet die Fülle des Möglichen ihre Realität, dort wird die Begegnung persönliche Wirklichkeit.
Im sozialen Raum gilt: „G" = Alpha der Gegenbewegung.

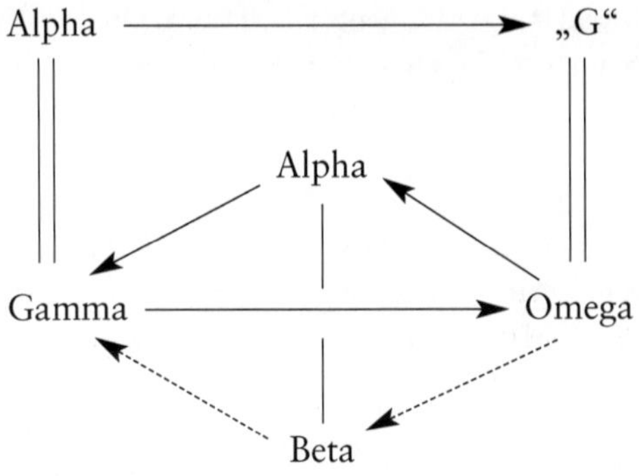


**Abb.:** Rangdynamische Strukturformel

Der Vergleich mit der Gravitation ist naheliegend: Die Macht der Begegnung ist eine Funktion von Tempo, Dichte (Kohäsion) und Teilnehmerzahl und umgekehrt proportional zur Distanz (von Alpha zu „G").

Die Betroffenheit der Personen, die sich aktuell in den dargestellten Positionen befinden, ist ungleich. Ausgesetzt erleben sich Alpha und Omega, aber in verschiedener Weise. Während Alpha riskiert, innerhalb der Gruppe abzustürzen, ist Omega vom Sturz aus der Gruppe bedroht. Das ergibt sich aus der Bewegungsrichtung, die von Omega über Alpha gegen „G" zielt. Sie enthält gewissermaßen die überwundene Gegenrichtung in sich, stellt eigentlich eine dynamische Balance zwischen der stärkeren Richtung „Alpha gegen G" und der schwächeren Gegenrichtung „von G gegen die Gruppe" her.

Dadurch entsteht die spezifische Rangdynamik:
*Die Omega-Repräsentanz des Zurückbleibens ist ein Ausdruck der Potenz der Gruppe über den Widerstand von „G".*

Folge 1:
Es entsteht eine innere Bewegung gegen Omega, dessen Überwindung (Besiegung) der Gruppe ihre Kraft sichtbar macht. In diesem Umgang mit ihrer Macht entwickelt sich die *Gruppen-Kultur.*

Folge 2:
Die Gruppe vermeint stärker zu sein, an Tempo zu gewinnen, wenn sie mit Omega das Symbol ihrer Schwäche abstößt. Das nennen wir das *Sündenbock-Prinzip*. Die „Erleichterung" solcher Abstoßung und der „Stolz" solcher Siege erhöht die Motivation der Gruppe zu sich (Selbst-Bewußtsein) und ihrem Weg.

Folge 3:
Druck von Außen wird in „G" zusammengefaßt und erlebbar. Er drückt die Gruppe auf sich selbst, erhöht damit ihre Kohäsion. Der „Widerstand" nimmt zu und Omega tritt in seiner Erscheinung hervor, bis die Bewegungs-Richtung umschlägt. Dann „werden die Letzten die Ersten sein", ein neues „G" muß gefunden werden. Die Wendung der Gruppe in sich und den Durchtritt der Bewegungsrichtung durch sich selbst, nennen wir „*Rochade*". Falls Alpha selbst die Umkehrbewegung durch Innovation eines neuen „G" in Gegenrichtung findet, so sprechen wir von Alpha-Rochade, falls es dabei in Omega zurückfällt von *Omega-Rochade*[2].
*Begegnung* entsteht durch Überwindung des Widerstands, die beiden Subjekte durchdringen dann einander. Bei Gruppen läßt sich das gut beobachten.
Dabei nimmt die Angst zu mit der Nähe, der Dichte (Kohäsion), dem Bewegungstempo und dem Begegnungswinkel. Dieser mißt zwischen der Richtung von Omega über Alpha gegen „G" und der Richtung des Widerstands von „G" über Alpha nach Omega. In der frontalen Begegnung (Winkel 180°) besteht die Gefahr ineinander aufzugehen, also Krise der Identität. (Siehe dazu die Literatur der Mystik über die „Visio beata", bei Jakob Böhme und Angelus Silesius und vergleiche die modernen Bemühungen zur Anschaulichmachung durch „Strukturaufstellung" bei B. Hellinger, 1995 und vor allem bei I. Sparrer, M. Varga v. Kibed, 1996.) Mit zunehmendem Begegnungswinkel steigt die Unklarheit über das Gemeinte, das Tempo nimmt ab und kommt bei 90 Grad zum Stillstand, bzw. Aneinander-Vorbeireden und Blockade. Die Gruppe regrediert dann in der Regel zur Wir-Beziehung, d.h. hohe Rivalität im Innern und Zusammenhalt über

2 Der Begriff „Rochade" wurde in Analogie zu der so bezeichneten Figur im Schachspiel gewählt. Dabei wechseln König und Turm ihre Position und treten solcherart „durch sich hindurch", als wären sie eine Figur in gewechselter Bewegungsrichtung.

den Druck von Außen. Sie sucht nach neuem Alpha und neuer Definition des „G" – gesellschaftlich bereitet sich ein Umsturz vor.
Der Anstieg der *Angst* ist dabei keineswegs linear, wir bemerken Qualitätssprünge: Zum Beispiel bei Annäherung aus dem Vorstellungs-Bereich in den der sinnlichen Wahrnehmung, der intimen Nähe (innerhalb des persönlichen Machtbereichs), der körperlichen Berührung, der Schmerzgrenze … Oder der immer härteren Verdichtung der „Standpunkte", die das Gewicht der Zahl in den Vordergrund bringt … Oder des ungestümen Tempos, das bedrängend wird und „Zwangslagen" hervorbringt …
Oder der Direktheit, die die Grenzen aufhebt, so daß neu bestimmt werden muß, was zu wem gehört und wo die Grenzen liegen. Wir erkennen die mildernde Wirkung von stumpfen Begegnungswinkeln, dank des dabei auftretenden „Rauschens".
Wir sprechen vom *„Aspekt"*, der einer Wahrnehmung zukommt, und meinen damit den Winkel, um den die persönliche Bewegung von der Begegnungslinie Omega-Alpha-„G" abweicht. Die Wahrnehmung einer Gruppe streut um die Größe dieser Aspekte, dabei nimmt die Größe der Abweichung mit der Nähe zum Objekt zu.

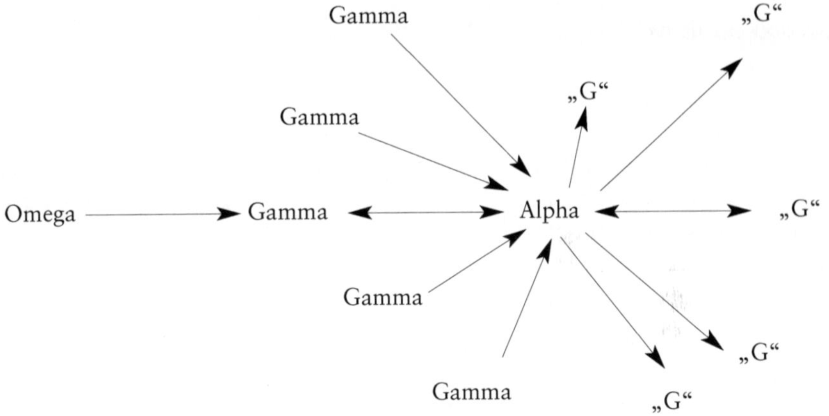


**Abb.:** Gamma-Rauschen: Streuung der „G"-Wahrnehmung je nach Aspektierung aus verschiedenen Gamma-Positionen

Klinisches Beispiel: Schwangerschaft und Geburt.
Eine begabte, berufstätige Frau hat einen Partner gefunden, der ihr den Ausstieg aus der Enge ihrer Familie bestätigt. Er hält den Schwiegervater aus einer Gamma-Position auf Distanz, ist stolz auf die von seiner Frau in Alpha repräsentierte Unabhängigkeit, die sich an einer „rauschenden" Familienphantasie in Omega abstützt. Mit Eintritt einer Schwangerschaft tritt bei der Frau etwa ab dem 3. Monat das Kind in ihr in die „G"-Position, sie vollzieht also eine Alpha-Rochade, einen Richtungswechsel nach innen und fühlt ihre Bestätigung in sich. Ihr Mann bleibt in seiner Richtung, die nun 180 Grad entgegen läuft, sie merken aber nicht, daß sie sich nun voneinander entfernen. Mit der

Geburt liegt das Kind wieder vor ihnen, externalisiert. Die Frau ist nicht nur erschöpft, sondern auch verunsichert, sie hat „Gamma in sich“ verloren. Obwohl sie dem neuen „G“, dem Geheimnis des Kindes, näher steht als ihr Mann, bedarf sie seiner Sicherheit, um das Fremde, das Objekt, wahrnehmen zu können. Auch die Umwelt beschwichtigt ihre Angst mit dem Wahnkonstrukt der verlängerten Identität („… ganz die Mutter!“). Der Mann verweigert in dieser Phase die Alpha-Position, die der vorgeschobenen Gamma-Position der Frau Schutz und Sicherheit geben könnte, er versucht sie sachlich zu unterstützen, also aus Beta, was sie zum Teil belehrend empfindet und die kindererfahrene Mutter/Schwiegermutter nach Alpha einlädt.

Die ehestiftende Emanzipationsbewegung kommt zum Stillstand. Man beachte, daß die Ich-Bildung das Kind vom Familienobjekt in „G“ zum Schwächsten der Familie, also in Omega, wandelt. Und zwar umso abhängiger, je mehr es gleichberechtigt in die Familie drängt.

Wer läuft wem nach, ist die ambivalente Frage dieser Phase.

## 3. Rangdynamische Diagnostik

Bei Eintritt in eine Gruppensituation entstehen persönliche Orientierungsbedürfnisse, die eine freie Beobachtung notwendig verzerren. Der „Neue“ betritt eine bereits bestehende Gruppe aus „G“ oder aus Omega und sucht persönlichen Anschluß. Er überbewertet die Analyse der Individuen und die Inhalte des Augenblicks. Die besagen wenig, geben vorwertig Auskunft über ihn selbst und seine Gefühle der Ausgesetztheit, seine Dankbarkeit beachtet zu werden. Um freie Sicht zu gewinnen, ist es nützlich, zunächst die verwirrende Komplexität auf sich wirken und sich nicht gleich ins Agieren mitreißen zu lassen.

Dann ist es reizvoll, zunächst die Gruppe als Ganzheit zu betrachten und erst in zweiter Linie die Einzelpersonen, also in umgekehrter Reihenfolge zum spontanen Bedürfnis. Eine gesunde Gruppe bewegt sich locker, nicht geradlinig, nicht ungeduldig und wechselt häufig die Rangpositionen. Gerade das macht sie scheinbar schwer zu beurteilen und motiviert zu Fixierungen, auf die sich unsere Beobachtung stützen kann. Die Beobachtung selbst ist ein Vorgang der Erstarrung, eine Abwehr der Lebendigkeit des Lebens.

Wir betrachten also zunächst die ganze Gruppe: Ist sie vollständig oder auf regressiver Stufe, etwa der Wir-Beziehung, die eine Grenze nach außen erkennen läßt, aber keine Struktur im Innern; noch keine in der Aufbauphase einer neuen Gruppe oder aber als Regression nach inneren Rivalitäts-Kämpfen.

Wie potent ist die Gruppe, was ist ihr an Wirkkraft zuzutrauen? Das ist eine komplexe Funktion aus Teilnehmerzahl, Dichte (Kohäsion) und Tempo. Aber bereits diese Begriffe sind komplex. Die Teilnehmerzahl vermindert die Kohäsion stufenförmig nach den Vielfachen von 7, und das Tempo nimmt ab mit dem Streuwinkel der Gamma-Richtungen (siehe allgemeine Rangdynamik) und der Nähe zu „G".

Die Beurteilung der Gruppengestalt kennt einige typische Konstellationen:

1. Die „geballte Kugelgruppe"
   schart sich um Alpha, hat zumeist wenig Tempo, aber hohes Gewicht. In dieser Figur kommt es zu gegensätzlichen Aspektierungen im Gamma-Feld. Das drückt sich darin aus, daß gleiche Begriffe gegensätzlich oder doch sehr abweichend interpretiert werden, ohne daß es störend auffällt. Bisweilen großes Beta-Feld, das sich von Gamma wenig abhebt.
2. Die „vor-läufige Gamma"-Konfiguration hat einige oder alle Gammas vor Alpha (also zwischen Alpha und „G") gestellt, so daß Alpha verdeckt wird. Die Gruppe tut, was er will, ohne daß er es zu sagen braucht. Das kann taktisch zu seinem Schutz geschehen oder aus Geborgenheit in Traditionen. Im ersteren Fall besteht hohe Angstspannung, im letzteren Fall hohe Harmonie („Heile Welt").
   - Das „vor-geschobene Alpha" erscheint betont, sichtbar als Sprecher oder Galionsfigur der Gruppe. Es wird leicht beneidet und provoziert Rivalität, meist aus dem Beta-Feld.
   - Das „zurückbleibende Omega" ist ständig in Gefahr, als „Sündenbock" abgestoßen zu werden. Es ist Suizid-gefährdet oder bedroht die Gruppe mit seinem Ausscheiden. Daraus kann es die Macht der Schwäche organisieren und die Gruppe terrorisieren. Sie geht dann quasi rückwärtsgewandt und fühlt sich an Omega gefesselt. Denn jede Gruppe kann nur so schnell gehen wie der Langsamste in ihrem Verband, sonst reißt sie auseinander.

Daraus ergeben sich charakteristische Problemlagen, die wir als Akzentuierung einer Rangposition zum Problemfaktor dieser Gruppe kennzeichnen:

1. Die „Alpha-akzentuierte Gruppe" leidet unter ständigen Rivalitätskämpfen um Alpha, ist zerfallsbedroht und richtungslos. Sie kann sich als „scheiß-liberal" darstellen, als „aggressions-gehemmt" oder mit „Laissez-faire"-Führungsstil beschrieben werden. Heute konzentriert sich die Kritik der „Beliebigkeit" auf Beispiele solcher Gruppen.
2. Die „Omega-akzentuierte Gruppe" entwickelt eine zwanghafte Geschlossenheit im Angesicht aggressiver Spaltungstendenzen, die sich in der Ambivalenz des Omega als unlösbares Problem darstellt. Diese Konstellation ist typisch für Familien mit einem behinderten Kind. Die ihm entgegengebrachte besondere Zuwendung und Schonung macht es zum Rivalen seiner Geschwister in Gamma, deren Todeswünsche von den Eltern unterbunden werden. Diese üben ihre Schutzfunktion aus Alpha (meist der Vater) und „G"-Position (meist die Mutter) aus. Dabei wächst die empathische Verbindung des Vaters mit den gesunden Kindern, da er sich sonst auch in ihrer Gruppe

nicht als Alpha halten könnte. Ebenso wächst die autoritäre Schutznahme der Mutter zu ihrem behinderten Kind in Omega (siehe dazu „Schutzstellungen“).
Alsbald bekämpfen sich Vater und Mutter über die Behinderung, als wäre sie ihre Schuld (eben weil der Vater ihm zuwenig, die Mutter zuviel Schonung zumutet). Für das behinderte Kind ergibt sich eine Lähmung der eigenen Selbst-Entwicklung, die oft die Grundkrankheit überdeckt. Diese Familien-Konstellation wird gerne personalisiert und dann als das Phänomen der „overprotektiven Mutter“, eine zeitlang sogar als das der „schizophrenogenen Mutter“, gehandelt.
Es wird natürlich noch verstärkt, wenn die Mutter eigene oralcaptative Bedürfnisse einbringt und mittels der Familienfigur auslebt.
Das braucht aber nicht sein, die Grundfigur ist gruppenstrukturiert.
(Das im allgemeinen Abschnitt dargestellte Familienbild entwickelte sich nach dem zweiten Kind, das eine frühkindliche Encephalitis durchmachte, im Sinne einer Omega-Akzentuierung: Die auseinander laufende Familienentwicklung begann nun gegenläufig zu werden und sich gegen außen völlig abzuschließen. Die bevorzugende Beachtung versus Unterdrückung des chronisch kranken Kindes wurde nun zum eigentlichen Familienthema, das alle anderen Berührungen völlig in den Hintergrund drängte, aber nie ausgekämpft wurde. Über symbolische Assoziationsketten war es ständig angesprochen, und damit breitete sich über alles auch eine komplette Aggressionshemmung. Die familieninterne Kommunikation begann sich zu ritualisieren, nach außen wurde sie wechselnd gereizt oder formalisiert distant.)

3. Die „Beta-akzentuierte Gruppe“ entwickelt sich gerne um die Dominanz von Sonder-Begabungen, deren Wert bestritten oder historisch abgelaufen erscheint. Man findet sie nicht selten im Rahmen von Institutionsberatungen bei Firmen, deren verdienter Senior-Chef seine Macht bis ins Paranoide zu steigern versucht, statt sie abzugeben. Das Bild ist autoritär leistungsorientiert, aber ohne die Fähigkeit zu vertrauen und zu delegieren. Alle Gruppen-Teilnehmer fühlen sich überfordert und suchen nach „Schuldigen“. Es kommt leicht zu einer Inflation von „Sündenböcken“, also raschem Personalwechsel. Im Rahmen geschlossener Familiengruppen mehren sich paranoide Entwicklungen und Verwahrlosungs-Syndrome.

## 4. Rangdynamische Interventionen

Darunter sind Interventionen zu verstehen, die sich nicht auf eine Veränderung der Inhalte richten, sondern durch Veränderung der eingenommenen Rangposition das Bezugsverhältnis umgestalten. Diese Technik wurde im Rahmen der „Bifokalen Familientherapie“ (s. d.) und auch von Angehörigenberatungen in halboffener und offener Gruppe (R. Schindler, 1966) erarbeitet. Natürlich kann sie für verschiedenste Methoden benützt werden. Besonders bewährt hat sie sich, um die Betroffenheit in fixierten oder kritischen Situationen neu zu gestalten. Sei es, um den Grad der Beachtung zu heben oder die Organisation der Schuld in neue Richtungen zu lenken. Je nachdem kann man auch von Ermutigungs- und von Schutzstrategien sprechen.

Wie verändere ich die eigene Rangposition aktiv?
Da es sich hierbei ja um das relative Verhältnis von Geschwindigkeiten in gemeinsamer Richtung handelt, ist die Antwort zunächst einfach: Um in der Position aufwärts (nach Alpha hin) zu kommen, muß ich mein Engagement steigern, um (nach Omega hin) abzufallen, brauche ich bloß unsicher zu werden, die Richtung verlieren, in Angst geraten.
Das Problem stellt sich schon bei Eintritt in eine neue Gruppe, z. B. um einen Vortrag zu halten. Viele spüren deutlich, wie wichtig es ihnen ist, dabei pünktlich zu sein. Doch ist diese Pünktlichkeit kulturell verschieden: Unter Akademikern ist sie „eine Viertelstunde zu spät", in manchen südamerikanischen Ländern sogar 1–3 Stunden verspätet, das Gewicht des Gastes mißt sich daran. Ohne Verspätung baut sich keine Erwartung auf. Die Gruppe kommt schon in Vorlauf, ehe angefangen wurde. Viele Redner wollen rasch in „gute" Position kommen, aber sie wissen gar nicht wozu und geraten in Angst, müssen sich erst frei-reden. Sie betreten die Gruppe quasi von hinten, aus Omega. Andere konfrontieren sich mit der Gruppe und fordern sie heraus. Sie rivalisieren dabei mit deren bisherigem Alpha, ihr Auftritt gerät leicht zum Wettlauf oder Wettkampf, den sich die Gruppe ansieht und zurückbleibt. Zuletzt finden sich die beiden Rivalen dann als Feind oder Freund, aber ohne Gruppe, die sich einen andern Alpha gefunden hat. Andere ziehen es vor, sich als „Quereinsteiger" einführen zu lassen, begrenzen ihren Anspruch durch ein Kompliment für den traditionell verankerten Alpha und machen ihm sein Revier nicht strittig. Sie starten dann aus Beta. Das gelingt aber keineswegs, wenn sie es nur kognitiv anbieten, etwa durch ein „Bitte lassen Sie sich nicht stören!"
In all diesen Varianten wird deutlich, daß nicht eifriges Bemühen nach Alpha führt und auch nicht Ungeduld, nicht Wissen und auch keine Tugenden. Man muß die Aufmerksamkeit auf sich richten und ruhen lassen, bis man die Richtung spürt, die gemeinsam sein wird. Sie bleibt riskiert, bis der „dritte Mann" sie bestätigt haben wird. Eher romantisch ausgedrückt, liegt etwas von demokratischer Demut in dieser Vorgabe, deren Kollision mit persönlichen Wünschen (etwa von Ehrgeiz) sich in Angst ausdrückt und so der Gruppe verrät.
Natürlich ist es leichter, seine Position zu verändern, wenn man schon einmal in der Gruppe aufgenommen ist. Die zentrale Position, von der man überall hin wechseln kann, ist Gamma. Sie ist von Spannungen unbelastet und genießt die Anonymisierung der Gruppe, man tut einfach mit. Sie ist daher auch für den Therapeuten sinnvoll, um die Therapie zu beenden. Schwierigkeiten entstehen eigentlich nur, wenn die Gruppe in Aktivitäten gerät, die man nicht billigen will. Das könnte auch erklären, warum viele Gruppentherapeuten nach Alpha streben: eben aus einem mehr oder weniger unbe-

wußten Kontrollbedürfnis. Sie blockieren damit aber auch diese Position und ziehen alle Verantwortung auf sich, machen sich erpreßbar. Der in Alpha institutionalisierte Therapeut scheint mir problematisch für Therapien an frühgestörten ICH-Entwicklungen und in erhöhter Versuchung, sein eigenes infantiles Größen-ICH im Zuge der Gegenübertragung agierend auszuleben. Wir kennen solche Vorgänge aus Selbsthilfegruppen, wie z. B. einigen Gruppen der Anonymen Alkoholiker-Bewegung, recht gut und entnehmen daraus ein Beispiel:
Der ehemalige Patient X hat nach seinem dritten Delir eine regionale A. A.-Stelle kennengelernt und sich dort in Alpha-Position gebracht. Als ehemaliger Kleinunternehmer hatte er dafür gute Voraussetzungen, aus dem Aspekt des herabgekommenen Alkoholikers hatten die ärztlichen Professionisten, die ihn dahin vermittelt hatten, ihm kaum Chancen gegeben. Wider alles Erwarten blühten er und seine Beratung auf. Er saß 2x pro Woche abendlich im Kreise seiner „Kollegen", fit und verläßlich in Rat und Tat, ohne nachklingende Alkoholbedürfnisse, noch Demenz. Es floß reichlich Mineralwasser, und er begeisterte sich und seine Zuhörer mit seinen dramatischen Erzählungen aus den Alkohol-Krisen, die er durchgemacht und überstanden hatte. Die Gruppe nahm zu, und er organisierte eine Art Krisen-Einsatztruppe, die Rückfällige auf Meldung von Angehörigen oder Kameraden vom Wirtshaustisch abholten und bis zur Ausnüchterung aufopfernd betreuten. Das gab Erfolg und Anerkennung in der Szene. Aber nach einem halben Jahr stürzte er grandios ab. Was war geschehen? Er hatte sich einen Mitarbeiter gefunden, eigentlich für die Krisentruppe. Aber der war am Ort noch einfühlender als er, und plötzlich empfanden seine „Kollegen" ihn selbst streng und lehrerhaft, seine Geschichten als eitle Großtuerei und den Mitarbeiter als „neuen Typ". Wir berieten die beiden in einer Art Supervision, sie trennten sich, und der Neue machte anderswo eine neue, „eigene" Betreuungsstelle auf. Das schien zunächst gut zu gehen, dann kam es wieder zum Rückfall: Das Gespenst des „neuen Typs" ging in „seiner" Stelle um und unterminierte sein Ansehen. Herr X entwickelte Angst und konnte sich nicht mehr in Alpha halten. Seither ist er auch nicht mehr „trocken". Er wollte (unter Alkohol) dem andern sein Lokal zusammenschlagen, aber der dafür ausersehene Krisentrupp folgte ihm nicht. Darauf ging er nicht mehr in „seine" Stelle und ließ sich auch nicht mehr beraten.
Mehrere analoge Verläufe zeigen, daß eine Gruppe die ICH-Schwäche ihres Alpha agierend trägt und ihm damit Symptombildung und Krankheitsrolle erspart. Auch die Biographien ordensbildender Visionäre scheinen nicht in ihren katatonen Ausgangspunkt zurückzuführen. Für sie alle bietet Alpha einen Selbst-bestätigenden Automatismus, der innere Werte im äußeren Gleichgewicht hält. In überwiegender Zahl leisten dies heute wohl die Familien und fixieren dafür ihre Gruppensituation. Das verlagert bisweilen das Problem in die Filial-Generation, da eine fixierte Gruppenposition sehr häufig auch den Personen in den anderen Positionen einen Wechsel schwierig, ja krisenhaft macht. Eine solche fixierte Familien-Gruppe verwandelt sich in eine Institu-

tion, die fast alle Teilnehmer, besonders aber Omega, in eine dauernde Double-bind-Situation zwingt: Sie spüren anschwellende Krisenspannungen, deren Lösung nur im Ausscheiden eines Mitglieds erreichbar erscheint, aber gerade das wird tabu gestellt und mit dem Tode des Alpha bedroht. Die sich daraus ableitenden seelischen Deformierungen sind mannigfach und diagnostisch unspezifisch, da multifaktoriell bedingt. Ihre wissenschaftliche Aufarbeitung ist noch keineswegs abgeschlossen.

## 4.1 Schutzstellungen

*Alpha-Stimulation*

Es gibt aktivierende und passivierende Schutzstellungen. Als Beispiel für erstere mag die Alpha-Stimulation dienen. Dabei spricht der Gruppenleiter aus „G" den Gruppen-Alpha konfrontierend an und schlägt ihm eine gemeinsame Aktion vor, die diesen aus dem Gruppenverband herausnimmt oder abhebt. Etwa eine Klärung innerhalb der Gruppe oder unabhängig von ihr, z. B. die Klärung der persönlichen Zweier-Beziehung. Das kann nützlich sein, um ein agierendes Benützen der Gruppe zu unterbrechen und eine Selbst-Reflexion einzuleiten. Es ist aber kontraindiziert, wenn Alpha gerade in rivalisierenden Auseinandersetzungen steht. In jedem Fall muß die Gruppe interessiert bleiben oder der Vorgang zeitlich im vorhinein abgegrenzt werden, sonst riskiert Alpha seine Position.

Man kann die Alpha-Stimulation freilich auch dazu benützen, um Alpha zu stürzen. Das ist natürlich ein sehr problematischer Eingriff, den ich hier technisch nicht beschreiben möchte, wohl aber theoretisch diskutieren. Als ziemlich einzige Indikation dafür sehe ich die Entwicklung eines bestimmten, bereits anstehenden anderen Alphas, der aber, aus persönlichen Bindungen oder zu starken Differenzen der aggressiven Möglichkeiten, in dieser Gruppe nicht durchkommt, obwohl es therapeutisch sehr wichtig für ihn wäre. Wichtig z. B. um eine jahrelange Resignation zu durchbrechen und die ihm sonst durchaus erreichbare Stufe einer selbstbewußten ICH-Entwicklung erstmals wieder zu realisieren.

Eine andere technische Möglichkeit wäre natürlich den schwächeren Alpha-Kandidaten in eine andere Therapiegruppe zu versetzen, in der er primär Reifevorteile hat. Diese Technik verwenden ja die Lehrer, indem sie das begabte, aber retardierte Kind repetieren lassen und damit in den Gruppenverband mit um ein Jahr weniger Entwickelten transferieren. Die pädagogische Erfahrung zeigt, daß diese Technik im Volksschulalter weit besser funktioniert als in der Pubertät. Speziell in der 1. Klasse wird der Emanzipations-Schock aus der familiären Primärgruppe leichter bewältigt, wenn die neue Bezugsgruppe unter dem Handicap eines Entwicklungsnachteils steht, die Alpha-Chance kann angenommen, bestätigt und ausgebaut werden. Im ödipalen Problemalter dagegen erweist sich die Rückversetzung eher als soziales Handicap im Normschema und fördert die Gruppenorganisation nur im abnormen Bereich, etwa krimineller Gangs oder sexueller Frühreife (bzw. Scheinreife). Hier wäre vermutlich die Versetzung nach Sonderbegabungen erfolgversprechender, soweit solche bestehen. Auch bietet die Koedukation mit Behinderten ein noch kaum genutztes Feld für sozialfördernde Strukturierungen und Angebote. Ob die fördernde Struktur auch immer für ein ganzes Jahr vorgestellt werden muß, erscheint zweifelhaft, vermutlich wäre mehr Varianz und eine Zeitvorgabe von 3 Monaten sinnvoller. Ein flexibler Zugang zu psychotherapeutischen Hilfestellungen ohne die etikettierende Wirkung der Krankheitsrolle, so wie das Konzept der therapeutischen Gruppendynamik es vorsieht, könnte hier neue sozialpädagogische Wege erschließen und gesundheitspolitisch manche Einsparung.

*Beta-Stimulation*
Die Stimulation des Beta erfolgt am besten aus der Alpha-Position. Sie besteht meist im Angebot, eine bestimmte Tätigkeit zu übernehmen und ihr Erfolg hängt am meisten an der Position des Vorschlagenden. Kommt der Vorschlag aus „G", so trifft er auf Widerstand, kommt er aus Omega, so wird er nicht ernst genommen. Ein guter Grund, sich die rangdynamische Konstellation erst zu überlegen, ehe der inhaltlich richtige Einfall auch ausgesprochen wird.

*Omega-Stimulation*
Die Stimulation des Omega erfolgt am einfachsten, indem man sich hinter ihn bringt, also konsequent zurückfallen läßt. Dazu bedarf es nur Angst und Versagen, bei zu starker Verankerung in der vorhergehenden Position ein wenig „Gegenwind" (man erhält ihn mittels etwas Provokation ohne Kraft). Die Hauptschwierigkeit liegt in der Konsequenz: dem Zulassen der Enttäuschung und dem Nichtbeachten von Unterstützungen aus dem Gamma- und Beta-Bereich. Nicht-einmal-wahrnehmen ist die Devise. Dafür wird Omega aus seiner Position verdrängt und bekommt Gamma-Position. Das kann man erkennen, weil er plötzlich Aktionen setzt, an die er früher nur gedacht hat. Es ist wie das Zurückscheuen vor einer Handlung, die an sich möglich und im eigenen Vermögen liegt, etwa das Überspringen eines Hindernisses; jetzt geht es auf einmal.

Im Rahmen der Bifokalen Familientherapie kommt es im dritten Abschnitt typisch zu einer Situation, in der Patient/inn/en sich eine Stufe weit aus ihrer Familie emanzipieren wollen. In der P-Gruppe erreichen sie bereits gute Positionen, in denen sie sich bestätigt fühlen, sie sind aber längst von der Station entlassen, und in der Familie klappt es nicht. Da taucht irgend etwas scheinbar Unwichtiges oder Hergeholtes in ihnen auf, das seine Bedeutung aber dadurch verrät, daß es die Angehörigen aufregt. Ein solcher Wunsch hat Symbolwert und läßt sich etwa wie eine Frage deuten: „Wird es wieder nicht werden …?" Manchmal, aber nicht immer, läßt sich der Aufbau dieser Symbolik aus der Vergangenheit verstehen. Das ergibt sich meist in der A-Gruppe, hängt also vom Widerstand der Angehörigen ab. Die Deutung erfolgt auch aus deren Aspekt, nämlich bagatellisierend.

Die Eltern verstehen einfach nicht, warum der Patient sie damit noch immer quält. Für den Patienten wird es daher „wieder nicht werden", und als Therapeut kann man verstehen lernen, warum so manche psychoanalytische Deutung, obwohl sie offenkundig stimmt und akzeptiert wird, dennoch ohne Wirkung bleibt. Ich verzichte daher in diesen Situationen auf eine Deutung und reagiere mit Omega-Rochade, lasse mich also zurückfallen (siehe im allgemeinen Teil). In der Konsequenz dieser Umstrukturierung gerät das Problem in die A-Gruppe und entzieht sich der Bagatellisierung. Der Patient erfüllt sich seinen Symbolwunsch (siehe auch Sechehaye, 1955) und erfährt, daß es geht. Der Therapeut erfährt, wie affektiv geladen sich die Macht der Angehörigen (Eltern) in ihrer Symbolabwehr auswirkt und wie es mit dem Patienten daheim zugeht. Die betroffenen Angehörigen organisieren die Gruppe gegen den Therapeuten. Er muß durchhalten, bis sie das übertrieben empfindet und die Richtung wieder umschlägt. Dann kann er in eine Beta-Position wechseln und mit den Angehörigen zusammenarbeiten, um ihre Ent-täuschung zu begrenzen und konstruktive neue Erwartungen aufzubauen.

*Schutzstellung aus „G"*

Eine passivierende Schutzstellung erfolgt aus „G": Da stellt sich „G" in ganzer Macht vor den Angegriffenen oder Geängstigten und drängt ihn damit in die Omega-Position. Er kriegt die Folgen solchen Schutzes zu spüren, wenn „G" nicht anwesend ist. Diese Art von Schutz sollte daher auf unmittelbare, körperliche Bedrohung beschränkt bleiben oder auf Entscheidungen, die nicht mehr zu korrigieren sind, z. B. Lynchtendenzen.

Der Geschützte hat wenig Chance den Schutz zurückzuweisen, die Beurteilung der Situation liegt auch ganz bei dem Schützenden. Es kann sich dabei auch um eine Strategie handeln, die den Zögernden zur Entscheidung zwingen soll. Tatsächlich tut er gut daran, wenn er zumindest vorerst sich von der Bevormundung distanziert. Aber gerade narzißtische Persönlichkeiten sind oft von der Angst gelähmt, dann zwischen beiden Anschlußmöglichkeiten durchzufallen und einsam zu werden, wie sie es im verdrängten Grunde schon sind. Das ist der Ausgangspunkt für eine Akzentuierung der Gruppe in Omega (siehe unter Gruppenakzentuierung im Abschnitt für Diagnostik). Die Schließung der Gruppe erweist sich als konsequenter Schutz, bzw. systemische Entsprechung zu dieser primären Angst, nirgends dazuzugehören.

*Schutzstellung aus Beta*

Schutzstellung aus Beta gerät leicht in rationale Argumentation. Was man so gewöhnlich „In-Schutz-nehmen" nennt, ist ein Rivalitätskampf zwischen Alpha und Beta (oder „G") im Namen eines Angegriffenen, der dadurch in Omega abgedrängt wird. Diese Figur kann sich auch umgekehrt organisieren: Eine Gruppe versucht das Eindringen eines starken „G" in ihre Alpha-Position abzuwehren, indem sie seinen Assistenten (Co-Trainer, Co-Therapeuten) angreift.

Wenn dieser sich in den Schutz des „Meisters“ zurückzuziehen versucht, gerät er notwendig in Omega, und wenn er sich gegen seinen Schutz abgrenzt, so geraten beide gegeneinander. Die inhaltlichen Aussagen sind dabei nur tendenziell wichtig, nicht hinsichtlich ihres „Wahrheits“-Gehalts. Die Abwehr solcher Strategie erfolgt daher auch nicht über das übliche Pokern mit Argumenten, sondern durch persönliches Annehmen der Herausforderung (Wechsel nach „G“) und Aufdecken der Strategie als These, die nicht bestätigt werden muß. (Sie kann ja unbewußt verfolgt werden und braucht keinen Sieg oder Unterwerfung für ihre Richtigkeit.)

## 5. Institutionalisierung

Die in diesem Kapitel ausgeführten oder nur angesprochenen Inhalte sind mehr oder minder willkürlich ausgewählt und keinesfalls systematisch oder gar vollständig ausgeführt. Sie wollen interessieren und unser Augenmerk auf einen strukturellen Hintergrund des Gruppenprozesses richten, der überwiegend noch unbewußt gehandhabt wird. Das führt zu ängstlichen Bemühungen, die überkommenen oder vorübergehend vorteilhaften Figuren kognitiv zu fixieren. Aus dynamisch wechselnden Konstellationen werden dann künstlich festgelegte Institutionen. Die Rangpositionen gerinnen zu bezeichneten Rängen im hierarchischen Netz, bekommen äußere Zeichen und Titel, die Begegnungen werden in rituelle Formen gebunden.
Dadurch wird alles übersichtlich, und die Vorgänge können quantitativ beliebig vergrößert werden. Eine Vorstufe zur Institution bildet die sogenannte Groß-Gruppe, ab 50 Teilnehmer (siehe auch die gute Übersicht aus unterschiedlichen Aspekten bei L. Kreeger, 1977). Dabei reagiert die persönliche Gruppe auf quantitative Erweiterung in Stufenschritten durch Erhöhung des inneren Pathos und Verkürzung der Kommunikationszeit, so daß sich die einzelne Person zum „Typus“ einer von ihr nur mehr repräsentierten Standardfigur wandelt. Die lebendige Kultur der persönlichen Begegnungen verwandelt sich zur zivilisierten Umgangsform von soziologisch definierbaren Funktions- und Ausdrucksträgern mit vorgeschriebenen (modischen) Kleidungen und in Verfassungen codifizierten Machtzuweisungen. So baut sich der Widerstand des Geistes auf gegen die komplexe Variabilität des Bewegten zu Begriffen und Beschreibungen, zum Schein des Fest-gelegten, Wiedererkennbaren. Bisweilen meinen wir darin das „Eigentliche“ zu erkennen, das Bleibende.
Auch Rangdynamik wird immer in Rollen-Klischees beschrieben und als Wissenschaft vom hierarchischen Aufbau der Gesellschaft mißverstanden.
Aber es ist umgekehrt: Rangdynamik beschreibt das bewegte Gefüge des lebendigen Hintergrunds, das uns über seine in der Beschreibung gerinnenden Spuren zu hierarchischen Mustern leitet, die sich aber als vergänglich erweisen. Was bleibt, sind nicht die Antworten, sondern die Fragen, so wie sie uns betreffen.

## 1.4 Das Spezifische der GD.DG – Schindlers Gruppentheorie in Bezug zu anderen Gruppentheorien

Rainer Fliedl, Maria Majce-Egger

Die grundlegenden Gruppentheorien entstanden während des Zweiten Weltkriegs (z. B. „Northfield Experiment", Arbeiten von Bion, Foulkes, Ezriel) und in der Nachkriegszeit. In unterschiedlichen Feldern tätige Menschen entwickelten Theorien, Konzepte und Methoden der Gruppenarbeit, um dieses emanzipative Modell der Koexistenz in ihren Arbeitsfeldern zu konzipieren und umzusetzen. Hierbei ist die Methode entstanden, die Entwicklung von „Person – Gruppe – Gesellschaft" in einem sich bedingenden Zusammenhang zu sehen. Diese Methode ist eine relevante Grundlage der Gruppendynamik des ÖAGG. Die maßgeblichen theoretischen Grundlagen waren die Feldtheorie von Kurt Lewin und die Weiterentwicklung in den National Training Laboratories.

Die Reflexion der gesellschaftlichen Rahmenbedingungen, wie sie individuelle Entwicklung beeinflussen und individuelles Leid verursachen, hat zentrale Bedeutung. Dieser für die gruppendynamische Sichtweise relevante Aspekt wurde nicht nur durch den marxistischen gesellschaftlichen Diskurs, sondern auch durch die Sichtweise Burrows (1927) geprägt, „nicht nur die individuelle Neurose, sondern auch die gesellschaftliche Neurose zu analysieren". Die Sichtweise, dass psychisches Leid keine rein individuelle Kreation ist, sondern im Spannungsfeld zwischen Individuum, Gruppe und Gesellschaft entsteht, blieb für die Perspektive der Gruppendynamik als Methode wesentlich.

Raoul Schindlers relevanter Beitrag in diesem Nachdenken über die „Gruppe" ist einerseits das Rangdynamische Modell (Schindler, 1957a), in dem psychodynamisches Denken in besonderer Art und Weise für das Verständnis sozialer Prozesse umgesetzt wird, und andererseits das Personalisationsmodell der Gruppe (Schindler, 1964a). Zur Anwendung von Rangdynamik, Diagnostik und Intervention (1999) siehe Schindlers Artikel in diesem Buch (1.3 „Rangdynamik in Anwendung ").

### 1.4.1 Die psychodynamische und organisationsdynamische Dimension des Rangdynamischen Modells und der Personalisationsphasen

Das Rangdynamische Modell stellt die Gruppe in ihrer Dynamik als Gesamtorganismus dar. Mit den rangdynamischen Positionen werden Funktionen in der Gruppe beschrieben, die wie im psychischen Apparat eine konflikthafte Spannung zwischen Entwicklungsmöglichkeiten repräsentieren. Anders als bei anderen Autor*innen, wie Foulkes mit seinem Modell der Gruppenmatrix oder Stock-Whitaker und Lieberman mit dem Gruppenfokalkonflikt, ist dieses Modell nicht eine Suche nach der Pathologie, die sich in der Gruppe spiegelt. Es ist vielmehr ein Modell, um die grundsätzliche soziale Organisation der Gruppe auf einer bewussten und einer unbewussten Ebene zu beschreiben. Dieses Denkmodell zielt damit nicht primär darauf ab, psychische Störungen in der Gruppe darzustellen, sondern beschreibt ein strukturelles Organisationsmuster der Gruppe.

Gleichzeitig eröffnet dieses Modell neben deutenden und interpretierenden Interventionen eine neue Ebene, den Gruppenverlauf zu beeinflussen. Die Gruppenleiter*innen können über den Wechsel ihrer rangdynamischen Position die Entwicklungsrichtung der Gruppe beeinflussen (Schindler nannte es „manipulieren"). Dies ist eine neue Dimension in der Steuerung, Beratung und Behandlung der Gruppe.

**Tab. 2:** Tabellarische Zusammenfassung der Vergleiche der rangdynamischen Positionen nach Schindler (1964a)

| | **Psychische Instanzen** | **Wortmeldung** | **Existenzphase der Gruppe und Erscheinungsform des Führungsbildes** |
|---|---|---|---|
| **Gegner** | Realität | bedrohlich | Unselbstständigkeitsphase – Herrscher |
| **Alpha** | Ich | berechtigt | Wohlstandsphase – Vorbild |
| **Beta** | Realitätsprinzip | interessant | Notstandsphase – Diktator |
| **Gamma** | Es | mühevoll | Institutionalisierungsphase – Administrator |
| **Omega** | Ambivalenzprinzip | lästig | Unterdrücktheitsphase – Tyrann |

Raoul Schindler zieht im Rangdynamischen Modell vielfältige Parallelen zu intrapsychischen und sozialen Konstrukten (Schindler, 1964a). Im Intrapsychischen bezieht er sich auf das psychoanalytische Instanzenmodell. Damit unterscheidet sich dieses Gruppenmodell von den im anglikanischen Raum entwickelten Modellen (Bion, Ezriel u. a.), die einen objektbeziehungstheoretischen Bezug haben.

In der Anwendung des Rangdynamischen Modells auf den sozialen Raum sind die Übergänge zwischen den Überlegungen zu Therapiegruppen und Organisationen fließend. Es ist ihm ein zentrales Anliegen, dass eine Gruppe das Gefühl der Ratlosigkeit und des „Ich weiß das nicht" (Schindler, 1964a, S. 72) aushalten kann, um das kreative Denken aufrechterhalten zu können. „Der Weg, dem Unwissen auszuweichen, ist sicher die Teilwahrheit" (Schindler, 1964a, S. 72). Ein Nachfragen bezüglich der „Teilwahrheit" oder deren Hinterfragen löst – abhängig von der rangdynamischen Position – unterschiedliche Wirkungen aus. Sie kann berechtigt (Alpha), interessant (Beta), mühevoll (Gamma), lästig (Omega) und bedrohlich (Gegner) wirken. Ein Nachfragen hat Auswirkungen auf das Prestige des Alphas und der Gruppe und damit für den Zusammenhalt. Die Bedrohung hängt gleichzeitig vom „Stil" der Wortmeldung ab (heute würden wir wahrscheinlich von moralischer Haltung sprechen). Wenn sie im Rahmen des „Stils" der Gruppe ist, bekräftigt sie den Stil der Gruppe und führt dadurch zu einer „narzisstischen Ermutigung". Schindler verweist dadurch darauf, dass eine stabile und sichtbare Haltung ein wichtiger Hintergrund für die innere Konfliktfähigkeit und damit Denkfähigkeit einer Organisation ist.

Mit der Beschreibung der Existenzphasen der Gruppe und dem Führungsbild kommt es zu einer interessanten Umsetzung des Rangdynamischen Modells in die Organisation. Die Alpha-Position fällt nicht immer der formalen Leitung der Gruppe zu. In ruhigen Phasen (Wohlstandsphasen) der Entwicklung fällt die Alpha-Position oft dem*der Leiter*in zu und er*sie wird von der Gruppe als Vorbild gesehen. Gerät die Gruppe bzw. Organisation in eine schwierige Situation (Notstandsphase), gilt es, dominant zu pragmatischen Lösungen zu kommen. Dies macht in der Führung Beta-Qualitäten notwendig, was wegen des massiven Realitätsbezugs diktatorisch erlebt wird. In einer Situation, in der die Führung von „G" dominiert wird, ist die Gruppe unselbstständig und es entsteht ein Gefühl des Beherrschtseins. Wenn die Angst in der Gruppe steigt, werden immer mehr Elemente der Omega-Position wirksam und die Führung wird als tyrannisch erlebt. In Phasen, in denen Inhalte und Vorgangsweisen „klar" sind, werden die Konflikte durch Administration vermieden und Elemente der Gamma-Position dominant. Dies tritt meist in der Phase der Institutionalisierung auf.

Im rangdynamischen Ansatz wird deutlich, dass Schindler die rangdynamischen Positionen einerseits mit innerpsychischen Strukturen und Funktionen, andererseits mit der sie umgebenden sozialen Struktur verbunden sieht. Das Rangdynamische Modell ist damit ein Konzept, das nicht ein Nebeneinander psychischer, gruppaler und sozialer Systeme darstellt, sondern diese Systeme miteinander verbunden und interdependent sieht. Wirklichkeit entsteht in diesem Gruppenmodell zwischen den Individuen in einem „Wir". Damit ist es Teil der interpersonalen Konzeptentwicklung. Dies bleibt für die Gruppendynamik charakteristisch: die Gruppe nicht nur als Projektionsfläche individueller Wünsche und Ängste zu sehen, sondern in einem Wechselspiel mit dem organisatorischen und gesellschaftlichen Rahmen.

Das „Personalisationsmodell in der Gruppe" ist eine wichtige Ergänzung, um den Organisationsgrad einer Gruppe wahrzunehmen und zu verstehen. Dieses gruppale Modell hat Parallelen mit der in dieser Zeit entstehenden Konzeption der innerpsychischen Strukturniveaus (Kohut, Kernberg). In ihm werden, wie im Konzept der psychischen Strukturniveaus, Organisationsstufen der Gruppe beschrieben, die vor allem im Bereich der Angstverarbeitung und Affektdifferenzierung Ähnlichkeiten haben. Dies lässt sich insbesondere anhand der Grenzen der Gruppe und der Entwicklung ihres Innenraumes aufzeigen. Die Menge hat ähnlich dem psychotischen Strukturniveau keine oder zu schwache Grenzen, es dominiert eine Bedrohung, die durch Projektion in die anderen gesehen wird, Ambivalenz ist nicht erlebbar. Im Prägruppalen sind die Grenzen brüchig, eine konflikthafte Ambivalenz ist nicht im Innenraum haltbar, die Gruppe kippt von einer Bewegung in die andere. Dies ähnelt dem Strukturniveau der Persönlichkeitsstörungen. Im Gruppalen ist die Ambivalenz haltbar, die daraus entstehende Unsicherheit kann ertragen werden und es kann zu einem konflikthaften Diskurs kommen. In der Institutionalisierung tritt dann rigide Abwehr ein, die die Ambivalenz vermeidet. Dies hat wiederum Ähnlichkeit mit dem Bild der neurotischen Störungen. Die arbeitsfähige Gruppe charakterisiert Schindler damit, dass in ihr die Ambivalenz von „Unsicherheit" oder „Unwissenheit" aufrechterhalten werden kann, da in ihr ein konflikthafter Diskurs möglich ist und die unterschiedlichen Aspekte eines Themas gedacht werden können.

**Tab. 3:** Personalisation der Gruppe, nach Raoul Schindler (1964a)

| Phase | Hauptmerkmal | Angst | Furcht |
|---|---|---|---|
| Menge | kontaktloses Nebenher | gebunden im Narzissmus | vor den anderen, als Projektion |
| Prägruppal | allgemeiner Alpha-Anspruch | viel freie Angst | vor Alpha |
| Gruppal | dynamische Rangstruktur | relativ gebunden in der Struktur | vor dem Gegner |
| Institution | fixierte Rangstruktur | absolut gebunden in der Struktur | vor Omega (Revolution) |

Die Theorien der Persönlichkeit und der Gruppe wurden in den letzten 100 Jahren in vielfältiger Form entwickelt. Individualpsychologische Theorien wurden dabei deutlich differenzierter diskutiert und damit gegeneinander abgegrenzt, aber auch synthetisiert und weiterentwickelt.

Es geht im Folgenden darum, zu überlegen, welche Bereiche in Schindlers Theorien beschrieben werden und welche offenbleiben. Wie passt das Konzept der Rangdynamik mit anderen Gruppentheorien zusammen, wie ergänzen sie sich und wo gibt es Unterschiede und Widersprüche?

### 1.4.2 Angstverarbeitung und Identifikation im Personalisationsmodell und in der Rangdynamik

Sowohl Angst in freier und gebundener Form (Furcht) als auch die Identifikations- und Projektionsprozesse der Personen untereinander sind im Modell der Personalisation in der Gruppe und im Rangdynamischen Modell für die Gestaltung der Beziehungsstruktur zwischen den einzelnen Personen, das „Wir“ der Gruppe und damit auch für deren Entwicklungsstand verantwortlich. Schindler differenziert allerdings kaum die Qualität der Angst und die Funktion der projektiven sowie der identifikatorischen Prozesse. Projektiv-identifikatorische Prozesse dienen wie andere Abwehrmechanismen der Angstbindung und der Angstabwehr. Sie sind wie die Angstqualitäten (Riemann) auf den unterschiedlichen Entwicklungsniveaus organisiert.

Schindler verwendet für Internalisierungsprozesse seiner Zeit entsprechend generell Identifikation und beschreibt das Gegenstück identifikatorischer Prozesse, die Projektion, nur indirekt. Identifikation ist der reifste von drei Internalisierungsprozessen (Inkorporation, Introjektion und Identifikation). In diesen drei Stufen zeigen sich unterschiedliche Entwicklungsstufen, die im psychischen Apparat gleichzeitig bzw. aufeinanderfolgend wirksam sind. Die Inkorporation ist die früheste Stufe, der Säugling verleibt sich die Mutter ein. Es bestehen kaum Ich-Grenzen und es wird nicht zwischen Objekt und Subjekt unterschieden. Damit ist das realitätsprüfende Denken deutlich eingeschränkt. Bei der Introjektion werden Eigenschaften, Sichtweisen und Wertehaltungen übernommen (gestohlen). Die Ich-Grenzen sind klar und damit wird Ambivalenz gegenüber dem Objekt möglich, da die Objektkonstanz noch nicht gegeben ist, weil deren aggressiver Anteil projektiv abgewehrt werden muss. Im Rangdynamischen Modell wird sie auf „G“ oder Omega projiziert. Dieses Strukturniveau dominiert bei depressiven und Persönlichkeitsstörungen.

Der Prozess der Identifikation setzt reife, konstante Objektbeziehungen voraus. Damit sind die Ambivalenzen geringer, die daraus entstehenden Affekte können toleriert und müssen nicht destruktiv ausagiert werden. Es kommt kaum zu projektiven Verzerrungen der Objektwahrnehmung. Auf diesem Niveau spielen sich reife Beziehungen ab. Es entsteht eine gemeinsame Vorstellung der Welt, die in der weiteren Kommunikation zu einer gemeinsamen Wirklichkeit werden kann. Dieser interpersonale Prozess erzeugt Bindung und innerpsychische Stabilität. Dies wird später noch erörtert. Die Abfolge lässt sich in etwa mit der Geschichte veranschaulichen, dass eine Person sehr plastisch erzählt, wie sie sich mit einem Hammer auf den Daumen geschlagen hat. Viele Zuhörende würden ihr Gesicht schmerzhaft verziehen und den eigenen Daumen greifen (Inkorporation). Dann käme die Überlegung, dass es wirklich schlimm ist, sich so wehzutun, aber dass die Person doch ungeschickt sei (Introjektion mit deutlich aggressiver Ambivalenz). Dann würde der*die Zuhörer*in vielleicht identifikatorisch sagen: „Ich kann mir vorstellen, dass das ja furchtbar wehgetan haben muss“, und sich den Daumen zeigen lassen, um in angemessener Form das Leid wahrzunehmen und zu teilen.

Sich diffuser Spannung bewusst zu werden, die in einer Beziehung zu einer anderen Person oder zum „Wir“ der Gruppe besteht, fordert daher immer einen mehrstufigen Prozess, damit Benennung und konflikthafte Austragung möglich sind. Damit durchlaufen die Gruppe und ihre Teilnehmenden wiederholt Entwicklungsstufen, um die aktuellen Impulse zu verarbeiten, die in der Gruppe entstehen bzw. von außen auf sie einwirken.

Schindler beschreibt Angstverarbeitung als wichtigen Faktor in der strukturellen Organisation der Gruppe. Dies wird vor allem im Personalisationsmodell deutlich. Er beschreibt, in welcher Personalisationsphase die Angst stärker oder schwächer gebunden ist und auf welche rangdynamische Position sie projiziert und dadurch zur Furcht vor jemandem wird. Er beschäftigt sich allerdings wenig mit den Angstmotiven.

Riemann (1961) beschreibt vier Grundformen der Angst, die das menschliche Leben prägen. Daraus entwickelt er eine Charakter- oder Typenlehre, in der die dominante Angst der Person auch ihr Verhalten prägt. Er erläutert dies im Sinne einer entwicklungspsychologischen Hierarchie der Angstmotive. Erikson (1963) stellt dies als Gegensatzpaar von Ängsten und Wünschen dar, die in der Entwicklung durchlaufen werden und zu den jeweiligen Entwicklungsaufgaben gehören. Die psychoanalytische Entwicklungspsychologie ist an den Stufen der Trennung vom primären Objekt und der damit verbundenen Abfolge von narzisstischen und libidinösen Besetzungen orientiert. Diese führen zu einer relativ autonomen Persönlichkeit der Erwachsenen, stehen aber auch im Erwachsenenalter nicht statisch zur Verfügung, sondern müssen im Hier und Jetzt der Gruppe jedes Mal wieder erarbeitet werden.

Ezriels (1960) Gruppenmodell der „gewünschten und befürchteten Beziehung" beinhaltet in seiner Konzeption der Beziehungen der Personen zueinander und zum „Wir" der Gruppe ebenfalls die Beziehungsgestaltung über projektidentifikatorische Prozesse und die daraus resultierenden Ängste. In diesem objektbeziehungstheoretischen Modell wird in der Spannung zwischen Angst und projektidentifikatorischen Prozessen die Dynamik zwischen Entwicklung und Widerstand geschildert. Das Konzept beschreibt nicht einzelne Positionen der Gruppenmitglieder zueinander, sondern deren Beziehungsgestaltung in der Polarität zwischen „gewollter" (gewohnter) und vermiedener Beziehung, die eigentlich gewünscht wird, aber nicht eingegangen werden kann, weil eine Katastrophe befürchtet wird.

Ezriel fokussiert hier in einem objektpsychologischen Verständnis das „Hier und Jetzt" sowie die Beziehungsgestaltung der Teilnehmenden zueinander. Die Beziehungsgestaltung in der Gruppe und insbesondere zum „Wir" der Gruppe wird zum zentralen Fokus des innerpsychischen Konflikts (Zajec, 2021, S. 154). Indem in der Intervention nicht nur mit dem realisierten und vermiedenen Verhalten konfrontiert wird, sondern mit der Benennung der Katastrophe ein Versuch verbunden ist, dieses Verhalten zu verstehen, verliert die Konfrontation an Härte und wird annehmbarer.

**Tab. 4:** Ezriels Modell nach Zajec (2021)

| Verhalten | Innerpsychische Situation | Intervention |
|---|---|---|
| Die Person zeigt eine Verhaltensweise | gewollte Beziehung *required relationship* | Beschreiben des Verhaltens und Interpretation der innerpsychischen Situation |
| und vermeidet eine andere, | vermiedene Beziehung *avoidant relationship* | Beschreiben des Verhaltens und Interpretation der innerpsychischen Situation |
| weil sie die vermuteten Folgen der letzteren befürchtet. | die Katastrophe *(calamity)*, die sich daraus entwickeln könnte | Deuten des Motivs der Vermeidung |

Ezriel beschreibt mit dem Konzept der „gewollten und befürchteten Beziehung" inhaltlich den Konflikt, der zwischen der Alpha-Position und der dazu ambivalenten Omega-Position besteht. Er beschreibt damit auch eine Orientierung zwischen Vermeidung und Entwicklung, die im Rangdynamischen Modell nicht vorgegeben ist. Gleichzeitig macht er die Befürchtungen und Ängste, die Veränderung und Entwicklung auslösen, zum Interventionsfokus. Schindler beschreibt dies in anderer Form im Konzept der Bifokalen Gruppentherapie. In diesem Behandlungsmodell führt er eine Gruppe junger schizophrener Patient*innen und eine Elterngruppe parallel. In der Gruppe der Patient*innen entstehen Entwicklungsschritte in Richtung Autonomie. Dies löst in der Elterngruppe Ängste aus, da die Eltern befürchten, dass daraus eine Katastrophe entstehen wird. Schindlers Interventionsansatz ist hier aber kein inhaltlicher, sondern eine strukturale Intervention. Er übernimmt als Gruppenleiter der Elterngruppe die Position des ängstlich Unsicheren und wird damit zum Omega in der Elterngruppe. Ihm gegenüber kann sich ein Alpha profilieren, das die Entwicklungen in der Jugendlichengruppe zulässt und unterstützt. Damit wird die „befürchtete Beziehung" möglich und es bleibt gleichzeitig Aufgabe des Alphas sowie des ihn beratenden Betas, die Katastrophe zu relativieren und Mut zu machen, was zur Autonomie der Gruppe gegenüber ihrer Leitung führt.

### 1.4.3 „G" und die Spannung zwischen Alpha und Omega in anderen Gruppentheorien

Die frühe Bezeichnung „Gegner" folgte der Sprachwelt der Nachkriegszeit. Heute sprechen wir vom „Gegenüber" oder vom Gruppenziel. Wie schon oben beschrieben, ist „G" nicht ident mit dem vereinbarten Gruppenziel und kann sowohl entwicklungs- als auch widerstandsorientiert sein. Es beschreibt die momentane Gruppenbewegung. Die Überlegungen zum Verhältnis zwischen Alpha und Omega haben ihre Besonderheit in der Neutralität, in der „G“ von Schindler beschrieben wird.

Bion und Schindler erläutern ähnliche Gruppensituationen und Entwicklungsprobleme der Gruppe in sehr unterschiedlicher Sprache und gehen von unterschiedlichen Blickwinkeln aus. Schindlers Ausgangspunkt ist die Gruppe der Schizophrenen. Er beschäftigt sich damit, wie sie sich organisiert und welche (Rang-)Dynamik die Bewegungsrichtung bestimmt. Sein Feld sind Gruppen, die nicht arbeitsfähig – im Sinne Bions – sind. Diese Gruppen sind wenig oder nur mit sehr spezifischen, verbal deutenden Interventionen erreichbar. Daher bietet sich eine strukturale Interventionstechnik an.

Bion sammelt seine ersten Erfahrungen als Trainer einer Sportmannschaft sowie als Gruppenkommandant im Ersten Weltkrieg und ist primär mit der Frage „Was behindert die Arbeitsfähigkeit der Gruppe?“ beschäftigt. Seine Erfahrungen mit psychiatrischer Klientel macht er erst Jahre später. Sein Blick ist daher primär auf Phänomene gerichtet, die die Arbeitsfähigkeit stören, und darauf, auf welchen psychologischen Hintergrund dies zurückzuführen ist. Er ist damit im ersten Schritt störungsorientierter als Schindler. Bion geht davon aus, dass jede Gruppe zusammenkommt, um etwas miteinander zu „tun“, und sei es noch so zwanglos. Bei dieser Aktivität kooperieren alle miteinander, je nach Fähigkeiten der Einzelnen. Diese Kooperation ist freiwillig und hängt davon ab, ob die einzelne Person mehr oder weniger ausgeprägte Fertigkeiten besitzt. Da diese Aktivität auf eine Aufgabe gerichtet ist, steht sie in Beziehung zur Realität. Ihre Methoden sind rational, ihre Merkmale den Merkmalen vergleichbar, die Freud dem Ich zuschreibt. Diese Facette der psychischen Aktivität der Gruppe nennt Bion „Arbeitsgruppe“. Sie beschreibt eine bestimmte Form psychischer Aktivität und nicht die Personen oder Gruppen, die diese Aktivität ausführen.

Diesen Konflikt zwischen den Kräften, die das Ziel erreichen wollen, und den Befürchtungen, die dabei entstehen, beschreibt er in anderer Form als Schindler in seiner ersten Gruppentheorie (1961). Bion sieht die Entwicklung der Gruppe zwischen drei Elementen aufgespannt: dem individuellen Wunsch, der Gruppenkultur und der Gruppenmentalität. Das offizielle Ziel der Gruppe beinhaltet den individuellen Wunsch, den Anlass oder die Aufgabe, derentwegen sich die Gruppenmitglieder zusammengefunden haben und an der Gruppe teilnehmen (z. B. bei einer psychotherapeutischen Gruppe die Reduktion des psychischen Leids). Mit „Gruppenkultur“ beschreibt er den manifesten Umgang der Gruppenmitglieder miteinander. Mit „Gruppenmentalität“ werden „anonym“ die latenten feindlichen und destruktiven Impulse der Gruppenmitglieder gegeneinander und gegen das vereinbarte Ziel (Arbeitsgruppe) der Gruppe beschrieben.

Die Ähnlichkeit der Theorien liegt in dem Konzept, dass die Dynamik der Gruppe zwischen zwei Kräften, Entwicklung und Widerstand, aufgespannt ist. Im Rangdynamischen Modell ist es allerdings als Erstes notwendig zu verstehen, ob das momentane Ziel, das aktuelle Gegenüber, mit dem vereinbarten Gruppenziel übereinstimmt (z. B.

in einer Therapiegruppe das Erforschen des psychischen Leids der Mitglieder oder in einer Gruppendynamik-Gruppe die Entwicklung der Beziehungen und der Arbeitsfähigkeit der Gruppe). Hier weist Bion deutlich auf destruktive Impulse im Gruppengeschehen hin. Er erklärt, dass diese wahrgenommen werden und angesprochen werden müssen, damit der Widerstand und die Destruktivität, die in der Gruppenmentalität verborgen werden, offengelegt und reflektiert werden können. Schindler beschreibt dies auf der strukturellen Ebene als Konflikt zwischen der Gamma-Position und dem Omega, das als Repräsentant dieser Impulse von der Gruppe erlebt wird. Er legt damit den Interventionsfokus auf die Integration des Omegas, um die Ambivalenz in der Gruppe aufrechtzuerhalten. Ziel ist, dass diese Impulse nicht über die Ausstoßung des Omegas verleugnet und nach außen projiziert werden, sondern in den Diskurs der Gruppe gelangen. Dies macht auch eine Besonderheit der gruppendynamischen Theorie und Interventionstechnik deutlich, da es nicht nur durch eine inhaltliche Deutung möglich ist, den Gruppenprozess voranzutreiben, sondern auch durch die Unterstützung bestimmter rangdynamischer Positionen oder durch den Positionswechsel der Gruppenleiter*innen.

### 1.4.4 Die Identifikation der Gammas mit Alpha und die Veränderung der Omega-Position

Das Ausmaß der Identifikation der Gammas mit Alpha und die Macht des Omegas diskutiert Schindler (1999) in seinem Beitrag „Rangdynamik in Anwendung". Er unterscheidet einerseits, wie eindeutig und primitiv die Identifikation (Kugelgruppe) ist, und andererseits, wie gestreut und reif die Identifikation (vor-läufige Gamma-Konstellation) ist und damit auch die Geschwindigkeit sowie die Eindeutigkeit der Bewegung in Richtung „G". Dies führe auch zu einem andersartigen Umgang mit der Omega-Position. Aus dieser Konfiguration leitet er unterschiedliche Gruppenkonstellationen ab. Die Motive und Fantasien, mit denen sich die Gammas mit Alpha identifizieren, differieren und basieren auf Beziehungsstrukturen unterschiedlicher Entwicklungsniveaus. Hier beschreibt er einen unterschiedlichen Grad der Identifikation, der eine unterschiedliche Qualität und Funktion hat und damit den Reifegrad der Identifikation der Gammas mit Alpha impliziert.

Innerhalb der psychoanalytischen Entwicklungspsychologie und Neurosenlehre ist die Identifikation der reifste von drei Internalisierungsprozessen (Inkorporation, Introjektion und Identifikation). Sie setzt reife, konstante Objektbeziehungen voraus. Noch vorhandene Ambivalenzen und Affekte können toleriert werden und müssen nicht destruktiv ausagiert werden. Es kommt kaum zu projektiven Verzerrungen der Objektwahrnehmung. Auf diesem Niveau spielen sich reife Beziehungen ab. Aber auch reife Internalisierungsprozesse können als pathologische Abwehrprozesse fungieren.

Dies ist bei sogenannten „reifen Psychoneurosen“ über die Identifikation mit der hysterischen Symptombildung der Fall.

**Charakteristische Gruppenkonstellationen**

Schindler (1999) beschreibt mehrere charakteristische Gruppenkonstellationen, die sich unterschiedlichen Identifikationsniveaus und unterschiedlichen Ängsten zuordnen lassen. Seine Aufzählung ist punktuell und ohne Anspruch auf Vollständigkeit. Es ist aber durchaus interessant, sie mit den Beschreibungen charakteristischer Situationen in der Dynamik der Gruppe anderer Autoren zu vergleichen, z. B. mit Bions, auch wenn sie auf dem Hintergrund einer anderen Theorie gebildet werden.

Mit der **„geballten Kugelgruppe“** beschreibt er eine Gruppenkonstellation, in der die Gammas stark mit Alpha identifiziert sind. In krisenhaften Situationen, in denen sich die Gruppe oder die Einzelnen bedroht fühlen, zentrieren sich die Gammas um Alpha (z. B. am Beginn einer T-Gruppe oder in Krisensituationen). Es entsteht eine „frühe“ Identifikation mit Alpha, die die Beziehungsstruktur in der Gruppe ersetzt und wenig realitätsbezogene Motive hat. Die Angst wird über Abhängigkeit und Vermeidung von Selbstständigkeit verarbeitet. Die Beta-Position kann fehlen oder hat wenig Bedeutung, da die Realität kaum geprüft wird. Der Wunsch, mit einer Autorität identifikatorisch verbunden zu sein, dominiert. Damit ist eine gute Angstreduktion möglich und die Gammas überlegen oft wenig differenziert, ob die Vorgangsweise, die Alpha wählt, und das Ziel, das verfolgt wird, für sie passend sind. Dies wird auch dadurch ermöglicht, „dass gleiche Begriffe gegensätzlich oder sehr abweichend interpretiert werden“ (Schindler, 1999, S. 277). Das ist eine eher infantile Form der Beziehungsgestaltung, die den Gammas wenig Spielraum eröffnet, eigenes Denken in den weiteren Gruppenprozess einzubringen.

Diese Konstellation ähnelt der Abhängigkeits-Grundannahme von Bion. Mit dem Konzept der Grundannahmen beschreibt er verschiedene Konstellationen, die sich auf irrationale Vorstellungen beziehen, die nicht bewusst sind. Diese Vorstellungen entstehen in jeder Gruppe und dienen deren Zusammenhalt. Sie können für das Erreichen des Gruppenziels nützlich sein, wenn die dahinterliegende Affektkonstellation für das Erreichen des Gruppenziels brauchbar ist, oder die Gruppe in ihrer Entwicklung behindern, wenn dies inkompatibel ist. Bion charakterisiert die Grundannahme durch Affektkonstellationen. Hier wäre es: „Die Gruppe steht gläubig vor dieser ‚Gottheit‘ und ist von der eigenen Unfähigkeit überzeugt; damit entsteht eine passive, depressiv erwartungsvolle Stimmung, die Bedrohung auslöst und in der gleichzeitig Scham und Neid mobilisiert werden, da das Überleben nicht durch einen selbst ermöglichbar scheint“ (Fliedl, 2002, S. 37). Bion orientiert sich nicht wie Schindler an der rangdynamischen Struktur der Gruppe und damit an der Beziehungsstruktur, sondern beschreibt die affektiven Stimmungen, die auf dem Hintergrund der jeweiligen Grundannahme spürbar sind und deutlich werden.

Die Konstellation des **„vor-geschobenen Alphas"** hat noch Reste der Kugelgruppe in sich. Es beginnen aber Neid und provokante Rivalität – wie Bion es als Teil der Abhängigkeits-Grundannahme beschreibt – in die Gruppe Einzug zu halten.

Die Konstellation des **„zurückbleibenden Omegas"** beschreibt eine Dynamik, in der die Gruppe durch das immer weiter zurückbleibende Omega beherrscht wird. In der Omega-Position ist die Angst vor Veränderung gebunden und Omega mit „G" nahezu ident. Die aggressive Spannung in offener oder gehemmter Form ist deutlich. Omega ist bedroht, aus der Gruppe herauszufallen, oder droht die Gruppe zu verlassen. Es hat daher große Macht darüber, was in der Gruppe möglich ist oder nicht. Die Situation des Omegas, die Gruppe zu verlassen oder von ihr hinausgeworfen zu werden, erinnert an die „Kampf-Flucht-Grundannahme". Die Stimmung ist aggressiv gespannt. Es besteht hoher Handlungsdrang, aber es ist schwierig, den Feind zu lokalisieren. Der „paranoide Teilnehmer" hat viel Macht. In der Schutzform des **„vor-läufigen Gammas"** sieht Schindler das Kampf-Flucht-Thema zwischen „G" und Alpha aufgespannt. Die Gammas sind ängstlich angespannt mit dem Schutz von Alpha, da die Identifikation der Gammas auf dem Niveau eines Introjekts ist und damit relevanter Teil ihrer Persönlichkeit. Daher besteht in dieser Konstellation eine erhebliche Bedrohung für sie. Ein nur gering zurückbleibendes Omega verschärft die Gruppensituation deutlich.

Die einzige harmonische Gruppenkonfiguration, die Schindler beschreibt, ist die **„vor-läufige Gamma"-Konfiguration**, in der die Position der Gammas zwischen Alpha und „G" liegt. Diese Konfiguration beschreibt er als traditionsgebunden. Er charakterisiert sie mit einer Stimmung der Harmonie und dem Gefühl der „heilen Welt". Sie wäre mit der Euphorie im Mikado-Modell von Milowiz und Käfer oder nach Bennis und Shepard mit der Subphase der Interdependenz, Harmonie und Flucht, vergleichbar.

In ähnlicher Form beschreibt Bion die Stimmung in der Paarbildung. Die Hoffnung richtet sich auf ein Paar, das eine Idee wie einen Erlöser gebären soll. Das Leben ist durch diese Idee auf eine zukünftig bessere Welt ausgerichtet und nicht an den momentanen Schwierigkeiten und Konflikten orientiert. Die Stimmung ist damit erwartungsvoll, ehrfürchtig, euphorisch. In Trainingsgruppen tritt dies häufig nach den ersten intensiven Beziehungsklärungen auf. Es besteht wenig Angst, sondern jetzt scheinen Beziehungswünsche erreichbar und befriedigbar.

In der Paarbildungs-Grundannahme basiert die Identifikation mit Alpha auf der Idee, die von Alpha vertreten und von der Gruppe idealisiert wird. Diese reife Form der Identifikation löst eine geringere Ambivalenz aus und das neidig-destruktive Potenzial der Gruppe wird niedriger. Damit sinkt auch das Angstniveau. Die Ängste beziehen sich auf die Beziehungswünsche, von bestimmten Personen geliebt und anerkannt zu werden. In dieser Grundannahme wird der Spielraum der Gammas, eigene Ideen und Initiativen einzubringen, größer.

Das Rangdynamische Modell konzeptualisiert kaum den Inhalt der Konflikte und die Störungen, die in Gruppen abgehandelt werden. Es fokussiert vielmehr die Beschreibung, wie dies in der Gruppe organisiert ist und sich rangdynamisch abbildet. Es ist damit ein Zugang zum Verständnis der Gruppe, das andere analytische und soziologische Gruppenkonzepte nicht ausschließt, sondern eine Verwendung dieser Theorien ermöglicht und erleichtert – wie wir es hier mit den Gruppentheorien von Ezriel und Bion gemacht haben. In besonderer Art und Weise verweist es darauf, die Beiträge aus der Omega-Position wahrzunehmen und als wertvollen Teil des Gruppenprozesses zu verstehen.

Das Rangdynamische Modell wurde in der Arbeit mit kranken Menschen entwickelt und bietet für die Arbeit mit unterschiedlichen Gruppen einen Rahmen, die Dynamik zu verstehen. Schindler war nicht nur um ein Verständnis von Kleingruppen, sondern auch von Organisationen und gesellschaftlichen Entwicklungen bemüht. Dies wird sowohl in seiner sozialpsychiatrischen Arbeit als auch in vielen seiner Artikel deutlich. Die Beschreibung der Akzentuierung der Gruppen nach Alpha, Omega und Beta ist eine nützliche Matrix, um die Problemlage von Organisationen zu verstehen und sich in gesellschaftlichen Entwicklungen zu orientieren.

### 1.4.5 Die Liebe zum Konflikt ist der Motor aller Veränderung

Wie hat sich die soziale Umwelt seit Schindlers Entwicklung des Modells der Rangdynamik (1957a) unter den Bedingungen und Wirkmechanismen von Globalisierung, Pluralisierung und Individualisierung sowie Beschleunigung und zunehmender sozialer Ungleichheit verändert? Wie wirken sich offenere Identitätsräume auf psychische und gruppale Vorgänge aus? Schon 1957 entwickelte Schindler aus Freuds Instanzenmodell ein innovatives Beziehungsmodell, das die innerpsychische Orientierung um zwischenmenschliche Vorgänge, vom Intra zum Intersubjektiven, erweitert. Wesentlich sind die Relationen, das Dazwischen, die Beziehungen. In der dynamischen Rangstruktur wird eine Verbindung zwischen Innen- und Außenwelt darstellbar. Das Unbewusste zeigt sich und bringt sich in der Realität zur Geltung (vgl. Bion). Im aktuellen psychoanalytischen Paradigmenwechsel wird die Entwicklung psychischer Krankheiten durch Störungen in den Beziehungen beschrieben. Sie haben ihren Ursprung nicht in unbewussten, intrapsychischen Konflikten (Altmeyer, 2016, S. 112) – ausgenommen seien angeborene oder erworbene physische Erkrankungen.

Schindler analysierte psychische Krankheit als Ausdruck sozialer Konflikte. In seinen Arbeiten geht er von der Repräsentanz eines Gegenübers (Ziel) in der Gruppe aus und gibt ihm damit eine wichtige Funktion innerhalb der Gruppe. Entwicklung versteht er als Integration von Ambivalenz. Außenseiter*innen werden so als zugehörig zur Gruppe gesehen. Er beschreibt die Identitätsbildung der Gruppe über Alpha und Ambivalenz der Gruppe in der Gegenbewegung der Position Omega. Auseinandersetzungen in der Gruppe sind über die Position Omega gegenüber der Position Alpha wesentliches Konflikt- und Entwicklungspotenzial. Das dynamische Kräftespiel in Gruppen lebendig zu halten und Erstarrung, Fixierungen der Positionen zu vermeiden, impliziert die Konfliktorientierung des Modells der dynamischen Rangstruktur. Kritische Phasen in Gruppen stellt Schindler (1964a) im Modell der Personalisation der Gruppe vor, wobei er zwischen den Phasen Menge, Prägruppal, Gruppe und Institutionalisierung differenziert. Als kritisch benennt er Situationen in Gruppen, die keine dynamische Rangstrukturierung ausbilden oder diese fixieren. Die Anregung lebendiger Strukturierung der Gruppe sowie Konfliktorientierung sind wesentliche Interventionen der Gruppendynamik und der Dynamischen Gruppenpsychotherapie.

Im psychoanalytischen Paradigmenwechsel von der Triebtheorie zur Beziehung, vom Innen zum Dazwischen, übersetzt Altmeyer (2016, S. 119) Freuds Triebtheorie in eine Beziehungssprache mit drei Beziehungsmustern: libidinös-konstruktive Muster der emotionalen Zuwendung zum anderen (Liebes-, Freundschafts- und Solidaritätsbeziehungen), aggressiv-destruktive Muster der emotionalen Abwendung vom anderen (Hass-, Eifersuchts- und Neidbeziehungen) und narzisstische Muster einer Selbstbeziehung, die im unbewussten Spiegel der sozialen Umwelt entsteht (einerseits Kreativitäts-, Toleranz-, Großzügigkeitsbeziehungen bis hin zur Selbstlosigkeit, andererseits Eitelkeits-, Arroganz- oder Dominanzbeziehungen bis hin zu Allmachtsfantasien und Vernichtungswut).

In der Postmoderne verschiebt sich das Verhältnis von Bindung und Autonomie zugunsten erhöhter Autonomieanforderungen, mehr Freiheiten auf Kosten von Sicherheiten. Wir sind mit einer Ausweitung von Wahlmöglichkeiten konfrontiert, die häufig dadurch geschaffen wird, dass Beziehungen unverbindlicher werden. Die Identitätsbildung der Individuen erfordert eine ungleich höhere innerpsychische Leistung der Einzelnen. Die Vorstellung eines inneren Kerns, der Gleichheit und Kontinuität sichert, wie Erikson noch 1964 postulierte, wird als Prozessgeschehen alltäglicher Identitätsarbeit, als beständige Passungsarbeit zwischen inneren und äußeren Welten thematisiert (Eickelpasch & Rademacher, 2010). Ein Anspruch, der nicht für alle gleich gut zu bewältigen ist. Resilienz wurde z. B. zu einem Ideal der Selbstregulation. Damit ist gemeint, dass das Subjekt Emotionen distanziert betrachten und umdeuten kann. Im Gegensatz zum Bewusstsein der Moderne, das auf Selbstkohärenz, Autonomie und innere Widerspruchsfreiheit setzte, ist das postmoderne Bewusstsein durch die Multiplizität vieler Teilidentitäten im Inneren eines Subjekts charakterisiert: „postmoderne Hyperflexibilität" (Emrich, 2009).

Die Entwicklung psychischer Gesundheit und psychischer Störungen ist eine Gemeinschaftsleistung aller sozialen Systeme und Umwelten. In der relationalen Theorie des Seelenlebens ist die Gruppe die primäre Einheit und die Psyche entsteht durch sekundäre Prozesse der Internalisierung. Das gilt in Analogie auch für die Gruppe, die einen externen Resonanzboden braucht. „Ebenso wie die Identität des Einzelnen nicht auf intrapsychischem Weg entsteht, entsteht Gruppenidentität nicht einfach aus dem Binnengeschehen einer Gruppe. Beide Formen von Identität nehmen ihren Weg über ein reflektierendes Außen" (Altmeyer, 2011, S. 70). Dabei wird von einer mentalen Bezogenheit ausgegangen, die die Entwicklung der Einzelnen, ihre Individualisierung ebenso wie ihre Sozialisation, von Beginn des Lebens an begleitet. Gruppen und ihre Mitglieder konstituieren sich wechselseitig, sie beziehen sich im Unbewussten immer aufeinander. Zwischen Psycho- und Gruppendynamik gibt es keinen prinzipiellen Unterschied. Psychische Strukturen entstehen aus der Verinnerlichung sozialer Interaktionen innerhalb des Gruppengeschehens. Die Zunahme des gesellschaftlichen Bewertungsdrucks und die damit verbundene starke Außenorientierung führen, bei gleichzeitigem Verlust von Orientierungspunkten für Anerkennung, zur narzisstischen Verteidigung eines ungesicherten Selbstbildes (Wilkinson & Pickett, 2010, S. 53). Optimierung und Beschleunigung führen auch zu Überforderung. Es geht vermehrt darum, wie man von anderen gesehen wird, um soziale Resonanz. Dafür bedarf es mehr Strategien der Selbstdarstellung und Selbstbestätigung. Dies zeigt sich auch im Wunsch, vermehrt Feedback zu erhalten, um das eigene Selbstbild zu stabilisieren.

Die zunehmende soziale Ungleichheit als Ursache sozialer und gesundheitlicher Probleme zeigt sich auch in Gruppenzusammensetzungen – einerseits Therapiegruppen für Personen, die den Ansprüchen der Zeit nicht mehr entsprechen können, daran erkranken, und andererseits Personen, die sie aus einem Optimierungsanspruch heraus nutzen. Die Bereitschaft der Kontaktaufnahme und der Auseinandersetzung ist reduziert. Im Vordergrund steht das Erlernen von Skills, um sich gut positionieren zu können, effizienter zu werden. Und all das möglichst schnell, denn Zeit für Entwicklung fehlt.

Die gelungene Individualisierung und Autonomie der Einzelnen reduziert Abhängigkeiten und Bindungen werden loser. Allgemeine Alpha-Ansprüche vieler Teilnehmender werden häufiger und in Gruppen sind vermehrt prägruppale Wir-Beziehungen zu beobachten. Identifikationen im Rahmen der Rangdynamik werden schwächer und damit beiläufiger und tangieren weniger innerpsychische Konflikte. Das System Gruppe mit klaren Grenzen und psychosozialer Innenstrukturierung hat die Tendenz, sich – ähnlich losen Netzwerken – zu entwickeln. In der Arbeitswelt der Teilnehmenden kann Zugehörigkeit in Arbeitsbezügen durch wechselnde Projektarbeiten und wechselnde Arbeitsstellen (Flexibilisierung) nicht mehr zu Nähe führen, da sie distanziert und zeitlich begrenzt bleiben. Hier wird die Herstellung der Passung zwischen Innen und Außen deutlich. Starke soziale Bindungen verlieren ihre Bedeutung zugunsten vieler schwächerer Bindungen, Flexibilität hat Vorrang. Bei sich schnell verändernden Umwelten erweist sich Flexibilität als Stärke in der Problembewältigung und auch als Gewinn von Lebendigkeit. Allerdings bringt sie auch eine Bereitschaft zur Irritation mit sich. Diese Neigung, sich nicht mehr auf Auseinandersetzung und Nähe einzulassen, bei hohem Alpha-Anspruch führt vermehrt zu narzisstischen Gruppenstrukturierungen. Das bedeutet, dass das Vermiedene, positioniert in Omega, eher wenig Beachtung finden kann. Probleme werden personifiziert und nicht mehr als strukturelle und soziale Probleme verhandelt.

Allgemeine Alpha-Ansprüche (alpha-akzentuierte Gruppe) verhindern die Bestätigung, Anerkennung und Gefolgschaft möglicher Gammas, also die Ausbildung einer soziodynamischen Strukturierung, die über einen bestimmten Zeitraum Orientierung geben könnte. Nach Schindler wäre das als kritische Gruppensituation zu sehen, oder es zeigt sich so der Wandel der psychischen und gruppalen Entwicklungen. Viele Gruppenmitglieder imponieren in fantasierter Alpha-Position, als fantasierte Gruppen-Ichs, gegenüber dem vermeintlichen Gegenüber. Das Konfliktpotenzial liegt im Konkurrieren um die Alpha-Position. „Wenn es nur Alphas gäbe, wären wir einsam, das werden wir auch zum Teil. Das ist irgendwie das Scheitern" (Schindler, 2008, in Knopf). „Die Gruppe liebt sich gegenüber dem Gegner narzisstisch in Alpha" (Schindler, 1968). „Einer weiß, wie es geht, und dem kann ich folgen" ist einem „Viele wissen Unterschiedliches" gewichen. Das Gegenüber wechselt häufig, wirkt kurzfristiger, ist unwichtiger und hat weniger Zusammenhang zur Person.

Die postmoderne Pluralität des Ich-Bewusstseins zeigt sich in der Gruppe im vielfachen Alpha-Anspruch. In unserer postmodernen Gesellschaft wird die Bildung neuer, pluraler Identitäten ermöglicht und gefördert. Aufgrund der Beschleunigung sozialer und kultureller Veränderungen bedarf es immer wieder einer subjektiven Neuorientierung. Das Individuum muss sich in jeweils unterschiedlichen Lebensbereichen neu verorten. Plurale Identität bezeichnet demnach die Möglichkeit einer Person, verschiedene Identitäten und Lebensformen anzunehmen und zu entwickeln. In der Gruppe ist aus einem vielfältigen Angebot an Vorgehensweisen zu wählen bzw. gilt es, eine gemeinsam zu verhandeln und zu finden. Die Angebote potenzieller Alphas sind vielfältig; die Entscheidung, welches anerkannt wird, ist schwierig. Die damit einhergehende Pluralität der Gegenüber oder der Ziele der Gruppe erschwert es, ein stabiles gemeinsames Gegenüber zu finden.

Zunehmend wird daher die Position Beta für die dynamische Bewegung der Gruppe wichtiger, denn sie ist die Position, die das Vermiedene, Befürchtete in Verbindung zur Realität bringen kann. Diesem Realitätsprinzip „kommt es zu, die aus dem ES wirksamen, im ICH erscheinenden Tendenzen der Realität abzuformen" (Schindler, 2016, S. 179); „die Gruppenleistung wird von Beta geformt" (Schindler, 2016, S. 173). In einer dynamischen Gruppe wird die Position Beta (wie alle Positionierungen) wechselnd von verschiedenen Gruppenmitgliedern eingenommen.

Beta ist die Position, in der die Verbindung zwischen Affektleben und rationalem Leben der Gruppe gut hergestellt werden kann, von Grundannahmegruppe und Arbeitsgruppe. Claudio Neri (2004) entwickelte unter Bezugnahme auf Bions Gruppenkonzept der Arbeitsgruppe und der Grundannahmegruppe das Konzept der synkretischen (verschmelzenden) und der entwickelten Sozialität. Darin schreibt er dem gemeinsamen Affektleben in Gruppen und den Erfahrungen der Zugehörigkeit eine dem Denken vergleichbare Bedeutung zu. Die synkretische Sozialität betont die sensorischen und propriozeptiven Wahrnehmungen (sinnliche Wahrnehmungen des eigenen Körpers in Raum und Zeit) sowie das Vitalgefühl der eigenen organischen Zustände der Gruppenteilnehmenden. Die synkretischen, nonverbalen Beziehungen und die entwickelten Beziehungen sind nicht voneinander zu trennen, sie sind voneinander abhängig. Für die Verbindung der Ebenen führt Neri den Genius Loci (Schutzgeist) der Gruppe ein: „Ein Genius Loci ist in einer Gruppe jene Person, die auf dem Niveau der Triebe und des Unbewussten verschiedene Funktionen erfüllt, die zur Regulierung der synkretischen Sozialität und zur Ausarbeitung einer Verbindung zwischen dem Affektleben und dem rationalen Leben der Gruppe führen" (Neri, 2004, S. 64). Der Genius Loci besitzt die Fähigkeit, intuitiv die Atmosphäre zu erkennen, die in einer Gruppe herrscht, und in einer nebensächlichen Bemerkung zum Ausdruck bringen kann. Neri versteht die Gruppentherapeut*innen als Leiter*innen der Arbeitsgruppe, als Verantwortungsträger*innen. Die Teilnehmer*in mit emotionaler Bedeutung als Leiter*in der Verbindung zwischen Grundannahme und Arbeitsgruppe mit der Funktion, die Formen des Zusammenseins ausfindig zu machen, die den Gruppengeist fördern.

Da der Genius Loci die affektiven und rationalen Komponenten im Gruppenleben miteinander verbinden kann, stärkt er das Gefühl der Identität und Zugehörigkeit. Es ist die Position, die nicht nur für Gruppenteilnehmer*innen, sondern grundsätzlich für Trainer*innen und Therapeut*innen zu empfehlen ist. Neben dem Schaffen und Halten eines Arbeitsrahmens, der Leitung auf Reflexionsebene sowie der Vermittlung zwischen Innen- und Außenwelt der Gruppe ist es Aufgabe der Gruppentherapeut*innen und Trainer*innen, eine Verbindung zwischen Grundannahme und Arbeitsgruppe herzustellen (Schenk, 1999b). In der Gruppendynamik und der Dynamischen Gruppenpsychotherapie steht dafür eine zusätzliche relevante Interventionsmöglichkeit zur Verfügung: der bewusste Wechsel der Position. Nach Schindlers Rangdynamik kann der Genius Loci als Position Beta gesehen werden, die – anders als Alpha – die ambivalenten Bestrebungen der Gruppe verbinden kann. Der Genius Loci folgt nicht der Logik der Autorität, obwohl er die Autorität anerkennt und sich ihr auch widersetzen kann. Das ist vergleichbar mit der relativen Autonomie der Betas mit latenten Alpha-Ansprüchen. Indem Beta die noch unbewussten Ängste der Gruppe mit möglichen Wünschen verbindet, können die verdrängten Anteile wahrgenommen werden. So kann auch eine mögliche vorrangige Richtung der Gruppe erkennbar werden. Nach Schindler ist das Spiel des Betas ein randständiges Umspielen der Gruppenrichtung, das aber keine unmittelbare Gegenrichtung angibt. „Der Genius Loci hat die Aufgabe, die Identität der Gruppe zu beleben oder wieder zu beleben, in ihren Mitgliedern ein Zugehörigkeitsgefühl zu erzeugen und den Fortschritt der Gruppe mit ihrer affektiven Basis in Verbindung zu bringen" (Neri, 2004, S. 67). Insbesondere benötige nach

Neri die Gruppe zur Bestätigung und Aufrechterhaltung ihrer Identität den Rückgriff auf die Vorstellung eines feindlichen Gegenübers. Dies ist vergleichbar mit Schindlers Gegner bzw. Gegenüber. Eine starre Grenzziehung zwischen Innen und Außen, ein Erstarren der Gruppengrenze, eine Barriere, weise auf das Fehlen eines Genius Loci hin und nach Schindler wäre der Weg in die Institutionalisierung vorgezeichnet.

### 1.4.6 Resonanzraum Gruppe

„Gruppe ist eine personale Formung der Gesellschaft im Raum der Gesellschaft" (Schindler, 2016, S. 180). Die Gruppe als Spiegel der Gesellschaft dient als Projektionsfläche der Individuen.

Altmeyer geht vom Grundmodell einer reflexiven Identitätsbildung von Kollektiven aus. Gruppennarzissmus entstehe in der unbewussten Spiegelung durch eine Außengruppe. Der Spiegel der anderen gebe Bestätigung und Anerkennung und in diesem Spiegel entwickelten sich der Narzissmus wie seine Störungen (Altmeyer, 2011, S. 70). Gruppenidentität entsteht demnach nicht aus dem Binnengeschehen einer Gruppe, sondern über ein reflektierendes Außen, im Modell Schindlers über das Gegenüber oder Ziel. Gruppen und ihre Mitglieder konstituieren sich wechselseitig über mentale Bezogenheit, sie beziehen sich im Unbewussten immer aufeinander. Seelische Strukturen und Dynamiken sowie Gruppendynamiken werden durch die soziale Umwelt bestimmt. Er geht davon aus, dass das Unbewusste die Integration des Individuums in die Gruppe und Gesellschaft ermöglicht. Es sichere die mentale Verbindung zu seiner sozialen Umgebung. Was früher als innere Triebdurchbrüche interpretiert worden ist, wird heute als Entgleisung des Selbst in seiner Beziehung zur Welt verstanden. Angemessene Umweltresonanz sei die Basis für die seelische Vermittlung zwischen Innen und Außen. Identität entstehe durch Resonanz der anderen.

> „Erst die Umweltresonanz, auf die er hofft, verbindet den Einzelnen psychisch mit der sozialen Lebenswelt, sichert ihm soziale Einbettung und persönliche Identität. Und paradoxerweise ist es ausgerechnet der menschliche Narzissmus, über den diese Verbindung hergestellt wird. In einem intersubjektiven Verständnis des Seelenlebens lässt sich der Narzissmus als eine zwar unbewusste, jedoch über die Umwelt vermittelte Selbstbeziehung begreifen, die auf Resonanz angewiesen ist." (Altmeyer, 2016, S. 103)

Dabei ist nicht ein pathologischer, sondern ein gesunder Narzissmus angesprochen.

In der Soziologie wird Entfremdung als Beziehung der Beziehungslosigkeit benannt (Rosa, 2020, S. 316), einer spezifischen Form der Weltbeziehung, in der Subjekt und Welt sich indifferent und innerlich unverbunden gegenüberstehen.

Die Welt erscheint abweisend und nicht antwortend. In der Depression, im Burnout sind alle Resonanzachsen stumm und taub, sie „sagen einem nichts". Es findet keine Berührung mehr statt, das Subjekt wird nicht mehr bewegt und erfährt keine Selbstwirksamkeit. Resonanz ist nach Rosa (2020, S. 298) ein Beziehungsmodus, eine Antwortbeziehung, kein emotionaler Zustand. Resonanz ist eine durch Affizierung und Emotion, intrinsisches Interesse und Selbstwirksamkeitserwartung gebildete Form der Weltbeziehung, in der sich Subjekt und Welt gegenseitig berühren und zugleich transformieren.

Soziale Resonanz entsteht zwischen den Personen, schafft Verbindung zu den anderen und stiftet Identität. Dass Resonanzerfahrungen identitätskonstituierende Erfahrungen des Berührt- oder Ergriffenseins sind, stimmt in psychoanalytischer und soziologischer Bedeutung überein (Altmeyer, 2016, S. 196). Resonanz ist zwischenmenschliches Mitschwingen und Antworten. Angemessene Umweltresonanz schafft die Voraussetzung dafür, dass die Psyche zwischen Innen und Außen, Selbst und anderen, Ich und Realität, Individuum und Gruppe vermitteln kann. Psychische Erkrankungen weisen auf das Scheitern dieser Vermittlungsaufgabe hin. In der Neurose stören alte, nicht integrierte Resonanzerfahrungen (Übertragungen) in der Gegenwart. In der Psychose geht im Rückzug die Umweltresonanz verloren oder eine Überflutung der Ich-Grenzen kann nicht mehr abgewehrt werden. In der narzisstischen Persönlichkeitsstörung wird Umweltresonanz zum Selbstzweck.

Ein Wandel der psychischen Entwicklung zeigt sich in der Öffnung und Flexibilisierung der psychischen Strukturen und in der Erweiterung des Erlebens- und Verhaltensrepertoires sowie stärkerer Reflexibilität des Selbst- und Weltverhältnisses. Belegt durch Forschungsergebnisse, erklärt Dornes den psychischen Wandel mit einem sozialen Wandel, der Individuen strukturell weniger zwanghaft, weniger sozial gehemmt und emotional weniger eingeschränkt macht. „Zum einen verflüssigen sich die Substrukturen Es, Ich und Überich in sich selbst. Das Es wird als weniger triebhaft-überwältigend erlebt, das Überich als weniger triebfeindlich und rigide, das Ich wird flexibler und kreativer" (Dornes, 2012, S. 318). Auch das Verhältnis der Instanzen zueinander verändert sich vom antagonistischen zum dialogischen. Doch diese Offenheit mache anfälliger für Störungen. „Nicht mehr Homogenität und Ich-Stärke, sondern Heterogenität und innere Pluralisierung sind Kennzeichen spätmoderner Subjektivität, die insgesamt plastischer, lebendiger und authentischer, aber auch labiler und verletzlicher geworden ist" (Honneth, 2000, zit. nach Dornes, 2012, S. 321). Das Ergebnis dieses soziokulturellen Wandels sei die Struktur der „postheroischen Persönlichkeit" (Dornes, 2012, S. 320). Die Beziehung zur Umwelt ist stärker vernetzt. Was oder wer ein Subjekt ist, ist situativ bedingt. „Ich bin nicht der, der ich bin, sondern ich bin heute der, zu dem ich mich jetzt mache" (Emrich, 2009). Wie schon erwähnt, ist das postmoderne Bewusstsein durch Multiplizität vieler Teilidentitäten im Inneren eines Subjekts charakterisiert

– im Gegensatz zum Bewusstsein der Moderne, das auf Selbstkohärenz, Autonomie und innere Widerspruchsfreiheit setzte.

Von der jeweiligen Umwelt hängt ab, ob ein starrer oder ein flexibler Charakter stark sein kann. Wenn sich die Umwelt schnell verändert, kann es einen Zusammenhang zwischen Flexibilität, Lebendigkeitsgewinn und Problembewältigungsstärke geben, aber auch einen zwischen Flexibilität und erhöhter Irritationsbereitschaft, wenn die Umwelt ein Zuviel an Abwechslung bietet. Wenn Veränderungen ausgeblendet werden, kann ein Zusammenhang zwischen Charakterstarre und Irritationsresistenz bestehen (Dornes, 2012, S. 325).

Nach dem dynamischen Rangmodell bedeutet das ein erhöhtes Auftreten von Ambivalenzen zwischen den Positionen Alpha (Identität) und Gegenbewegung in Omega (Ambivalenz). Außerdem können eventuell Positionswechsel flexibler genutzt werden, um Veränderungen bewältigen zu können. Aber es bedeutet auch mehr Indifferenz.

Mit der Veränderung der Welt veränderten sich das Seelenleben und auch die Dynamik in Gruppen. Es wird durchlässiger für vormals tabuisierte innere Impulse und äußere Anregungen. Dadurch wird es auch irritierbarer und anfälliger für Ablenkungen. Denn wenn innere und äußere Festlegungen nachlassen, steigen die Anforderungen an die eigene Selbststeuerungsfähigkeit, aber auch die Gestaltungs- und Freiheitsspielräume der Einzelnen. „[D]ie Durchlässigkeit für vormals Abgewehrtes, die Bereitschaft, zwischen verschiedenen seelischen Strukturebenen zu wechseln, zu progredieren und zu regredieren, ist auf eine entgegenkommende soziale Umwelt angewiesen, die diese Form psychischer Aktivität erlaubt" (Dornes, 2012, S. 325). Es hängt also von der Umwelt ab, ob ein flexibler oder ein starrer Charakter stark ist.

Die Gruppe als Spiegel der Gesellschaft kann als Resonanzraum genutzt werden, um die Wirkungen gesellschaftlicher Bedingtheiten zu analysieren und die Abbildungen in der Gruppe zu reflektieren. Abspaltungen, neue Symptombildungen und Somatisierungen sind Hinweise. Adäquate Formen der Auseinandersetzung sind zu finden. Damit sind Störungen sowie Barrieren in den Beziehungen und Kontaktaufnahmen zu lösen, um Konfliktfähigkeit zu erhalten und Resonanz als Mitschwingen und Antworten zu ermöglichen. Voraussetzung ist der Aufbau ausreichender Sicherheit in ausreichenden Bindungen, um Zugehörigkeit entwickeln zu können.

Zugehörig sind wir nicht, zugehörig machen wir uns, und zugehörig werden wir gemacht. Soziale Zugehörigkeiten bedürfen vielfältiger relationaler Prozesse.

# 2 Person – Gruppe – Umwelt

## 2.1 Entwicklung in Beziehung

Christine Pechtl, Gwendolin Eckert

Gruppendynamische Arbeit ist Arbeit mit und am Kontakt. Beziehung wird als treibende Kraft der Entwicklung verstanden und genutzt. Dies gilt gleichermaßen in Therapie, Supervision, Team- oder Organisationsentwicklung sowie in anderen Bereichen der Arbeit mit Gruppen. Beziehung ist die Basis unserer Arbeit.

Eine unserer Prämissen ist, dass Bedeutung – das Einordnen, Bewerten und Zu-uns-in-Bezug-Setzen der uns umgebenden Phänomene – im sozialen Kontakt entsteht und hier immerfort gemeinsam weiterentwickelt wird. Soziale Ereignisse gestalten die innerpsychische Welt, führen zu Beziehungsvorstellungen und -erwartungen, die das Verhalten leiten.

Wir arbeiten daran, unterschiedliche Standpunkte in Austausch zu bringen und damit die individuellen sowie gruppalen parataktischen Verzerrungen (Yalom, 1974) zu verdeutlichen, Bezüge herzustellen und sichtbar zu machen.

Der Mensch ist ein primär soziales Wesen – ein Gruppengeschöpf. „Seine Individualität entsteht nicht in der Person, sondern im Verstandenwerden durch die anderen in der Gruppe" (Fliedl, 2002, S. 27). Es gibt eine grundsätzliche Bereitschaft des Menschen zur Teilnahme an Beziehung und gruppalen Dynamiken (Valenz), vergleichbar mit einer ungesättigten Bindung in der Chemie – wir sind zur Beziehungsaufnahme gezwungen (Bion, 1961).

Im vorliegenden Artikel beschreiben wir die Entwicklung im sozialen Raum, der den Menschen kontinuierlich in Beziehung zu anderen setzt. Wir beschreiben, wie sich von Geburt an über den Kontakt mit anderen (und in Abhängigkeit von der Art des Kontaktes) ein Verständnis von uns selbst und anderen entwickelt. Die Kenntnis der Rahmenbedingungen dieser Entwicklung ermöglicht es, in der gruppendynamischen Arbeit Beziehung besser nutzen zu können, um Bedeutung hinterfragbar zu machen und damit Handlungsspielräume zu erweitern.

Ein grundlegendes Verständnis der Entwicklung in Beziehung und der dadurch gewonnenen Möglichkeit, Eigenes von Fremdem zu unterscheiden, ist aus einem weiteren Grund hilfreich: In der Arbeit mit Einzelpersonen, Gruppen, Teams und Organisationen sind wir immer wieder damit beschäftigt, zu verstehen, in welchem Ausmaß das Verhalten einzelner Personen individuell, organisational oder gesellschaftlich bedingt ist. Diese Unterscheidung der Ebenen hilft uns, Ansatzpunkte für Entwicklung zu lokalisieren sowie Grenzen der Möglichkeit zur Veränderung zu erkennen. Es ermöglicht, äußere (begrenzende) Einflüsse von solchen zu trennen, die durch die eigene Fähigkeit begründet sind, sich selbst und andere zu verstehen.

Zunächst einige einführende Gedanken:

Wir werden in eine soziale Welt geboren. Unsere ersten Bezugspersonen beeinflussen die Art und Weise, wie wir in unserem weiteren Leben mit bewussten und unbewussten Bedürfnissen und Konflikten umgehen, wie wir mit anderen in Beziehung treten. Wir sind ausgestattet mit einem Körper, dem von Beginn an spezifische Möglichkeiten und Begrenzungen immanent sind, und einer Psyche, die sich im Kontakt mit anderen entwickelt und über die Lebensspanne in Beziehungen verändert wird. So ist die Entwicklung(smöglichkeit) der Person nur in der Zusammenschau verschiedener Einflussebenen zu verstehen, die wechselseitig aufeinander wirken – mit einer ganzheitlichen Sicht, die die körperliche, seelische und soziale Ebene berücksichtigt.

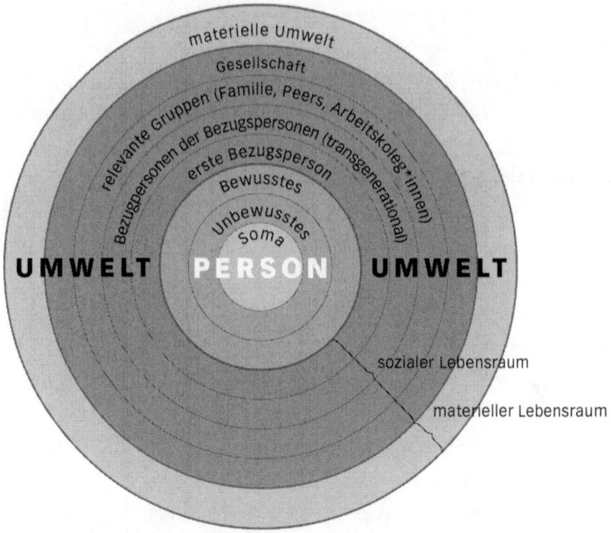


**Abb. 4:** Ebenen, die Entwicklungsmöglichkeiten determinieren

Die verschiedenen Ebenen sind von Beginn an und zu jeder Zeit gleichzeitig wirksam, jedoch zu unterschiedlichen Zeiten unseres Lebens und unserer Entwicklung in unterschiedlicher Gewichtung und Unmittelbarkeit.

Verschiedene psychoanalytische und sozialpsychologische Theorien helfen uns, einzelne Ebenen in ihrer Wechselwirkung genauer – wie mit einer Lupe – zu betrachten. Wenn wir spezifische Theorien nutzen, wählen wir dadurch gleichzeitig spezielle Blickpunkte auf das beobachtete Geschehen, die einiges klarer erscheinen lassen – zulasten anderer Einflussebenen, die ausgeblendet werden. Manches kann aus der gewählten Perspektive verzerrt erscheinen. So werden wir in diesem Artikel die Entwicklung von Beziehung anhand der Beschreibung der zunehmenden Ausdifferenzierung des kindlichen Lebensraumes darstellen (also aus einer Perspektive der kindlichen Wahrnehmung). Dies suggeriert eine lineare Entwicklung und Zunahme der Bedeutung „fernerer" Einflussebenen, was nicht dem tatsächlichen Einfluss auf die Entwicklung entspricht: Auch wenn das Kind erst nur in unmittelbarem Kontakt mit seinen ersten Bezugspersonen steht, hat der gesamte soziale Lebensraum, die Gesellschaft, in die es hineingeboren wurde, von Beginn an Einfluss. Sie bildet einen Rahmen, innerhalb dessen umgebende Phänomene eingeordnet werden und Bedeutung erlangen.

### 2.1.1 Zur Ausgangssituation – ein sich schon vor der Geburt konstituierender Entwicklungsraum

Das Kind ist schon lange vor seiner Geburt in der Fantasie der Eltern „lebendig". Die eigene Lebensgeschichte der Eltern und damit der eigene Weg, für Entwicklungsaufgaben Antworten zu finden, prägen den (Beziehungs-)Raum, der dem Kind zur Verfügung gestellt werden kann. Ebenso spielt die Beziehung der Eltern zueinander eine Rolle als die erste Form der Triangulierung. Über das Elternpaar hinaus hat die Gruppe der Großfamilie und anderer wichtiger Personen Einfluss auf das Verständnis von sich und anderen, reichert es an und erweitert es. Gruppe bietet von Beginn an Vielseitigkeit und Mehrdimensionalität.

Von Beginn an sehen Eltern nicht nur sein reales Verhalten, sondern projizieren eigene Anteile in das Kind und interpretieren sein Verhalten aufgrund eigener Beziehungserfahrungen. Der Stand ihrer Persönlichkeitsentwicklung bedingt den Platz, den Eltern ihrem Kind geben können, und ihre Möglichkeiten in der Beziehungsgestaltung (Fonagy et al., 1992). Über „Erfahrungslernen" wird dem Kind „beigebracht", was man von der Welt erwarten kann, die einen umgibt, welche Möglichkeiten der Reaktion zur Verfügung stehen und wie die Umgebung zu verstehen ist. Es entsteht eine Art „Filter" für eigene Wahrnehmungen, die die eigene Haltung zur Welt prägen. Wichtige Bezugspersonen installieren prägende „Muster" der Beziehungsgestaltung und des Denkens.

„Das Vertrauen in die Zuverlässigkeit/Verfügbarkeit der Bindungsperson entwickelt sich im Säuglings-, Kindes- und Jugendalter und prägt die Bildung eines inneren Arbeitsmodells" (Strauß, 2006, S. 46) von Beziehung. Mit diesem Modell gehen wir relativ überdauernd in unsere weiteren Beziehungen und bestätigen unsere Erwartungen. Frühe Beziehungserfahrungen haben Einfluss auf unsere Reflexionsfähigkeit, auf die Fähigkeit zur Emotionsregulation und das Einfühlungsvermögen in andere.

> „Unsere psychische Struktur bestimmt, wie wir die Welt wahrnehmen. Menschen, die sich in einer Krise befinden [sic] oder Menschen, deren psychische Entwicklung verletzt wurde und die notwendige Entwicklungsschritte nicht machen konnten, erleben sich und die anderen unterschiedlich, erfahren die Welt anders und treten mit ihr in besonderer Weise in Beziehung." (Noske, 2014, S. 12)

Je verzerrter die Wahrnehmung der Bedürfnisse des Kindes aufgrund eigener traumatischer Erfahrungen ist, desto ungenauer die Passung. Defizite im Reflexions- und Strukturniveau tradieren sich. Unklarheit über die eigenen Grenzen, die eigene Identität, das Zurückgreifen auf primitive Abwehrmechanismen, die Neigung zu Emotionsdurchbrüchen und eine geringe Reflexionsfähigkeit sind Hinweise auf ein geringes Strukturniveau (Kernberg, 2006, 2013). Umgekehrt ermöglichen Erfahrungen positiver Spiegelung eine Weitergabe dieser Fähigkeiten.

Die Möglichkeiten, in die ein Kind hineingeboren wird, sind auch von den gesellschaftlichen Rahmenbedingungen maßgeblich geprägt. Gibt es die Vorstellung der bürgerlichen Kleinfamilie oder wird eher von einer Großfamilie, einem Clan, oder etwas ganz anderem ausgegangen? Entspricht die Situation, in die ein Kind hineingeboren wird, den Idealvorstellungen der jeweiligen Gesellschaft oder ist sie abgewertet, marginalisiert oder auf andere Weise besonders? Welche Vorstellungen der Beziehung zwischen Eltern und Kindern gibt es? Wofür sind Eltern verantwortlich? Was erscheint ihnen selbstverständlich, was überfordert sie, wie sind ihre Kompensationsmöglichkeiten für eigene Defizite? Wie sind ihre Vorstellungen von Männlichkeit und Weiblichkeit? Welcher Art ist die Einbindung der Kleinfamilie in größere Zusammenhänge? Gibt es weitere wichtige Bezugspersonen? All diese Rahmenbedingungen haben Einfluss auf das erste Zusammentreffen und den weiteren Verlauf der Beziehung.

### 2.1.2 Frühkindliche Entwicklung in der Beziehung

Schon vorgeburtlich steht der Embryo in körperlicher Beziehung mit der Schwangeren und ihrer Umgebung. Er erlebt ihre körperlichen und emotionalen Zustände und die Regulationsmechanismen mit, den Atem, die Herzfrequenz, Spannung und Entspannung. Mit dieser Erfahrung und unseren genetisch bedingten Voraussetzungen kommen wir zur Welt. Säuglinge sind an Beziehung und deren Intensivierung interessiert. Die Säuglingsforschung bestätigt die Existenz von Präkonzepten einer Beziehung, die der Säugling bereits mitbringt.

Interaktionen beginnen auf einer körperlichen Ebene, im Haltgeben, Hautspüren, Brustsuchen. Sie entwickeln sich über den Blickkontakt, der von der primären Bezugsperson sprachlich kommentiert wird, zu einem Beziehungstanz, der immer schon mit Gefühlen verbunden ist. Es entwickelt sich ein Schema-of-being-with (Dornes, 2003, S. 132).

Neben den allgemeinen Entwicklungsaufgaben gibt es jeweils spezifische angeborene konstitutionelle Voraussetzungen, die die Möglichkeiten mitbestimmen, sich der Welt anzunähern.

Wir erleben Interaktion und speichern die über Sensoren im und am Körper wahrgenommenen Signale über diese Interaktionen, Lage- und Zustandsveränderungen ab.

Bei Wiederholungen oder großer zugemessener Wertigkeit solcher Interaktionsmuster bilden sich im Gehirn zugehörige neuronale Muster, die durch jede weitere Interaktion aktiviert und ausdifferenziert werden. Interaktionserfahrungen strukturieren demnach unser Gehirn vor.

Auch unser Bewusstsein entsteht in Beziehung, in Wechselwirkung zwischen Körper, Geist und Umwelt. Gehirnzustände sind körperlichen Zuständen und damit verbundenen Emotionen zugeordnet und bilden ein „Muster", das über weitere Erfahrungen auf allen Ebenen veränderbar ist. Auch die Vorstellung einer Handlung oder deren Beobachtung bei einer anderen Person aktiviert in unserem Gehirn ähnliche Gehirnareale und in weiterer Folge in unserem Körper ähnliche Haltungen und Emotionen. Wir erleben sie wie eigene Handlungen, können uns einfühlen und passend reagieren (Spiegelneuronen). Wir teilen damit auch unsere Muster mit anderen und beeinflussen damit deren Bilder von der Welt und von sich. Hier wird neurobiologisch ein Vorgang beschrieben, den wir auf psychischer Ebene genauso vorfinden (vgl. Damasio, 2013, S. 75 ff.).

**Getrennt sein oder Symbiose?**

Die Frage, ob Säuglinge sich getrennt von ihren primären Bezugspersonen wahrnehmen können (Stern) oder symbiotisch verbunden mit der Mutter ohne Grenze zur Welt kommen (Mahler), beschäftigt über die Zeit Entwicklungspsycholog*innen und hat Auswirkung auf deren theoretischen Konzepte. Der Säuglingsforschung folgend, sehen wir den Säugling als immer schon aktiv an Beziehung orientiert, was eine gewisse Wahrnehmung von körperlicher Getrenntheit voraussetzt.

> „Auf dieser Basis eines gut abgegrenzten Selbstempfindens sind Gemeinschaftserlebnisse mit anderen möglich und werden gesucht. Was die bisherigen Theorien Symbiose oder Verschmelzung nannten, wird neu konzipiert als Zustand, in dem das Subjekt mit dem Objekt etwas gemeinsam erlebt, nicht aber dabei mit ihm verschmilzt, sondern vermöge seiner perzeptuellen, kognitiven und affektiven Fähigkeiten das Gefühl eines abgegrenzten Selbst behält." (Dornes, 1999, S. 16)

Das Erleben der Getrenntheit wird hier auf einer körperlichen Ebene beschrieben. Die Konzepte der Objektbeziehungstheoretiker*innen geben auf der Ebene der psychischen Entwicklung eine andere Antwort auf die Fragestellung der Getrenntheit. Entwicklung wird hier als ein interaktiver, interpersonaler Prozess beschrieben, in dessen Verlauf sich das Selbst- und das Welterleben kontinuierlich ausdifferenzieren (Dornes, 2004, S. 187). Die Fähigkeit, innere und äußere Realität zu unterscheiden, wird erst im Laufe dieser Entwicklung erworben.

Zunächst erlebt sich der Säugling zwar in einem von anderen abgegrenzten Körper, der der „Urheber von Handlungen ist, die sich auf die physikalische Welt beziehen". Doch die „Handlungen werden vom Säugling noch nicht als von mentalen Zuständen verursacht wahrgenommen" (Dornes, 2004, S. 187). Erst die externe Darstellung seiner eigenen Zustände führt zur zunehmenden Bewusstheit derselben. Die Wahrnehmung, eine Psyche oder ein psychisches Selbst zu besitzen, ist keine biologische Gegebenheit, sondern „vielmehr eine Struktur, die sich, beginnend im Säuglingsalter, während der gesamten Kindheit entfaltet und deren Entwicklung entscheidend von der Interaktion mit reifen anderen Psychen abhängt, die benigne und reflexiv und auf die Psyche des Kindes adäquat abgestimmt sind" (Fonagy & Target, 2006, S. 365).

Im Erleben von Massenphänomenen, oft auch am Beginn von Gruppen, kann diese Erfahrung von Getrenntheit verloren gehen und ein grenzenloses Gefühl von Wir erlebt werden (Freud, 1921). Illusorisch wird eine gemeinsame Wunscherfüllung erwartet, die erst durch das Erleben von Ausschluss und Getrenntsein beendet wird.

**Frühkindliche Interaktion und interpersonelle Bedeutungsgebung**

Die psychische Entwicklung des Kindes ist die Geschichte einer interpersonellen Bedeutungsentwicklung im Kontext früher Bindungsbeziehungen.

Mit verschiedenen Aspekten ebendieser Bedeutungsentwicklung befassen sich viele Theoriekonzepte. Besonders hervorzuheben ist das Container-Contained-Modell von W. R. Bion (1962). Es beschreibt das Zusammenspiel von primärer Bezugsperson und Säugling.

Es wird zwischen Alpha- und Beta-Elementen unterschieden: Alpha-Elemente können von der Psyche bearbeitet, also gedacht oder auch verdrängt werden. Beta-Elemente hingegen sind körpernahe Spannungszustände, die weder bewusst noch unbewusst sind, nicht denkbar, sondern psychisch noch gar nicht darstellbar. So können sie durch den psychischen Apparat nicht bearbeitet, sondern nur ausgestoßen (projiziert) werden (Fliedl, 2002, S. 45). Hier ist nun entscheidend, dass die primäre Bezugsperson in der Funktion eines „Containers" (Bion, 1962) zur Verfügung steht, indem sie die in sie projizierten Beta-Elemente aufnimmt und dem Säugling in verdauter Form (als Alpha-Elemente) zurückgibt.

Praktisch können wir uns das folgendermaßen vorstellen: Das Kind fühlt sich unwohl, wird unruhig und beginnt zu weinen. Die Mutter wird darauf aufmerksam, dass etwas nicht stimmt, kommt zu dem Schluss, dass das Kind beispielsweise hungrig ist, und gibt ihm zu essen. Sie tut dies in einem träumerischen Zustand. Bion (1962) nennt ihn Reverie – *without memory, without desire*. Die Mutter ist bereit, diese Verdauungsleistung nicht vernunftgeleitet, aber doch entwicklungsfördernd bereitzustellen. So wird aus einem unerträglichen, diffusen Spannungsgefühl, das noch nicht gedacht und damit auch nicht aufgelöst werden kann, etwas Konkretes (Hunger), das mit einer spannungslösenden Antwort (Nahrung) in Verbindung gebracht (gedacht) werden kann. Hier wird ein Vorgang beschrieben, der darüber hinausgeht, etwas auszulagern und sich damit unerträglicher Spannungen zu entledigen (Abwehr). Es geht vielmehr um eine mentale Aktivität, deren Produkt die Entstehung von Bedeutung ist, „eine frühe und basale Form der Kommunikation" (Fliedl, 2002, S. 47). Aus unerträglichen Selbstanteilen wird über diesen Transformationsprozess Benennbares, Verdauliches.

„Davon ausgehend entwickelt er [Bion] die Hypothese von der Psyche als komplexes, sozusagen vom Körper angelerntes Verdauungssystem, das nur im wachstumsfördernden Austausch mit der Mutter, das heißt *nur über den Weg des Interaktionellen*, zu voller Funktionsfähigkeit heranreift" (Crepaldi, 2018, S. 30).

Erst über mögliche „Missverständnisse" wird die Komplexität dieses Vorgangs zwischen Säugling und erster Bezugsperson deutlich. Die primäre Bezugsperson könnte das Weinen als Langeweile interpretieren und das Kind unterhalten wollen. Sie könnte genervt sein, mit anderen Dingen beschäftigt, müde, betrunken oder abwesend. Sie könnte als „Container" nur unzureichend funktionieren und dem Säugling Falsches oder Unverdautes zurückgeben. Der Vorgang des Containens geht über ein „Spiegeln" hinaus. Die Mutter reflektiert nicht nur den emotionalen Zustand des Säuglings, sondern es ist auch ihre eigene Fähigkeit gefragt, diesen Zustand zu bearbeiten, ohne von ihm überwältigt zu werden. Sie empfindet und transformiert die Gefühle und kombiniert sie mit emotionalen Signalen, die zeigen, dass der Affekt unter Kontrolle ist. Nun kann der Säugling das, was er zuvor projiziert hat, selbst bewältigen und reinternalisieren. Im Laufe der Zeit internalisiert er die Transformationsfunktion und verfügt dann selbst über die Fähigkeit, seine negativen Affektzustände zu regulieren. Beim Fehlen eines geeigneten Containers bleibt das Kind Ängsten von überwältigender Intensität ausgesetzt, die sich unter anderem auf die Entwicklung von Denkprozessen auswirken.

Diese Umwandlung von Beta-Elementen in Alpha-Elemente, also das Überführen von diffuser Spannung in Gedanken, Wünsche und Ängste, bleibt lebenslang eine Funktion, die für das Individuum notwendig und auch als innerer, eigener Container zu entwickeln ist. Andere Menschen und besonders Gruppen sind eine relevante Ergänzung der Alpha-Funktion des Einzelnen. Die diffuse Spannung, die einzelne Teilnehmende in die Gruppe hineinlegen und die als Unruhe und Verwirrung spürbar wird, kann von den Gruppenmitgliedern in verschiedener Form verstanden und benannt werden. Damit kann eine Alpha-Funktion in der Gruppe zur Verfügung gestellt werden. Die nicht denkbaren, nicht ausdrückbaren, abgespaltenen Anteile der Personen werden anonym (als Contained) in die Gruppe ausgelagert und bilden die Gruppenmentalität (Bion, 1971). Die Gruppe übernimmt als Container – ähnlich der ersten Bezugsperson beim Säugling – die Funktion, Nichtdenkbares (diffuse, nicht benennbare Affekte) in Denkbares umzuwandeln (siehe Abschnitt 2.2 „Gruppenprozesse analysieren"). Beta-Elemente werden im Laufe der Entwicklung der Gruppe zu Alpha-Elementen ausdifferenziert. Es kommt also zum Wechselspiel zwischen individueller und gruppaler Entwicklung.

**Differenzierung zwischen Selbst und Objekt**

Hier wurde nun ein Prozess beschrieben, der in weiterer Folge das Denken über Emotionen, also die Reflexion von Wahrnehmungen, ermöglicht. Diese Distanzierung, die über die psychische Darstellung passiert, ermöglicht es, Wahrnehmungen zu *haben* und sie nicht länger zu *sein*.

Doch der Entwicklungsweg bis zur Fähigkeit, sich selbst und andere als Wesen mit unterschiedlichen mentalen Zuständen zu denken („Wenn ich selbst traurig bin, spüren diese Traurigkeit nicht gleichzeitig auch alle anderen"), ist noch lang. So gehen wir gedanklich erst einen Schritt zurück:

Spaltung kann als die früheste Möglichkeit des Säuglings gesehen werden, Ordnung in seine Erfahrungen zu bringen (Segal, 2004, S. 58). Gutes und Lusterfahrungen werden einem Idealobjekt zugeschrieben, das der Säugling in sein Inneres aufnehmen (introjizieren) und mit dem er sich eins fühlen (identifizieren) möchte. Schmerz und Unlustempfindungen werden nach außen projiziert und einem verfolgenden Objekt zugeschrieben (Klein, 1935).

Überwiegen gute Erfahrungen, wird es durch die Identifikation mit dem Guten auch möglich, ohne Zuhilfenahme dieser frühen Form der Abwehr mit Angstgefühlen fertig zu werden. Dieser nächste Entwicklungsschritt – die depressive Position – ist durch Integration gekennzeichnet. Die Bezugsperson wird als ganzes Objekt erkannt, das sowohl für gute als auch für schlechte Erfahrungen verantwortlich ist. Der Säugling wird sich seiner Fähigkeit bewusst, ein und dieselbe Person zu lieben wie auch zu hassen.

Werden das böse Selbst und das böse Objekt stärker als das ideale Selbst und das ideale Objekt empfunden, erzeugt die Möglichkeit der Integration intensive depressive Angst, weil das Gute zerstört zu werden droht. Die depressive Position kann nie ganz durchgearbeitet, nie endgültig erreicht werden (Segal, 2004, S. 109). In jeder neuen Lebenssituation müssen diese beiden Positionen wieder neu durchlaufen werden, um neue Herausforderungen zu integrieren. So lässt sich Entwicklung als immerwährende Pendelbewegung zwischen den beiden Modi beschreiben. Damit ist sie eine konstante Auseinandersetzung mit der zunehmenden Differenzierung von Selbst und Objekt – der Unterscheidung zwischen Ich und Nicht-Ich.

> „Es gehört zur Aktivität der Entwicklung, dass wir Objekte selbst schaffen (Differenzierung) und Beziehungen zu ihnen eingehen (Integration). So verstanden spielen sich Objektbeziehungen (besser: Subjekt-Objekt-Beziehungen) nicht in einem Raum zwischen Menschen ohne Welt und einer Welt ohne Menschen ab, vielmehr machen sie die Unterscheidung zwischen Mensch und Welt erst möglich." (Kegan, 2011, S. 112)

Durch verschiedene Rahmenbedingungen und Entwicklungsmöglichkeiten unterscheiden sich Menschen im Grad der Integrationsfähigkeit des Selbst und bedeutsamer anderer Menschen. Kommt es im Verlauf dieser frühkindlichen Beziehungsdialoge zu Störungen wie Verwahrlosung, materiellen Überangeboten oder verschiedenen Formen von Gewalt, kann sich eine für die weitere Entwicklung wesentliche dritte Position nicht etablieren. Deren Basis ist einerseits eine dritte anwesende Person, aber auch die Erträglichkeit des Wahrzunehmenden.

„Ein drittes Objekt kann aber erst dann in Erscheinung treten, wenn das zweite in seiner Andersartigkeit, in seiner Alterität wahrnehmbar geworden ist. Eigentlich müsste es heißen, daß es die Einbeziehung eines dritten Objekts, in der Regel des Vaters, eines Elements des Dritten und damit die Gewinnung eines Referenzpunktes außerhalb der Zweierbeziehung ist, die es dem Kind ermöglicht, beide Teilnehmer an der bis dahin dyadischen (pseudodyadischen) Beziehung von außen zu betrachten; indem dies geschieht, wird der eine Teilhaber der Dyade für den anderen zu einem Gegenüber, zu einem abgegrenzten, von allen Seiten wahrnehmbaren dreidimensionalen Objekt. Unter dieser Voraussetzung können ausreichend klare Ich-Du-Grenzen entstehen und können die Repräsentanzen, die inneren Bilder vom Selbst und von dem Gegenüber voneinander abgegrenzt werden, es kann sich ein Binnenraum entfalten." (Heigl-Evers, 1994, S. 4)

Die Triangulierung der Beziehung macht eine kritische Sicht auf sich selbst und andere erst möglich, eine innere Distanzierung von den eigenen Gefühlen und Wahrnehmungen. Es entwickelt sich die Fähigkeit zur Reflexion.

**Tab. 5:** Dyadische und triadische Störungsmuster

| | **Dyadische Störungsmuster**<br>pseudodyadisch (monadisch)<br>präödipal, strukturell | **Triadische Störungsmuster**<br><br>konfliktneurotisch |
|---|---|---|
| Genese | • entwicklungspathologisch<br>• Beeinträchtigung früher Mutter-Kind-Interaktionen<br>• frühe Makrotraumen<br>• regressive Phänomene durch Traumen in der ödipalen Phase | • Konflikt in einem triangulären Beziehungsfeld |
| Pathologien | • Charakterpathologien<br>• narzisstische Persönlichkeitsstörungen<br>• Borderline-Persönlichkeiten<br>• präpsychotische oder früh entstandene depressive Strukturen | • Neurosen |
| Dominantes Objektbeziehungsmuster | • apersonale Objektbeziehungen<br>• Teilobjektbeziehungen | • personale, triangulierte Beziehungen<br>• Ganzobjektbeziehungen |
| Ich – Du | • keine klaren Ich-Du-Grenzen etabliert | • klare Ich-Du-Grenzen |
| Umgang mit Unverträglichkeiten | • Innere Unverträglichkeiten bleiben unbezogen nebeneinander bestehen, werden interaktionell in Außenbeziehungen verarbeitet. | • Interpersonelle Konflikte werden ins Innere der Person verlagert und führen zu Spannung und pathologischer Kompromissbildung. |

| | | |
|---|---|---|
| Ich-Funktionen | • Ich ist funktionsschwach<br>• Einsatz bestimmter differenzierter Ich-Funktionen ist eingeschränkt, da sonst Teilobjektbeziehungen infrage gestellt würden<br>• präautonome Über-Ich-Vorläufer | • Differenzierung der Struktur des Ichs in vielfältige Funktionen<br>• Entwicklung eines autonomen, depersonifizierten Über-Ichs |

So abstrakt oben stehende Beschreibung der menschlichen Entwicklung scheint, so hoch ist ihre praktische Relevanz auch außerhalb der Psychotherapie für unser Verständnis, wie andere die Welt wahrnehmen und was daher notwendig ist, damit Kontakt gelingen kann. Immer wieder begegnen uns Menschen, die in Konflikten zwischen Verbündeten und Gegner*innen unterscheiden, Beziehungen abbrechen oder zu Spaltungsprozessen in Gruppen und Teams beitragen. Andere verhalten sich konstruktiv oder konfliktvermeidend. Ganze Gruppen scheinen in einem Grundannahmengeschehen (siehe Abschnitt 2.2 „Gruppenprozesse analysieren") zu verharren. Ein Verständnis der innerpsychischen Ursachen in Reaktion auf gegebene Außenwelten kann in der Interventionsplanung hilfreich sein. Spaltende Schwarz-Weiß-Darstellungen einer Gruppensituation, z. B. eines Konflikts, können über Rückmeldungen der anderen Gruppenmitglieder facettenreicher werden. Eine geteilte Geschichte kann entwickelt werden. So bietet die Gruppe eine Möglichkeit der Entwicklung aus der Verleugnung und Abspaltung hinaus.

**Ich und andere als denkende und fühlende Wesen**

Die oben beschriebenen Abstimmungsprozesse entwickeln sich weiter. Sie führen im Idealfall dazu, dass wir uns in unsere Mitmenschen einfühlen können und ihre Handlungen als planbar, in ihrer Intention einordenbar und in der Beziehung beeinflussbar erleben. Die Struktur früher zwischenmenschlicher Beziehungen bildet die Basis „für normale und pathologische Varianten der Fähigkeit […], sich selbst und andere als denkende und fühlende Wesen zu verstehen" (Dornes, 2004, S. 176).

Bion beschreibt bereits, dass Eltern die Äußerungen ihres Säuglings markieren und bestätigen – damit entstehen Wahrnehmung und Bedeutung. Heute wissen wir, dass die Fähigkeit der Eltern, von einem konstruktiven Interesse des Kindes an Interaktion und Entwicklung auszugehen, prägend ist. Erst wenn Eltern das Kind als intentionalen Akteur begreifen, entwickelt sich bei ihm die Vorstellung von inneren Welten des Gegenübers, die dessen Verhalten beeinflussen und auch vom Kind und dessen Intentionen beeinflusst werden können. „Subjektivität ist somit das Resultat von Intersubjektivität" (Dornes, 2005, S. 304).

Unsere mentalen Zustände können von außen, von innen und durch die Beziehung aktiviert werden. Sie reproduzieren frühere Beziehungserfahrungen und dadurch gebildete Überzeugungen über eigene und fremde mentale Zustände. Die Beschreibung der Entwicklung der Mentalisierungsfähigkeit (Fonagy) geht über Bion hinaus. Ihr Fokus liegt auf der inneren Vorstellung eines denkenden, fühlenden und intentional handelnden anderen Menschen, dessen Intentionen nicht die eigenen sein müssen.

Emotionaler Missbrauch, Traumata und nicht mentalisierungsfähige Bezugspersonen sind neben genetischen Faktoren Gründe für Mentalisierungsdefizite. Was nicht bemerkt wurde, nicht benennbar oder zu schmerzhaft ist und nicht vorgelebt werden kann, wird nicht mentalisiert oder – um es mit anderen Worten zu sagen – wird oder bleibt unbewusst.

Menschsein ist eine Aktivität der Bedeutungsbildung. Erst durch den Prozess der Bedeutungsbildung können wir etwas einordnen – in Bezug zu unseren Gefühlen, unseren Erfahrungen, unseren Gedanken. Wir konstruieren unsere Wirklichkeit (und uns selbst) über gewonnene Bedeutung, die unsere Vorerfahrung bestätigt oder ergänzt und verändert.

Der dem Menschen immanente Wunsch, den anderen zu verstehen und selbst verstanden zu werden – Bedeutung zu erlangen –, lässt uns immer wieder auch über gewonnene Sicherheiten hinausdenken. So kann die kindliche Entwicklung auch für die Eltern zu einer neuerlichen Chance werden, neue Antworten auf Entwicklungsanforderungen zu finden.

Bion postuliert einen Wissenstrieb K (Knowledge) neben dem klassisch freudianischen Lebens- (L von Liebe) und Todestrieb (H von Hass). Er geht damit von einem primären Interesse des Menschen an Wissensentwicklung und Wissenserwerb aus – Wissen darüber, wie die Welt und Beziehungen funktionieren (siehe auch: Lichtenberg, Stern, Dornes, Damasio, Piaget). In Fortsetzung der Idee von Container/Contained entsteht für Bion das Denken im Kontakt mit anderen Denker*innen. Vor dem Denken eines Gedankens muss zuerst der Apparat zum Denken gebildet werden. Er entsteht aus den Beziehungs- bzw. Verdauungserfahrungen und damit den Gedanken der primären Bezugsperson. Bion stellt sich damit gegen die „sich seit Jahrhunderten vertiefende Spaltung zwischen emotionalen und kognitiven Prozessen“ (Bion nach Krejci, 1992, S. 23). Unser Apparat zum Denken entsteht aus früher Beziehungserfahrung. Diese Beziehungserfahrung bestimmt mit, was und wie wir denken (können). „Gedanken bilden kann nur, wer nicht realisierte Erwartungen aushalten bzw. Erfahrungen in der Realität zulassen kann, deren Bedeutung/ Name noch nicht gefunden ist. Er muss die Fähigkeit haben, Nichtwissen zu ertragen“ (Reerink, 1997, S. 109). Das Denken geht aus der Abwesenheit des Objekts („needed breast“, Bion, 1962) hervor und hat die Funktion, die Kluft zwischen Bedürfnis und Aktion zu überbrücken. Die dafür notwendige Frustrationstoleranz setzt die Anwesenheit eines containenden Objektes voraus (Bion, 1992). Diese Basis des Denkens entwickelt sich, verbunden mit der Hirnentwicklung, den sich vergrößernden motorischen Fähigkeiten, der Differenzierung zwischen Selbst und Objekt in verschiedenen Stufen weiter.

Parallel dazu entwickelt sich auch die Sprache als Mittel der Beziehung. Immer mehr und immer differenzierter können wir innere Zustände beschreiben und mit unseren Bedürfnissen in Kontakt treten. Sprache schafft erst die Möglichkeit, verkörperte Beziehungserfahrungen zu reflektieren und auf einer neuen Ebene zu vertiefen.

> „So wie die Inhalte des Unbewussten mit dem Sprachzusammenhang verknüpft werden müssen, um bewusst zu werden, so werden sie wieder ‚unbewusst verdrängt', indem sie von den Wortvorstellungen abgetrennt werden. [...] Bewusstwerden ist ‚zur Sprache kommen' der einsomatisierten Verhaltensentwürfe. Verdrängung ist die Abtrennung von Sprache." (Lorenzer, 1983, S. 102)

Lorenzer verweist hier auf die Notwendigkeit, psychische Inhalte in Sprache zu bringen, ihnen Bedeutung zu geben. Ein erster Hinweis auf den nächsten Schritt hin zur Triangulierung, das Sprechen über etwas Drittes.

### 2.1.3 Triangulierung

Die Dyade nimmt in der Beschäftigung mit der Entwicklung der Person, wie auch bisher im Artikel, viel Raum ein. Sie ist bis zu einem gewissen Grad nicht nur die Basis für alle weiteren Beziehungen, sondern auch eine Verkürzung der Realität, um die Vorgänge in Beziehung besser beschreibbar zu machen. Von Beginn an stehen wir nie nur mit einer Person in Kontakt; wir nehmen Unterschiede in der Beziehungsqualität wahr, sowohl hinsichtlich der sensorischen Dimension als auch hinsichtlich des Beziehungsstils (Heigl-Evers, 2000, S. 58–72). Kontakt zu verschiedenen Personen von frühester Kindheit an trägt wesentlich zur Resilienz bei. Die Frage, wie sich diese Mehrdimensionalität von Beziehung auswirkt und was sie ermöglicht, wird uns nun beschäftigen.

Triangulierung kann auf verschiedenen Ebenen beschrieben werden:

- Über die Fähigkeit der Eltern zur Triangulierung existiert die Triade, bestehend aus Elternpaar und Kind, auf phantasmatischer Ebene schon vor der Geburt (und Zeugung). Möglichkeiten und Grenzen der Beziehungsangebote früher Bezugspersonen an ihre Kinder können über die Exploration dieser Fähigkeit schon vor der Geburt vorausgesagt werden. Die Triade besteht von Beginn an, bereits im Paar mit dem entstehenden Kind. Sie besteht auch auf einer phantasmatischen Ebene, in den Vorstellungen der jeweiligen Beteiligten von den anderen, die mitbeteiligt sind. Es geht darum, inwiefern der eine Elternteil im anderen innerpsychisch trianguliert ist und umgekehrt. Es geht hier also nicht nur um die reale dritte Person, sondern um die Fähigkeit, „das Dritte" mitzudenken.
- Bion beschreibt neben den Mutter- und Vaterrepräsentanzen auch die Paarbeziehung als Repräsentanz und beschäftigt sich mit Vater und Mutter als kreativem Paar (Container/Contained), das natürlich das Kind hervorgebracht hat. „Mit der

Idee des ‚kreativen Paares', das sozusagen die ödipalisierte, die reife, intrapsychische Containing-Funktion symbolisiert, vertritt Bion ein generatives Verständnis vom Unbewussten, das nicht mehr vordergründig Ort des Verdrängten ist, sondern zu einer Quelle seelischen Wachstums führt" (Crepaldi, 2018, S. 58). Das Kind kann erleben, dass zwei andere etwas Drittes hervorbringen.
- In der gelebten Beziehung zwischen zwei Personen entsteht ein Beziehungsraum, der über die Beteiligten hinausgeht, etwas gemeinsames Drittes, die „intersubjektive Triangulierung" (Benjamin, 2006, S. 68). Dieses Dritte verändert die Personen und ihre Beziehung zueinander, eröffnet über die dyadische Reinszenierung gemachter Erfahrungen hinaus einen kreativen Bereich. „Die Spannung auszuhalten, die sich aus der Differenz ergibt, schafft den symbolischen Raum des Dritten" (Benjamin, 2006, S. 74).

Wir erleben immer schon, dass Menschen, zu denen wir Beziehungen haben, auch zu anderen in Beziehung stehen. Auch wir haben Verbindung zu mehr als einer Person. Die Bewegung in diesem Feld von Beziehungen, der Gruppe, wirkt damit von Beginn an strukturierend. Können wir uns auf ein Elternpaar beziehen? Welche Beziehung haben die beiden zueinander? Gibt es Geschwister? Großeltern? Einen Freundeskreis? Welche Gefühle sind mit den Erfahrungen dieses Beziehungsfeldes verbunden? Werden wir bevorzugt, beneidet, ausgeschlossen? Dieses Sich-in-Bezug-Setzen innerhalb eines Beziehungsnetzes prägt uns und führt in Gruppen dazu, dass wir vertraute Muster im Kontakt nutzen können. Wir nutzen sie aber auch zum immer wiederkehrenden Versuch einer Bewältigung.

> „Nach Foulkes überträgt das einzelne Gruppenmitglied seine verinnerlichte Familienkonstellation auf die (therapeutische) Gruppe; es versucht seine Familie wieder zu konstellieren. Da dies aber alle Gruppenmitglieder versuchen, ergibt sich ein gemeinsames Übertragungsgeflecht aus diesen projizierten Beziehungsgeflechten." (Sander, 2013, S. 36)

In Gruppen kommt es immer wieder vor, dass Gruppenmitglieder auf eine*n Leiter*in fixiert bleiben und die anderen Teilnehmenden ausblenden. Im Einzelsetting begegnen uns Klient*innen, die in der Beschreibung ihrer inneren Zustände (noch) nicht zur Wahrnehmung anderer Perspektiven, zur Perspektivenübernahme oder zur Wahrnehmung eines Beziehungsmusters außerhalb der Dyade fähig sind. Gruppendynamik sieht ihre Aufgabe darin, „dyadisches Denken zu stören" (Susanna Schenk in einer Diskussion zum Thema) – sei es durch den Einbezug der abwesenden Gruppe in Zweiersettings (Dolleschka, 2002) oder und vor allem im Angebot der Gruppe als Entwicklungsraum. Der Moment der realen Triangulierung führt aus dem dyadischen Mangel in die Entwicklung, in früher Kindheit und lebenslang.

### 2.1.4 Entwicklung des gruppendynamischen Raums aus der Familienerfahrung

Triangulierung ist abseits der symbolischen Ebene eine reale, familiäre, gesamtgesellschaftliche und unsere erste gruppale Erfahrung. Uns im gruppendynamischen Raum zu bewegen, lernen wir früh in dieser ersten Triade mit den Eltern und darüber hinaus im familiären Umfeld. Freud hat im Ödipuskomplex (Urszene) bereits beschrieben, wie Triangulierung zur Internalisierung gesellschaftlicher Verhältnisse führt. Der Ödipuskomplex beschreibt eine zutiefst patriarchale Szene, in der die Mutter vom Sohn begehrt und der Vater ermordet wird. In diesem Dreieck werden Geschlechterrollen zugewiesen. Die Erkenntnis des Zusammenhangs zwischen den Eltern als Paar, das ein Drittes hervorbringt, strukturiert gleichzeitig auch die Geschlechtsidentität vor. „Die psychoanalytische Theorie des Ödipuskomplexes lässt sich demnach auch als Sozialisationstheorie beschreiben, die den unterschiedlichen Weg der beiden Geschlechter hinein in die patriarchale Kultur zur Darstellung bringt“ (Rohde-Dachser, 1992, S. 3).

Der gruppendynamische Raum spannt sich zwischen den Ebenen Macht, Intimität und Zugehörigkeit auf. Diese Ebenen beschäftigen uns lebenslang, sind und bleiben handlungsleitend. In der Familie sind wir mit den Themen Generationen (Macht) und Geschlecht (Intimität) von Beginn an beschäftigt. Nach außen und innen grenzen wir uns über die Dimension Zugehörigkeit ab. „Es sind zwei zentrale Qualitäten, die die ödipale Triade prägen: erstens die Tatsache, dass in ihr Kommunikation um die beiden elementaren Differenzen von Geschlecht und generativer Macht kreist, und zweitens die herrschende, nicht stillbare Eifersucht“ (Amann, 2003, S. 213). Triangulierung birgt immer auch die Gefahr des Ausgeschlossenseins, der Bündnisbildung und des Verlustes. Erst in der Auflösung der Triade z. B. über Geschwister oder andere Familienmitglieder und im Hinauswachsen über die Familie ist es möglich, einen anderen Umgang mit dem Thema Zugehörigkeit zu erproben, in der Peergroup, die auf „temporärer und widerrufbarer Solidarität“ (Amann, 2001) basiert. Lebenslang verweist die Art unserer Bewegung und Positionierung im gruppendynamischen Raum auf unser Gewordensein, unsere gruppale und gesellschaftliche Verortung und die damit verbundenen Möglichkeiten.

> „Ein objektbeziehungstheoretisches Modell zur genauen Untersuchung der Identitätsentwicklung kann uns dabei helfen, den Zusammenhang zu erhellen, der zwischen individueller Identität und dem jeweiligen gesellschaftlichen und kulturellen Rahmen besteht, in den sie eingebettet ist und der die Identitätsbildung beeinflusst.“ (Kernberg, 2006, S. 3)

### 2.1.5 Adoleszenz als zweite Chance

Identitätsentwicklung ist ein lebenslanger Prozess der Auseinandersetzung mit inneren und äußeren Entwicklungsaufgaben. Wir können dabei zwischen dem bewussten individuellen Identitätsempfinden und einem vorbewussten Streben nach Kontinuität unterscheiden (Erikson, 1973). Diese Kontinuität lässt sich nur über Bestätigung der eigenen Identität in der Beziehung herstellen. Identitätsdiffusion, also der Verlust dieser Fähigkeit zur Selbstdefinition, äußert sich im bedrohlichen Gefühl der Verschmelzung oder des Identitätsverlustes, des Ausgeschlossenseins. Der Begriff „Identität" zeigt damit die Verbindung zwischen dem Individuum sowie den Werten und Möglichkeiten der konkreten gesellschaftlichen Umgebungssituation auf. „Der Begriff ‚Identität' drückt also insofern eine wechselseitige Beziehung aus, als er sowohl ein dauerndes inneres Sich-Selbst-Gleichsein wie ein dauerndes Teilhaben an bestimmten gruppenspezifischen Charakterzügen umfasst" (Erikson, 1973, S. 124). Wir können von einem lebenslang bestehenden Spannungsfeld zwischen dem Wunsch nach Zugehörigkeit und Individualität ausgehen. Jedes Pendeln zwischen diesen beiden Polen kann eine Entwicklung auslösen.

Mit dem Hinauswachsen aus der Ursprungsfamilie hinein in Beziehungen zu Peers und erste Liebesbeziehungen wird uns eine De- und Rekonstruktion unserer Identität über neue Beziehungserfahrungen möglich. Die Konfrontation mit der Berufswahl, ein Hineinwachsen in ökonomische Selbstständigkeit und eigene reproduktive Aufgaben stellen uns vor neue Herausforderungen. Der Kontakt zu gesellschaftlichen Entwicklungen und damit die Notwendigkeit einer Positionierung nötigen uns zur Weiterentwicklung (siehe Abschnitt 1.4 „Das Spezifische der GD.DG").

Die Adoleszenz bietet die Chance einer Weiterverarbeitung früher Beziehungserfahrungen. Der Körper verändert sich, wird vom Kind zum Erwachsenen, der sich zu anderen, zur Gesellschaft in Bezug setzt. Schönheitsideale und gesellschaftliche Codes müssen eingeordnet, die Sexualität muss erprobt werden. Die berufliche Sozialisation kommt ins Stadium der Umsetzung. Werte und Haltungen, die ursprünglich aus der Familie übernommen werden, können und müssen hinterfragt werden.

Unter dem Aspekt der Mentalisierung stehen zwei wesentliche Reifungsprozesse an: „der Sprung zu formalem Denken, der das Bedürfnis nach interpersonalem Verstehen verstärkt [sic] und der Drang nach Separation von den äußeren und innerlich repräsentierten Eltern" (Streeck-Fischer, 2014, S. 23). Die neuen Herausforderungen in Verbindung mit dem wachsenden Triebdruck führen zu krisenhaften Veränderungen, „es kommt vermehrt zur sozialen Inszenierung innerpsychischer Konflikte" (Fliedl & Wagner, 2005, S. 6). Frühkindliche Konflikte können in Auseinandersetzung mit den aktuellen Bezugspersonen progressiv gelöst werden und zu einer Um- und Neugestaltung der inneren Räume des Subjekts (Erdheim, 1998) führen. Die Entwicklung geht weg von der Identifikation mit den elterlichen Objekten, hin zu einem Idealselbst. Die jungen Erwachsenen entwickeln neue affektiv-kognitive Strukturen, eigenständiges Denken in Bezug auf sich selbst und die Umwelt, eine moralische Positionierung. Am Ende stehen zunehmend realistische Selbst- und Objektbilder. Es besteht die Chance auf Weiterentwicklung und Differenzierung, auf „korrigierende Erfahrungen" (Alexander & French, 1946), aber auch das Risiko der (Re-) Traumatisierung. Gruppendynamische Formate unterstützen mit ihrem Angebot des Feedbacks im Hier und Jetzt sowie neuer Beziehungskonstellationen die Identitätsentwicklung, Psychotherapie ebenso. In der lebenslangen Weiterentwicklung gibt es immer Chancen und Risiken der Einengung und Erstarrung, der Dekompensation, aber auch der Erweiterung, Verflüssigung und Differenzierung von Identität. Identität als einheitliches, eindeutiges, lebenslang gültiges Selbstbild wird den veränderten gesellschaftlichen Verhältnissen nicht mehr gerecht. Aktuell wird Identität nicht mehr als Bildung eines inneren Kerns thematisiert, sondern als Prozessgeschehen „alltäglicher Identitätsarbeit", als beständige Passung zwischen inneren und äußeren Welten (Majce-Egger, 2012, S. 20). Das Leben in Beziehung und im Kontakt zur Gesellschaft stabilisiert und destabilisiert gleichzeitig, nicht nur in der Adoleszenz, sondern inzwischen lebenslang.

### 2.1.6 Lebenslanges Lernen in Beziehung

Wie bereits Erik Erikson in seinem Buch „Identität und Lebenszyklus" ausführt, begleiten uns Entwicklungsaufgaben durch unser Leben. Es gilt immer wieder aufs Neue, aktuelle psychische und körperliche Veränderungen mit den sozialen Anforderungen in Beziehung zu setzen. Allerdings verstehen wir diese Entwicklungsaufgaben inzwischen nicht mehr linear und aufeinander aufbauend. Identitäten sind fragmentierter, aber auch vielseitiger, widersprüchlicher und niemals abgeschlossen.

> „Identitätsbildung ist insofern stets ein nachträglicher Akt, dem äußere und innere mentale Handlungen vorausgehen. [...] Identitätsarbeit des Ichs ist in diesem Sinne die Schaffung einer Balance zwischen äußeren Erwartungen, gesellschaftlichem Rollenverhalten und der inneren Wertigkeit, den Identifizierungen, den Abkömmlingen unbewusster Phantasien und idiosynkratischen Wünschen." (Streeck-Fischer, 2014, S. 230)

Jeder Kontakt mit anderen, mit neuen Gruppen, mit gesellschaftlichen Veränderungen verändert uns und schafft Lernfelder bezüglich unserer Identität, macht Identitätsbildung zu einer lebenslangen Aufgabe. Ob wir diese Herausforderung erleiden oder ihr proaktiv, herausfordernd begegnen, hängt nicht nur mit unseren bisherigen Erfahrungen zusammen. Es wird auch von den Feldern beeinflusst, in denen wir uns bewegen, und deren Möglichkeiten zu Reflexion und Weiterentwicklung oder zu Destruktion und Traumatisierung.

Am Ende stehen wir wieder am Ausgangspunkt: an der Schnittstelle zwischen der Person, ihrer relevanten Umgebung und der Gesellschaft sowie deren untrennbarer Verbindung.

## 2.2 Gruppenprozesse analysieren. Gruppenmodelle – Beobachtung – Prozessanalyse

Maria Majce-Egger

**Gruppendynamik** bezeichnet das aktuelle beobachtbare Geschehen in Gruppen, die Dynamik von Veränderung und Kontinuität sowie die wissenschaftliche Erforschung solcher Prozesse. Ebenso steht der Begriff für ein Verfahren sozialen Lernens, eine Praxis sozialen und organisatorischen Handelns und für ein Modell, in dem psychosoziale Störungen und Problemlagen nicht an einzelnen Personen festgemacht werden. Sie werden vielmehr als gruppal bzw. gesellschaftlich bedingt verstanden, selbst dann, wenn sie sich im Individuum verdichten. Die Genese der Gruppendynamik ist geprägt durch die Einsicht, dass die Gruppe als Sozialkörper der wirksamste Träger emanzipatorischen Potenzials sein kann und somit über „Interventionsmacht" gegenüber ihrem organisatorischen Kontext verfügt. Gruppen entwickeln eine kollektive Identität, können sich selbst zum Gegenstand der Reflexion machen und lernen, sich selbst zu steuern. In der Dynamik einer Gruppe werden kulturelle Strukturen und Machtverteilungen auf Beziehungs- und Arbeitsebene wirksam. Zudem werden Strategien der Auseinandersetzung mit dem sozialen Feld sichtbar.

Gruppentrainer*innen und -therapeut*innen beobachten fortlaufend die Interaktionsprozesse, Entwicklungen und Hemmungen der Gruppe in Form *teilnehmender* Beobachtung, da sie Teil der Dynamik sind, wenn auch in vereinbarter (abstinenter) Funktion der Beratung oder Therapie. Wesentlicher Fokus bei der Beobachtung sind die Gruppenphase sowie die Gruppenspannung zwischen Entwicklung und Widerstand. Mithilfe von Theorien und Modellen können diese Beobachtungen und Wahrnehmungen systematisiert und richtungsweisend für Interventionen genutzt werden.

In der gruppendynamischen sowie gruppentherapeutischen Ausbildung wird Beobachtung als *nichtteilnehmende* Beobachtung – als Außenbeobachtung – in speziellen Seminarsettings trainiert. Der Gruppenprozess wird einerseits aus überprüfbaren Beobachtungen, andererseits entlang der Wirkung auf die eigene Gefühlslage, Identifikationen und Gegenübertragungen mithilfe von Theorien und Modellen reflektiert, auch um Beobachtungsfehler gering zu halten.

### 2.2.1 Grundlagen für Beobachtung

Gruppenmodelle sind methodische Hilfen bei der Beobachtung dieses komplexen Gruppengeschehens sowie der Analyse des Prozesses. Es werden Gesetzmäßigkeiten beschrieben, die in der Entwicklung und/oder in der Reaktion von Gruppen auftreten. Sie geben damit einen je spezifischen Wahrnehmungsfokus vor. Im Vergleich zur Realität geben Gruppenmodelle allerdings eine vereinfachte Gesetzmäßigkeit vor, die nur in

Abweichungen beobachtbar ist. Sie bieten Darstellungen von prägnanten Abschnitten in Gruppen nach unterschiedlichen Kriterien (z. B. Arbeitsfähigkeit der Gruppe, Umgang mit Autorität und Intimität, kollektive Gruppenabwehr). Die Entwicklung jeder Gruppe nimmt aber einen gruppenspezifischen Verlauf, der gruppendynamische Prozess ist gruppenimmanent.

Unterschieden werden: zyklische Entwicklungsmuster wie von Lewin 1947, Bion 1961, Schutz 1966, Yalom 1974; voranschreitende Entwicklungsmuster wie von Tuckman 1965, Bennis und Shepard; Modelle sozialen Lernens wie von Luft 1955, Miles 1965, Milowiz und Käfer 1989; Phasenmodelle wie von Bennis und Shepard 1956, Tuckman 1965, Stahl 2002, König und Schattenhofer 2006; Strukturmodelle von Schindler 1957, 1964a, 1999.

Die Modelle sind als Hintergrund-Methodenrepertoire für das Wahrnehmen, Beobachten, Diagnostizieren und Umsetzen von Interventionen sowie für entwicklungsförderndes Handeln zu verwenden. Sie entheben allerdings weder Trainer*innen noch Gruppentherapeut*innen vom Bewusstmachen eigener Modelle.

**Ebenen**

Um die Informationsfülle zu reduzieren, ist eine horizontale Differenzierung nach Ebenen sinnvoll, auch wenn diese in enger Beziehung zueinander stehen.

In der Gruppendynamik sind vier Ebenen zu unterscheiden: Arbeits- und Sachebene der Gruppe (Erkundung des gemeinsamen Prozesses), Ebene der Soziodynamik (Normen, Rollen und Ordnungen im Hier und Jetzt der Gruppe), Ebene der Psychodynamik (Übertragungsprozesse), Ebene des Kernkonflikts der Gruppe (das kollektive Unbewusste); (König, 2012, S. 21–36).

Die psychodynamische Gruppenpsychotherapie unterscheidet die Ebenen: Arbeitsgruppenebene, bewusste Interaktion und manifeste Aktionen und Interaktionen; unbewusste Übertragungs- und Gegenübertragungsprozesse; die Gruppe als Ganzes, als „Container“ (Jansen, Sachs, 2018, S. 23).

In der Dynamischen Gruppenpsychotherapie unterscheiden wir:

- **Arbeitsebene,** die zielorientierte Untersuchung des Gruppenprozesses (Normen, Werte, Rollen, Kommunikation), der manifesten Interaktionen, bewusste interaktionelle, gruppendynamische Aspekte
- **Beziehungsebene** (affektive Bindungen, Subgruppen, Nonverbales)
- **unbewusste Prozesse,** gruppale Abwehr- und Widerstandsphänomene, Übertragung und Gegenübertragung
- **die Gruppe als Entität, als Ganzes**

Ein weiterer Aspekt für die Gruppendiagnose ist die Beobachtung von Gruppenentwicklungen entlang von Leitdifferenzen wie die Differenzierung nach Person, Leitung, Gruppe zu Gruppe, Subgruppen, Umwelt, Gruppe (Amann, 2009).

Obwohl die in den Modellen beschriebenen Prozesse in allen Gruppenformen beobachtet werden können, ist nach jeweiligem Anwendungsbereich sowie unterschiedlicher Schwerpunktsetzung zu differenzieren.

**Innere und äußere Umwelt von Gruppen**
Im systemtheoretisch inspirierten gruppendynamischen Modell von **Schattenhofer** (1992) werden Strukturen und Prozesse sowie ihre gegenseitige Bezogenheit beachtet. Für therapeutische Gruppen und Selbsterfahrungsgruppen steht die innere Umwelt der Gruppenmitglieder im Vordergrund, für Stellvertreter*innengruppen und Gremien eher die äußere Umwelt. Arbeitsteams stehen in der Spannung beider Umwelten.

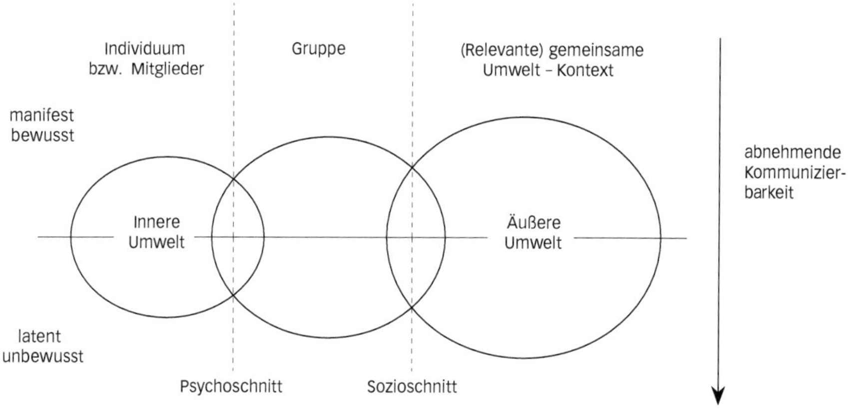


**Abb. 5:** Horizontale und vertikale Schnittstellen von Gruppen (Schattenhofer, 1992) nach Oliver König

Die Aufgabe und das Ziel der Gruppe beeinflussen deren Struktur. Die (relative) Autonomie der Gruppe wird durch ihre inneren und äußeren Umwelten (vertikale Differenzierung) mitbestimmt und es ergeben sich spezifische strukturelle Konflikte. Die horizontale Differenzierung in das Sichtbare und das Verborgene in Gruppen – wie im Eisbergmodell anschaulich dargestellt – verdeutlicht, dass ein Teil der Themen der Gruppe im Vorbewussten bzw. Unbewussten verborgen bleibt. Entlang der Kommunizierbarkeit und Bewusstheit bzw. ihrer Abnahme kann manifestes und latentes Geschehen in Gruppen dargestellt werden. Die Tiefe der Bewusstmachung ist abhängig von der jeweiligen Aufgabe bzw. Zielvorgabe der Gruppenarbeit.

**Gruppe als Sozial- und Kräftesystem**
Die Prinzipien gruppendynamischer Arbeit (wie Pluralität, Hier-und-Jetzt-Prinzip, reflexive Selbstthematisierung, relative Unstrukturiertheit, Prozessorientierung) beziehen sich im Ursprung auf **Lewins Feldtheorie**. Diese geht davon aus, dass menschliches

Verhalten nur in der Gesamtheit von Person und Umwelt erfasst werden kann. Der Begriff „Feld" meint alle gleichzeitig bestehenden intra- und interpsychischen Kräfte, die in der jeweiligen Situation wirksam sind, einschließlich der historischen Dimension. Die Gesamtheit dieser Kräfte ist der *Lebensraum* oder das psychologische Feld einer Person. Person und Umwelt bilden einen interdependenten Systemzusammenhang, in dem der Zustand jedes Teiles von jedem anderen Teil abhängig ist.

Lewin (1947) betrachtet den Gruppenprozess als Verhaltensänderung, wobei er drei skizzierte Phasen „Auftauen – Verändern – Stabilisieren" unterscheidet: das Auflockern des bestehenden Niveaus, das Hinübergleiten auf das neue Niveau und das Verfestigen des Gruppenlebens auf dem neuen Niveau, das Festigen des neuen Gruppenstandards. Von einem Gleichgewichtszustand in der Gruppe ausgehend, wird über eine Phase der Labilisierung der Übergang zu einem qualitativ anderen Gleichgewichtszustand (= bestimmte Konstellation sich überschneidender Kraftfelder) hergestellt (Fliedl & Majce-Egger, 1999, S. 96). Diese feldtheoretische Betrachtungsweise ist Grundlage etlicher Phasenmodelle.

**Lewin** versteht die Gruppe als **Sozial- und Kräftesystem,** als autonomes Sozialsystem, das nicht direkt von außen steuerbar ist. Die Ordnungen in Gruppen sind auf die laufenden Abstimmungsprozesse, die sogenannten Rückkoppelungsprozesse, ihrer Mitglieder zurückzuführen. Weiters ist eine Gruppe durch zwei Prozesse gekennzeichnet: Kohäsion, den inneren Zusammenhalt, sowie Lokomotion, die organisierte Bewegung in Richtung eines Ziels.

Es gibt Anziehungsfaktoren der Gruppe in Hinblick auf ihre Ziele, wie Angemessenheit der Ziele, Klarheit der Zielformulierung, Anerkennung der Ziele. Wachsende Gruppenkohäsion erhöht den Druck, sich konform der Gruppennormen zu verhalten. Eng zusammenhaltende Gruppen sind Abweichungen gegenüber intoleranter als locker verbundene. Das funktioniert allerdings nur, wenn Anpassung zur Bedürfnisbefriedigung (z. B. Anerkennung) führt. Mitglieder, die Werte, Normen, Ziele der Gruppe nicht übernehmen, scheiden häufig aus; sie könnten aber mit ihrer Abweichung neue Elemente und Problemlösungen einbringen, wenn ihre Integration gelingt (siehe Rangdynamik). Die Gruppenentwicklung pendelt zwischen Integration und Differenzierung.

König und Schattenhofer (2006) fassen verschiedene Modelle in einem Fünf-Phasen-Modell zusammen: Orientierung, Positions- und Rollenklärung, Vertrautheit und Intimität, Differenzierung (vgl. Schattenhofer, 2009, S. 38). Sie unterscheiden auch zwischen Situation und Aufgabe der Gruppe sowie der Einzelnen, Anforderungen an die Einzelnen und an die Leitung.

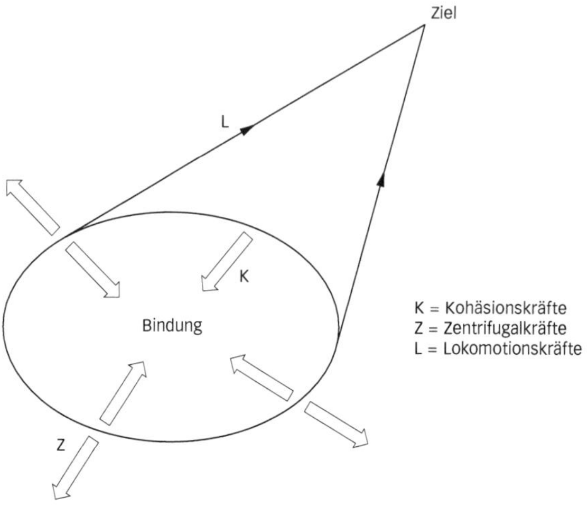


**Abb. 6:** Kräftesystem der Gruppe (Majce-Egger, 1999, S. 252)

**Prozessanalyse**

Prozessanalyse dient dem Verständnis der Dynamik, d.h. der innerhalb der Gruppe wirkenden Kräfte und Hindernisse, die einer Entwicklung zugrunde liegen. Sie ist die Untersuchung des Gruppenentwicklungsprozesses in Hinblick auf Störungen, Barrieren und förderliche Elemente im Kommunikationsprozess der Gruppe, also die systematische Erfassung von Interaktionsprozessen bezogen auf die Arbeitsfähigkeit der Gruppe. Modelle von Gruppenstrukturierung und Gruppenentwicklung sind methodische Hilfen für diese fortlaufende Analyse.

Mithilfe von Modellen und ihrer inhärenten Theorien kann das komplexe Geschehen in Gruppen wahrgenommen, differenziert, zugeordnet und als Hintergrund-Methodenrepertoire für entwicklungsförderndes Intervenieren genutzt werden.

### 2.2.2 Phasen- und Prozessmodelle

Phasen- und Prozessmodelle beschreiben Gesetzmäßigkeiten, die in der Entwicklung und/oder in der Reaktion von Gruppen auftreten. Soziales Geschehen wird dabei als Verschränkung von Struktur und Prozess gesehen. Grundlage etlicher Phasenmodelle ist Lewins feldtheoretische Betrachtungsweise der Gruppenentwicklung: *Auftauen – Verändern – Stabilisieren*. Gruppenentwicklungsmodelle unterscheiden die Prozessphasen Orientierung, Positions- und Rollenklärung, Vertrautheit und Konsolidierung, Differenzierung und Abschluss.

Auftauen (Unfreezing) meint, dass Gewohntes seine Wirkung verliert und Neues versucht werden muss. Diese Verunsicherung führt zu Moving. Diese Veränderung braucht Zeit und ist eine längere Phase des Beobachtens, Nachdenkens und Experimentierens bei meist hoher Spannung. Das erfordert Ambiguitätstoleranz. Widersprüchlichkeiten müssen ertragen werden können, denn Alternativen und mögliche Wirkungen müssen verhandelt und antizipiert werden (siehe Stützle-Hebel & Antons, 2017). So kann diese Differenzierung des Lebensraums auf einem neuen Niveau ermöglicht, neue Verbindungen können hergestellt und stabilisiert werden (Freezing).

**Die Gruppe als Ort von Autorität und Intimität**
Kernstück des interaktionellen Entwicklungsmodells von **Bennis und Shepard** (1972) ist folgende These: Die Hauptprobleme, die die Gruppe lösen muss, liegen in den Haltungen zu Autorität und Intimität, die die Gruppenmitglieder in die Gruppe mitbringen. Dependenz und Interdependenz (Macht und Liebe, Autorität und Intimität) werden als Zonen der inneren Ungewissheit betrachtet, die eine angemessene Kommunikation verhindern. Die Haltung der Gruppenmitglieder gegenüber dem Gebrauch und der Verteilung von Macht in der Gruppe ist als Zone der Autoritätsorientierung zu verstehen. Die Haltungen der Gruppenmitglieder zueinander sind die Zone der persönlichen Beziehungen (Bennis, 1972, S. 271 f.). Beide Zonen sind voneinander abhängig, denn bestimmte Haltungen zwischen den Gruppenmitgliedern sind mit einer bestimmten Autoritätsstruktur verknüpft. Die Gruppenphasen sind durch Interaktionsstrukturen, typische Themen und das Dominieren bestimmter Affekte charakterisiert; unbewusste Probleme der Gruppe können so erschlossen werden. Phase 1 „Dependenz“ beinhaltet die Abhängigkeit und Beziehungen zur Macht, Autoritätsbeziehungen, mit den Subphasen Abhängigkeit und Flucht, Gegenabhängigkeit und Kampf, Machtbeziehungen. Phase 2 geht zu „Interdependenz“ und persönlichen Beziehungen über mit den Subphasen Harmonie, Entzauberung und Konsensbildung.

Diese zwei (sechs) Gruppen(sub)phasen treten nicht in Abfolge auf, sondern finden eher parallel und vor wie rückläufig statt, wobei die jeweiligen Themen dynamisch miteinander verbunden sind. Dies verweist auf das Raummodell (Yalom, Amann). Trotzdem ist das Phasenmodell von Bennis und Shepard nach wie vor – besonders für Neulinge in der Gruppenarbeit – ein hilfreiches Modell, um Gruppenphasen und Phänomene zu erkennen.

**Die zielgerichtete Gruppe**
**Tuckmans Modell (1965)** unterscheidet vier Phasen der Gruppenentwicklung: Forming (Gruppenbildung, Sicherheit und Abgrenzung), Storming (Auseinandersetzung mit unterschiedlichen Zielvorstellungen, Konflikte), Norming (Normenbildung, Kompromiss und Entscheidung) und Performing (Leistung und Bewährung in der Arbeitsphase). **Stahl (2002)** entwirft ein erweitertes Tuckman-Modell. Er führt den linearen Ablauf

in ein Kreismodell über (eventuell spiralförmig denkbar) und ergänzt die fünfte Phase „Re-Forming“ (Bilanz und Veränderung in der Orientierung).

Die Mitglieder treten zielgerichtet in Interaktion miteinander, sie stimmen ihr Handeln und die dahinterstehenden Ziele aufeinander ab. Das komplexe und sich selbst organisierende dynamische System Gruppenzielpool braucht Struktur, damit die Gruppe arbeitsfähig wird. Es entwickelt sich anhand von Auseinandersetzungen ein Gruppenvertrag (wann, welches Ziel, auf welchem Weg), der variabel gehalten wird, da sich die Ziele verändern. Die Mitglieder einer Gruppe müssen die Rollenträger*innen von Veränderungsbereitschaft (Variation) und Veränderungsdruck (Selektion) sein. Eine Gruppe ist überlebensfähig, wenn sie einen Gruppenvertrag hervorbringt, der weitgehende Zufriedenheit aller Mitglieder gewährleistet (Stahl, 2002).

Aus bestehenden Strukturen (Gruppenvertrag) entwickeln sich fortlaufend neue Strukturen, und zwar nach einem evolutionären Viertakt. Dieser ist als Diagnoseinstrument anwendbar:

**Tab. 6:** Wesentliche Merkmale der Phasen des erweiterten Tuckman-Modells (nach Stahl, 2002, S. 54)

| **Phase Aktivitäten** | **Aktivitäten** | **Vorherrschende Leistung** | **Evolutionäre Entwicklung des Miteinanders durch** |
|---|---|---|---|
| **Gründungsphase Formung** | sich kennenlernen<br>sich einschätzen<br>Einordnung | Abgrenzung<br>Separation | Konventionen |
| **Streitphase Storming** | sich zeigen<br>sich vertreten<br>Auseinandersetzung | Zuspitzung<br>Amplifikation | Konflikte |
| **Vertragsphase Norming** | sich festlegen<br>sich abfinden<br>Einigung | Entscheidung<br>Selektion | Vereinbarungen |
| **Arbeitsphase Performing** | sich einbringen<br>sich engagieren<br>Zusammenarbeit | Bewährung<br>Restabilisierung | Kooperation |
| **Orientierungsphase Re-Forming** | bilanzieren<br>sich besinnen<br>Erfahrungsaustausch | Veränderung<br>Variation | Bilanzen |

Prozessmodelle, mit denen der Ablauf wie in diesem Modell in einer stringenten Abfolge festgelegt wird, sind zwar Hilfen, um Phänomene in Gruppen zu erkennen, und unterstützen die Zuordnung, geben aber keine Normierung vor. Die Parallelität der

Erarbeitung der Thematiken wird im Raummodell deutlicher und die Komplexität des Geschehens in Gruppen realitätsnäher abgebildet.

**Der Gruppenprozess als Problemlösung**

Milowiz und Käfer (1989) schließen im **Mikado-Modell** an das Phasenmodell der sozialen Lernzyklen von **Miles** (1965) an, das einen zyklischen Lernprozess mit typischem Phasenverlauf (für Trainingsgruppen) beschreibt. Von Unzufriedenheit ausgehend, wird ein neues Verhalten gewählt und geübt. Darauf folgen Rückmeldungen bzw. Feedback über die Ergebnisse und die Integration des neuen Verhaltens. Milowiz und Käfer ergänzen, unter welchen Voraussetzungen die Gruppe lernfähig ist und unter welchen Bedingungen die Lernzyklen abgebrochen werden. Sie beschreiben vier Lernphasen: Stagnation und Unzufriedenheit, Experimentieren, Generalisierung und Euphorie; Einführung neuen Verhaltens. Zudem gehen sie auf Interventionsmöglichkeiten in diesen Lernzyklen ein. In der Phase von Stagnation und Unzufriedenheit erhöhen Hinweise auf bereits erfolgreich abgeschlossene Lernzyklen die Bereitschaft der Gruppe, nach neuen Lösungswegen zu suchen. In der Phase des Experimentierens ist die Gruppe bereit, Vorschläge der Tr/GTh (Trainer*innen/Gruppentherapeut*innen) zu akzeptieren und sie als Unterstützung anzunehmen. In der Phase des Einführens neuen Verhaltens ist die Gruppe besonders empfindlich gegenüber kritischen Interventionen der Tr/GTh. Hier kommt es leicht zu einem Abbruch des Lernzyklus und einem Zurückgreifen auf alte Verhaltensweisen. In der Generalisierungsphase hat die Gruppe die größte Stabilität und wird nur mehr durch massive Interventionen in ihrem Lernprozess gestört.

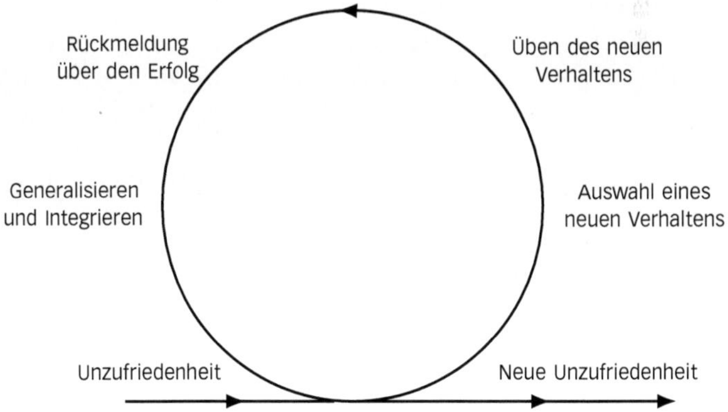


**Abb. 7:** Soziales Lernmodell, Miles (1965)

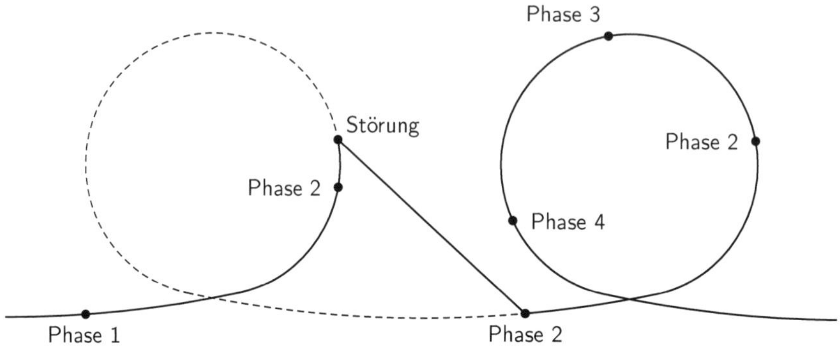


**Abb. 8:** Der Prozess der „gestörten" Gruppe: das Mikado-Modell (Milowiz & Käfer, 1989, S. 132)

Günter Klug et al. (1998) modifizieren das Modell für Borderline-Klient*innen. Sie beschreiben, wie die Interaktion zwischen einer Borderline-Klientin und dem Betreuungsteam eines psychosozialen Zentrums zu einem stagnierenden Prozess der Gruppe führt. Die ersten beiden Phasen, das Erkennen des Veränderungsbedarfs und das Entwickeln neuer Strategien mit Erprobung, funktionierten klaglos. Auch Phase 3 der Entwicklung verlief positiv. Aber in Phase 4 stellte sich heraus, dass eine Generalisierung des Gelernten nicht möglich war und die Situation der Anfangssituation glich. Dieser späte Ausstieg aus der Spirale sei typisch für Borderline-Klient*innen, denn sie können die Zusammenhänge nicht überblicken (siehe Abschnitt 2.1 „Entwicklung in Beziehung").

**Dimensionen des gruppendynamischen Raums**

**Yalom** (1970) unterscheidet folgende Formungsstadien der Gruppe: das Anfangsstadium der Orientierung, der zögernden Beteiligung und der Suche nach dem Sinn; das zweite Stadium Konflikt, Dominanz und Rebellion; als drittes Stadium die Entwicklung der Kohäsion. Er bezieht sich auf Schutz (1966), der die Anliegen der Gruppenmitglieder *(basic interpersonal needs)* in der ersten Phase mit „drinnen und draußen" *(inclusion)*, in der zweiten Phase mit „oben und unten" *(control)* und in der dritten mit „nah und fern" *(affection)* charakterisierte (Yalom, 1970, S. 165). Yalom geht davon aus, dass unsere wechselseitigen Beziehungen von drei Bedürfnissen geprägt sind: Zugehörigkeit *(in and out)*, Steuerung *(top and bottom)* und Zuneigung *(near and far)*.

- Steuerung/Macht: Mitbestimmen, Verantwortung, Unterstützung, Hierarchie, Normen, Kontrolle
- Zuneigung/Intimität: Nähe, Vertrauen, innere Bindung
- Zugehörigkeit: Gruppengrenze, Durchlässigkeit, Akzeptanz, akzeptiertes Verhalten

**Tab. 7:** Entwicklungsmodell Yalom (1970) nach W. C. Schutz' basic interpersonal needs: inclusive, control, affection

| **Dimension** | **Themen** |
|---|---|
| drinnen oder draußen | Akzeptanz, Commitment<br>Suche nach Orientierung und Struktur |
| oben oder unten | Dominanz, Kontrolle, Kraft, Hackordnung |
| nah oder fern | Intimität, Nähe, Vertrauen |

Im gruppendynamischen Prozess sind drei basale Dimensionen unterscheidbar, auf die jede Gruppe eine Antwort finden muss: Zugehörigkeit (drinnen/draußen), Macht/Einfluss (oben/unten) und Intimität (nah/fern). Diese Differenzen bilden die drei Achsen des **gruppendynamischen Raumes** und verweisen permanent aufeinander (Amann, 2001). Fragen einer Dimension beziehen sich immer auch auf die anderen Dimensionen.

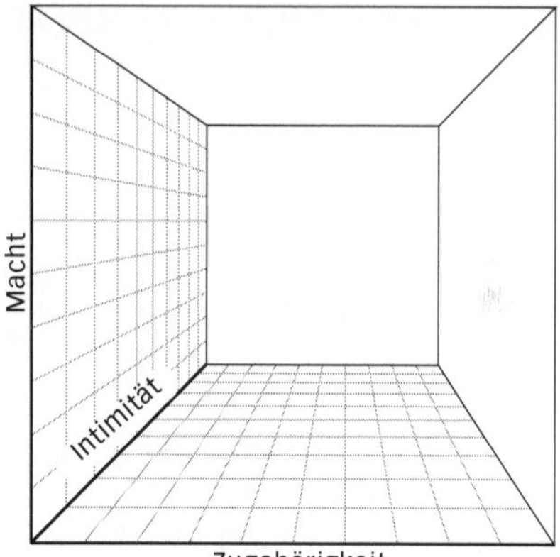


**Abb. 9:** Gruppendynamischer Raum (nach Antons, 2018, S. 45), Blick in den gruppendynamischen Raum

In Großgruppen erhöht sich die Wirksamkeit habitueller Positionen und des jeweiligen Status, der Verortung der Teilnehmenden in den gesellschaftlichen Feldern (Majce-Egger, 2009). Für Großgruppen schlägt Tippe (2019) daher eine modifizierte Version des Modells vor. Insbesondere die Dimensionen Zugehörigkeit und Intimität zeigen sich in der Großgruppe anders als in der Kleingruppe. Status (Rand – Zentrum) und Differenz (Ähnlichkeit – Verschiedenheit) verdeutlichen in Großgruppen die Dimensionen Zugehörigkeit und Intimität der Kleingruppe. Die Dimension Macht (oben/unten) wird beibehalten. Eckert (2021) ergänzt den alternativen Begriff

„Bedeutsamkeit" als Übersetzung der Dimension Intimität. Dabei geht Gwendolin Eckert von der Überlegung aus, dass es sich bei den drei Achsen des gruppendynamischen Raumes um die Frage der Differenzierung handelt und um die Anziehungskraft zu Personen und Gruppen (siehe Abschnitt 2.5 „Identität und Zugehörigkeit").

Diese drei für die Sozialisation im gruppendynamischen „Feld" (Lewin) prägenden Konfliktthemen sind dynamisch miteinander verbunden. Jede Differenzierung auf einer der drei Achsen bringt die anderen beiden Achsen ins Spiel. Alle Gruppenmitglieder bringen ihre sozialisatorisch frühen Muster des Umgangs mit diesen Differenzen mit. Sie versuchen den gruppendynamischen Raum diffuser Beziehungen und Erwartungen danach zu gestalten, zu reinszenieren.

Das Sozialraum-Modell ermöglicht mit seinen basalen sozialen Dimensionen und den dazugehörigen Polaritäten, den Gruppenprozess zu beschreiben, die je Gruppe spezifische Verlaufskurve im Raum. Es veranschaulicht mögliche Kernkonflikte der Gruppe im dreidimensionalen Raum der drei Aushandlungsbereiche. Kann in einer Gruppe z. B. eine deutliche Bevorzugung der Dimension Macht/Steuerung beobachtet werden, bedeutet das nicht, dass bei allen Gruppenteilnehmenden diese kontrollorientierten Anteile dominant sind. Es bedeutet nur, dass dieser Anteil, diese Konfliktkonfiguration, bei ihnen aktiviert wird, weil darüber in dieser Gruppe eine dynamische Verbindung (Valenz, soziale Induktion) zu den anderen Mitgliedern möglich ist (Majce-Egger, 2019).

Gruppen durchlaufen und bearbeiten unter anderem folgende Konflikte: in der Dimension Zugehörigkeit „Wunsch, dazuzugehören, versus Angst, die Individualität zu verlieren"; in der Dimension Steuerung/Macht „Wunsch nach Vorgaben versus Angst, dominiert oder manipuliert zu werden"; in der Dimension Intimität/Zuneigung „Wunsch nach Nähe versus Angst vor Zurückweisung" (Schwenk, 2019).

Nach **Amann** bringt der gruppendynamische Raum die Sozialisationsphasen der persönlichen Entwicklung zusammen. Das mache ihn so affektreich und komplex. Das gruppendynamische Raummodell sei der ödipalen sowie der präadoleszenten Phase zuzuordnen. „In sozialisationstheoretischer Perspektive wird deutlich, dass das gruppendynamische Strukturproblem die Teilnehmer in ein Konfliktfeld führt, das in seiner Struktur der sozialisatorisch zentralen Übergangsstelle von ödipaler Krise und prä-adoleszenter Peergroup gleicht. Und genau aus dieser Homologie rührt dessen enormes Lernpotential" (Amann, 2003, S. 212).

**Gruppenprozess als Abwehrprozess**

Zum Verständnis von **Bions** Grundannahmen-Konzeption sind seine Theorie des Denkens sowie seines Containment-Konzepts „Thoughts are waiting for a thinker" hilfreich. In Bions Theorie des Denkens werden das Erfassen und Zuordnen von Gefühlszuständen, das Erkennen und Benennen der Qualität des Emotionalen im Selbst und in anderen als Voraussetzung für die Entstehung und Entwicklung des Denkprozesses betrachtet. Bion (1962) geht von der Annahme aus, dass es Gedanken vor dem Denken gibt und dass erst die Gedanken die Ausbildung eines Apparats erforderlich machen, der sie bearbeitet, das Denken (Lüders, 2015).

Emotionale Erfahrungen, Sinneseindrücke und Emotionen in einem noch nicht deutbaren Rohzustand nennt Bion „Beta-Elemente“. Diese Rohelemente stehen dem Denken erst zur Verfügung, wenn sie in verarbeitbare und benennbare Gefühlszustände umgeformt werden, in Alpha-Elemente. Beta-Elemente werden körpernah als Unbehagen, als Bedrohung wahrgenommen und ausgestoßen. Die Empfänger*innen, die Bezugspersonen (GTh, Tr), der Beta-Elemente verspüren den Impuls zur Abwehr. Hier kommt die Alpha-Funktion zum Tragen, die geistige Aktivität, um Beta- in Alpha-Elemente zu transferieren. Bion versteht den Mechanismus der projektiven Identifikation nicht nur als frühe Form der Abwehr, sondern auch als frühe Form der Kommunikation, als Vorläufer des Denkens. Die Bezugsperson fühlt die Not des Kindes und antwortet, indem sie die Notlage benennt und in Erträgliches umwandelt. Containment meint die produktive Identifikation und deren Bearbeitung durch die Alpha-Funktion. Es ist demnach ein aktiver Prozess des Aufnehmens, des In-sich-Bewahrens, Verstehens und Benennens – Transformation.

> „Die basale Sichtweise von Gruppenphänomenen wird aus Bions Psychosetheorie verständlicher, die besagt, dass die Unfähigkeit des Schizophrenen zu denken aus dem Fehlen der Verbindung zwischen Gedanken und Objektrepräsentanzen resultiert. Diese Verbindungen werden durch Spaltung und projektive Identifikation zerstört, wodurch die Gedanken einerseits fragmentiert, andererseits externalisiert werden.“ (Fliedl & Krafft-Ebing, 1999, S. 40)

Die Folge der Externalisierung ist die Unfähigkeit, selbst zu „containen“. Es wird Aufgabe der Gruppentherapeut*innen und Trainer*innen, diese fragmentierten Gedanken, Affekte und Fantasien zu containen und „verdaubar“ aufzubereiten.

Bion unterscheidet wie Freud nicht zwischen Individual- und Sozialpsychologie. Allerdings geht er davon aus, dass der Mensch primär ein soziales Wesen ist. „Der Einzelne ist ein Gruppengeschöpf, das sowohl mit der Gruppe als auch mit denjenigen Aspekten seiner Persönlichkeit, die seine ‚Vergrupptheit‘ ausmachen, im Kampf liegt“ (Bion, 1961, S. 124).

Die Theorie der Grundannahmen geht von einer psychoanalytischen Persönlichkeitstheorie aus, die sich mit dem psychischen „Funktionieren“ des Menschen als kollektives Wesen auseinandersetzt. In Melanie Kleins Theorie zur Frühentwicklung des Kindes folgt einer paranoid-schizoiden Position – charakterisiert durch primitive Abwehrmechanismen wie Spaltung und projektive Identifikation – eine depressive Position. Basierend darauf entwickelt Bion sein Konzept der Grundannahmen.

Infolge der Orientierung gegenüber Autorität und Intimität entstehe in der Gruppe eine wechselnde emotionale Befindlichkeit, die Grundannahmen *(basic assumptions)*, die als kollektive Abwehr betrachtet werden. Diese Abwehr kollektiver Fantasien wiederholt sich in Belastungssituationen. Die Gruppe verhält sich dann so, als ob es ihr Ziel sei, Hilfe von den Trainer*innen bzw. von den Gruppentherapeut*innen zu erhalten, zu kämpfen etc.

Das Gruppenmodell, das Bion daraus ableitet, betrifft die Konfliktbereiche, die zwischen den Ebenen der Arbeitsgruppe und der Grundannahmegruppe vorliegen.

Unterschieden wird die „Arbeitsgruppe" von der „Grundannahmegruppe". Erstere verfolgt die bewussten Ziele der Gruppe, Zweitere ist die regressive Ebene des Gruppengeschehens, die von Grundeinstellungen geleitet wird. Bion beschreibt den Verarbeitungsmechanismus, mit dem Gruppen auf Veränderungen reagieren und damit das Verhältnis zwischen Grundannahme- und Arbeitsgruppe wieder neu einstellen können. Die Gruppe pendelt zwischen Aufgabenbezogenheit und emotionalem Fokus.

In der Arbeitsgruppe kooperieren die Teilnehmenden und richten ihre Aktivität auf eine gemeinsame Aufgabe, die in Beziehung zur Realität steht (vergleichbar mit Freuds „Ich"). Die Arbeitsgruppe beschreibt somit eine bestimmte Form psychischer Aktivität der Gruppe, nicht die Personen, die diese Aktivität ausführen.

Das Handeln nach einer Grundannahmegruppe bedarf keiner Fähigkeit zur Kooperation, sondern hängt davon ab, ob die Person „Valenz" besitzt. Damit ist die Fähigkeit zur sofortigen, unwillkürlichen Verbindung eines Individuums mit einem anderen gemeint, um eine Grundannahme mit ihm zu teilen und danach zu handeln (Bion, 1961, S. 112). Die Gruppenmitglieder verhalten sich so, als wäre ihnen die Grundannahme bekannt, obwohl sie ihnen nicht bewusst ist.

Zu allen Grundannahmen gehört die Existenz eines Führers. Das kann eine Person, eine Idee oder ein Gegenstand sein. Grundannahmen werden von starken Affekten begleitet, die charakteristisch für die jeweilige Grundannahme sind.

Die Grundannahmegruppe ist somit eine Gruppe, deren Handeln an einer stillschweigend akzeptierten Grundannahme orientiert ist – also an unbewussten Einstellungen der Gruppe, die in „magischer Form" die Einheit der Gruppe garantieren sollen. Sie sind von mächtigen, aber widersprüchlichen Affekten begleitet:

**Tab. 8:** Entwicklungsmodell (nach Crepaldi, 2018, S. 219)

| Grundannahmen in Gruppen | Beziehungsmodi | Psychosexuelle Phasen | Neurotische Charakterbildung |
|---|---|---|---|
| **Abhängigkeit** | symbiotisch | oral | depressiv |
| **Kampf/Flucht** | parasitär | anal | zwanghaft |
| **Paarbildung** | kommensal | ödipal | hysterisch |

*Grundannahmen (Ga) in Gruppen*

In der *Ga Abhängigkeit* ist die gemeinsame Vorstellung wirksam, dass ein äußeres Objekt Sicherheit geben kann. Eine Person (z.B. Tr/GTh) könnte alle Schwierigkeiten lösen. Die Gruppe erwartet von einer Führungsfigur die Erfüllung ihrer passiven Erwartungen. Vorherrschende Affekte sind Frustration und Unzulänglichkeit, Schuldgefühle, Ärger, Rivalität, Ressentiments, Neid, Verehrung. Abwehrmechanismen der Idealisierung der Führungsfigur und ihrer „Bibel", Verleugnung und Verdrängung aggressiver Impulse gegen den Führer treten auf. Protagonist*innen sind depressive und abhängige Personen.

In der *Ga Kampf und Flucht,* der Aktion zur Selbsterhaltung der Gruppe, agiert die Gruppe, als würde sie verfolgt und müsste gegen diese Verfolgung ankämpfen oder vor der Bedrohung flüchten. Vorherrschende Affekte sind Wut, Zorn, Hass, Furcht sowie Verdacht, Opfer bringen, Martyrium. Abwehrmechanismen: Projektion, Spaltung der Angst und Aggression. Protagonist*innen: zwanghafte, paranoide Persönlichkeiten, paranoide Tendenzen.

In der Ga *Paarbildung* steht die Hoffnung auf Zukünftiges im Zentrum. Der Kontakt zwischen zwei Personen könnte die Gruppe erhalten (Reproduktion, die Schaffung einer Idee). Vorherrschende Affekte sind Hoffnung, Vertrauen, Optimismus, sexuelle Konfusion, Omnipotenz und Unverletzlichkeit. Abwehrmechanismen: Antizipation von utopischen Idealen und Fantasien über diese, Hoffnung, Idealisierung des Paares. Protagonist*innen: hysterische Persönlichkeiten.

**Tab. 9:** Die gesellschaftlichen Formen der Grundannahmen (nach Fliedl & Krafft-Ebing, 1999, S. 42)

| Grundannahme | Gesellschaftliche Form | Affekte | Vorstellung |
|---|---|---|---|
| **Abhängigkeit** | Kirche | Schuld und Depression | ein omnipotenter Führer |
| **Kampf/Flucht** | Heer | Zorn und Hass | ein gefürchteter Verfolger |
| **Paarbildung** | Adel | „Messias"-Hoffnung | ein ungeborenes Ideal oder eine Person |

Ezriel und Sutherland beziehen sich auf Bion, wenn sie von spezifischen Gruppenspannungen ausgehen, die sich in Gruppen einstellen (Sandner, 2013, S. 83). Sie betrachten die Gruppenspannung aber als unbewusste Fantasien ihrer Mitglieder. Diese Fantasien stellen eine spezifische Objektbeziehung zwischen der gesamten Gruppe und dem*der Gruppenleiter*in dar. Damit reduzieren Ezriel und Sutherland Bions Überlegungen auf die Beziehung „Gruppe – Gruppenleiter*in" wie in der Einzeltherapie. Auch Argelander (1972) betrachtet die Gruppe wie eine Person, die ihre Übertragung auf den*die Gruppenleiter*in richtet. (Näheres zu Bions und Ezriels Modellen siehe Abschnitt 1.4 „Das Spezifische der GD.DG".)

In der Gruppendynamik und der Dynamischen Gruppenpsychotherapie nutzen wir Bions Theoriemodell, um regressive Tendenzen der Gruppe zu erkennen und entsprechend zu intervenieren. Dabei wird nicht ausschließlich die Gruppe als Ganzes angesprochen.

Eine Weiterentwicklung von Bions Modell ist die *Grundannahme der totalen Einheit* (Pierre Turquet, 1977). In der *basic assumption of oneness* liefern sich die Gruppenmitglieder passiv einer allmächtigen Macht aus, um Sicherheit zu erfahren. Die einzelne Person verliert sich im ozeanischen Gefühl der Einheit oder fühlt sich mit einem Führer verbunden. Das vermindert die Spannung zwischen Individuum und Gruppe, zwischen Narzissmus und sozialer Bezogenheit. Diese Grundannahme verbindet die Ziele der einzelnen Mitglieder mit denen der Gruppe. Persönliche Identitätsängste können so reduziert werden. Gleichzeitig kann Angst vor Verschmelzung und vor Entfremdung bestehen (Kinzel, 2002, S. 305). Die Grundannahme der Einheit ist eine emotionale Gleichschaltung, die wesentlichen Einfluss auf die Handlungen der Gruppe hat und die Realitätsprüfung behindert.

Als Ergänzung zur Grundannahme der totalen Einheit wurde die *Grundannahme der Selbstbezogenheit* (Lawrence, Bain & Gould, 1996) entwickelt. Sie betont die Getrenntheit (schizoider Rückzug in die innere Wirklichkeit) von anderen; böse Teilobjekte werden in die Gesellschaft projiziert (Spaltung). Die steigende Komplexität der Umwelt überfordert und führt zu Regression. Wenn die Realität als verfolgend erlebt wird, ziehen sich Personen auf ihre innere Realität zurück. Böse Teilobjekte werden in die Gesellschaft projiziert und dort wahrgenommen. Ein wesentlicher Unterschied zu Bions Grundannahmegruppe ist, dass die Gruppe diffus bleibt. Die Angst, sich in der Gruppe zu verlieren, und die Angst, sich mit der Umwelt auseinanderzusetzen, dominieren.

Eine weitere Entwicklung ist die *Grundannahme der Gruppenbildung* (Hatcher Cano, 1997). In der Grundannahme *basic assumption of grouping* sind verschiedene Grundannahmen gleichzeitig präsent, die speziell bei Veränderungen in Systemen auftreten. Ähnlich wie in der Grundannahmegruppe Kampf-Flucht werden realistische Interdependenz- und Integrationsversuche abgewehrt (Kinzel, 2002, S. 310 f). Anzeichen sind z. B. häufiges Abweichen vom Thema, vom zeitlichen Rahmen, Fernbleiben und hohe Störungsfrequenz in Besprechungen.

Diese Weiterentwicklungen zeigen auch auf, wie zeitbezogene aktuelle Phänomene in Gruppenbildungen und Störfaktoren wirksam werden.

### Zwischen Wunsch und Angst

Lewins Modell des Gruppengleichgewichts (1947) stellt die Gruppe als ein System in einem Gleichgewichtszustand dar, der durch das Kräftepaar vorantreibender und zurückhaltender Kräfte bestimmt wird. Eine Veränderung einer der beiden Kräfte verändert den Charakter des Gruppengleichgewichts. Somit kann die Bewegung der Gruppen insgesamt als sukzessive Veränderung in ihrem Gleichgewicht verstanden werden.

French beschreibt im Modell des Fokalkonflikts (1952) das Verhalten von Individuen durch die persönlichkeitsspezifischen Fokalkonflikte und ihre individuellen Lösungsversuche, die in einer interaktionellen Situation entstehen und entsprechend modifiziert werden. Diese Fokalkonflikte haben Bezug zu Kernkonflikten, die im Leben dieses Individuums entstanden sind. Gefühle, die diesen Kernkonflikten entstammen, werden als Fokalkonflikte in den aktuellen interpersonalen Situationen wiederbelebt. Gleichzeitig werden aber auch die Lösungsstrategien, die ursprünglich zur Bewältigung des Kernkonflikts dienten, wiederbelebt und an die aktuelle Situation angepasst.

In Problemlösungsgruppen findet ein zyklischer Prozess von Störung und Wiederherstellung des Gleichgewichts statt. Die Störung des Gruppengleichgewichts, die durch das Einbringen neuer Ideen und Aspekte hervorgerufen wird, wird durch die Gruppe über Feedback und Korrekturen bearbeitet. Dadurch wird die Störung von der Gruppe einerseits begrenzt und andererseits als neues Element aufgenommen. Diese Zyklen sind logische Einheiten, in denen sich die Gruppe mit einem speziellen Problem und dessen Lösungen befasst.

Das Modell des **Gruppenfokalkonflikts von Stock-Whitaker und Lieberman** fasst diese Sichtweisen zusammen, indem es psychoanalytische und gruppendynamische Konzepte verbindet. In der interaktionellen Situation des Hier und Jetzt werden die zur aktuellen Situation gehörigen Fokalkonflikte der einzelnen Teilnehmenden wachgerufen. Die Konflikte sind in der Auseinandersetzung mit der Hier-und-Jetzt-Situation miteinander verbunden. Die Aufeinanderfolge von Verhaltensweisen in der Gruppe kann daher über das interaktionelle Maß hinaus als Ausdruck eines gemeinsamen verborgenen Konflikts, des Gruppenfokalkonflikts, verstanden werden.

Das Gleichgewicht dieses Konflikts besteht durch einen Impuls oder Wunsch (störendes Motiv) und eine dadurch ausgelöste Angst (reaktives Motiv). Beide Aspekte beziehen sich auf die aktuelle Situation der Gruppe. Die Gruppe ist um einen neuen Gleichgewichtszustand bemüht. Ziel ist Angstreduzierung bei gleichzeitig höchstmöglicher Befriedigung des beunruhigenden Motivs. Die Lösungen können stärker restriktiv oder ermöglichend sein.

Gruppenfokalkonflikte sind also dynamische Prozesse, in denen die Gruppe bemüht ist, das wunschorientierte Störmotiv und das angstorientierte reaktive Motiv in ein neues Gleichgewicht zu stellen. Die Integration des Störmotivs wird dabei als Fortschritt in der Gruppenentwicklung gesehen. Das Gleichgewicht, das in der Interaktion über Feedback, Korrektur und Spezifizierung neu gefunden wird, hat auch direkt Auswirkungen auf die Kernkonflikte der Einzelpersonen. Grund dafür sind die Kontinuität in der Verbindung „Gruppenlösungsverhalten und Gruppengleichgewicht" und die Verknüpfung des Gruppenfokalkonflikts mit dem Kernkonflikt jeder Einzelperson.

*Methode zur Untersuchung der Gruppeninteraktion*
Der Fokalkonflikt ist der im vorbewussten Bereich liegende Konflikt, der beinahe das gesamte Material einer Gruppeneinheit erklärt. Im Gruppenfokalkonflikt wird der Widerstand gegen die Erkundung der Person und der Gruppe deutlich. Das Konzept ist nicht für jede Arbeitseinheit anwendbar, denn nicht immer ist in der Gruppe konflikthaftes Geschehen vorherrschend. Die Gruppe kann auch als stützendes Kräftefeld wirken.

Im Gruppenfokalkonflikt wirken zwei einander entgegengesetzte Kräfte, und diese Kräftefelder befinden sich in einem dynamischen Gleichgewicht: Störmotiv versus Reaktionsmotiv, Wunsch versus Angst (siehe Raummodell). Beobachtbare Phänomene sind Subgruppenbildungen, wobei Untergruppen die Aspekte des Konflikts abbilden, Kompromissbildungen der gegensätzlichen Haltungen sowie Konsensphänomene.

In diesem Modell werden psychoanalytische und gruppendynamische Überlegungen in einen konsistenten Zusammenhang gebracht. Dieser kann in der Spannung zwischen dem störenden Motiv, dem zurückweisenden Motiv und den abwehrenden oder befähigenden Lösungen besonders für therapeutische Interventionen fruchtbar gemacht werden.

Störmotiv ↔ Reaktionsmotiv
Wunsch ↔ Angst

Beispiele:
Wunsch, der Gruppe zu vertrauen, um sich zu öffnen ↔ Angst vor Vertrauensbruch einzelner Tn.
Wunsch, interpersonale Kommunikation und Beziehungen zu untersuchen ↔ Angst vor Verletzung
Wunsch nach Nähe ↔ Angst vor Zurückweisung

**Integration und Differenzierung**
Schattenhofer fasst verschiedene Modelle in einem Fünf-Phasen-Modell mit folgenden Entwicklungsbereichen zusammen: Orientierung, Positions- und Rollenklärung, Vertrautheit und Intimität und Phase der Differenzierung. „Die Phasen lassen sich jeweils den Polen Integration und Differenzierung zuordnen – ein idealtypischer Ablauf entspricht dem Pendeln zwischen den Polen" (Schattenhofer, 2009, S. 38). In diesen Phasen beschreibt er Situation und Aufgabe der Gruppe, Situation, Fragen und Anforderungen an die einzelne Person sowie an die Gruppenleitung. Dabei geht er von Lewins Darstellung der Dynamik in Gruppen, von Kräften und Gegenkräften, von einem Pendeln zwischen den Polen Differenzierung und Integration aus.

### 2.2.3 Gruppen-Strukturmodelle

**Modell der Personalisationsphasen**
**Raoul Schindler** (1964a) beschreibt, dass die Gruppe nicht nur kontinuierlich an der Erfüllung einer Aufgabe arbeitet, sondern parallel dazu ein Prozess verläuft, in dem die Gruppe ihre eigene Identität entwickelt. Diese Gruppenidentität wird in der komplexen sozialen Ordnung der Gruppe widergespiegelt. Über interaktionelle Prozesse entstehen eine rangdynamische Struktur nach innen und Durchlässigkeit nach außen. Diese Phasen – Menge, prägruppale Phase, gruppale Phase und Institution – sind vor- sowie rückläufig in Gruppen beobachtbar.

**Tab. 10:** Personalisation der Gruppe (Schindler, 1964a, S. 70–71)

| Phase | Hauptmerkmal | Angst | Furcht |
|---|---|---|---|
| Menge | kontaktloses Nebenher | gebunden | vor den anderen |
| prägruppal | allgemeiner Alpha-Anspruch | viel freie Angst | vor Alpha |
| gruppal | dynamische Rangstruktur | gebunden | vor Gamma |
| Institution | fixierte Rangstruktur | gebunden | vor Omega |

Das Schema der Personalisationsphasen ist eine Möglichkeit, unterschiedliche Gruppenmodelle zu vergleichen und zu nutzen, da sie verschiedene Phasen der Gruppenorganisation beschreiben (Fliedl & Majce-Egger, 1999, S. 108). Die rangdynamische Gruppe entspricht der gruppalen Phase im kollektiven Personalisationsgeschehen und kann sowohl rückläufig (regressiv) wie vorläufig (in Richtung Entwicklung oder Erstarrung) jeweils immer wieder verloren gehen (Schindler, 1969, S. 31). Theorien wie der Gruppenfokalkonflikt von Stock-Whitaker und Lieberman können im Organisationsgrad der gruppalen Phase zugeordnet werden. Bions Theorie der Grundannahmegruppe ist in seiner Beschreibung der dominanten projektiv-identifikatorischen Prozesse primär der Menge und der prägruppalen Phase der Gruppe zuzuordnen.

**Grundprinzipien der Psychodynamik der Gruppe**
**Die soziodynamische Rangstruktur** ist der Kern des von **Raoul Schindler** Mitte der 50er-Jahre entwickelten Gruppenmodells. Sie beschreibt eine organisierende soziale Bewegung, die, von der unstrukturierten „Menge" ausgehend, zunächst in der „Wir-Beziehung" (nach A. Adler) eine Außengrenze bestimmt und im Zustand der „Gruppe" auch eine innere Rangordnung herstellt. Dadurch wird die hohe Innenspannung (mit rivalisierendem Imponiergehabe) von einem Identitätsbewusstsein abgelöst, das die Spezifität und das Machtbewusstsein der „Gruppe im eigentlichen Sinn des Begriffs" ausmacht. Der basale Grundprozess aller Gruppen, die affektive Dynamik zwi-

schen den Strukturpositionen, ist in der Soziodynamischen Grundformel ausgedrückt (Schindler, 1957). Eine Gruppe entwickelt ihr Ziel und ihre Identität immer in Auseinandersetzung mit einem Gegenüber (Thema, Ziel, Auftrag, Umwelt und anderen Gruppen).

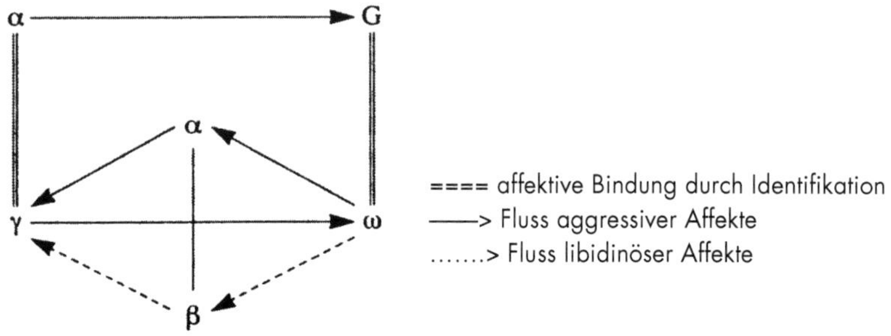


**Abb. 10:** Rangdynamische Strukturformel (Schindler)

Gruppen definieren sich durch ihre relative Bewegung zu anderen Systemen als Ganzheit. Die vorwärtsgerichtete Entwicklung ist Alpha-orientiert, die rückwärtsgerichtete Bewegungstendenz orientiert sich an Omega, an Resignation und Depression. Rangdynamik ist die affektive Bezogenheit bzw. Beziehung zwischen den Strukturpositionen. Dabei handelt es sich um Positionen im Raum der Gruppe, nicht um Rollen, wie in der Fachliteratur oft irrtümlich beschrieben:

- **Alpha** ist die Position der Initiativträger*innen **(Identitätsprinzip)**, deren Anerkennung eine gemeinsame Bewegung in Richtung „G" ausgelöst hat.
  G ist das **Gegenüber**, dem die Initiative gilt, die Position außerhalb der Gruppe, auf die ihre Bewegung verweist, die also ihr Ziel ausmacht. Sie kann real sein, etwa Alpha einer Gegengruppe, oder auch eine abstrakte Figur, eine Erwartung oder eine Vision.
- **Gamma** ist die Position derjenigen, die die Initiative ausführen und sich Alpha angeschlossen haben, sich also mit Alpha und seiner Initiative identifizieren.
- **Beta** ist die Position derjenigen, die in der Richtung unabhängig mitgehen, ohne sich mit Alpha zu identifizieren. Sie bleibt also persönlich unabhängig. In der Regel vermag diese Positionierung sachlich oder instrumentell etwas zur Bewegung beizutragen, was sie wertvoll erscheinen lässt. Infolge ihrer Unabhängigkeit ist Beta aber auch Alpha-geeignet, also potenziell rivalisierend mit Alpha.
- **Omega** ist die Position der in der Handlungsrichtung zurückbleibenden Letzten **(Ambivalenzprinzip)**, derjenigen, die sich am zögerlichsten der Bewegung anschließen, sie mit Angst und Zurückhaltung mitmachen. Ihre Position enthält also eine Scheinbewegung, die erst bei Umkehr deutlich wird und damit die Ambivalenz der Gruppe ausdrückt (vgl. hierzu Schindler 2000, S. 655 f.).

Rangdynamik beschäftigt sich mit den Ausgleichstendenzen, die sich aus diesem Spannungsgefüge der Gruppen ergeben und in die kreative Rollengestaltung der gruppendynamischen Beziehungen eingehen.

**Gruppenrollen** erscheinen anders, je nachdem, aus welcher **Rangposition** (Alpha, Gamma, Omega, Beta) die ihnen entsprechende Funktion ausgeübt wird. Die Führungsrolle erscheint aus Alpha mitreißend, aus Beta funktionell, aus Omega aber despotisch, aufgezwungen.

Jede Funktion ist prinzipiell aus jeder Position möglich. Doch es gibt gesellschaftliche Zuordnungen von Symptomwert, etwa die Tendenz der Zuordnung der „Kranken" zur Omega-Position.

Die Soziodynamische Grundformel beschreibt nach Schindler den basalen Grundprozess aller Gruppen. Er führt zur „Gruppenidentität" und wird von aktuellen Themen jeweils überformt.

„Daraus ergeben sich einige Ableitungen zum Verständnis von basalem Gruppenverhalten:

1. Gruppen erleben ihre Potenz im Imponieren gegen Omega. Die von Alpha repräsentierte Stärke und Identität entspricht der von Omega repräsentierten Schwäche und Ambivalenz.
2. Die ‚Ich'-Stärke der Gruppe entspricht ihrer Macht nach außen (gegen G). Die Macht nach außen entspricht der Identitätskraft nach Innen.
3. In der primären Bewegungsrichtung der Gruppe gegen ‚G' erscheint das Zurückbleiben des Omega als geteilte Kraft, d. h. als in der Kraft enthaltene Gegenkraft (gruppendynamische Definition für ‚Ambivalenz').
4. Die Bewegung der Gruppe polarisiert Alpha zu Omega. Alpha repräsentiert das vereinigende Prinzip: ‚Identitäts-Prinzip'. Omega dagegen repräsentiert die in der Gruppe enthaltene Gegenbewegung (Widerspruch als Scheinbewegung): ‚Ambivalenz-Prinzip'.
5. Die Abstoßung des Omega erscheint als ‚Sündenbock-Mechanismus': Die Gruppe erleichtert sich durch Verdichtung und Projektion ihrer negativen Eigenschaften (Negativ-Identität), indem sie Omega ‚mit ihrer Schuld beladen in die Wüste' verstößt. Da sich sogleich ein neues Omega definiert, handelt es sich natürlich um eine Scheinlösung" (Schindler, 2000, S. 655; siehe Abschnitt 1.3 „Rangdynamik in Anwendung"). Gruppenmitglieder in Omega-Position bieten sich oft von sich aus dafür an, sei es durch Ausscheiden aus der Gruppe oder Suizid. Daher ist hier integrierende Aufmerksamkeit der Trainer*innen bzw. Gruppentherapeut*innen gefordert (siehe Abschnitt 3.2 „Interventionstechniken").

Die Rangordnungsdynamik ist eine wichtige Orientierung für die Gruppentherapeut*innen und Gruppendynamiker*innen, denn zahlreiche methodische Hinweise können von ihr abgeleitet werden. Sie ist aber keine eigene Therapie, sondern wird im Rahmen des jeweiligen Ziels und der Methode angewandt.

### 2.2.4 Destruktive Gruppenprozesse

**Morris Nitsun** eröffnete mit seiner **Theorie der Anti-Group** die Deidealisierung des Kleingruppenobjekts und zeigt ein neues Verständnis der destruktiven Kräfte im Gruppenprozess, indem er die Ansätze von Foulkes und Bion integriert (Wilke, 2003). Er zeigt auf, wie destruktive Subgruppen die Existenz einer Gruppe gefährden, wie sie aber auch als produktives, kreatives Element für den Gruppenprozess nutzbar gemacht werden können, wenn es gelingt, diese Kräfte zu containen. Die destruktiven Kräfte in Gruppen seien zugunsten einer optimistischen Sicht auf die Gruppen bisher von Foulkes zu wenig berücksichtigt worden. Bion wiederum betone zu sehr die Regression (Grundannahmen) der Gruppe.

Nitsun interessieren die destruktiven Kräfte, die sich gegen die Gruppe selbst richten. Oft werde übersehen, welche Probleme eine Gruppe hervorrufen kann.

> „Die Antigruppe ist ein Konstrukt, mit dem ich destruktive Prozesse verstehe und beschreibe, die das Funktionieren der Gruppe bedrohen. Diese Prozesse scheinen verschiedene Ursprünge zu haben. Einer ist eine zugrunde liegende Furcht, Angst und Misstrauen in den Gruppenprozess. Dies wird oft durch aktuelle ungünstige Erfahrungen in der Gruppe bestätigt, wenn sich eine antizipatorische Angst zu einer sich selbst erfüllenden Prophezeiung entwickelt." (Nitsun, 2015, S. 1 f., übersetzt von der Autorin)

Ein zweiter Ursprung ist die Frustration der narzisstischen Bedürfnisse, sodass die Gruppe als vernachlässigend, beraubend und untergrabend erlebt wird. Unter diesen Umständen wird sie nicht als sympathischer Spiegel für das Individuum erfahren. Der Gruppe ausgesetzt zu sein, löst Schamgefühl aus und ist demütigend. Ein dritter Ursprung ist die Aggression, die zwischen den Mitgliedern aktiviert wird. Diese kann direkt durch eine feindselige Konfrontation ausgedrückt werden oder indirekt durch Neid, Rivalität und destruktiven Wettbewerb. Wenn die Gruppe nicht in der Lage ist, diese Gefühle zu containen oder konstruktiv aufzulösen, wird sie selbst als ein gefährlicher Handlungsträger erfahren. Es ist der Fehler der Gruppe; sie ist unsicher, bedrohlich und man ist ihr ausgesetzt. Die Gruppe wird mit feindlichen Projektionen ihrer Mitglieder durchdrungen. Die Haltung der Gruppe gegenüber nimmt eine negative Wertigkeit ein. Diese kann den Zusammenhalt der Gruppe unterminieren, der erforderlich ist, um die Gruppe zu erhalten und zu stärken.

Es gibt also drei Ursachen, die destruktive Entwicklungen in Gruppenprozessen begünstigen:

Angst und Misstrauen, Frustrationen der narzisstischen Bedürfnisse und Aggressionen durch direkte feindselige Konfrontation oder indirekt durch Neid, Rivalität und destruktiven Wettbewerb.

Nitsun definiert die Anti-Group als Konstellation von destruktiven Fantasien und Impulsen, die auf die Gruppe einwirken. Es bildet sich in der Gruppe ein destruktiver Kern, der die Integrität der Gruppe und ihr therapeutisches Potenzial bedroht, im Extrem auch die Existenz der Gruppe gefährdet. Es geht darum, diese destruktiven Elemente zu erkennen und kreativ für den Gruppenprozess einzusetzen.

Das destruktive Potenzial ist zu containen; kreative Zerstörung und die Verwandlung der Gruppe in eine therapeutische Einheit sind zu fördern. Um aus der Regression wieder den Weg der Progression zu finden, bedarf es des kreativen Aktes der Zerstörung. Den Zerstörungsakt zu überleben, versetzt die Gruppe in die Lage, mit der Realität spielerisch umzugehen und eine Haltung der Fürsorge gegenüber ihren Mitgliedern einzunehmen.

Gruppenidentität entstehe nicht einfach aus dem Binnengeschehen der Gruppe, ebenso wie die Identität der Einzelnen nicht auf intrapsychischem Weg entsteht. Beide Formen nehmen vielmehr den Weg über ein reflektierendes Außen (Altmeyer, 2011, S. 70). Menschen beziehen sich unbewusst immer aufeinander. Deshalb konstituieren sich eine Gruppe und die Individuen wechselseitig.

Mit seiner Theorie der Anti-Gruppen-Dynamik, der Sündenbock-Phänomene in Gruppen, nähert sich Nitsun Schindlers Modell der dynamischen Rangstruktur, der Dynamik des Omegas an bzw. erweitert sie auf Subgruppen. Diese Anti-Group kann man auch als direkt ausagierte Form der sonst in der Gruppenkultur versteckten Elemente verstehen. In der Arbeit mit persönlichkeitsgestörten Personen (z.B. im Strafvollzug) verlangt das hohe Ausmaß der Destruktivität eine klare Haltung der Therapeut*innen: neutral, sicherheitsgebend und deutend (Fliedl, 2013, S. 35).

Die angeführten Modelle stellen jeweils unterschiedliche Wahrnehmungsraster und Phänomene in den Vordergrund. Sie sind zur Reduktion der Komplexität des Geschehens in Gruppen hilfreich sowie Grundlage von Gruppeninterventionen.

## 2.3 Dynamik in Großgruppen

Rainer Fliedl, Maria Majce-Egger

### 2.3.1 Einleitung

Großgruppen werden als Setting seit den 60er- und 70er-Jahren in der sozialen Forschung (siehe Abschnitt 2.2 „Gruppenprozesse analysieren"), in der Soziotherapie (Whiteley, 1977), in der Industrie (Mumby, 1977) sowie in Beratung und Therapie (Kreeger, 1972) eingesetzt. Es werden Gruppen und deren Dynamik erforscht, also das „soziale Handeln in und von Gruppen". Der Untersuchungsfokus liegt darauf, wie „Gruppenkontexte das soziale Handeln der Probanden beeinflussen" (Amann, 2004, S. 19).

Die Arbeit mit großen Gruppen von 30 bis 100 Personen hat im ÖAGG lange Tradition. In den Seminaren Alpbach, Tulbing, Mühldorf, Gleichenberg und Bad Aussee wurde mit unterschiedlichen Großgruppenkonzepten gearbeitet und experimentiert. So kamen z.B. Kleingruppen für eine Arbeitseinheit pro Tag in der Großgruppe zusammen, mit oder ohne unterstützende Aufgabenstellung, oder eine Großgruppe traf sich fortlaufend über mehrere Tage hinweg.

Diese Form der Gruppenarbeit in Großgruppen ist in Ausbildungssituationen, auf Tagungen und in therapeutischen Institutionen interessant. Sie ist eine Brücke zur Massenpsychologie und zur Psychopathologie von Massen.

Die Chance der Großgruppe liegt in der innovativen Kraft zu Neuschöpfungen, in der Kreativität der großen Gruppe. „Die Gruppendynamik [...] beleuchtet die innovative Seite: die Chance des Chaos" (Schindler, 1991; in 2016, S. 289).

Die Veränderung des sozialen Handelns in Großgruppen ist eine Folge der Veränderung von Kommunikation, Beziehungsstrukturen, Identität und psychischer Struktur der Einzelpersonen, die Großgruppen bewirken. Auf die kommunikativen Äußerungen wie Sprache, Mimik und Bewegungen der einzelnen Personen gibt es keine direkten Reaktionen. Daher kann nicht auf inhaltlicher oder persönlicher Ebene geklärt werden, wie diese Äußerung von einer anderen Person verstanden wird, ob diese die Meinung teilt und wie sie von den anderen gesehen wird. Diese Unklarheit, wie man von den anderen gesehen wird, verunsichert die Einzelnen in ihrer Identität. Damit kommt es zu einer Labilisierung der psychischen Struktur. Es entsteht Regression – Lewin würde es „Retrogression" nennen – der Einzelpersonen, die von mehreren Parametern abhängt. Diese Fragmentierung der Kommunikation und die Frage, ob daher die Dynamik einer Großgruppe stattfindet, hängt von verschiedenen Faktoren ab: z.B. der Anzahl der Personen, der Leitung oder der Moderation, den akustischen Gegebenheiten und der gegenseitigen Sichtbarkeit der Einzelpersonen. Diese oft bedrohliche regressive Situation löst sowohl frühe innerpsychische als auch organisatorische und gesellschaftliche Schemata aus. Sie können beobachtet, angesprochen und reflektiert werden. In der Planung ist zu unterscheiden, ob der Gruppenprozess die Dynamik einer Großgruppe, einer plenaren Organisation oder eines Workshops haben soll. Dies lässt sich durch das Design, die Arbeitsvorgaben und die Interventionen steuern.

In diesem Artikel wird dargestellt, wie Großgruppenprozesse aus unterschiedlichen Perspektiven beschrieben werden. Zudem wird erläutert, welche Erkenntnismöglichkeiten und Lernfelder auf individueller, organisatorischer und gesellschaftlicher Ebene eröffnet werden.

### 2.3.2 Unterscheidung großer Gruppen nach Anzahl der Teilnehmenden

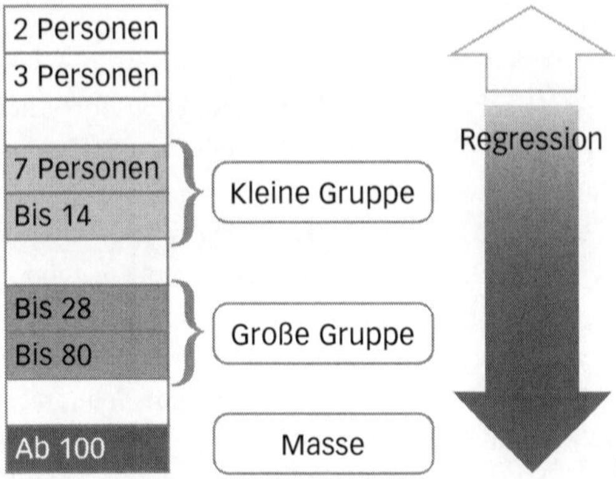


**Abb. 11:** Unterscheidung großer Gruppen nach Anzahl der Teilnehmenden

Triaden haben durch den notwendigen Wechsel der Paarbildungen und die daraus entstehenden Konflikte meist den höchsten Grad an Realitätsprüfung. Dyaden haben meist den Wunsch nach höherer Intimität sowie regressiver Abwehr und somit einer niedrigeren Realitätsprüfung. In diesem Schema halten wir uns an Schindlers 7er-Regel der Gruppengröße, da sie auch im Alltag brauchbar ist. Gruppen von 7 bis 14 Personen können in einem guten Face-to-Face-Kontakt bleiben, auf die Wortmeldungen Einzelner wird meist direkt reagiert. Zudem ist es möglich, die Beziehungen der Einzelnen zueinander und zur Gruppe bezogen auf grundsätzliche Themen zu klären und damit einer Realitätsprüfung zu unterziehen.

Ab einer Zahl von 28 Personen bekommen die Einzelnen oft keine direkten Rückmeldungen auf das, was sie gesagt oder getan haben („Die Dame mit dem roten Pullover hat vorhin gesagt … Ich bin nicht der Meinung …“). Durch diese fragmentierte Kommunikation ist die momentane Beziehung nicht mehr überprüfbar. Dies führt zur Störung im Identitätserleben der Person und damit zu einer regressiven Veränderung im psychischen Verarbeitungsmodus der Einzelpersonen.

In großen Gruppen besteht weniger Gelegenheit, sich verbal zu äußern. Kein Mitglied kann die gesamte Gruppe überschauen, Face-to-Face-Kontakt ist nicht möglich. Affektive Bindungen lösen sich auf. Die Abnahme der Vertrautheit mit anderen führt zur Neigung, die anderen klischeehaft wahrzunehmen.

Frühe Verarbeitungsmechanismen treten auf, die Identität und das Selbstwertgefühl des Individuums sind bedroht und es ist schwierig, die eigene Ich-Grenze aufrechtzuerhalten. Paranoide Ängste werden mit massiven projektiven Elementen bekundet. Häufig findet manische Flucht in übertriebene Heiterkeit statt oder sexuelle Fantasien, besonders als Abwehr der depressiven Grundstimmung der Gruppe.

Schindler beschreibt die Situation, in der sich die Masse nicht an eine*n Führer*in binden kann, in seinem Konzept der Personalisation (1964a). In einer Menge besteht ein kontaktloses Nebeneinander, die Angst wird in hohem Narzissmus gebunden und dies führt zur inneren Entleerung. Die Furcht besteht vor den anderen und der Masse als Ganzes. Ab einer Anzahl von etwa 100 Personen können die Einzelnen nicht mehr für den Rest der Gruppe hörbar kommunizieren und in Blickkontakt treten. Es ist notwendig, von einer erhöhten Position zu sprechen, und es werden meist keine Einzelnen, sondern alle in der Menschenansammlung angesprochen. Die Beziehungen entwickeln sich nicht als Netz zwischen einzelnen Personen, sondern bestehen zwischen den Individuen zu einer Einzelperson und zur Masse.

Freud beschreibt die Zentrierung der Masse auf eine Führung in „Massenpsychologie und Ich-Analyse“ (1921). Dabei führt er verschiedene Phänomene an: ein starkes Wir-Gefühl, das zur Auflösung des Ichs in der Masse führt, die Projektion des Ich-Ideals in den Führer und die Identifizierung mit dem Führer und der Masse. Diese Verschmelzung, Projektion und Identifikation führt zu einer erheblichen Einschränkung des Ich-Gefühls (Identität) und der Ich-Aktivität. Die verunsicherte Identität wird durch ein Wir-Gefühl ersetzt. Die moralische Norm ist keine individuelle, sondern eine von der Führungsfigur bestimmte. Die Einschränkung der Ich-Aktivität führt dazu, dass sich primitive, sonst unbewusste Bedürfnisse den Weg bahnen. Die Masse wird von starken Affekten und großer Erregung beherrscht.

### 2.3.3 Unterscheidung großer Gruppen nach Art der Leitung und der Arbeitsaufgabe

Je weniger organisatorische und inhaltliche Vorgaben es gibt und je mehr das Ziel der Gruppe intrapsychisch oder interpersonell ist, desto stärker ist die Regression der Einzelnen und der Gruppe insgesamt. Dies führt zu den oben beschriebenen Veränderungen in der Kommunikation, der Beziehungen der Personen untereinander und des Gruppengefüges, zur Regression der Einzelnen.

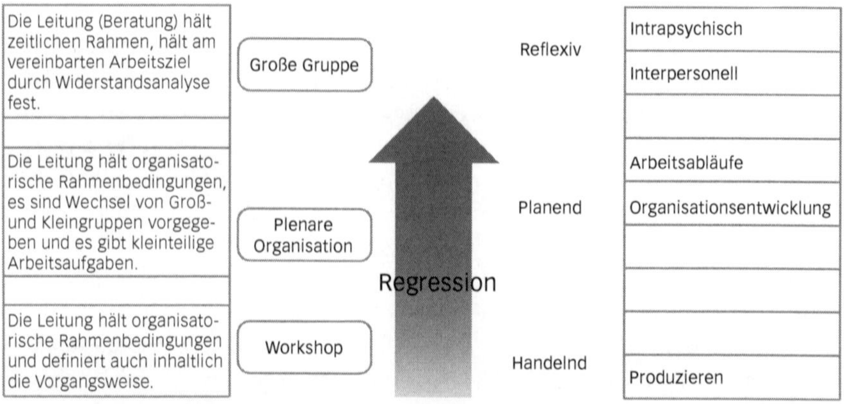


**Abb. 12:** Unterscheidung großer Gruppen nach Art der Leitung und der Arbeitsaufgabe

Große Gruppen, die angeleitet sind, haben den von der Leitung vorgegebenen Rahmen, z. B. den Wechsel von Kleingruppen und Großgruppe mit einem vereinbarten Berichtswesen in der großen Gruppe. Meist haben diese Gruppen planende Ziele und die Leitung bremst die Regression, die Großgruppen eigen ist, durch strukturierende und interventionstechnische Maßnahmen. Diese Interventionen können einerseits die Kreativität und Arbeitsfähigkeit der Teilnehmenden fördern. Andererseits können sie zu Vermassungsprozessen im Sinne Freuds führen, die die Denkfähigkeit einschränken und eine „Wir-Gruppe" im Sinne Schindlers erzeugen.

Diese Organisationsform großer Gruppen wird meist als plenar bezeichnet. Die strukturellen und interventionstechnischen Maßnahmen, die eine unstrukturierte Großgruppe zu einem Plenum machen, sind verantwortungsvoll zu handhaben. Sie können einerseits zu Arbeitsfähigkeit führen, andererseits aber die Gruppe dazu bringen – im Sinne der Vermassung –, die individuelle Denkfähigkeit zu verlieren und einer primitiven Idealisierung des Führers zu erliegen.

## 2.3.4 Psycho- und Soziodynamik der Großgruppe

Die dynamischen Prozesse in Großgruppen machen den Übergang und die Wechselwirkung zwischen sozialen und innerpsychischen Prozessen deutlich.

Tom Main (1977) beschreibt in „Zur Psychodynamik großer Gruppen" die Bedeutung projektiv-identifikatorischer Prozesse im sozialen Raum. Seine Ausführungen betreffen Großgruppen, wie wir sie z. B. aus Seminaren kennen.

Seine zentrale These ist, dass Projektion nicht nur ein das „Ich" zerstörender Abwehrmechanismus ist, sondern auch Grundlage des Einfühlungsvermögens und der Kommunikation- und das eigene Selbst aktuell konstituiert.

Eine Person, die einen traurigen Menschen sieht, vergleicht die Situation mit einem eigenen traurigen Erlebnis. Die Person projiziert im ersten Schritt einen Selbst-Anteil in ihr Gegenüber. Im Weiteren ist es notwendig, diese Projektion zu überprüfen und zu klären, ob und wie sie der*die andere erfüllt oder nicht. Die Projektion wird dadurch zurückgenommen. Es entsteht eine realistische, nicht narzisstische Beziehung und damit eine Verbesserung der sozialen Orientierung. Das Reale in dieser Situation ist, dass eine gemeinsame Wirklichkeit vorstellbar ist, in der die Affekte und Gedanken der Personen voneinander wahrgenommen und differenziert werden können.

Das Entstehen realistischer Beziehungen in Gruppen ist ein Wechselspiel von Projektion und Realitätsprüfung, in der die Projektion zurückgenommen wird. Das ist ein unbedingt notwendiger Prozess für jedes Individuum, der die eigene Identität kontinuierlich aufrechterhält. „Die realistische Erkenntnis des eigenen Selbst wie der anderen ist ein dynamischer Prozeß [sic!] kein statisches, ein für allemal geschehenes Ereignis" (Main, 1977, S. 60).

In großen Gruppen erscheinen die Wahrnehmung und die Fähigkeit, die für die Kommunikation notwendigen Projektionen der Realitätsprüfung zu unterziehen, aufgrund der Vielfältigkeit der Projektionen nahezu unmöglich. Die notwendige Kontinuität von Kommunikation, Beziehungsklärung und der Wirklichkeit, die aus dieser Klärung entsteht und Teil der individuellen Identität ist, wird unterbrochen. Es entstehen innere Spannung und Unsicherheit. Dies führt zu einer Vermehrung projektiver Mechanismen als primitiver Versuch, innere Spannung zu reduzieren. Ob ein projektiver Prozess pathologisch ist oder nicht, hängt von der Intensität der Projektion ab und davon, ob er anschließend einer Realitätsprüfung unterzogen wird. Das Selbst verliert aber, wenn es nicht zu einer Realitätsprüfung kommt, durch die Projektion wichtige Anteile und seine Ganzheit wird zerstört. Infolgedessen fühlt sich das Selbst nun schwach und ängstlich. Es wird befürchtet, von dem Objekt überwältigt zu werden, in das projiziert wurde.

Bösartige Projektion führt zur Verarmung des Selbst und zu unrealistischen narzisstischen Beziehungsstrukturen. (Der*Die andere wird zum Gefäß der verleugneten Aspekte des Selbst.) Jetzt steht die Person vor einem feindlichen Gegenüber, dessen Feindlichkeit reintrojiziert wird und auf das sie jetzt gerechtfertigterweise feindlich reagiert.

In der projektiven Identifikation wird die andere Person unter Umständen gezwungen, projizierte aggressive Eigenschaften und Impulse selbst zu empfinden und einzugestehen, die ihr selbst fernliegen würden. „Gewaltsame projektive Vorgänge und besonders die projektive Identifikation sind also nicht nur eine Angelegenheit des Individuums: Sie sind objektbezogen, und der andere wird immer mehr oder weniger stark mitbetroffen sein" (Main, 1977, S. 51).

Das Individuum verändert sich dadurch, wie es gesehen und was von ihm erwartet wird. Dieses Phänomen wurde 1988 von Otto Kernberg in der Behandlung der Persönlichkeitsstörungen ausführlich beschrieben. Wir können daher eine Wechselwirkung zwischen den Einzelnen und den anderen wahrnehmen. Wir erleben, dass nicht nur die eigene projizierte Vorstellung die Wahrnehmung verändert, sondern auch die Fantasie der anderen die Einzelnen verändert.

### 2.3.5 Irrationales in Großgruppe und Gesellschaft

In verschiedenen Gesellschaftstheorien wird postuliert, dass für den Zusammenhalt großer Gruppierungen wie Nationen, Glaubensgemeinschaften und großen Organisationen irrationale Komponenten notwendig sind, die den Einzelnen nicht bewusst sind. Dies wird in Bions Theorie der Grundannahmen deutlich. Sie eignet sich gut für die Beobachtung in Großgruppen, da sie ein Modell für die regressiven Tendenzen zu frühen psychischen Entwicklungsstufen und Abwehrformen darstellt. Seine Überlegungen ranken sich um zwei zentrale Themen: die konflikthafte Verbindung zwischen Ich und Wir und diffuse Affekte, die in Handlung umgesetzt werden, ohne bemerkt zu werden (Fliedl, 2002, S. 27).

Bion verdeutlicht anhand von Kirche, Heer und Adel, dass in einer Gesellschaft die Grundannahmen in Institutionen organisiert werden. „Das verdeutlicht, dass gesellschaftliche Institutionen nicht nur einen Arbeitsauftrag auf der Arbeitsebene, sondern auch auf der Ebene der Grundannahmen erhalten, die Organisation also auch einen Auftrag in der Verarbeitung von Affekten der Gesellschaft übernimmt" (Fliedl, 2002, S. 41). Kirche organisiert Abhängigkeit mit den inhärenten Affekten von Schuld und Sühne und der Vorstellung eines omnipotenten Führers. Das Heer organisiert Kampf und Flucht mit den enthaltenen Affekten Zorn und Hass und der Vorstellung eines Verfolgers. Der Adel organisiert die Paarbildung mit der Hoffnung auf ein Ideal oder eine Person. Wenn eine dieser gesellschaftlichen Containerfunktionen versagt, wird dies in der Gesellschaft und ihren Untergruppierungen sichtbar. „In der Analyse einer Organisation ist daher nicht nur die konflikthafte Position relevant […], sondern auch wie das Verhältnis zwischen Arbeits- und Grundannahmegruppe beschaffen ist, welche Affekte verdrängt und welche gelebt werden können" (Fliedl, 2002, S. 41).

Bions Grundannahmen korrespondieren mit den drei prämentalistischen Modi Äquivalenz, Als-ob-Modus und teleologischer Modus im Gruppenprozess.

Im Äquivalenz-Modus wird zwischen Fantasie und Realität kaum unterschieden. Vielfach ist er geprägt durch Verallgemeinerungen, eine Haltung der Selbstgerechtigkeit, Gewissheit und magisches Denken. „Was die regredierte Großgruppe über die Abartigkeit des Gegners und die Gerechtigkeit und Unschuld der eigenen Gruppe alles denkt, wird von allen für Realität gehalten" (Schultz-Venrath & Felsberger, 2016, S. 113). Das verleugnete Eigene wird so zum Bösen der anderen Gruppe.

Als häufige Form kollektiver Vermeidung ist der Als-ob-Modus zu nennen – das Trennen zwischen psychischer und physischer Realität, ein Pseudomentalisieren, das z. B. durch den Einfluss der Medien verstärkt wurde. Im teleologischen Modus werden Handlungen ohne innere Denkprozesse durchgeführt. Um innere Spannungszustände zu reduzieren, können plötzliche Bewegungen auftreten, die Gruppe kann verlassen werden etc.

Dies findet sich auch oft in räumlichen Darstellungen. Eine Großgruppe ist bemüht, eine gewisse Ordnung in der Hierarchie und Intimität der Teilnehmenden zueinander zu schaffen. Zum Beispiel stellen in einer Großgruppe nach der Pause einige Personen den Sesselkreis spiralförmig auf. Damit gibt es ein Zentrum und einen Verlauf nach außen. Diese Aktion wird erst durch das nachfolgende Handeln der Teilnehmenden verständlich. Es entsteht reges Plaudern mit den Nachbar*innen; die Teilnehmenden fühlen sich anscheinend in der unübersichtlichen Situation der Spirale wohl, in der die Einzelnen nicht mehr gesehen werden können. Nach einiger Zeit kommt es zur Diskussion, was ein guter Platz sei, ob es besser sei, am Rand zu sitzen oder im Zentrum der Spirale, und ob die Personen im Zentrum die wichtigen sind und die am Rand die Mitläufer*innen. Dann melden sich die Personen, die die Spirale gestellt haben. Sie meinen, dass sie überrascht seien, was sie mit der Veränderung der Sessel bewirkt haben. Dieses Phänomen der räumlichen Darstellung ist in Großgruppen gängig. Wir finden es in Platzwechseln von Teilnehmenden, Unterbrechungen der Sesselreihen, Entstehen einer zweiten oder dritten Sesselreihe. Diese räumliche Darstellung im Prozess hat Ähnlichkeit mit den körperlichen Darstellungen von Spannungszuständen des Individuums.

Großgruppen eignen sich für die Erforschung dieser Grundannahmeprozesse, da sie ähnlich reagieren wie soziale Systeme, Organisationen und Gesellschaften nach traumatischen Ereignissen.

Eine vierte Grundannahme der Vereinzelung und Massifizierung fügt Earl Hopper (2010) hinzu: eine bipolar erscheinende Formlosigkeit, die Grundannahme der Inkohärenz, die die traumatischen Erfahrungen in interpersonellen Beziehungen betont. Neid wird als Abwehr und Schutz gegen Angst vor Vernichtung gesehen und bedroht die Personen, die helfen könnten, es aber unterlassen.

Hoppers Modell verbindet Psychoanalyse und Soziologie. Bions Grundannahmen beschreiben unterschiedliche Formen der Angst, Prozesse und Rollen.

> „Abhängigkeit, verknüpft mit Neid, Idealisierung und den Rollen von Omnipotenz und Gradiosität auf der einen Seite und den Rollen von passiver Fügsamkeit und niedrigem Selbstwert auf der anderen Seite; Kampf und Flucht, verknüpft mit Neid, Verunglimpfung und den Rollen von Angriff auf der einen und Rückzug auf der anderen Seite; Paarbildung, verknüpft mit dem Einsatz von Sexualität als manische Abwehr gegen Ängste der depressiven Position und den Rollen der romantischen Paarbildung auf der einen Seite und ihrer messianischen Nachkommenschaft auf der anderen." (Hopper, 2010, S. 57)

Die vierte Grundannahme der Inkohärenz leitet Hopper aus der Vernichtungsangst und den dagegengerichteten Schutzmechanismen ab – die Folgen eines traumatischen Geschehens, das in Großgruppen wirksam werden kann, wenn das Containment durchbrochen wird oder regressive Prozesse kollektiver Traumata ausagiert werden.

> „Verschmelzung und Verwechslung sind eine Abwehr gegen Spaltung und Fragmentierung und umgekehrt ist die Angst vor dem Auseinanderfallen und der Versteinerung assoziiert mit Spaltung und Fragmentierung; die Angst vor dem Ersticken und Verschlungenwerden ist assoziiert mit Verschmelzung und Verwechslung; aber das Vorherige bietet einen Schutz gegen das Letztere und umgekehrt." (Hopper, 2010, S. 62)

Diese bipolaren intrapsychischen Konstellationen stehen mit der kontaktscheuen (schizoiden Reaktion) oder der verschmelzenden (Angst, verlassen zu werden) Persönlichkeitsorganisation in Verbindung.

Die Grundannahme der Inkohärenz ist typisch für traumatisierte Gesellschaften und wird über Generationen weitergegeben. Nach Hopper ist diese Grundannahme typisch für Gefängnisse, Psychiatrien und auch für therapeutische Ausbildungseinrichtungen sowie in Großgruppen auf Konferenzen.

Bei einer Großgruppenveranstaltung des ÖAGG vor einigen Jahren in Alpbach entstand am dritten Tag des Seminars ein Bild, dass die Großgruppe den Trainer*innen-Staff im Jeep durch die Wüste trägt. Dieses Bild stellt einerseits die momentane Gruppensituation dar, in der der Wunsch nach Subgruppenbildung besteht, aber auch die Angst, dass die Großgruppe zerfällt und den Differenzierungsprozess in Subgruppen verhindert. Andererseits wird die damalige Situation des ÖAGG thematisiert, in der der Zusammenhalt der Fachsektionen und andere Gemeinsamkeiten problematisiert werden. Der Trainer*innen-Staff steht damit in seiner Hilfsbedürftigkeit einerseits für die Zerfallsängste der Großgruppe, andererseits für die Ängste, dass der ÖAGG zerfallen könnte.

Psychische Prozesse von Großgruppenidentitäten ethnischer, nationaler und religiöser Gruppen erforscht Vadim D. Volkan (2005). Die Kernidentität einer Person ist eng mit der Großgruppenidentität, mit der Akkulturation, verbunden. Daher werden Bedrohungen der Großgruppenidentität als individuell verletzend und persönlich gefährdend empfunden. Sie induzieren kollektive Angstreaktionen und Abwehrmechanismen gegen die Fragmentierung des Selbst, und zwar über die spezifischen persönlichen Abwehrmechanismen hinaus. Volkan identifiziert spezifische Prozesse in der Entwicklung und Erhaltung von Großgruppenidentität: gemeinsame Bilder, die mit positiven Emotionen verbunden sind, und die Externalisierung von bösen Bildern, gemeinsame „gute" Identifikationen mit Bezugspersonen und ihren kulturellen Werten. In der Adoleszenz wird Zugehörigkeit über Identifikation mit Leitfiguren und in Peergroups definiert – zu Ethnizität, Kultur, Nationalität und Religion und damit auch in Abgrenzung zu anderen. Diese beiden Fäden verbinden die Kernidentität mit der primären Gruppenidentität, die in einem bestimmten Umfeld existiert, in Abgrenzung zu anderen im Umfeld.

Auf einer Jubiläumsveranstaltung einer großen Organisation, die Tagungscharakter hat, wird in Bildern und Zitaten der Gründungsvater dieser Organisation dargestellt. Es erscheint so, als ob es keine Geschichte und Entwicklung zwischen der Gründung und der jetzigen Situation dieser Organisation gäbe, der Urvater in nahezu mythologischer Form die Gruppenidentität erhalten sollte und die zu diesem Zeitpunkt bestehenden Konflikte in der Organisation dadurch verleugnet und vermieden werden könnten.

Nach Volkan übernehmen Mitglieder die schlechten Eigenschaften anderer über einen dritten Faden: durch die Interaktion der Gruppe mit anderen Gruppen, mit dem Gegenüber. Schlechte Bilder werden auf das Gegenüber, den Gegner, projiziert und können so zum Makel der anderen Gruppe und Teil ihrer Großgruppenidentität werden. Weiters forme sich, wenn die Gruppe im Zustand der Regression ist, die Aufnahme der inneren Welt der revolutionär oder transformierend wirkenden Führungsgestalt. Mythen, gewählte Ruhmestaten und Traumata werden von Generation zu Generation weitergegeben. Das Symbol repräsentiert die Gruppenidentität und kann unter Stress selbst als Objekt wahrgenommen werden.

### 2.3.6 Abwehr des Chaos und die Abhängigkeit

Die Kommunikation der Einzelnen erhält in der Großgruppe keine Resonanz. Dadurch ist die Abfolge Kommunikation und Realitätsprüfung der verbalen oder nonverbalen Interaktion und Beziehungsgestaltung unterbrochen. Das Konstituieren eines gemeinsamen oder konflikthaften „Wir" wird verhindert. So kommt es durch die kontinuierliche Entleerung des Ichs zu zunehmender Bedrohung. Diese wird von den Einzelnen und der Gruppe als Ganzes durch verschiedene Mechanismen bewältigt und damit abgewehrt.

Freud beschreibt in „Massenpsychologie und Ich-Analyse" Mechanismen, die in Massen, aber auch in Großgruppen auftreten können. Durch die Auflösung des Ichs (Labilisierung der Identität) bildet sich in der Verschmelzung mit der Masse ein starkes „Wir-Gefühl".

Dadurch kann das Ich gestärkt, die Identität durch diesen Gürtel des „Wir" gestützt und stabilisiert werden. Die primitive Identifizierung mit dem*der Führer*in und die damit verbundene Projektion des Ich-Ideals in die Führungsfigur schränken das Ich-Gefühl (Identität) und die Ich-Aktivität erheblich ein. Die verunsicherte Identität wird durch ein Wir-Gefühl ersetzt. In dieser Situation kommt es zu einer hohen Synchronisation der Individuen und einem starken Sog in dieses Massen-Wir. Die individuelle Denkfähigkeit ist eingeschränkt und die individuellen moralischen Normen sind gelockert. Dadurch sind die Betroffenen leicht manipulierbar und folgen unreflektiert der Führungsfigur.

Die Individuen in großen Gruppen sind – wie oben beschrieben – in ihrer Identität verunsichert. Dies kann einerseits neue Perspektiven ermöglichen und dadurch kreatives Potenzial freisetzen. Andererseits werden sie auch in der Suche nach Orientierung und Halt manipulierbar.

Die Interventionen der Leitung sind mächtig und beeinflussen den Gruppenprozess, da die Einzelnen leicht in eine Identifizierung mit der Leitung gebracht werden können.

Hier lässt sich gut beobachten, wie diese Tendenz in Organisationsentwicklungsprojekten initiiert wird, indem die Gruppe z.B. zu rhythmischer Bewegung, gemeinsamem Singen und anderen ritualisierten Handlungen gebracht wird. Bei einer Kick-off-Veranstaltung zur Leitbildentwicklung einer großen Organisation werden in einer Feuerschale auf Zettel geschriebene Kritiken an der Organisation verbrannt. Es wird gemeinsam gesungen und es werden gemeinsame Körperbewegungen angeleitet. Dazwischen gibt es häufig etwas zu essen. Damit konnte zwar bei vielen Teilnehmenden ein Wir-Gefühl erzeugt werden, aber im Sinne einer Vermassung, die nicht zur Kreativität der Einzelnen oder der Gruppe führt.

## 2.3.7 Verschmelzung und Trennung

Den wechselnden Status der Teilnehmenden in großen Gruppen beschreibt Turquet (1977) als Umwandlungsprozess mit je unterschiedlichem Interaktionscharakter. Um sich als Teil des Prozesses einer Großgruppe erleben zu können, ist es notwendig, die eigene Abgegrenztheit und Isolation aufzugeben und sich auf die Erfahrung des Fließens einzulassen – begleitet vom Bemühen, ein Gleichgewicht zwischen persönlichen und gruppalen Bedürfnissen herzustellen. Erst durch die Kontaktaufnahme zu einer anderen Person in der Großgruppe kann der Situation Bedeutung gegeben werden. Wenn allerdings die Mitgliedschaft in der Gruppe die individuelle Selbstdefinition dominiert, zerstört dies den individuellen Mitgliedsstatus. Dieser Umwandlungsprozess vom Singleton zum individuellen Mitglied oder zu einem Mitgliedsindividuum ist jeweils ein Übergangszustand, der theoretisch die Wahlmöglichkeit enthält. Um eine Beziehung zwischen sich, den anderen und der Gruppe herzustellen, ist nach Turquet eine Zugangsmöglichkeit notwendig. Diese definiert er als „das Bedürfnis des Ich nach einer Grenze oder Haut“ (Turquet, 1977, S. 90), also einer eigenen inneren und einer äußeren Grenze zu den anderen. Das Problem der Verschmelzung oder Trennung mit und von der Großgruppe bleibt aber dynamisch vorhanden. Dieses Bestreben wird einerseits dadurch deutlich, dass die Teilnehmenden dazu neigen, sich mit bekannten Personen in der Großgruppe zusammenzusetzen. Andererseits entstehen außerhalb der Gruppe zunehmend Subgruppen, die das Geschehen in der Großgruppe miteinander diskutieren und damit ein Gegenüber finden, das ihre Sicht der Welt teilt.

Dieser Wunsch nach einer „Haut“ lässt nach einer gewissen Dauer der Großgruppe den Impuls entstehen, kleinere und damit arbeitsfähigere Gruppen zu bilden. Diese Spannung zwischen dem Wunsch nach „Verschmelzung und Trennung“ ist erheblich. Sie wird in vielen Veranstaltungen mit dem Wunsch beantwortet, in der Großgruppe zu bleiben. Welche Belastung diese Trennung bedeutet, wurde in einem Großgruppenseminar in Mühldorf deutlich. Während der Verhandlungen, wie sich aus der Großgruppe kleinere Arbeitsgruppen bilden können, schildert ein Teilnehmer zunehmend paranoide Vorstellungen und körperliche Bedrohungserlebnisse. Er kann erst dadurch beruhigt werden, dass die Trainerin sich neben ihn setzt und damit in konkretistischer Form Stabilität garantiert. Dieses Beispiel verdeutlicht, dass der Individuationsprozess in der Großgruppe die Einzelnen an frühe Bedrohungen und Ängste erinnert.

### 2.3.8 Sichtbarkeit des sozialen Rahmens

Eine Großgruppe kann nach Lewin als Feld beschrieben werden, als eine Gesamtheit gleichzeitig bestehender Kräfte und Tatsachen, die voneinander abhängig sind. Dieses Feld beinhaltet die äußere Situation der Umwelt sowie die innere Situation der einzelnen Personen, und zwar in dynamischer Entwicklung (Majce-Egger, 2009a, S. 262).

In Großgruppen werden zentrale Themen häufig in einer szenischen oder räumlichen Darstellung formuliert. Im Rahmen eines Seminars der Universität über Massenpsychologie nehmen die Studierenden auch an einer Großgruppe teil. Es sind etwa 60 eher alternativ linksorientierte junge Menschen. Es entsteht relativ bald ein Rollenspiel, weil die Teilnehmenden das Herumsitzen langweilig finden. Einige stehen auf und spielen Jugendliche auf der Straße. Nach kurzer Zeit entwickelt sich eine Szene, in der ein Teilnehmer einen Ausländer darstellt und die anderen Rollenspieler eine Gang von Jugendlichen, die mit ihm in Konflikt kommt und ihn verprügelt. In dieser Großgruppe sitzen einige kopftuchtragende junge Frauen, die sich in einer Ecke des Raums zusammengefunden haben. Es bricht damit eine zu diesem Zeitpunkt übliche gesellschaftliche Schablone durch, die für die Einzelnen fremd und ablehnenswert war. Ganz langsam lässt sich verdeutlichen, dass es auch hier Fremde gibt und wie diese latente Verunsicherung der Gruppe verarbeitet wurde.

Da es in Großgruppen keine Rollenangebote gibt, sondern nur Kategorien wie Milieu, Beruf, Status, Geschlecht, Alter und habituelle Muster, ist die Herstellung von Individualität erschwert. Durch diese Anomie in Großgruppen, die Reduzierung von Normen und sozialen Zuordnungsmöglichkeiten, finden soziale Positionierungen keine Orientierung. Übliche Praktiken verfehlen ihre Wirkung, praktisches Handeln wird somit blockiert. Gleichzeitig aktiviert aber die unstrukturierte Situation den Habitus der Person im Versuch der Reproduktion eines vertrauten Milieus.

Nach Bourdieu (1987) wird sozial vorgegebene Praxis im Handeln des Individuums wirksam, denn die Akteur*innen sind gesellschaftlich geprägt. Das Schlüsselkonzept bei der Genese des Habitus ist die Inkorporierung der Kultur, des Sozialen und der Geschichte. „Habitus" bezeichnet Werthaltungen, Einstellungen, die ein Individuum durch seine Sozialisation verinnerlicht hat. Der Habitus fungiert als Vermittler zwischen der Position, die die Person innerhalb eines gesellschaftlichen Raumes einnimmt, und ihren spezifischen Praktiken, Handlungen. Bourdieu spricht von sozialer Praxis, vom sozialen Raum, von der sozialen Welt, von Relationen.

„Man könnte die Großgruppe als Feld am Beginn seiner Wirkmöglichkeiten betrachten, das eine potenzielle Beziehungsvielfalt eingibt, die als Beziehungslosigkeit erlebt wird. Das auf Zugehörigkeit zu einer Gruppe beruhende soziale Kapital, die aktuellen und potenziellen Ressourcen einer Gruppierung, ist in der Großgruppe vorerst nicht aktivierbar" (Majce-Egger, 2009a, S. 253). Das Vakuum der Großgruppe verdeutlich demnach die habituellen Muster der Personen und somit ihre soziale Verortung. Kulturelle Kategorien sowie die Reproduktion sozialer Strukturen und Machtverteilungen werden deutlich und analysierbar. Großgruppen reproduzieren gesellschaftliche Strukturen und Prozesse und erhellen gesellschaftliche Bedingungen und Prozesse. Politisch-gesellschaftliche Rahmenbedingungen wie Ökonomie, räumlicher Kontext, Milieu, Habitus, Status (vgl. Tippe, 2019) sind in Großgruppen wirksamer als in Kleingruppen.

In einer Großgruppe, an der viele Personen aus helfenden Berufen teilnehmen, legt ein Teilnehmer ein Blatt Papier in die Mitte und bittet um Spenden, damit er nach dem Termin wieder nach Hause fahren kann. Er habe kein Geld. In der Gruppe entstehen gleichzeitig mehrere Themen, die unterschiedliche Ebenen ansprechen. Als gesellschaftlicher Kontext entsteht die Diskussion, ob die Bedürftigkeit glaubhaft ist oder es wieder ein „Sozialschmarotzer" sei. Eine Person, die nicht im sozialen Bereich arbeitet, äußert: „Wie großartig man sich fühlen kann, wenn man jemandem hilft." Damit wird der Status vieler Anwesender angesprochen. Gleichzeitig wird die Situation der Großgruppe in der Organisation angesprochen, da es – solange die anderen Subgruppen der Organisation neben der Großgruppenveranstaltung anwesend waren – Pausenverpflegung gab. Auffällig war, dass niemand dem Bittsteller weitere Fragen stellte, sondern das Denken der Gruppe um gesellschaftliche Dimensionen und den Status der Teilnehmenden in der Organisation kreiste.

Die unstrukturierte Großgruppe ist eine Methode für Erfahrung und Bearbeitung unbewusster Prozesse in der Gesellschaft, denn sie reproduziert Merkmale der sozialen Kultur, des Umfelds oder der Organisation, in der sie stattfindet.

### 2.3.9 Aktuelle Entwicklungen

Nicht nur die Gruppenprozesse in Kleingruppen haben sich in den letzten 50 Jahren verändert, sondern auch die in Großgruppen. Die Bedrohung der Identität scheint geringer zu sein. Als Ersatz für direkte Kommunikation der Einzelnen entsteht ein Kommunikationsstil, der an die Kommunikation im Internet erinnert. Der Wortmeldung einer Person folgt eine kurze Reaktion von anderen, die mehr einem im Internet üblichen „Like" oder einer Bewertung mit Sternen entspricht. Dann folgt eine weitere Wortmeldung, auf die die Gruppe ähnlich reagiert. Die Großgruppe erscheint damit diszipliniert und geordnet. Vereinzelt entsteht bei einigen Teilnehmenden eine deutliche vegetative Reaktion, die als Angst oder Panik verstanden werden kann. Dies wird aber von den anderen nicht wahrgenommen. Über eine lange Phase der Großgruppe bleibt dieser Kommunikationsstil aufrecht, in dem keine Auseinandersetzung der Teilnehmenden miteinander und keine Differenzierung der Wortmeldungen erfolgt. Erst nachdem eine innere Struktur der Großgruppe entstanden ist, beginnen sich Subgruppen-Identitäten darzustellen und es entsteht ein Diskurs zwischen den Protagonist*innen der Subgruppen. Diese neue Form der Kommunikation in Großgruppen wird von verschiedenen Autor*innen in unterschiedlicher Form begründet.

Die Unbegrenztheit der Kontaktmöglichkeiten in Großgruppen findet sich auch in den Neuen Medien. Die Auswirkungen imaginärer Großgruppen im World Wide Web auf die psychische Struktur skizziert Rainer Danziger (2010). Er sieht Ähnlichkeiten zwischen Großgruppen und globalisierter Onlinevernetzung. Dazu gehören die Lockerung der Ich-Grenzen, die Delegation des persönlichen Über-Ichs an das Kollektiv sowie eine Schwächung reifer Ich-Funktionen wie logisches Denken und Realitätsprüfung. Die Begünstigung des Abwehrmechanismus „Spaltung" im Internet korrespondiere mit Borderline-Persönlichkeitsstrukturen. Er denkt die Entwicklung einer neuen Persönlichkeitsstruktur an, die Freuds Strukturmodell nicht mehr ausreichend beschreiben könne: das Internet als „Klanghülle und Container" (Danziger, 2010, S. 51).

Forschungsergebnisse von Martin Dornes (2012) bestätigen die Ausbildung eines neuen Sozialcharakters, der sich durch eine Suche nach sozialer Sichtbarkeit und Resonanz auszeichnet. Die Abnahme psychischer Stabilität korrespondiere mit erhöhter Störanfälligkeit. Mit dem Verlust an struktureller Rigidität hat das Seelenleben zugleich an Variabilität, Flüssigkeit und Zugänglichkeit gewonnen, sodass es flexibler, lebendiger und kommunikativer wird und sich stärker als früher mit der sozialen Lebenswelt verbindet. Die nach innen gelockerte Abwehr und Sicherungsfunktion ist nach außen weniger abgegrenzt und dadurch störungsanfälliger.

Dornes erklärt den psychischen Wandel mit dem sozialen Wandel. Dieser habe zu einem strukturell weniger zwanghaften, sozial weniger gehemmten, emotional wenig eingeschränkten Persönlichkeitstyp geführt. „Nicht mehr Homogenität und Ich-Stärke, sondern Heterogenität und innere Pluralisierung sind Kennzeichen spätmoderner

Subjektivität, die insgesamt plastischer, lebendiger und authentischer, aber auch labiler und verletzlicher geworden ist" (Dornes, 2012, S. 320 f.). Dornes nennt diesen zeittypischen Sozialcharakter „postheroische Persönlichkeit".

Das Instanzenmodell von Es, Ich, Über-Ich würde obsolet (Altmeyer, 2016, S. 240). Die moderne Psyche arbeite wie ein soziales Netzwerk. „Es scheint allerdings, als ob mit dem Strukturwandel der Öffentlichkeit [...] ein Strukturwandel der Psyche einhergeht, der es gestattet, metaphorisch von einer ‚vernetzten Seele' zu reden" (Altmeyer, 2016, S. 240). Denn verändert haben sich die Außen- und die Innenwelt und das Verhältnis zwischen beiden. Diese Öffnung und Flexibilisierung der Charakterstruktur, die Erweiterung des Erlebens- und Verhaltensrepertoires sowie die stärkere Reflexibilität des Selbst- und Weltverhältnisses fasst er als „exzentrisches Selbst". Das Es sei weniger triebhaft, das Ich weniger gepanzert und das Unbewusste leichter zugänglich. Die Abwehr sei eher gelockert und die Beziehung zur Umwelt stärker vernetzt. Der Mensch eignet sich die ihn umgebende Welt psychisch an. Die Psyche stelle sich auf den ständigen Wandel in der Außenwelt innerlich ein.

Gesellschaftliche Rahmenbedingungen sind unsicherer geworden und erfordern wesentlich mehr Eigendefinitionen. Sie entsprechen am ehesten einem Experimentierfeld.

## 2.4 Organisation

### 2.4.1 Organisation als Lernfeld: ein theoretischer Zugang
Susanna Schenk, Benedikt Lars Kaiser

**Einleitung**

Gruppendynamiker*innen und Dynamische Gruppenpsychotherapeut*innen arbeiten in Organisationen entweder in organisationalen Funktionen (Leitung, Mitarbeit etc.) oder als Berater*innen und Psychotherapeut*innen (Supervision, Teamberatung, Organisationsberatung, Coaching etc.). Dabei nutzen die Gruppendynamik und die Dynamische Gruppenpsychotherapie (im Folgenden GD.DG) unterschiedliche theoretische Grundlagen und Konzepte, um dynamisches Organisationswissen einzuordnen und verstehen, benennen zu können, was passiert. In diesem Artikel sollen organisationale Lern- bzw. Arbeitsfelder der GD.DG aufgezeigt und mit theoretischem Wissen verbunden werden.

Menschen, die eine gruppendynamische oder gruppentherapeutische Ausbildung machen, sind herausgefordert, ihre erworbenen Erfahrungen und Erkenntnisse in ihren eigenen Organisationen bzw. Arbeitsfeldern umzusetzen und dabei als Person in der Organisation wirksam zu werden. Dies kann nur gelingen, wenn die Organisation als Gesamtes, als Kräftefeld gesehen und nicht nur der eigene Bereich, das eigene Team, die eigene Stelle wahrgenommen wird. Als wesentlich erweist sich neben der theoretischen Einordnung die Entwicklung einer gruppendynamischen Haltung, die den Blick auf das Gesamte und das Risiko des Scheiterns beinhaltet (Schenk, 2009, S. 310).

**Organisationen** sind Systeme, in denen soziale und technische Systeme zusammenwirken. Formal sind Organisationen zweckrationale Gebilde, informell erscheinen sie als „Organismen" mit spezifischen Dynamiken. Organisationen sind interdependente Kraftfelder, in denen Menschen, deren Interessen und Aufgaben sowie der öffentliche Auftrag aufeinandertreffen. Kraftfelder sind Anordnungen von Kräften, Strukturen von Kräften (vgl. Antons & Stützle-Hebel, 2015, S. 67–71). Die Verarbeitung der unterschiedlichen Kraftimpulse führt zu Organisationsstrukturen, die mehr oder weniger elastisch sind, die bereits Konfliktpotenzial in sich tragen und auch Organisationskultur bilden.

Jegliche Organisation und Institution kreist in ihrer Theoriebildung stark um das Thema der **Angstbindung**. Sowohl strukturell als auch dynamisch geht es darum, zu verstehen, wie die Organisation die in ihr befindlichen Menschen (sowohl auf Personalseite als auch auf Seite der Kund*innen) in ihrer Angstverarbeitung unterstützt oder Angst verstärkt. Auch in profitorientierten Wirtschaftsorganisationen ist dieses Thema eine Triebkraft, wenn auch nicht so offensichtlich. Die gruppendynamische Sicht ist, dass Organisation die Aufgabe hat, Angst bearbeitbar zu machen. Das heißt, bewusst damit umzugehen, dass Chaos und Zerfall, Abhängigkeit und Verlassensein, Einsamkeit und Scheitern unter anderem Teile des produktiven Prozesses sind. Auch Theoriebildung an sich dient der Angstbindung.

„Ganz allgemein glaube ich, dass alle Theorien, um welches Gebiet es sich auch immer handelt, Systeme sind, unsere Angst vor dem Nicht-Wissen einzudämmen" (Obholzer, 1997, S. 18). So braucht auch die Organisation der Gruppendynamik Organisationstheorie.

Folgende Reflexionsbereiche und ihre Wechselwirkungen sind für den gruppendynamischen Blick auf Organisationen wesentlich:

- Struktur und Ziel (Auftrag, Aufgaben, Ablauforganisation, Funktionen, Information)
- Leitung und Mitarbeit (Entscheidung, Kompetenzen, Verhalten)
- Beziehungen (Dynamik, Konflikte, Vereinbarungen, Widerstand, Kooperation und Konkurrenz)
- Prozesse und Kommunikation

Die Gruppendynamik hat keine eigene Organisationstheorie. Sie bezieht sich stark auf psychodynamische Organisationstheorien (z. B. Bion, 1971; Eisenbach-Stangl & Ertl, 1997; Kernberg, 2000; Lohmer, 2000; Sievers, 2003), gruppen- und organisationsdynamische Entwicklungen (z. B. Doppler & Lauterburg, 2001; Majce-Egger, 1999e; Tippe, 2008), die Sozialwissenschaften (z. B. Schein, 2003; Volkan, 2004) und systemische Überlegungen (z. B. Königswieser, 1999; Luhmann, 2000; Simon, 2013; Wimmer, 2004). Einen guten Überblick über die Entwicklung der allgemeineren Organisationstheorien bieten Kieser und Ebers (2019). Im Folgenden sollen die Theorien mit gruppendynamischem Leben erfüllt werden.

**Lernfeld 1: Die Person in der Organisation**

Heute liegt der Fokus zum Verständnis und zur Beurteilung von Ereignissen in Organisationen oft auf der einzelnen Person. Das trifft bei Benotungen in der Schule, bei Beurteilungen in der Firma, aber auch bei der Erklärung von Erkrankungen zu. Auch bei psychotherapeutischer Begleitung liegt der Gedanke nahe, dass Betreuungs(miss)erfolge ausschließlich auf die Klient*innen oder die Therapeut*innen zurückzuführen sind. Der Blick auf das Ganze, wie im letztgenannten Beispiel eine psychosoziale Einrichtung und deren soziales Umfeld, wird oft vernachlässigt.

Selten jedoch lassen sich Ereignisse innerhalb einer Organisation allein einer Person zuschreiben, und das Verhalten einer Person lässt sich nicht ausschließlich mit ihrer Persönlichkeit erklären. Die Interventionsmöglichkeiten der Psychotherapeut*innen hängen in der psychosozialen Praxis beispielsweise nicht selten stark von der Organisationsstruktur und -kultur rund um das Thema der Finanzierung ab.

Jede Organisation hat ihre eigene Geschichte und eine Dynamik im Hier und Jetzt. Beides wird von den Rahmenbedingungen und den Menschen gestaltet, die in der Organisation leben bzw. gelebt haben. Analog dem gruppendynamischen Verständnis, dass eine Gruppe als etwas *anderes* zu betrachten ist als die Personen, die ihr zugehören, ist eine Organisation etwas anderes als die einzelnen Teile, aus denen sie besteht. Daraus ist eine Wechselwirkung zwischen Organisation und Person ableitbar. Doch wie ist diese Wechselwirkung zu erkennen? Aus dem Verständnis von Lewins Feldtheorie (siehe Abschnitt 1.2 „Ausgangspunkte, Entwicklungslinien und Verknüpfungen") ist jede Person aktiver Teil der **(Feld-)Kräfte** einer Organisation und diesen ausgesetzt. Durch diese Involviertheit sind Wahrnehmung, Denken, Fühlen sowie Handeln und körperliches Befinden beeinflusst. Deutlich wird dies z. B. daran, dass uns beim Betreten mancher Organisationen der Atem stockt oder die Muskeln sich ver- oder entspannen. In einer Kaserne herrscht eine andere Atmosphäre als in einem Krankenhaus oder einer Bank. In jeder Organisation gibt es (oft unausgesprochene) soziale Regeln, die die Möglichkeiten des Miteinanders beherrschen und damit Wahrnehmen, Fühlen und Denken einschränken oder ermöglichen. „Verhalten ebenso wie Erleben und Entwicklung von Menschen lassen sich nach Lewin durch Feldkräfte erklären, die in der jeweiligen individuellen psychologischen Gesamtsituation existieren. Diese Gesamtsituation der Person wird von Lewin als ‚Lebensraum' bezeichnet" (Soff & Stützle-Hebel, 2015, S. 65).

Die Gesamtsituation besteht aus einem dynamischen Geflecht von **Person und Umwelt**, was in der Formel von Lewin *V = f (P, U) – Verhalten einer Person ist gleich eine Funktion aus Person und Umwelt* – sozialpsychologisch beschrieben wird. Ein möglicher Ausgangspunkt, um dieses dynamische Geflecht zu verstehen, ist die Person mit ihren körperlichen Reaktionen, ihrem Erleben und ihren Interaktionen mit anderen Personen. Lewins Formel ist in Organisationen durch das Beobachten der eigenen Reaktionen oft intuitiv wahrnehmbar. Diese subjektiven Reaktionen brauchen im zweiten Schritt einen Reflexionsrahmen. Der Grundgedanke ist gruppendynamisch: Dadurch, dass ich mich auf eine Organisation einlasse, also Teil von ihr werde, ist mir durch mein subjektives Erleben zumindest ein Teil der Organisation zugänglich. Die in der GD.DG nützliche tiefenpsychologische Theorie beschreibt Ähnliches wie folgt. Ab dem ersten Kontakt mit einer Organisation wird ihre spezifische Art und Weise deutlich: Wird man herzlich oder etwas distanziert begrüßt, ist das Eintreffen erwartet, lässt man warten oder wurde gar vergessen, sind die Räumlichkeiten kühl oder warm, welchen Verlauf nimmt die Begegnung? In dieser ersten Beziehungsgestaltung der Organisation mit der Person (und dann fortlaufend) zeigt sich die Übertragung der Organisation. Bei der Person aufkommende Gefühle und Gedanken nennt Anton Obholzer entsprechend „Gegenübertragung", die unter anderem „verleugnete Aspekte des Funktionierens der Institution zum Ausdruck bringen können" (Obholzer, 1997, S. 29). So kann z. B. ein erster Eindruck von „Hier geht es drüber und drunter" in den

Strukturen und im Miteinander auf eine Leitungsschwäche hindeuten und wäre ein wesentliches Diagnosekriterium der Gruppendynamik.

Ein weiterer personaler, weniger subjektiver Zugang zu Organisation führt über die **Funktionen** und die damit verbundenen **Aufgaben**. Diese schaffen den Rahmen persönlichen Handelns innerhalb der Organisation. Waldefried Pechtl definiert Funktion als „eine erworbene, verliehene, vereinbarte oder festgelegte Rahmenbedingung in einer sozialen Gemeinschaft, die an beidseitig abgesprochene Tätigkeiten gebunden ist“ (1989, S. 202). In der GD.DG sind die Fragen nach dem Rahmen, dem Auftrag und der Funktion der jeweiligen Person zentral. Indem all dies klar und öffentlich kommuniziert wird, ist es möglich, Klarheit über Verstrickungen von Beziehungs- und Sachebene oder sich widersprechende, gleichzeitige Aufträge zu schaffen. Klarheit löst inhaltliche Widersprüche nicht auf, aber macht diese besprechbar und damit einer Bearbeitung zugänglich.

Abschließend ein illustratives Beispiel: In einer sozialpsychiatrischen Einrichtung werden Einzel- und Gruppentherapie angeboten. In den wöchentlichen Fallbesprechungen bringen die Therapeut*innen Klient*innen ein, mit denen sie sich in der Behandlung gerade schwertun. Um das Verhalten der Therapeut*innen und die Schwierigkeiten innerhalb der therapeutischen Arbeit zu verstehen, ist ein Blick auf die Gesamtsituation erforderlich, auf den Lebensraum innerhalb der professionellen Arbeit. In diesem spielen neben der dyadischen oder gruppalen therapeutischen Beziehung sicher auch der Auftrag, der Rahmen und die Möglichkeiten der Einrichtung sowie aktuelle Entwicklungen, Beziehungsthemen und Konflikte innerhalb der Organisation eine entscheidende Rolle. Alles wirkt in den therapeutischen Prozess und zeigt sich darin. So wird in der Reflexion vielleicht deutlich, dass die Schwierigkeiten in der Psychotherapie weniger mit den Klient*innen zusammenhängen, sondern sich dort spiegeln (siehe Lernfeld 3). Das heißt, Spannungsfelder der Organisation werden in der Begleitung der Klient*innen sichtbar.

### Lernfeld 2: Das Team als Ort der Zugehörigkeit

Der Teambegriff ist in der Arbeitswelt alltäglich geworden. Viele Arbeitnehmer*innen arbeiten im Team oder haben mehrere Teamzugehörigkeiten in einer Organisation. Auch Selbstständige arbeiten für Projekte zwischenzeitlich in Kooperationen. Durch seine Alltäglichkeit verschwimmt bisweilen die Bedeutung des Teambegriffs. Die Definition teilautonomer Arbeitsgruppen der Soziologie aus den 70er-Jahren des vergangenen Jahrhunderts, als Partizipation und Autonomie in Organisationen an Bedeutung gewannen, ist auch für die Definition eines Teams passend.

> „Teilautonome Arbeitsgruppen sind Kleingruppen im Gesamtsystem der Unternehmung, deren Mitglieder ganzheitliche Aufgabenvollzüge gemeinsam eigenverantwortlich zu erfüllen haben und die zur Wahrnehmung dieser Funktion über entsprechende – vormals auf höhe-

ren hierarchischen Ebenen angesiedelte – Entscheidungs- und Kontrollkompetenz verfügen." (Schreyögg, 2003, S. 247)

Aus heutiger, gruppendynamischer Sicht muss ergänzend differenziert werden, wie viel Miteinander tatsächlich notwendig ist, um die gemeinsame Aufgabe zu bearbeiten, und wie viel Eigenverantwortung und damit Handlungsspielraum, Entscheidungs sowie Kontrollkompetenz das Team tatsächlich hat. Haben die Merkmale eine hohe Ausprägung, kann man nach Edding und Schattenhofer von einem „teamigen" Team sprechen (2020, S. 7). Ähnlich der Funktionsbeschreibung auf personeller Ebene ist es für die Arbeit eines Teams oder für Berater*innen wichtig, sich über die Rahmenbedingungen und den Auftrag der Gruppe im Klaren zu sein. Gibt es keinen gemeinsamen Auftrag, beispielsweise bei Sachbearbeiter*innen im Amt oder im mobilen Pflegedienst, so handelt es sich im Grunde genommen nicht um ein Team. Auch in Schulen wird schon von Teamarbeit gesprochen. Werden die Schüler*innen jedoch für ein gemeinsames Teamergebnis unterschiedlich benotet, so ist auch hier der Teambegriff zu hinterfragen. Manchmal haben wenig teamige Teams die Möglichkeit, sich zu entscheiden, mehr Team zu sein – dann, wenn die Gruppe, also das Team selbst, als Arbeitsinstrument verstanden und eingesetzt wird. Dazu gleich mehr.

Aus der Gruppendynamik wissen wir, dass in jeder Gruppe unausweichlich Soziodynamiken herrschen. Es gibt die Arbeit am Sachthema und die Arbeit am Selbst der Gruppe (Schindler, 1957a, S. 109). In der Praxis wird versucht, beide Aspekte und deren gegenseitige Beeinflussung im Blick zu behalten und zu verstehen. Edding und Schattenhofer (2020, S. 13) haben drei Aufgaben eines Teams herausgearbeitet: „Zum einen hat das Team eine Aufgabe zu erfüllen [...]. Zum Zweiten muss ein Team seinen Mitgliedern etwas bringen [...]. Und schließlich hat jedes Team die Aufgabe, sich selbst zu erhalten und zu pflegen."

Jedes Team ist zusätzlich zu den **Teamdynamiken** in die Struktur der Organisation eingebettet und damit von der Organisationsdynamik beeinflusst. Hier sprechen Edding und Schattenhofer von äußerer Umwelt, die einen starken Einfluss auf die Innenwelt des Teams besitzt (vgl. 2020, S. 15). Ein Team ist der Ort innerhalb einer Organisation, an dem Face-to-Face-Kommunikation passiert. Die Gruppe ist klein genug dafür. Hierdurch wird ein Team ein Ort, an dem Zugehörigkeit gelebt werden kann. Dies ist ein zentraler Punkt, weil der Wunsch nach *Zugehörigkeit ein soziales Grundbedürfnis* jeder Person ist (siehe Abschnitt 2.2 „Gruppenprozesse analysieren"; 2.5 „Identität und Zugehörigkeit"). In zum Teil riesigen und zur Individualisierung neigenden Organisationen kann Zugehörigkeit ein zentraler Nutzen (siehe 2. Aufgabe eines Teams) der Teammitgliedschaft sein. Auch erschließt sich durch die Möglichkeit der persönlichen Bezugnahme ein zentraler Ort zur Bearbeitung interpersoneller Dynamiken. Denn innerhalb der Dynamik eines Teams zeigen sich neben den persönlichen Eigenheiten der Teammitglieder auch die Eigenheiten der Organisation und können im persönlichen

Kontakt als **Konflikte** sichtbar werden. Somit ist das Team ein Dreh- und Angelpunkt einer Organisation.

Ein gruppendynamisches Organisationsverständnis sieht die Aufgabe eines Unternehmens darin, Risiko zu managen, sowohl auf Sach- als auch auf psychologischer Ebene. Eine Organisation hat neben dem allgemeinen auch ein spezifisches, dem Ziel der Organisation entspringendes Risiko des Scheiterns. Der Umgang mit Angst und Spannungen, die aus dem Risiko erwachsen, ist zentrale Aufgabe einer Organisation. „Die Reife eines Unternehmens zeigt sich unter anderem auch darin, wie bewusst und sorgsam man mit diesem Risiko umgehen kann" (Lohmer, 2008, S. 22). In der Psychiatrie ist beispielsweise die Fremd- oder Selbstgefährdung der Klient*innen ein spezifisches Risiko. Dieses Risiko muss sowohl durch die Strukturen der Organisation als auch durch die in den Strukturen wiederkehrende Reflexion der Mitarbeitenden bearbeitet werden. Bleiben Ängste unbearbeitet, zeigt sich dies in unbewussten, psychosozialen Abwehrmechanismen, beispielsweise omnipotenter Verleugnung („Uns kann nichts passieren, weil wir eine besondere Organisation sind") oder Projektion („Die andere Organisation hat aber ein ordentliches Problem mit ..."). Auch in Wirtschaftsorganisationen geht es darum, z. B. die Angst eines Verkaufsteams vor dem Scheitern sowohl strukturell zu managen als auch psychodynamisch zu verarbeiten, statt sie mithilfe omnipotenten Gehabes zu verleugnen.

Welche Rolle hat nun ein Team im Umgang mit Spannungen und Ängsten, die in der alltäglichen Tätigkeit erwachsen? Die GD.DG sieht ein Team als sehr gut geeignet, um Spannungen und Ängste zu halten und zu verdauen, zu **containen**. Letzteres wird im folgenden Zitat erläutert:

> „Von Bion ursprünglich aus der frühen Mutter-Kind-Beziehung abgeleiteter *Verarbeitungsprozess*, in dem vom *Sender* nicht verarbeitbare Affekte und Erfahrungen (das „Contained") auf nonverbalem Wege in den *Empfänger* (den „Container") projiziert (also verlagert) werden. Verfügt der Empfänger über die Kapazität, als Container, also als Behältnis für solche Projektionen zu fungieren, d. h. die unverarbeitbaren Elemente anzunehmen, nachzuempfinden und darüber nachzudenken, so kann er diese in einem stellvertretenden Verarbeitungsprozeß dem ursprünglichen Sender wieder zurückvermitteln als nun vielleicht in Worte faßbare Erfahrung." (Lohmer, 2008, S. 315, vgl. Bion, 1961)

Verdeutlicht am Beispiel der Psychiatrie heißt dies: Es ist zentraler Teil der Arbeit des Teams, Containment zu leisten für die häufig massive, existenzielle (unverdaute) Angst der Klientel in psychosozialen Notlagen, die (unverdaute) Angst, die bei den Mitarbeitenden aus der Arbeit mit ebenjenem Klientel entsteht, und weitere persönliche (unverdaute) Ängste der Teammitglieder (beispielsweise während der Coronapandemie). Das Team bietet in der Organisation einen Raum, in dem in wiederkehrenden Rhythmen (Teamsitzung, Teamsupervision) psychosoziale Ängste gebunden und bearbeitet werden. So kann die Organisation wach und konstruktiv arbeiten. Damit Containment in einer Organisation gelebt werden kann, sind nach Lohmer (vgl. 2008, S. 25) folgende Faktoren förderlich: klare Zuständigkeit und Verantwortlichkeit; ein offener Umgang mit Fehlern; Strukturen, die eine wiederkehrende Auseinandersetzung mit dem allgemeinen und dem spezifischen Risiko fördern; ein Außenblick auf das Unternehmen; eine neue Leader*innenkultur, in der es weniger um visionäre oder rein strukturelle Leader*innen geht als darum, dass im Grunde genommen jedes Mitglied zeitweise die Gruppe führen kann (siehe Abschnitt 1.3 „Rangdynamik in Anwendung"; 1.4 „Das Spezifische der GD.DG"). Containment gelingt insbesondere in Kleingruppen bzw. Teams, weil dort die regressionsförderliche Großgruppendynamik (siehe Abschnitt 2.3 „Dynamiken in Großgruppen"), wie sie sonst in Organisationen herrscht, weniger wirksam ist.

Teams sind, wie eingangs erwähnt, in den meisten Organisationen ein fester Bestandteil. Zugleich zeigt sich eine aktuelle Dynamik in Organisationen, die mit dem Zitat „Die Gruppe ist der Feind der Organisation" pointiert umschrieben wird. Das Team als Machtfaktor ist oft unerwünscht. Partizipation und damit **Entscheidungskompetenz** wird heute aufgrund enger Rahmenbedingungen reduziert. Das Team soll zwar eigenständig arbeiten, aber es ist keine Zeit für die interpersonelle Dynamik vorgesehen. Damit ist das Team im eigentlichen Sinne nur wenig teamig, und die Ressourcen der Gruppe können sich nicht entfalten. Vielleicht ist diese Entwicklung darin begründet, dass lebendige Teams immer etwas Unberechenbares in sich tragen. Sie sind kraftvolle Systeme, die bisweilen mächtig Widerstand leisten können. Dies liegt oft nicht im Interesse der Führung.

Die Angst vor dem Machtverlust der Führung, wenn Teams ihre Stärke ausspielen, ist auch in der Theorie der **agilen Organisation** zu finden. Diese überträgt den Teams die Selbstorganisation. Hierarchisch geprägte Denk- und Vorgehensweisen sollen zugunsten von Entscheidungskompetenzen abgebaut werden. (In der gruppendynamischen Theoriebildung eine Idee der 70er-Jahre.) Wissen soll in Teams geteilt werden, sodass ein schnelleres, gezielteres Handeln des Teams möglich wird, das mehr an den Kund*innen orientiert ist als an organisationsinternen Abläufen (vgl. Werro, 2018, S. 6–8). Ein bestechender Gedanke! Doch leider ist zu beobachten, dass bei der Umsetzung der agilen Arbeit häufig neuer Wein in alten Schläuchen verkauft wird. Das heißt, dass die notwendige Haltungsänderung – von der Hierarchie hin zu Rahmenstrukturen und Selbstorganisation – nicht vollzogen wird. Die Spannungsfelder zwischen Zugehörigkeit, Macht und Intimität in agilen Teams sind ein reiches Betätigungsfeld für Gruppendynamiker*innen.

### Lernfeld 3: Die Organisation als Spiegel ihrer Klientel/Kundschaft

„Soziale Prozesse und Strukturen in Organisationen basieren häufig – ich möchte sagen, in der Regel – ebenso auf unbewussten Fantasien und Abwehrmechanismen ihrer

Mitglieder, wie sie diese wiederum – manchmal über Generationen hinweg – am Leben erhalten" (Burkhard, 1999, S. 262). Personen, die in Organisationen arbeiten, kennen das Phänomen: Häufig agiert eine Gruppe, ein Team, eine Abteilung als Spiegelbild jener Personen, mit denen in der Institution gearbeitet wird. Hält man eine Fortbildung mit Lehrkräften, kann man mit ziemlicher Sicherheit mit Tratschen, widerständigem oder pubertärem Verhalten, Patzigkeit usw. rechnen. Arbeitet man mit einem Team einer psychiatrischen Einrichtung, ist dieses häufig am Rande eines Zusammenbruchs, eines Zerbrechens, von Abbrüchen bedroht. (Kennzeichen sind z. B. geringe Verweildauer in der Organisation oder oft plötzliche Ausfälle durch Burn-out.) Ist man institutionell als Psychotherapeut*in tätig, so wird man z. B. mit völlig irrationalen Ängsten im Team konfrontiert.

Warum ist das so?

Die Organisation hat die Aufgabe, die Problematik, die Schwierigkeiten der Klientel zu ver- und auch zu bearbeiten. Dies tut sie mithilfe von Strukturen, Methoden, Reflexion und des Einlassens auf entstehende Beziehungsthematiken und -dynamiken. Die Klient*innen einer sozialen Organisation tendieren dazu, Beziehungserfahrungen und traumatische Erlebnisse zu reinszenieren (in der Hoffnung, damit etwas Erlittenes wiedergutzumachen). Dadurch wird das Team, der Lehrkörper, der Kundendienst etc., die Organisation zum Gegenüber und zum Ort des Geschehens. Auch die Rollenverteilungen in den Szenen werden wiederbelebt. Personen des Teams werden beispielsweise zu den quälenden Figuren des eigenen Dramas, der erlebten Ungerechtigkeiten. Da spielen in der Arbeit das Zulassen, Aushalten und Containment eine große Rolle.

Eine häufige Dynamik ist die Spaltung in gute und böse Aspekte. Klient*innen, die aufgrund ihrer persönlichen Abwehrstrategien gute und böse Aspekte ihrer Persönlichkeit nicht ausreichend integriert haben, projizieren diese nach außen – übrigens nicht nur in psychiatrischen Einrichtungen!

So werden z. B. einige Betreuer*innen zu den Schuldigen am Leid, zu Aggressiven stigmatisiert, andere zu den Unterstützenden, Liebevollen. Da die Person in sich selbst nicht beide Aspekte erkennen kann, ist es auch nicht möglich, in anderen etwas integrativ wahrzunehmen. Auch Leiter*innen und Führungskräfte erleben häufig diese Form der Polarisierung an ihrer Person. Sievers Burkhard beschreibt in diesem Zusammenhang die „pathologische Organisation" als Ort von Ängsten, totalitärem Bewusstsein, Misstrauen und Spaltung, Dynamiken, die sich durch die Globalisierung und moderne Organisationsformen verstärkt hätten (vgl. Sievers, 2003, S. 145–175).

Das Team, die Abteilung gerät in eine Zerreißprobe. Es wird der innere Konflikt der Klientel, der Teammitglieder ausgetragen und auch Partei ergriffen. Die fehlende Integration der abgespaltenen Persönlichkeitsanteile wird zur Aufgabe des Teams, der Abteilung. Das heißt, die Mitarbeitenden müssen eine Form der Kommunikation finden, die trotz heftiger Gefühle zu einem Austausch, einer Konfliktaustragung führt statt zu Kontaktabbruch.

Das ist eine große Chance in der Arbeit. Durch Übertragung und Reinszenierungen erhält das Team bzw. die Organisation Informationen über die Geschichten und Kompetenzen einer Person oder einer Gruppierung. Dies ist jedoch nur möglich, wenn das Geschehen erkannt werden kann, wenn damit gearbeitet und nicht aus eigenen unbewussten Aspekten heraus agiert wird. Die Organisation und ihre Funktionsträger*innen sind also dafür verantwortlich, dass den Mitarbeitenden Strukturen und Methoden zur Verfügung gestellt werden, die Reflexion ermöglichen und Distanzierung vom Geschehen schaffen, sodass die Arbeitsfähigkeit erhalten werden kann. Andernfalls reagiert beispielsweise ein Team wie das vernachlässigende Elternhaus oder ein Lehrkörper wie die gekränkten, verlassenen Eltern der pubertierenden Jugendlichen. Hier spielen Team- und Fallsupervision eine große Rolle. Damit ist es möglich, einerseits die Spiegelungseffekte zu erkennen. Andererseits kann der Umgang mit dem Widerspruch verarbeitet werden, der zwischen von der Organisation geforderten kreativen Ressourcen und gleichzeitigen Einschränkungen von Personen und Rahmenbedingungen steht (vgl. Sanz, 2011, S. 54).

Es ist Aufgabe der Organisation, in diesen schwierigen Prozessen das Containment zu reflektieren. Containment wird als Leistung von Team und Leitung beschrieben, die es ermöglicht, sich mit der Primäraufgabe der Organisation und der Organisationskultur auseinanderzusetzen – sowie mit dabei entstehenden Paradoxien und Ängsten (vgl. dazu Lohmer & Möller, 2019, S. 218–220). In der Literatur wird der Leitung, den Führungskräften dabei eine besondere Rolle zugesprochen. „In diesem Sinne hat der Führende die Aufgabe, in sich die Spannung zu halten und zu bedenken. Er ist derjenige, der dauerhaft die Organisation in seinem Bewusstsein *(‚mind‘)* hält und die in ihr auftretenden Spannungen und Bedrohungen verarbeitet“ (Lohmer, 2000, S. 33). Die Persönlichkeit der Leiter*innen, die Organisationsstruktur, die Gruppenprozesse in der Organisation und die Aufgaben einer Organisation hängen zusammen. Otto Kernberg nennt als Voraussetzungen für das effiziente Funktionieren einer Organisation (Kernberg, 2000, S. 77–79):

- ein adäquates Verhältnis zwischen Gesamtaufgabe der Organisation und ihren administrativen Strukturen
- das Erleben der Aufgabe muss bedeutungsvoll sein
- die Aufgabe soll die verfügbaren Ressourcen nicht übersteigen
- eine Interaktion mit der Umwelt sollte gewährleistet sein, sonst gibt es viel Regression in den Teams

Vor allem Organisationstheorien, die das **Unbewusste in Organisationen** einbeziehen, sind hilfreich, um dieses Geschehen zu verstehen. Das Unbewusste kann als Schattensystem einer Organisation beschrieben werden, als sich spontan bildendes Geflecht organisationstypischer, identitätsbildender Beziehungen, als Ort, an dem sich unbewusste Sozialisation abspielt. „Es umfasst die Gesamtheit eines Netzwerks von unterschwelligen Beziehungen, das zu den primären Aufgaben einer Organisation in einem bislang noch ungeklärten Verhältnis steht" (Becker, 2003, S. 71).

Menschen in Organisationen und die Organisation selbst bewegen sich zwischen Chaos und Ordnung. Da es zu ängstigend wäre, beständig im Chaos zu leben, werden Strukturen geschaffen (Hierarchien, Zuständigkeiten, Kommunikationszusammenhänge etc.). Sie sollen die (psychotische) Angst binden. Diese Strukturen sind soziale Systeme, deren Funktion es ist, Angst abzuwehren. Die Ängste und Abwehrmechanismen formen aber wieder Strukturen. Daher ist es Aufgabe der Organisation, Strukturen zu schaffen, die den nötigen Halt geben, um den Stressfaktoren, den Spannungen, dem inneren Druck standhalten zu können. „Ebenso wie ein Individuum eine innere psychologische Abwehr gegen Ängste aufbaut, kann auch eine Organisation in ihrer eigenen Struktur und Kultur Abwehrformen gegen die Ängste aufbauen, die mit der Aufgabe einhergehen, die sie sich gestellt hat" (Long, 2003, S. 134).

In seiner der Gruppendynamik besonders nahestehenden Theorie der psychodynamischen Organisationsberatung beschreibt Mathias Lohmer (2000, S. 18–39), welcher gemeinsamen Anstrengung es in Organisationen bedarf, um das Risiko zu managen. Er beschreibt, welche Maßnahmen nötig sind, um sich mit dem Konfliktdruck zu konfrontieren und das Risiko, das aus der Primäraufgabe der Organisation abgeleitet wird, weder zu verleugnen noch zu vermeiden. Verleugnung führt zum Zerbrechen der Organisation, vollständige Vermeidung zum Stillstand.

In der GD.DG wird beständig mit Widerstandsphänomenen gearbeitet. Durch geeignete Designs und Settings in Supervision und Organisationslaboratorien ermöglichen wir das Erleben und Erkennen dieser Abläufe, die ein wichtiges Handwerkzeug in der Interventionsplanung sind. Organisationslaboratorien sind Seminare, in denen Teile der Organisationen der Teilnehmenden und ihre Dynamik abgebildet werden. So werden Potenziale und Einschränkungen sichtbar.

So hat beispielsweise das Organisationslabor „Organisation als Spiegel des Klientels" des Trainer*innen-Teams *Gruppendynamik*Mühldorf auf dem Seminar Gruppierungen sowohl von Klient*innen als auch Kund*innen entstehen lassen. (Das Team ist ein Zusammenschluss von Gruppendynamiktrainer*innen: Rainer Fliedl, Maria Majce-Egger, Susanna Schenk, Wolfgang Schmetterer.) Die Laborganisationen wurden im Prozess mit den Bedürfnissen und Anliegen dieser Gruppierungen konfrontiert und konnten besser oder schlechter mit entstehenden Forderungen und Abwehrformen umgehen. Auffallend war, dass vor allem Organisationen, die sehr mit sich selbst beschäftigt waren oder eher bedürftige Mitarbeitende hatten, die Aufgaben und den Zweck der Organisation nahezu vergaßen. Es wurden sozusagen Organisationen für die Mitarbeitenden geschaffen, ohne Bezug zur Aufgabe. Sobald ein Klient*innensystem in die Organisation eintrat, scheiterte diese bereits daran, ein sinnvolles Erstgespräch durchzuführen. In mehreren aufeinanderfolgenden Organisationstrainings, die einmal jährlich stattfanden, zeigte sich, dass dieses Problem eher zu- als abnahm, d.h., dass zunehmend Selbstzweck-Organisationen gebildet wurden. Das Trainer*innen-Team nahm an, dass gesteigerte Einsparungen, Druck (immer weniger Menschen für mehr Aufgaben und Verwaltung) und Hierarchisierung zu gesteigertem Leid der Mitarbeitenden führten und daher weniger Motivation und Energie da war, die eigentliche Aufgabe der sozialen Organisation zu erfüllen. Es ist notwendig, die Verknappung von Ressourcen wie Zeit und Geld sowie die Steigerung von Komplexität als Voraussetzungen anzuerkennen, um die heutigen Organisationen verstehen zu können (vgl. Doppler & Lauterburg, 2002, S. 21–52).

**Lernfeld 4: Wechselwirkungen – Organisation als dynamisches Gesamtgeschehen**
Organisationen entwickeln sich durch ihre Konfliktverarbeitung. Sie können auch als lebendige Organismen verstanden und betrachtet werden (vgl. Pechtl, 1989, S. 87), die nach Gleichgewicht (Homöostase) streben. Sollte also ein Organisationsbereich vielen Belastungen ausgesetzt sein (z. B. Konflikten, Forderungen, einer ungeeigneten Führungskraft), tendiert er dazu, entweder das Unangenehme abzuspalten bzw. zu verleugnen und Schuldige zu generieren oder die Probleme zu verschieben. (So wie ein ungelöstes Knieproblem die gesamte Haltung verschlechtern kann.) Letzteres wird in der Literatur als „Institutioneller Verschiebungskonflikt" beschrieben (Pühl, 1997, S. 51).

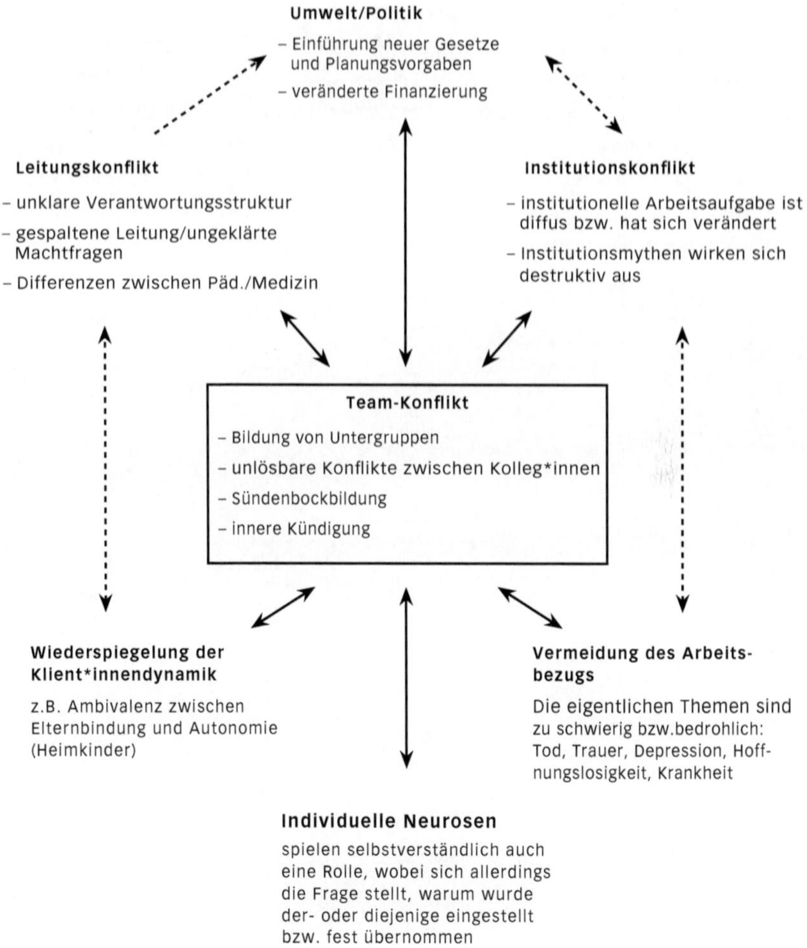


**Abb. 13:** Institutioneller Verschiebungskonflikt (Pühl, 1997, S. 51)

Dieses Modell zeigt, dass sich ein Konflikt in einem Bereich der Organisation manifestiert und damit eine Wechselwirkung in der gesamten Organisation erzeugt wird. So lässt sich ein unausgetragener Geschäftsführungskonflikt in allen Ebenen und Bereichen finden. Er tritt vielleicht als unlösbarer Konkurrenzkonflikt in einem Team auf, macht die Zusammenarbeit zweier Teams unmöglich, erzeugt Spannungen im Kundenkontakt usw.

Ein anderes Modell, das Wechselwirkungen beschreibt, ist das Sechs-Felder-Modell von Marvin Weisbord. Er bezieht das Umfeld der Organisation mit ein und beschreibt die wirkenden Kräfte, die in einer Organisation aufeinandertreffen und durch sinnvolle Feedbackschleifen bearbeitet werden müssen. Dieses Modell dient der **Diagnose** der Funktionsweise einer Organisation. Das Sechs-Felder-Modell beschreibt den Transformationsprozess, den Organisationen durchlaufen, und ermöglicht die Analyse der Interdependenz der Organisationsaspekte. Mithilfe dieses Instrumentes können Informationen über informelle und formelle Prozesse in der Organisation, aber auch in Teams bzw. Gruppen systematisch gesammelt, eingeordnet und verstanden werden. Es zeigt auch auf, wo die Grenzen zur Umwelt liegen und welche Funktionsaspekte für das Gelingen des Transformationsprozesses entscheidend sind.

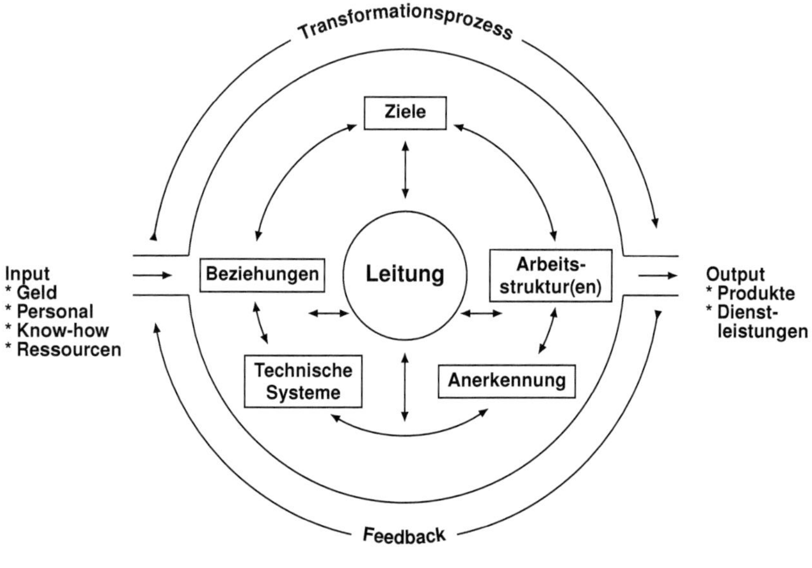


**Abb. 14:** Sechs-Felder-Modell von Marvin Weisbord

Die GD.DG arbeitet mit diesen Wechselwirkungen, beschäftigt sich mit den Schnittstellen und den entstehenden Zwischenräumen. Auch die herrschende Gesellschaftsordnung wird einbezogen. „Organisation ist ein Handlungssystem, dass sich gegenüber einer Umwelt aufrechterhalten muss. Organisationen sind aus ihrer Relation zur Umwelt verstehbar, sie schaffen Grenzen selbstreferenziell durch eigene Handlungen, durch Sinnverarbeitung und Kommunikation" (Tippe, 2008, S. 8).

Einige **systemische** Grundfragen sind:

- die Entkoppelung von Person und Handlung
- der Zusammenhang von Teil und Ganzem
- der Zusammenhang von System und Umwelt
- die Konstruktion des Lebensraums (vgl. Schattenhofer, 1998, S. 22)

„Organisation ist die Konstruktion kooperativer Handlungsmuster, bei denen von den konkreten Menschen abstrahiert werden kann, weil sie durch die Standardisierung der notwendigen Handlungsweisen als Individuen austauschbar werden" (Simon, 2013, S. 14).

Hier gehen die GD und die DG des ÖAGG traditionellerweise einen anderen Weg. Die Entwicklung der Rangdynamik (Raoul Schindler) und die Nähe des ÖAGG zu psychotherapeutischen Entwicklungen förderten neben dem strukturellen und systemischen auch personales Denken. Die GD arbeitet mit der Wirkungskraft der Person und Handlungsspielräumen, die oft erst entwickelt werden können. Eine große Ähnlichkeit ist das Interesse für Interaktionen, Interdependenzen und Aktionsforschung.

Es gibt unterschiedliche Betrachtungsweisen über die Unterschiede und Ähnlichkeiten von systematischen und gruppendynamischen Blickwinkeln auf Organisationen (z. B. Dolleschka, 1999; Königswieser & Pelikan, 2011; Schattenhofer & Weigand, 1998).

Ein weiterer Aspekt der gruppendynamischen Theorie sind ordnungsbildende Selbstorganisationskräfte in sozialen Gruppen und Organisationen. „Es entsteht eine Ordnung, die mehr ist als die bewusst gemachte oder intendierte" (Schattenhofer & Weigand, 1998, S. 22). Moderne Organisationstheorien betonen Selbstorganisation und Agilität. Die Menschen in Organisationen sollen weitgehend eigenständig Kommunikationsmuster entwickeln und wieder verändern. Kooperation soll hierarchieunabhängig stattfinden und organisiert werden (vgl. Geramanis, 2020, S. 19). Ein herausfordernder Ansatz für z. B. Netzwerkorganisationen – und ein Entwicklungsgebiet für die Gruppendynamik! „Unter Selbstorganisation versteht man in der Gruppendynamik eine autonome, bewusste Gestaltung innerhalb eines vorgegebenen Rahmens. Selbstorganisation beinhaltet die Übernahme von Verantwortung für das Handeln der Person und deren Konsequenzen" (Rieger & Tippe, 2002, S. 119). Arbeitsfeldspezifische Überlegungen finden Sie in den Artikeln dieses Buches, die sich mit den Anwendungsfeldern beschäftigen.

Zusammenfassung:
Was bedeutet das Wissen über Organisationstheorien für die Praxis der GD.DG und für die Ausbildung? Wozu Auseinandersetzung mit Organisationstheorien? Warum ist es notwendig, Bilder davon zu entwickeln, wovon man Teil ist, wie das Gesamt sich organisiert? Erst die entstandenen Bilder, ihr Verbalisieren (Mentalisierung) und der Austausch darüber ermöglichen es, den Arbeitsaufgaben in den Organisationen gerecht zu werden. So wird Angst erträglich und Prozesse können gehalten und gesteuert werden.

Wir arbeiten beispielsweise als Gruppendynamiker*innen in Leitungsfunktion eines Teams (sowohl in sozialen als auch in Wirtschaftsorganisationen). Mit gruppendynamisch geschultem Auge entdecken wir Konkurrenzdynamiken, die die Kooperation einschränken. Der Blick auf die gesamte Organisation lässt uns z.B. fragen, was diese Dynamik mit dem Kund*innensystem bzw. Klient*innensystem zu tun hat, um welche Konflikte es ursprünglich geht oder welche Funktion der harte Wettbewerb im Team in der Gesamtorganisation hat. Erst das Wissen über strukturelle und dynamische Gesamtzusammenhänge lässt uns die nötigen Fragen stellen, anstatt Konkurrenz als persönliches Problem Einzelner abzuhandeln und damit aufrechtzuerhalten.

Oder wir sind als Dynamische Gruppenpsychotherapeut*innen Teil eines therapeutischen Teams. Der Blick auf die Aufgabe der Organisation, die Abbildung der Klient*innendynamik im Team und in der Organisation ermöglicht es, Probleme und Fragestellungen nicht nur mit der Klientel zu bearbeiten, sondern als Team zu verarbeiten, als Organisation zu steuern, um Handlungsspielräume zu erweitern.

Als GD-Trainer*innen sind wir mit den Schwierigkeiten in einzelnen Organisationsbereichen bei Anfragen konfrontiert. Das Wissen über Funktionsweisen und Organisationsdynamiken bewahrt uns davor, einzelne Bereiche „reparieren" zu wollen, ohne eine Einbettung ins Gesamtgeschehen anzustoßen.

Als Gruppendynamiker*innen wissen wir, dass es nicht darum geht, Prozesse, Konflikte und Dynamiken zu vermeiden. Im Fokus steht, Kommunikation darüber herzustellen. Wir sehen uns selbst – aufgrund unseres Organisationsverständnisses – nicht als Wissende, die andere belehren müssen, sondern als beteiligt im Prozess. Wir wissen, dass es auch in der Beratungsfunktion nicht möglich ist, sich der Konfliktspiegelung, den Dynamiken zu entziehen.

Jede Organisation ist der Gefahr der Institutionalisierung, Erstarrung ausgesetzt – auch die eigene, z.B. die Ausbildungsorganisation. Maria Majce-Egger (1999e, S. 51) beschreibt die Folgen unterbrochener demokratischer Prozesse bezogen auf Psychotherapieausbildungen und die organisierenden Vereine: „Ziel ist eine gelungene Organisation von Beziehungen und die gelungene Akzeptanz der wechselseitigen Abhängigkeit (Interdependenz) von Personen und Gegebenheiten im Lebensraum und Demokratisierung und Autonomie." Dies ist wohl auch für jede Organisationsentwicklung zutreffend!

Im Sinne Raoul Schindlers und der Rangdynamik ist es Aufgabe der Lehrenden, eine lebendige Organisation zu entwickeln, die soziodynamische Dynamiken zulässt.

„Rangdynamik beschreibt das bewegte Gefüge des lebendigen Hintergrunds, das uns über seine in der Beschreibung gerinnenden Spuren zu hierarchischen Mustern leitet, die sich aber als vergänglich erweisen. Was bleibt, sind nicht die Antworten, sondern die Fragen, so wie sie uns betreffen" (Schindler, 1999, S. 286). Damit beschreibt Schindler sicher einen wesentlichen Grundsatz für Menschen, die mit der Methode der GD.DG in und mit Organisationen arbeiten.

## 2.4.2 Psychodynamik in und zwischen Organisationen

Rainer Fliedl, Karin Zajec

> „Die Stimme des Intellekts ist leise, aber sie ruht nicht, ehe sie sich Gehör verschafft hat. Am Ende, nach unzähligen, oft wiederholten Abweisungen, findet sie es doch. Dies ist einer der wenigen Punkte, in denen man für die Zukunft der Menschheit optimistisch sein darf." (Sigmund Freud: Die Zukunft einer Illusion, 1927c, S. 377)

Dieses Freud-Zitat lässt sich wohl grundsätzlich auf Menschen anwenden, aber auch auf psychosoziale Organisationen sowie ihre Kooperation und Vernetzung. In diesem Beitrag wird der psychodynamische Hintergrund von psychosozialen Organisationen und deren Kooperationen angesprochen.

**Organisationen, Struktur und dynamisches Verarbeitungssystem**

Psychosoziale Organisationen werden gerne als stabile, kontinuierlich arbeitsfähige soziale Strukturen betrachtet. Sie sind aber wie alle anderen menschlichen Gemeinschaften Spannungen ausgesetzt, die zu Schwankungen in ihrer Arbeits- und Denkfähigkeit führen (Lohmer & Möller, 2014; Kernberg, 2000; Sievers et al., 2003). In Organisationen sind grundsätzlich zwei Ordnungsprinzipien wirksam: ein formal struktureller Organisationsaufbau und eine beziehungsgebundene Organisation.

Mit dem *formal strukturellen Organisationsaufbau* werden mehr oder weniger klare Hierarchien definiert, Stellenbeschreibungen gemacht, Verantwortungsbereiche definiert und Entscheidungsbefugnisse vergeben. Dies sind wichtige Grundbausteine, um eine innere Ordnung herzustellen und Arbeitsfähigkeit zu erreichen. Zur Stabilität von Organisationen tragen klare Ziele bei, die erfüllbar sind und sinnvoll gegeneinander abgewogen werden, sowie eine transparente Verantwortungsverteilung, dazu passende Entscheidungsbefugnisse und Arbeitsabläufe. Grundlage dafür ist ein Gleichgewicht zwischen Aufgaben und Ressourcen, die zur Verfügung stehen.

In der *beziehungsgebundenen Organisation* ist die dynamische Rangstruktur wirksam, wenn sich die Organisation nicht gerade in einer Phase starker Institutionalisierung befindet (siehe Abschnitt 1.3 „Rangdynamik in Anwendung", 1.4 „Das Spezifische der GD.DG"). Die Alpha-Position wird von der Person übernommen, die das meiste Engagement für die Lösung dieser Aufgabe zeigt und meist auch die Fähigkeiten und Fertigkeiten dafür hat. Diese neben dem Formalen existierende Dynamik erlaubt es der formalen Leitung, Prozesse in einer Beta-Position zu begleiten und zu reflektieren (Rappich et al., 2023). Auch in Situationen, in denen ein Ressourcenmangel besteht, ist die beziehungsgebundene Organisation ein wichtiges kompensatorisches Element. Tätigkeiten werden im System nicht über die Funktionsverteilung, sondern über gegenseitige Unterstützung übernommen. Wichtige Basis dabei ist, dass sich die Personen kennen, miteinander kooperieren wollen und einander in einem realistischen Ausmaß vertrauen. Für diese soziale Komponente sind Freiräume in der Organisation notwendig. *Die formale Organisation braucht ein funktionierendes Beziehungsnetz, in dem die Arbeitsaufgaben umgesetzt werden können.*

Diese sichtbaren Anteile haben als weniger sichtbare Basis eine gemeinsame Wertehaltung. Diese wiederum ist die informelle moralische Grundlage für Entscheidungen, mit welchen Mitteln die Ziele erreicht werden sollen und wie mit Zielkonflikten umgegangen werden soll. So werden eine organisationsinterne Logik, Sprache und Denkwelt bewirkt, die einen inneren Zusammenhalt, eine verbindende Identität und definierte Außengrenzen der Organisation konstituieren.

Auf bewusster Ebene wird dies in Leitbildern und ähnlichen Tools verdeutlicht, hat aber in den meisten Fällen einen geringen Effekt. Auf unbewusster Ebene haben gelebte Haltungen und Wertvorstellungen der Leitung größeren Effekt. Schindler nennt dieses Organisationselement „Stil der Gruppe" (Schindler, 1964).

Da Veränderungen sowohl in den Bedingungen und Anforderungen der Umwelt als auch organisationsintern in Leitung und Team stattfinden, sind kontinuierlich dynamische Anpassungsprozesse notwendig. Dies führt zu einem kontinuierlichen Schwanken zwischen unterschiedlichen Personalisationsphasen (siehe Tab. 11). Damit sind typische rangdynamische Veränderungen, spezifische Ängste und die jeweiligen dynamischen Aufgaben verbunden. Um die primäre Arbeitsaufgabe (vgl. Rice 1973; Kernberg, 2000) bewältigen zu können, hat die Leitung unter Berücksichtigung dieses Modells darauf zu achten, dass neben der Erfüllung der Arbeitsaufgaben auch die dynamische Aufgabe wahrgenommen und bearbeitet wird.

**Tab. 11:** Personalisationsphasen in der Gruppe (erweitert durch die dynamische Aufgabe) (nach Schindler, 1964)

| **Phase** | **Hauptmerkmal** | **Angst** | **Furcht** | **Dynamische Aufgabe** |
|---|---|---|---|---|
| Menge | Kontaktloses Nebenher | Gebunden im Narzissmus | Vor den anderen, als Projektion | Zielfindung |
| Prägruppal | Allgemeiner Alpha-Anspruch | Viel freie Angst | Vor Alpha | Objektfindung<br>Kennenlernen<br>Aufgabenverteilung |
| Gruppal | Dynamische Rangstruktur | Relativ gebunden in der Struktur | Vor Gamma, vor dem Gegner (Gegenüber) | Rangfindung<br>Beziehungsklärung<br>Kreativität |
| Institution | Fixierte Rangstruktur | Absolut gebunden in der Struktur | Vor Omega | Fixierung und Rigidität |

Organisationen schwanken in ihrer Personalisationsphase, wodurch diese Phasen wiederholt in Organisationen auftreten, durchaus auch in heterogener Form und in einzelnen Subgruppen. Im Rangdynamischen Modell geht Schindler (1957) davon aus, dass in Gruppen eine dynamische Rangstruktur entsteht, die für eine begrenzte Zeit eine innere Ordnung des Gruppengefüges bewirkt. Alpha ist die Position der führenden Person, die affektiv und inhaltlich das Problem lösen kann. Sie kann durch die Unterstützung und das Folgen der Gammas wirksam werden. Omega ist die Position in der Gruppe, die am meisten Zweifel hat, ob der eingeschlagene Weg der richtige ist. Sie wird in den verschiedenen Personalisationsphasen sehr unterschiedlich wahrgenommen. Omega kann die Person sein, die vor Gefahren warnt, bis hin zu derjenigen, die gar nicht zu uns passt – also entweder der*die schwierigste Mitarbeitende oder der*die schwierigste Patient*in ist, ohne den*die alles gut funktionieren würde.

Die Position des Betas, der sogenannten beratenden Person, wird in der Tabelle der Personalisationsphasen nicht erwähnt, da sie am wenigsten in die Machtstruktur eingreift. Beta beeinflusst die Gruppe über Wissensvermittlung und das Induzieren reflexiver Phasen. Sie ist in vielen Situationen eine günstige Gruppenposition für die formalen Leiter*innen. Eine Dominanz der Beta-Position in Krisensituationen kann allerdings zu einem diktatorischen Milieu führen (siehe Abschnitt 1.4 „Das Spezifische der GD.DG“).

In der *Phase der Menge* sind äußere Strukturen für den Zusammenhang relevant. Die Kooperation miteinander ist formalisiert, Berufsbilder und berufsgruppenbezogene Gesetze werden als Abgrenzung verwendet. Die Angst, von anderen Berufsgruppen und Personen majorisiert und beherrscht zu werden, wird deutlich. Die Organisation wird von einer scheinbar kühlen Klarheit erfüllt, Ideen anderer werden eher als Übergriff und nicht als Bereicherung erlebt. Die Absicherung der Identität Einzelner und von Subgruppen ist ein relevantes Thema. Diese Dynamik und die Ziele der Einrichtung sind damit zwar formal vorhanden, aber nicht ausreichend affektiv besetzt. Die dynamische Aufgabe ist, diese Ziele miteinander wiederzufinden und eine ausreichende Besetzung durch alle Beteiligten zu erreichen. Hier können wir darauf vertrauen, dass alle in der Einrichtung Arbeitenden dazu bereit sind.

In der *prägruppalen Phase* wird die Stimmung auffällig lebendig. Formalistisches tritt in den Hintergrund, Personen werden deutlicher wahrgenommen, es wird offen konkurriert und konstruktiv gestritten. In der *gruppalen Phase* setzen sich jene Ideen durch, die zu einer gemeinsamen rangdynamischen Ordnung führen, und es kann sinnvoll miteinander gehandelt werden. Eine *Institutionalisierung* liegt dann vor, wenn ein Lösungsmodell generalisiert und nicht mehr überprüft wird, ob es für die jeweilige Problemstellung geeignet ist. In dieser Phase treten in der Regel Probleme mit den „schwierigen“ Mitarbeiter*innen und den „schwierigen“ Patient*innen auf. Die naheliegende Problemlösung ist die Ausstoßung der jeweiligen problematischen Personen aus dem System. Diese rangdynamische Sichtweise hat in vielen Punkten große Ähnlichkeit mit dem Modell der innerpsychischen Verarbeitungsprozesse von Melanie Klein, aber auch mit dem Gruppenmodell von Wilfred R. Bion (1990) und dem Konzept von Container/Contained (Bion, 1963). In Letzterem kommt es, wenn die Alpha-Funktion nicht zur Verfügung steht, zur Ausstoßung der kontaminierten Beta-Elemente (siehe Abschnitt 2.1 „Entwicklung in Beziehung"; 3.2 Interventionstechniken). In psychosozialen Einrichtungen, die den Anspruch verfolgen, auch therapeutische Beziehungen einzugehen, ist dies in besonderer Form verstärkt. Das Behandlungsangebot, z. B. in der Psychiatrie oder auch in Wohngruppen, besteht nicht nur aus „richtiger" Psychopharmakologie, Psychoedukation und Skills-Training. Es besteht auch aus einer therapeutischen Beziehung mit dem milieutherapeutischen Team der Betreuer*innen und den anderen Behandler*innen. Daher wird mit jedem*jeder Patient*in Spannung ins Team aufgenommen. Dies trifft vor allem in der Behandlung und Betreuung von Kindern und Jugendlichen zu, da bei dieser Altersgruppe das soziale Feld einer Familie in besonderer Form wirksam wird. Damit entsteht zwischen dem Behandlungsteam einerseits und den Kindern und Eltern andererseits innerhalb kurzer Zeit eine Übertragungs- und Gegenübertragungsbeziehung. Diese findet im Team Resonanz und wird dem jeweiligen Strukturniveau (siehe Abschnitt 3.2 „Interventionstechniken") entsprechend miteinander – wenigstens intentional – agiert. Die Konflikte im Team steigen an, es können Fronten im Team oder auch gegen Patient*innen und Eltern entstehen. Diese Integration in die szenische Inszenierung der Patient*innen kann ganz offensichtlich sein, wie wir es z. B. bei Borderline-Patient*innen kennen: Das Team beginnt zu streiten oder es entstehen Krankenstände. Weniger deutlich kann die szenische Integration bei Depressiven sein, die eine Überfürsorglichkeit im Team erzeugen, aber damit auch eine Situation herstellen, in der ihnen nichts zugetraut wird, und damit infantilisiert werden. Diese „Gegenübertragungsreaktionen" konnten im Rahmen mehrtägiger *Gruppendynamik*Mühldorf-Organisationstrainings für psychosoziale Berufe ebenfalls beobachtet werden. Es wurden Klient*innen bzw. Patient*innen anhand von Anamnese und Symptomatik vorgegeben. Sowohl in der Art, wie die Organisation aufgebaut wurde (im Sinn einer Charakterabwehr), als auch in der Teamdynamik konnte die Wirksamkeit dieser fantasierten Person wahrgenommen und reflektiert werden.

Um die szenische Inszenierung (Argelander, 1970) der Patient*innen wahrzunehmen, bedarf es zunächst eines Bewusstseins darüber, dass die Reflexion der eigenen Beziehung zum*zur Patient*in und der Beziehungen im Team untereinander ein wichtiges diagnostisches Instrument ist. Es gibt uns Auskunft darüber, wie Entwicklungsmöglichkeiten und Entwicklungshindernisse gestaltet sind (Tatzer et al., 1991). Diese szenische Inszenierung ist einerseits eine wertvolle diagnostische Information. Andererseits liegt darin aber auch die Gefahr, dass durch ein zu starkes Mitagieren das Störungsbild verstärkt wird und die Patient*innen retraumatisiert werden.

Um mit dem „Störfaktor" Patient*in umzugehen, muss das Personal wissen, dass es diesen gibt. Dies ist abhängig von der Aus- und Fortbildung des Personals. Zudem sind in der Organisation kohärente Teams notwendig, die über längere Zeit zusammenarbeiten und eine Kultur der Selbstreflexion entwickeln. Die Arbeit eines selbstreflexiven Teams ist eine besondere Anforderung an die Teamleitung. „Als Teamleiter des Personals erleichtert er die Entwicklung eines umfassenden Verständnisses für die Wirkung, die der Patient auf das gesamte soziale System ausübt" (Kernberg, 1985, S. 483). Ein geübtes Team mit einer brauchbaren Kommunikationskultur kann die meisten Gegenübertragungsszenen selbst regulieren und in Fallbesprechungen, Intervisionen sowie Supervisionen bearbeiten.

Wenn das Regulationssystem des Teams versagt, kommt es häufig zu einer sprunghaften Verschiebung des Konflikts auf die Leitungsebene der Abteilung (Main, 1957). Hier wird das Problem aber weniger als Behandlungsproblem formuliert, sondern der jeweiligen Organisationsphase der Abteilung entsprechend als dynamisches Thema wahrgenommen. Es wird z. B. am Thema „schwierige*r Mitarbeiter*in" oder „nicht passende*r Patient*in" (Institutionalisierung) behandelt oder als unlösbarer Konflikt zwischen Personen (gruppal), als Berufsgruppenkonflikt oder als Leitungsversagen (prägruppal).

Auf dieser Ebene bedarf es einer sorgfältigen Zuordnung, welche Konflikte und Schwierigkeiten mehr einer Gegenübertragungsproblematik entspringen und welche reale Probleme der Organisation sind. So kann einerseits das institutionelle Gegenübertragungsagieren eingedämmt werden; andererseits kann das Abarbeiten institutioneller Schwierigkeiten an einzelnen Patient*innen vermieden werden (Stanton & Schwartz, 1954). Wenn die Organisation mit diesen Aufgaben überfordert ist, beginnt sie, wie auch andere Systeme, die innere Spannung mit primitiven Mechanismen wie Idealisierung und Entwertung bzw. Ausstoßung zu regulieren (Ghanim, 2013). Dies verändert die Wahrnehmung und kann dazu führen, dass in der Organisation in deutlich verstärktem Ausmaß Patient*innen als für diese Einrichtung ungeeignet angesehen werden. Es kann eine Aktivität entstehen, diese Klient*innen zu entlassen und in andere Einrichtungen zu verlegen, wobei eine gleichzeitige Idealisierung bzw. Entwertung dieser Kooperationspartner erfolgt.

Dies lässt sich besonders gut bei Kindern und Jugendlichen beobachten, die dann als Systemsprenger*innen oder als „Hard-to-reach-Population" bezeichnet werden. Im Behandlungsverlauf dieser Klientel wird die Gefahr der Ausstoßung aus der jeweiligen Einrichtung deutlich, wenn sich bestimmte Aussagen häufen: „Der gehört in die Kinder- und Jugendpsychiatrie, damit es eine richtige Diagnose gibt", „Die hat nur eine Krise und soll zurück in die Wohngemeinschaft", „Die Jugendhilfe sollte endlich etwas tun". Das sind einige denkbare Varianten, die einerseits zur Ausstoßung von Klient*innen und andererseits zu irrationalen Konflikten mit den Kooperationspartnern führen. Dabei kommt es zu einem interinstitutionellen Mitagieren im Rahmen der Störungsbilder im Sinne einer Wiederholung und damit zu einer Retraumatisierung.

**Die Spezialisierung in der psychosozialen Versorgung**

Im Laufe der letzten 50 Jahre wurde in den Sozialwissenschaften, der Medizin und der Psychotherapie ein enormer Wissenszuwachs geschaffen. Dadurch haben sowohl in der Gesundheitsversorgung als auch in der psychosozialen Versorgung Ressourcen zugenommen. Außerdem kam es zu einer verstärkten Diversifizierung und Spezialisierung von Institutionen. Daraus resultierte in allen Bereichen die Notwendigkeit, das Neben- und Nacheinander in eine geeignete Form des Miteinanders zu bringen. Dies trifft auch in besonderer Form für Kinder und Jugendliche mit psychosozialen Schwierigkeiten zu. Die Vielfalt des Wissens macht auf einen wichtigen Punkt aufmerksam, der Grundlage jeder Kooperation ist: dass die Einzelnen nicht alles können, sondern Kooperation nötig ist, um die Arbeitsaufgabe gut bewältigen zu können.

Dies lässt sich anhand der Versorgung „schwieriger" Kinder und Jugendlicher besonders gut darstellen. Sie benötigen oft nicht nur eine*n Behandler*in, sondern Unterstützung aus unterschiedlichen psychosozialen Bereichen. Gleichzeitig haben psychosoziale Institutionen – je nachdem, welchem Bereich sie zugeordnet sind – auch unterschiedliche primäre Aufgaben. Dazu gehören Bildung (Kindergarten, Schule), Kindeswohl (Kinder- und Jugendhilfe) und Gesundheit (Gesundheitssystem). In jedem dieser Systeme existieren andere gesetzliche Rahmenbedingungen, Denklogiken, Sprachen und sie sind in unterschiedliche Hierarchien eingebettet.

Das alte afrikanische Sprichwort „Um ein Kind zu erziehen, braucht es ein ganzes Dorf" hat schon immer die Verantwortung der Gemeinschaft für Kinder und Kindheit verdeutlicht. Dies wurde in der UN-Kinderrechtskonvention (1989) für die heutige Zeit formuliert. Im Jahr 1992 wurde es in Österreich gültig; die Kinderrechte wurden dabei wenigstens teilweise in die Gesetzgebung aufgenommen. In der Kinderrechtskonvention ist das Recht des Kindes unter anderem auf Bildung, Schutz und Gesundheit verankert. Daher hat neben den Eltern der Staat Verpflichtungen gegenüber jedem Kind, die in den Bereichen Gesundheit, Kinder- und Jugendhilfe, Sozialhilfe und Bildung umgesetzt werden sollen. Vor allem bei Kindern und Jugendlichen, die als Systemsprenger*innen oder „Hard-to-reach-Kinder" bezeichnet werden oder in schwierigen familiären Konstellationen leben, ist die notwendige Kooperation zwischen den Helfer*innensystemen oft mangelhaft. Das kann so weit gehen, dass diese Kinder und Jugendlichen wie ein Spielball zwischen den Systemen hin und her geschoben werden und sich kein System wirklich zuständig fühlt. Sie befinden sich damit zwischen den Sesseln. Um dies zu verstehen, bedarf es eines Konzepts von psychosozialen Organisationen und psychosozialen Systemen sowie ihrer Kooperation.

Im Längsschnitt zeigt sich bei vielen Kindern mit komplexen Störungen, dass Behandlungsverläufe oft an den Schnittstellen der verschiedenen Institutionen scheitern. Dies ist nicht nur zum Schaden des Kindes, sondern auch ein erheblicher Kostenfaktor im Bereich der psychosozialen Versorgung. Kinder und Jugendliche mit ihren Familien stehen vor Helfer*innensystemen, die unterschiedliche Aufträge, Ziele und Sprachen haben sowie heterogene Hilfsangebote bereitstellen, die nur teilweise zusammenpassen und oft widersprüchlich erscheinen, da sie in unterschiedlichen Sprachen formuliert sind. Ihnen wird neben den Problemen, die sie in die Behandlung geführt haben, auch noch die Schwierigkeit zugemutet, aus dem nicht zusammenhängenden Hilfeangebot einen brauchbaren Behandlungsplan zu erarbeiten.

Gleichzeitig kommt es zu einer „Vergiftung" des Milieus zwischen den Einrichtungen, wenn schwierige Klientel ohne sinnvolle Absprachen hin und her gereicht wird, da die Aufgabe, diese Kinder und Jugendlichen zu behandeln, die einzelnen Einrichtungen überfordert. Es ist notwendig, auf die Psychodynamik zu achten, die zwischen Organisationen auftritt.

Die Beziehungsgestaltung zwischen Patient*in und Therapeut*in und die in dieser Beziehung auftretenden Übertragungs- und Gegenübertragungsprozesse sind in der Literatur differenziert beschrieben und entscheidender Teil unserer therapeutischen Arbeit. Auch die Auswirkungen unterschiedlicher Störungsbilder auf die Kommunikation und die Dynamik von Teams und Organisationen wurden von vielen Autor*innen beschrieben und haben Eingang in die Alltagsarbeit therapeutischer Teams gefunden.

**Kooperative psychosoziale Netzwerke**

Nahezu alle psychosozialen Organisationen haben Vernetzungsaktivitäten. Ausmaß und Qualität dieser Aktivität lassen sich anhand der Definition der Bertelsmann Stiftung (Langness et al., 2008) verdeutlichen und mit der Bemerkung erklären, dass Netzwerke mehr sein müssen als Vorstellrunden zwischen Institutionen.

1. Koexistenz. Auf der Stufe der Koexistenz planen und arbeiten Institutionen unabhängig voneinander. Es findet wenig Austausch statt. Oft kennen sich die Fachkräfte außerhalb der eigenen Organisation kaum oder gar nicht, obwohl sie im nahen Umfeld arbeiten.
2. Koordination. Eine koordinative Aktivität findet statt, wenn Termine abgesprochen und Informationen ausgetauscht werden. Es gibt üblicherweise keine gemeinsamen Aktivitäten, aber eine Koordination von Angeboten, ein punktuelles Miteinander.
3. Kooperation. In der Kooperation gibt es unterschiedliche Intensitätsstufen: von gemeinsamen Kursen oder Veranstaltungen über anlassübergreifende Kooperationen für einen bestimmten Zeitraum bis hin zum kooperierenden Netzwerk, in dem übergreifende Angebote zwischen mehreren Institutionen bestehen. Kooperationen innerhalb desselben Trägers haben eine andere Dynamik als Kooperationen unterschiedlicher Träger, die differenzierter abgesprochen und geklärt werden müssen.

Grundsätzlich lassen sich Top-down- und Bottom-up-Netzwerke beschreiben. Top-down-Entwicklungen haben oft das Problem des Commitments der Basis. Bottom-up-Entwicklungen lösen leicht ein Bedrohungsgefühl der übergeordneten Hierarchien aus. Die Entwicklung wird hier anhand des Beispiels des **Kindernetzwerks Industrieviertel** verdeutlicht. Es wurde bottom-up entwickelt.

Ein gemeinsames Ziel

Netzwerke sind keine Institutionen, die vorgegebene Aufträge und Aufgaben haben. Daher muss ein gemeinsames Ziel vereinbart werden, mit dem sich alle Beteiligten identifizieren können. Für eine konstruktive Zusammenarbeit im Netzwerk sind fundierte Zielfindungsprozesse notwendig. Voraussetzung ist, das Selbstverständnis der jeweils anderen Institutionen, ihre Ressourcen und Möglichkeiten sowie ihren hierarchischen Aufbau kennenzulernen. Unterschiedliche sprachliche Definitionen werden deutlich. Bereits bestehende Konflikte, Unklarheiten über die Aufgaben und Möglichkeiten der jeweils anderen Institutionen können infolgedessen aufgearbeitet werden.

> „Ängste, von den anderen Institutionen dominiert zu werden, mussten bearbeitet, [sic] und Kooperation auf Augenhöhe abgesichert werden. Damit waren im Zielfindungsprozess die notwendigen Schritte Wissen um Aufgaben und Möglichkeiten der anderen Einrichtungen, Kennenlernen der Sprach- und Denkwelt der anderen sowie Absicherung einer Kooperation auf Augenhöhe definiert, um eine gemeinsame Zielformulierung zu ermöglichen.“ (Fliedl, 2017, S. 14)

Die Netzwerkpartner in der psychosozialen Versorgung von Kindern und Jugendlichen sind heterogen. Kindergarten, Schule, Arbeitsmarktservice, Kinder- und Jugendhilfe, Beratungsstellen, niedergelassene Therapeut*innen, Kinder- und Jugendheilkunde, Kinder- und Jugendpsychiatrie sind sehr unterschiedlich und nur zu einem kleinen Teil dem medizinischen Versorgungssystem zugehörig.

Daher müssen zuerst gemeinsame Bezeichnungen für Situationen gefunden werden – z. B. dafür, was eine Krise ist und welche Krisen es gibt –, um dann zu vereinbaren, welche Einrichtung die Kinder oder Jugendlichen in ihrer jeweiligen Situation am besten betreuen kann (Elmer et al., 2015; Kindernetzwerk Industrieviertel, 2017).

Damit Kooperation zustande kommt und sinnvoll ist, muss sie für die beteiligten Organisationen und ihre Mitglieder sinnvoll und nützlich sein. Es muss ein Ziel ausgearbeitet werden, das für die Beteiligten wertvoll und attraktiv ist. Ein Irrtum ist, dass Kooperation so etwas wie Verbrüderung ist und man in allen Bereichen gleiche Ziele verfolgt. Es ist daher im Rahmen des Zielfindungsprozesses wichtig zu klären, in welchen Bereichen man kooperiert, in welchen man konkurriert und in welchen man kontroversiell ist (Tatzer et al., 2016).

Für das Kindernetzwerk wurde ein Leitziel entwickelt. Zudem wurden Bereiche definiert, die als wichtige Schwerpunkte in der Kooperation angesehen wurden, und Arbeitsgruppen gegründet, die auf einer Arbeitsebene zum Erreichen dieser Ziele beitragen sollten. Sowohl die Ebene der Mittlerziele als auch die Handlungsziele veränderten sich im Laufe der Jahre und wurden an die jeweils aktuelle Situation angepasst (Abb. 15).

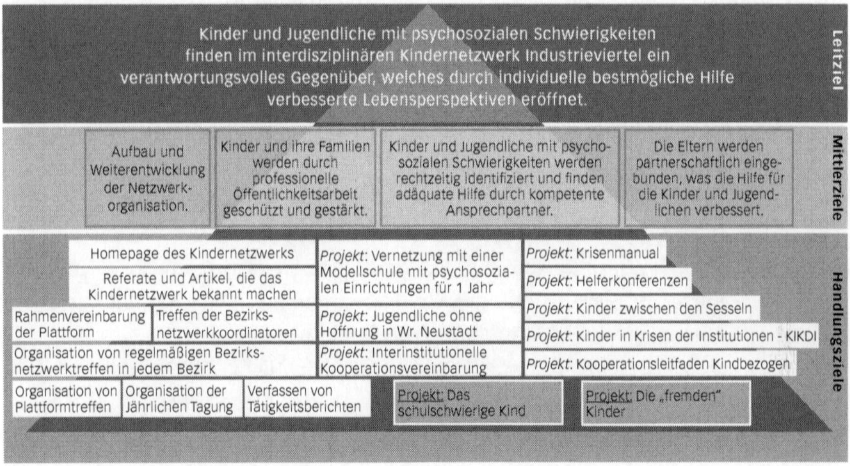


**Abb. 15:** Zielpyramide des Kindernetzwerks Industrieviertel (Fliedl, 2017)

Bereits im Zielfindungsprozess nehmen Vernetzung und Kooperation zu. Im Kindernetzwerk verknüpften sich zuerst besonders die stationären Einrichtungen. Für Personen und Einrichtungen, die im ambulanten Setting tätig waren, bedurfte es anderer Formen der Zusammenarbeit. Treffen auf Bezirksebene wurden organisiert, die für alle in diesem Bereich Tätigen zugänglich waren. Weiters wurden jährliche Tagungen zu unterschiedlichen Schwerpunktthemen des Netzwerks veranstaltet. Im Rahmen dieser Treffen lernte man sich gegenseitig kennen und erfuhr mehr über die anderen Institutionen und ihre Aufgaben, wie oben beschrieben. Zudem entwickelten sich Arbeitsgruppen, die als Teilprojekte bezeichnet wurden und an denen Personen aus unterschiedlichen Einrichtungen teilnahmen. Darin wurden verschiedene, neue, strukturelle Vereinbarungen ausgearbeitet.

Um den Gesamtprozess zu gestalten, wurde ein Projektteam installiert, das bei Schwierigkeiten im Organisationsablauf unterstützte und die Verwaltung der Fördergelder übernahm. Sitzungsprotokolle ermöglichten Nachvollziehbarkeit, Verbindlichkeit und Kontinuität. Vernetzungsinitiativen benötigen Unterstützung der zuständigen Verwaltungsbehörden, auch und besonders, wenn sie bottom-up entstehen. Ohne diese Unterstützung macht die Frustration über die nötige selbstausbeuterische Mehrarbeit die Erfolge der Kooperation zunichte.

Dieses Vernetzungsprojekt fand in relativ kurzer Zeit Anerkennung durch das Land Niederösterreich und wurde von diesem finanziell gefördert.

In der Organisation eines Netzwerks sind wie in allen Organisationen **beziehungs- und strukturgebundene Elemente** notwendig. Beziehungsgebundene Elemente reduzieren Projektionen der Einzelnen auf die jeweils anderen Einrichtungen. Dadurch sinkt die damit verbundene feindliche Stimmung zwischen den Organisationen. Gegenseitige Erwartungen werden realistischer. Es ist zum Teil schwieriger, Vereinbarungen zu treffen, die für eine strukturgebundene Organisationsentwicklung notwendig sind. Hier ist manchmal unklar, auf welcher hierarchischen Ebene sie getroffen werden müssen, und jede Vereinbarung schränkt auch die individuellen Spielräume ein.

Für kleine Netzwerke – wie für eine regionale Beratungsstelle – reichen meist beziehungsgebundene Organisationsformen. Für große Netzwerke, in denen die Kooperation von unterschiedlichen Institutionen einer Versorgungsregion koordiniert werden soll, bedarf es einer geplanten Entwicklung von Strukturen.

Netzwerkarbeit braucht Bekanntheit und damit Öffentlichkeitsarbeit, die alle Personen erreicht, die in diesem psychosozialen Feld arbeiten (Tatzer et al., 2013). Dies ist besonders bei großen Netzwerken relevant, da kontinuierlich neue Personen integriert werden müssen und Standards sowie Vereinbarungen nur wirksam werden, wenn sie bekannt sind und umgesetzt werden (Tab. 12).

**Tab. 12:** Eckpunkte der Netzwerkorganisation

| **Eckpunkte der Netzwerkorganisation** | |
|---|---|
| Beziehungsgebundene Elemente | Strukturgebundene Elemente |
| den*die andere*n kennen<br>Wissen um seine*ihre Aufgaben<br>eine gemeinsame Sprache entwickeln | Definitionen (Sprache)<br>Vorgangsweisen<br>Standards (Wissensentwicklung)<br>Vereinbarungen |
| grundsätzliche Wertschätzung des*der anderen und Anerkennung seiner*ihrer Kompetenz | personenunabhängige Verlässlichkeit in der Zusammenarbeit |
| Bekanntheit des Netzwerks – Öffentlichkeitsarbeit | |

Beziehungsgebundene Entwicklung im Kindernetzwerk Industrieviertel:
Auf Ebene der Leitenden der Region entstand durch den Zielentwicklungsprozess eine gute Bekanntheit. Diese Gruppe wurde als Plattform des Netzwerks benannt und regelmäßige Treffen wurden vereinbart, um die Kontinuität der Entwicklung abzusichern.

Damit wurden allerdings jene Helfenden nur wenig erreicht, die ambulant tätig waren und deren Tätigkeit eher eine Vernetzung im Bezirk erforderte. Deshalb wurden Treffen in den Bezirken initiiert. Für jeden Bezirk wurde ein*e Koordinator*in gefunden. Die Treffen waren anfangs mit einem dichten Programm gefüllt. Es stellte sich heraus, dass der Raum für den persönlichen Austausch, der zentrales Ziel der Treffen war, zu wenig Raum hatte. Infolgedessen trafen sich die Bezirksnetzwerkkoordinator*innen mehrmals, um im gemeinsamen Austausch Planung und Moderation zu verbessern. Zu den Bezirksnetzwerktreffen wurden Expert*innen zu Fachthemen eingeladen, um in der Diskussion gemeinsame Sichtweisen zu erarbeiten oder unterschiedliche Sichtweisen wahrzunehmen.

Bei jährlichen Fachtagungen wurden Themen der Kooperation sowie Fachthemen diskutiert. Daraus entstanden Arbeitsgruppen, die als Teilprojekte bezeichnet wurden. In diesen wurden die Themen vertieft und Überlegungen angestellt, welche Konsequenzen sich für die interinstitutionelle Kooperation ergeben. Wichtiger Teil bei diesen Tagungen waren aber auch die Pausen, um soziale Kontakte pflegen zu können und Lösungen für spezifische Fragen zu finden. Im weiteren Prozessverlauf wurden auch Veranstaltungen organisiert, bei denen Filme gezeigt wurden, die für den Arbeitsbereich relevante sozialpolitische Fragestellungen thematisieren. Hier wurde auch Raum dafür geschaffen, miteinander den gesellschaftlichen Hintergrund der gemeinsamen alltäglichen Arbeit zu diskutieren und besser zu verstehen.

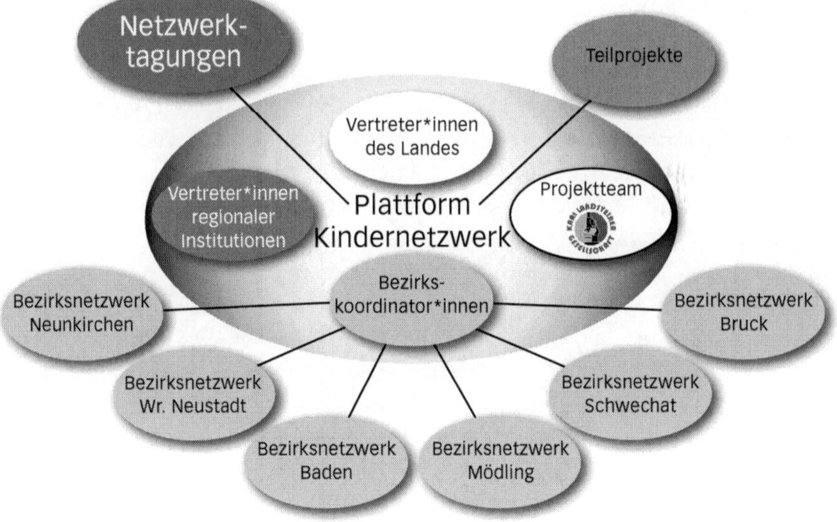


**Abb. 16:** Organigramm des Kindernetzwerks Industrieviertel (Damm et al., 2012)

Strukturgebundene Entwicklung im Kindernetzwerk Industrieviertel:
Eine erste strukturgebundene Maßnahme war die Entwicklung des „Krisenmanuals“ (Kindernetzwerk Industrieviertel, 2015), zu diesem Zeitpunkt ein zentrales Anliegen

vieler Einrichtungen. In diesem Manual wurden unterschiedliche Formen von Krisen definiert: psychosoziale, pädagogische, psychosomatische, psychiatrische Krisen. Es wurde dargestellt, welche Einrichtungen sich für welche Art der Krise zuständig erklärt haben, welche Daten jeweils relevant sind und welche Ressourcen die unterschiedlichen Einrichtungen zur Verfügung stellen können.

Es wurden Standards für Helfer*innenkonferenzen erarbeitet, um eine notwendige Vorbereitung, einen klaren Ablauf und eine brauchbare Dokumentation für interinstitutionelle Fallbesprechungen sowie damit zusammenhängende Konflikte zu vereinbaren. Auch wurde im Rahmen eines Kooperationsleitfadens vereinbart, dass die jeweiligen Leiter*innen der Einrichtungen zu involvieren sind, wenn bei einem Fall ein Konflikt zwischen den Organisationen auftritt, um eine kooperative Lösung im Sinne der Kinder bzw. Jugendlichen zu finden.

Im Laufe der Jahre haben sich Arbeitsgruppen zu verschiedenen Themen entwickelt, in denen die gemeinsame Wissensentwicklung im Vordergrund steht. Eines dieser Teilprojekte beschäftigte sich mit „Kindern zwischen den Sesseln" (Ghanim, 2013). Im Zuge dessen wurden aus unterschiedlichen Institutionen Kinder und Jugendliche erfasst, die als Systemsprenger*innen gelten. Anhand der Anamnesen wurde untersucht, welche Interventionen eher zum Schaden dieser Kinder und welche sinnvoll und nützlich waren.

**Zusammenfassung**

Organisationen und Kooperationen zwischen Institutionen sind einer inneren und einer äußeren Dynamik im Sinne eines Gegenübertragungsagierens ausgesetzt. Die Reflexion dieser Prozesse ist für den Behandlungsablauf und die Beziehungsgestaltung relevant, da es sonst zu institutionellem Agieren und damit zur Stabilisierung des Störungsbildes kommt. Es bedarf einer bewussten Reflexion im Team der Behandelnden, um diese Prozesse wahrzunehmen. Dafür braucht das Team Wissen um und Bewusstsein für diese Prozesse. Außerdem sind Teams notwendig, die klein genug sind, um diese Arbeit zu leisten, und eine Leitung, die den Reflexionsprozess anleitet.

Eine Kooperation und Vernetzung der unterschiedlichen Hilfesysteme ist ein wichtiger Schutz, damit die Patient*innen bzw. Klient*innen in der Behandlung und Betreuung nicht weiter geschädigt werden. Voraussetzung für kooperatives Handeln ist, dass sich die Helfenden kennen und über die Aufgaben und Möglichkeiten anderer Hilfesysteme informiert sind. Kooperationsstrukturen wie Standards für Abläufe, gemeinsame Dokumentation und vereinbarte Zuständigkeiten erleichtern die Zusammenarbeit, da sie nicht in jedem Einzelfall neu erarbeitet werden muss. Die Entwicklung kooperativer Netzwerkstrukturen fordert eine intensive und kontinuierliche Arbeit. Ziel ist es, zwischen Personen und Organisationen Wissen übereinander sowie Vertrauen zueinander herzustellen und für unterschiedliche Aufgaben geeignete Kooperationsstrukturen zu entwickeln.

## 2.4.3 Gruppendynamik in Organisationen
Alexandra Schermann

### Einleitung

Organisationen erhoffen sich durch Berater*innen oft rasche Hilfe. Doch um in der Prozessberatung wirksame Interventionen zu setzen, bedarf es einer umfassenden Analyse der Organisation. Selbst in der methodischen Beratung ist es sinnvoll, die Funktionsweise der Organisation zu verstehen, um jene Methoden auszuwählen, an die Letztere anschließen kann. Die beste Methode oder die beste Intervention ist nutzlos, wenn sie in der Organisation nicht angenommen wird. Berater*innen müssen vom ersten Kontakt mit der Organisation an in detektivischer Kleinarbeit deren einzelne Bausteine erkunden und zu einem Gesamtbild zusammensetzen. In diesem Artikel geht es darum, den Blick für jene Indizien zu schärfen, die uns Berater*innen dabei helfen, die vorherrschenden Mechanismen in der Organisation zu verstehen und einschätzen zu können, wo und mit welchen Methoden wir die Beratung ansetzen können.

Organisationen beauftragen Berater*innen aus unterschiedlichen Gründen. Es ist nicht immer sofort klar, worum es eigentlich geht. Das liegt zu einem guten Teil darin begründet, dass die potenziellen Kund*innen nicht immer mitteilen, was sie brauchen, sondern bereits eine klare Vorstellung davon haben, wie die Beratenden sie unterstützen sollen. Aus meiner Erfahrung ist es daher bereits ganz zu Beginn der Auftragsklärung wichtig, der Versuchung der raschen Präsentation einer Lösung zu widerstehen und stattdessen den Fokus zunächst auf das Problem zu legen. Daher schlage ich den Anfragenden als nächsten Schritt ein Auftragsklärungsgespräch vor und vereinbare gemeinsam mit den Kund*innen, welche Personen an dieser Besprechung teilnehmen sollten. Dieser Abstimmungsprozess gibt bereits erste Einblicke in die Struktur der Organisation und deren Entscheidungsprozesse.

Die diagnostischen Fragen, die im Zuge der Auftragsklärung gestellt werden, sowie die Sichtweise und Reaktionen der Beratenden sind bereits die ersten Interventionen, die die teilnehmenden Personen dahingehend beeinflussen, ob und wie sie das Problem wahrnehmen (Schein, 2003, S. 276).

Aber nicht nur die Beziehung zwischen Berater*in und Mitarbeitenden der Organisation ist interessant. Vor allem müssen die inter- und intrapersonellen Prozesse beobachtet werden können. Je höher die Position der Teilnehmenden in der Organisation ist, desto leichter lassen sich grundlegende Normen, Werte und Ziele beobachten, die in der Organisation wirksam sind (siehe Abschnitt „Organisationskultur“).

Ziel der Auftragsklärung ist es, mit Mitarbeitenden der Organisation eine gemeinsame Sicht auf das zugrunde liegende Problem herzustellen sowie die Erwartungen der Organisation an den*die Berater*in herauszufinden. Ich halte es für wesentlich, nicht nur die Hard Facts des Gesprächs zu analysieren und zu dokumentieren, sondern auch dessen Ablauf und die vorherrschenden Gefühle. Daraus können erste Hypothesen darüber gebildet werden, welche Erwartungen die Organisation mit dem Auftrag verknüpft, die noch nicht benannt worden sind. In Abschnitt 2.4.1 „Organisation als Lernfeld“ beschreiben Schenk und Kaiser, wie Phänomene mittels Lewins Feldtheorie durch die Beobachtung der eigenen Reaktionen intuitiv wahrgenommen werden.

Egal ob es sich bei dem Auftrag um eine Projektleitung, eine Teamentwicklung oder die Begleitung eines Organisationsentwicklungsprozesses handelt – für die Organisation sind damit meist ökonomische Ziele verbunden. Es besteht eine gewisse Skepsis, ob psychologische oder gruppendynamische Ansätze einen sinnvollen Beitrag zur Lösung wirtschaftlicher Probleme leisten können. Ökonomischen Modellen liegt das Menschenbild des *homo oeconomicus* zugrunde. Demzufolge handeln Individuen immer rational und sind immer bestrebt, ihren Nutzen zu maximieren, unabhängig von ihrem sozialen Kontext. Gruppendynamische Modelle hingegen betrachten das Individuum als Teil eines Kollektivs, das innerhalb der Schranken von Regeln und Normen handelt, und verwenden als Grundannahme das Menschenbild des *complex man*. Letzteres wurde von Schein (1980) anhand von sechs Annahmen verdeutlicht (Kirchler, 2011, S. 127):

- Bedürfnisse variieren sowohl inter- als auch intraindividuell.
- Motive wirken nicht unabhängig voneinander.
- Organisationsmitglieder können neue Motive erlernen.
- Einzelne Personen können in verschiedenen Bereichen unterschiedliche Motive verfolgen.
- Arbeitszufriedenheit und Effizienz lassen sich nur teilweise auf die Motivmuster der Arbeitnehmer*innen zurückführen.
- Führungsverhalten soll an die Ansprüche der Mitarbeitenden angepasst werden.

„Menschenbilder sind von Bedeutung, weil durch sie Bewertungsstandards und Gestaltungsrichtlinien der Arbeit verständlich werden“ (Tippe, 2008, S. 10).

Inwieweit gruppendynamische Interventionen von der Organisation angenommen werden können, hängt davon ab, wie sehr die Organisation und die handelnden Personen sich auf einen reflektorischen Prozess einlassen können. French und Bell glauben, „dass ein Berater seine Fähigkeiten anwenden sollte, dass seine Interventionen jedoch der jeweiligen Diagnose angemessen sein sollten. Je grösser sein Repertoire der Interventionen ist, desto freier ist er beim Stellen einer Diagnose“ (French & Bell, 1990, S. 213).

„Gruppendynamik beschäftigt sich […] mit den Zwängen und Handlungsfreiheiten, denen sich Individuen in verschiedenen Kontexten und Systemen ausgesetzt sehen“ (Tippe & Nagele, 2004, S. 91). Daher müssen wir zunächst auf den Aufbau der Organisation und deren Umwelt blicken.

**Aufbau der Organisation und Organisationskontext**

Die erste wichtige Fragestellung ist: Welche Struktur hat die Organisation? Passt diese zu der Art der Aufgabe, die sie zu bewältigen hat, sowie zum Kontext, in dem die Organisation eingebettet ist? Wichtige Fragestellungen bezüglich der Umweltaspekte sind nach Kirchler (2011):

- Welchen Zweck verfolgt die Organisation?
- In welcher Branche ist die Organisation tätig?
- Wie intensiv ist der Wettbewerb?
- Wie hoch ist der technische Innovationsgrad?
- Wie groß ist die Abhängigkeit von politischen Entscheidungen?
- Wie volatil ist das Konsum- und Absatzverhalten?
- Wie heterogen sind die Kundengruppen?

Kontingenztheorien helfen dabei, externe Umweltfaktoren und interne Ablaufprozesse zu analysieren. Burns und Stalker (1961) unterscheiden in ihrer Kontingenztheorie zwischen den zwei Polen der mechanistischen und der organischen Organisationsform. Organisationen sind an unterschiedlichen Punkten zwischen diesen zwei Extrempunkten zu verorten.

Mechanistische Organisationen sind streng hierarchisch aufgebaut und gehen von einer stabilen und wenig veränderlichen Umwelt aus. In der Organisation herrscht ein hohes Maß an Aufgabendifferenzierung und Spezialisierung. Informelle Strukturen kommen in diesem Organisationsbild nicht vor. Stattdessen wird die Kommunikation zwischen Vorgesetzten und Untergebenen betont. Das Managementverständnis besteht hauptsächlich aus Anweisungshandeln. Gruppenprozesse finden demnach nur in geringem Ausmaß statt und erhalten nicht sonderlich viel Beachtung. Aufgrund der starken Aufgabendifferenzierung konzentrieren sich Führungskräfte stark auf die Zielerreichung und die Optimierung des zu verantwortenden Bereichs. Sie verlieren oft das Gesamtziel der Organisation aus den Augen. Silodenken behindert häufig bereichsübergreifende Zusammenarbeit.

Organische Organisationen hingegen reagieren flexibel auf veränderliche Umweltbedingungen. Sie sind von einer flachen Hierarchie und einer partizipativen Vorgehensweise geprägt. Das bedeutet, dass neben der vertikalen Kommunikation zwischen Führungskraft und Mitarbeitenden auch horizontale und diagonale Kommunikation gefördert werden. Projekte werden mithilfe crossfunktionaler Teams gelöst. Für die Führungskräfte steht die Verwirklichung der Organisationsziele an oberster Stelle. Das Managementverständnis entspricht einem Anpassungshandeln (Kirchler, 2011, S. 133; French & Bell, 1990, S. 222).

Je mehr die Organisation auf diesem Kontinuum in Richtung organischer Organisation angesiedelt ist, desto leichter können vorhandene Prozesse kritisch hinterfragt und verändert werden. Für die Diagnose der Organisation siehe das Sechs-Felder-Modell von Marvin Weisbord (siehe 2.4.1 „Organisation als Lernfeld“).

Es geht bei der Kontingenztheorie jedoch nicht darum, zu entscheiden, welches System generell das bessere ist. Vielmehr wird untersucht, ob das gewählte Organisationsmodell zur Umwelt, zu den Zielen und den Aufgaben der Organisation passt.

Bei der Kontextanalyse darf nicht vergessen werden, dass die Organisation auch durch das Kund*innensystem beeinflusst wird und Spiegelungsphänomene auftreten (siehe 2.4.1 „Organisation als Lernfeld").

**Organisationskultur**

Um in Organisationen geeignete und wirksame Interventionen setzen zu können, ist es auch erforderlich, die Organisationskultur zu verstehen. Edgar Schein (1985) beschreibt diese als Bündel von Grundannahmen, die darüber bestimmen, was die Organisation als Problem erkennt, welche Gefühle dadurch ausgelöst werden und wie Probleme in der Organisation gelöst werden. Die Organisationskultur wird auf unterschiedlichen Kulturebenen sichtbar.

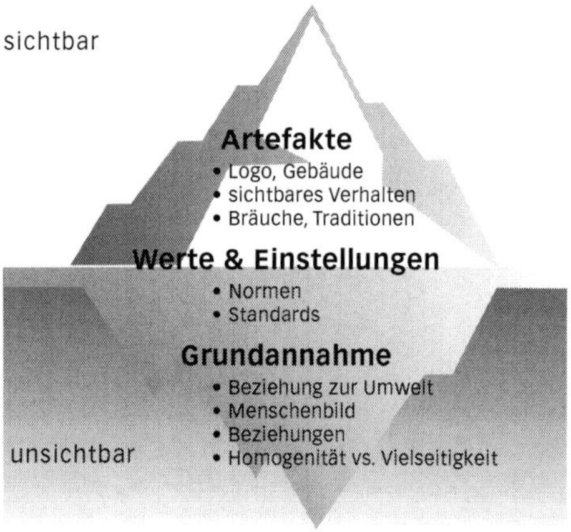


**Abb. 17:** Eisbergmodell

Die Artefakte umfassen die sichtbaren Zeichen und Symbole wie Firmenlogo, Bekleidung, Sprache und beobachtbares Verhalten, die jedoch subjektiv interpretiert werden müssen. „Die Sprache ist ein gesellschaftliches Produkt aus Zeichen und Bedeutungen. Sprachformen enthalten bestimmte Weltanschauungen, die ausdrücken, auf welche Art und Weise etwas wahrgenommen wird" (Plözl, 2004, S. 132). Ist in einer Organisation der Status der Personen sehr wichtig, wird eher eine machtorientierte Sprachform verwendet. Hingegen drückt die Sprachform des Feedbacks gegenseitige Achtung und Wertschätzung aus (Pölzl, 2004, S. 134).

Werte und Einstellungen beinhalten Verhaltensregeln und spiegeln somit die Grundannahmen. Die Grundannahmen einer Organisation sind nicht direkt beobachtbar und werden selten bewusst hinterfragt (Kirchler, 2011, S. 157).

Die Organisationskultur hilft den Mitarbeitenden bei der Orientierung und reduziert dadurch den Koordinationsbedarf innerhalb der Organisation. Sie schränkt jedoch auch die Handlungsspielräume ein und behindert so Veränderungsprozesse und Innovation. Vor allem die Angst der Mitarbeitenden, um Hilfe zu bitten, ist eine solche einschränkende Organisationskultur. Für Richard Sennett ist diese Angst ein zuverlässiges Indiz für eine dysfunktionale Organisation (Sennett 2004, zitiert nach Sanz 2006, S. 171).

Organisationskultur kann aber auch aus der Beobachtung des Führungsverhaltens abgeleitet werden, da Führungskräfte durch ihr Verhalten die Organisationskultur gestalten. Ist zu beobachten, dass die Abteilungsleiter*innen wenig miteinander in Kontakt und Austausch sind und ihre eigenen Abteilungsziele über die gesamten Organisationsziele stellen, ist anzunehmen, dass auch die Kommunikation in einem abteilungsübergreifenden Projekt zwischen den Mitarbeitenden schwach ausgeprägt ist. So kann dysfunktionales Verhalten von Personen in der Organisation durch Kenntnis über die Organisationskultur verstanden werden. Vor allem bei Aufträgen, bei denen es um Teamentwicklung geht, ist besonderes Augenmerk darauf zu legen, ob das Team nicht innerhalb der bestehenden Unternehmenskultur völlig (psycho-)logisch richtig handelt und die Arbeit an der Unternehmenskultur und somit auf Managementebene sinnvoller und nachhaltiger wäre.

Das Unbewusste in Organisationen erhöht, wie auch bei Personen, die Wirksamkeit dysfunktionaler Abläufe. Die Analyse der sichtbaren Aufbau- und Ablauforganisation ist natürlich ein wesentlicher Bestandteil des Beratungsprozesses. Aber um dysfunktionale Prozesse zu verstehen, müssen wir unseren Blick auch auf das Unbewusste in Organisationen richten. Fehler, die passieren, aber von den Beteiligten nicht wahrgenommen werden, können ein Indiz für solch unbewusste Dynamiken sein.

**Umgang mit Risiko und Unsicherheiten**

Ein Unternehmen zu führen, ein Projekt umzusetzen oder eine Entscheidung zu treffen, ist immer mit Risiken verbunden. Wie Organisationen mit diesen Risiken umgehen, ist ein Indikator für ihren Reifegrad. Werden Risiken bewusst wahrgenommen, löst das in der Regel Unbehagen, Anspannungen oder sogar Ängste in der Organisation aus. Gelingt die Verarbeitung der Ängste, können die Mitarbeitenden aufgaben- und lösungsorientiert an der Bewältigung der Aufgabe arbeiten.

Kann die Angst, die durch das Risiko ausgelöst wurde, nicht verarbeitet werden, kommt es zu psychosozialen Abwehrmechanismen. Die Mitarbeitenden übernehmen in weiterer Folge weniger Verantwortung und haben wenig emotionalen Bezug zueinander (Lohmer, 2000, S. 18 ff.). Dysfunktionales Verhalten im Umgang mit Risiken kann also ein Mechanismus sein, um sich von diesen Ängsten zu befreien.

In Organisationen werden Risiken z. B. schlichtweg ignoriert oder an einzelne Personen oder Subgruppen ausgelagert. Stabstellen wie Sicherheitsbeauftragte und die interne Revision sind oft geeignete Stellen, um Sorgen und Bedenken auszulagern. Mitarbeitende dieser Stabstellen werden von ihren Kolleg*innen eher als lästig wahrgenommen. Sie befreien sich so von ihren Ängsten im Umgang mit Risiken, weil die Verantwortung ja in einer anderen Abteilung liegt und sie sich selbst gleichzeitig als mutig erleben können. In diesem Fall spricht man von Abspaltung und Projektion, einem der Abwehrmechanismen, die Melanie Klein in der paranoid-schizoiden Position beschreibt. Idealisierung und omnipotente Verleugnung sind ebenso Abwehrmechanismen (Staehle, 2015, S. 69). Die omnipotente Verleugnung von Risiken in der Organisation lässt sich an Aussagen wie „Uns kann da nichts passieren" oder „Geld spielt keine Rolle" erkennen.

Das andere Extrem ist eine ausgeprägte Absicherungskultur in der Organisation. Es wird versucht, die Angst vor Unsicherheit und Risiken mit Normen, strikten Regeln und Kontrollmechanismen zu binden. Allerdings schränkt diese Absicherungskultur den Handlungsspielraum stark ein und lähmt die gesamte Organisation. Die Anzahl von Berichten ans Management ist ein möglicher Indikator für eine solche Absicherungskultur. In solchen Organisationen herrschen wenig Vertrauen gegenüber den Mitarbeitenden, aber auch im Management untereinander sowie eine Kultur, die von Schuldzuweisungen geprägt ist.

**Das Unbewusste in der Organisation**

Überwiegen solche Abwehrmechanismen in der Organisation, so kann dies mit Bions Grundannahmegruppe verglichen werden. Bion unterscheidet zwischen Arbeitsgruppe und Grundannahmegruppe. Auf Ebene der Arbeitsgruppe richten sich die Aktivitäten auf die Lösung der Aufgabe. Die Mitglieder der Gruppe setzen dafür ihre individuellen Fähigkeiten ein und kooperieren miteinander. Soll eine Gruppe z. B. eine Produktauswahl treffen, kann sich aber auf keinen Prozess für die Auswahl einigen oder geht auf keinen Vorschlag anderer Gruppenmitglieder ein, sondern erzeugt immer mehr alternative Vorschläge, verhält sich die Gruppe dysfunktional zu ihrem Arbeitsauftrag. Es scheint so, als hätte die Gruppe eine stille Vereinbarung miteinander getroffen, keine Entscheidung zu treffen. Die Grundannahme verhindert in diesem Fall die Arbeitsgruppentätigkeit, schützt aber die Gruppe vor ihren Ängsten – hier vielleicht vor der Angst, eine falsche Entscheidung zu treffen. Bion unterscheidet die drei Grundannahmen Abhängigkeit, Kampf/Flucht und Paarbildung.

In der Grundannahme der Abhängigkeit sind die Beziehungen innerhalb der Gruppe schwach ausgeprägt und es ist eine sternförmige Kommunikation zur Gruppenleitung zu beobachten. Die Gruppe erlebt sich tendenziell als inkompetent und verhält sich so, als sei nur eine Person kompetent und allwissend (Bion, 2015, S. 59–60). Oft ist auch zu beobachten, dass die Gruppe stark an vergangenen Arbeitsweisen hängt, ganz nach dem Motto „Früher war alles besser".

In der Grundannahme Kampf/Flucht ist die Gruppenkohäsion hoch. Die Gruppe ist vereint gegen einen gemeinsamen Feind, der eine wichtige Voraussetzung für diese Grundannahme ist. „Wenn man nur entweder kämpfen oder fliehen kann, muß [sic] man etwas finden, gegen das man kämpfen oder wovor man fliehen kann" (Bion, 2015, S. 49). In diesem Fall verschwendet die Gruppe viel Zeit damit, sich vor einem vermeintlichen Gegner zu schützen, und verliert zunehmend den Realitätsbezug.

„Wenn Abhängigkeit oder Kampf-Flucht aktiv sind, findet ein Kampf zur Unterdrückung der neuen Idee statt, weil das Auftreten der neuen Idee als Bedrohung für den Status quo empfunden wird" (Bion, 2015, S. 113).

Die Grundannahme Paarbildung ist von einer erwartungsvollen Atmosphäre geprägt. Der Fokus liegt auf der besseren Zukunft und kaum im Hier und Jetzt.

Gruppen und Organisationen pendeln permanent zwischen den beiden Polen Arbeitsgruppe und Grundannahmegruppe. Es müssen laufende Integrationsprozesse stattfinden, damit eine Gruppe immer wieder in den Zustand der Arbeitsgruppe kommt. Damit das gelingen kann, braucht es in Organisationen eine bewusste Auseinandersetzung mit Risiken, Funktionsklarheit und Bewusstsein über Verantwortlichkeiten, einen offenen Umgang mit Fehlern sowie die Bereitschaft, aus diesen zu lernen (Lohmer, 2000, S. 25).

Fehlt die entsprechende Vertrauensgrundlage für diese Reflexion und den offenen Umgang, kann dies auch in multiplen Gruppenzugehörigkeiten begründet sein. Mitarbeitende werden neben der normalen Linientätigkeit oft in einem oder sogar mehreren Projekten eingesetzt oder an andere Bereiche ausgeliehen. Als „Diener vieler Herren" wird die Loyalität von allen Bereichen eingefordert. Verschärft wird dies zusätzlich, wenn zwischen Linien- und Projektaufgaben konkurrierende Ziele bestehen.

Daher ist es wichtig, zu analysieren, in wie vielen Gruppen Mitarbeitende eingesetzt werden. „Bei wechselnden Projektarbeiten geht die Eingebundenheit in ein vertrautes Team verloren, die vordergründig vielfache Gruppenzugehörigkeit führt zu Vereinzelung und Distanzierung" (Majce-Egger, 2006, S. 92). Dieser Umstand könnte mangelndes Vertrauen in der Organisation erklären.

**Wie lernt die Organisation?**

Vor allem für Organisationen, die in instabilen Umwelten agieren, ist die kontinuierliche Anpassung eine notwendige Voraussetzung. Lernen ist ein Prozess, der aufgrund einer Abweichung initiiert wird. Ob eine Abweichung bzw. ein Fehler oder ein Problem in der Organisation überhaupt erkannt und wie damit umgegangen wird, hängt maßgeblich von den Grundannahmen einer Organisation ab (vgl. Abschnitt „Organisationskultur").

Argyris und Schön unterscheiden verschiedene Arten, wie Lernprozesse in Organisationen ablaufen können. Durch Single-Loop-Lernen werden aufgrund von Abweichungen zwischen Ist- und Sollzustand Maßnahmen gesetzt, um wieder auf Kurs zu kommen, ohne auf die Frage einzugehen, warum das Problem entstanden ist. Double-Loop-Lernen ergänzt den Lernprozess um eine zweite Feedbackschleife, in der die zugrunde liegenden Rahmenbedingungen hinterfragt und ggf. angepasst werden. Metalernen als letzte Ausbaustufe reflektiert den Lernprozess selbst.

Single-Loop-Lernen ist oft im Bereich des Controllings durch Unternehmenskennzahlen institutionalisiert und gut etabliert. Werden diese Lernschleifen jedoch zur Kontrolle der Mitarbeitenden eingesetzt, können sie Double-Loop-Lernschleifen verhindern. In Bezug auf Kennzahlen für die Unternehmensführung (KPIs) begegne ich diesem Phänomen häufig in mechanistisch ausgerichteten Organisationen. Wenn die Performance von Projektmitarbeitenden an der Anzahl der Projekttage gemessen wird, ist es nicht verwunderlich, dass Projekte oft zu lange dauern: Das Kennzahlensystem belohnt jene Mitarbeitenden, die in kurzer Zeit smarte Lösungen erarbeiten, leider nicht. Insofern lohnt sich ein Blick auf die KPIs der Organisation und die Analyse, welche Auswirkungen sie auf das organisationale Lernen haben.

Müssen die Mitarbeitenden in einer Organisation alle ihre Entscheidungen belegen und rechtfertigen können, werden Probleme und Risiken gerne verschleiert bzw. verharmlost oder Entscheidungen verweigert bzw. delegiert. Double-Loop-Lernen wird jedoch auch durch individuelle Abwehrreaktionen blockiert. Wird es in der Organisation als Schwäche wahrgenommen, negative Gefühle zu zeigen, schützen sich Mitarbeitende. Das heißt, sie halten Informationen zurück oder formulieren diese so abstrakt und schwammig, dass sie nicht als Gefahr oder Risiko wahrgenommen werden (Kirchler, 2011, S. 178 ff.). Widersprüchliche Informationen und Aussagen des Managements wie „Eine Entscheidung ist immer besser als keine Entscheidung – aber vermeiden Sie Schwierigkeiten“ führen zu ausweglosen Situationen und sind bereits eine organisationale Abwehrreaktion.

Eckpfeiler des organisationalen Lernens ist das systemische Denken. Organisationales Lernen wird nur dann möglich, wenn die Betroffenen zu Beteiligten gemacht werden (Fatzer, 1999, S. 202). Dafür müssen nach Senge folgende fünf Fragen in der Organisation geklärt werden (Kirchler, 2011, S. 180–183):

- Besteht die Bereitschaft der Mitarbeitenden für individuelle Weiterentwicklung?
- Welche mentalen Modelle sind in der Organisation wirksam und können diese bewusst gemacht und verbessert werden?

Mentale Modelle sind Vorstellungen und Annahmen, wie ein System funktioniert, und beeinflussen unsere Handlungen. Diese können für das Lernen in der Organisation förderlich sein oder es behindern.

- Gibt es eine gemeinsame Vision in der Organisation, die die Mitarbeitenden emotional anspricht?
- Sinnstiftende Ziele vereinen Menschen und schaffen die Voraussetzungen für intrinsische Motivation.
- Sind Dialog und Diskussion im Team möglich?
- Mitglieder erfolgreicher Teams vertrauen sich gegenseitig, tauschen unterschiedliche Meinungen aus und sind bereit, den Gruppenprozess zu hinterfragen.
- Werden Probleme und Fehler ganzheitlich gesehen oder herrscht in der Organisation ein Silodenken vor?

Generell ist eine entsprechende Lernkultur in der Organisation eine wesentliche Voraussetzung, die vom Management gestaltet und getragen werden muss. Welchen Stellenwert das Lernen in der Organisation hat, lässt sich eventuell aus deren Leitbild ablesen oder aus den für das Lernen zur Verfügung gestellten Ressourcen wie Lernräumen, Arbeitsstrukturen und betrieblichem Bildungsmanagement (Frieling & Sonntag, 1999, S. 191).

> „Für die ‚lernende Organisation' ist dringend zu empfehlen, die Lernfähigkeit oder das Problembewußtsein der Auftraggeberorganisation genau zu eruieren. Wir haben sehr oft die Erfahrung gemacht, daß der Hinweis, man sollte keine Zeit für eine Diagnose verlieren, eine Form der ‚defensiven Routine' (Argyris 1993, 1996) darstellt und daß eine solche Beratung mit einem Blindflug ohne Bordinstrumente verglichen werden kann." (Fatzer, 1999, S. 202)

Wichtig ist jedoch auch hier, Widersprüchlichkeiten zu erkennen – zwischen den Handlungstheorien, die über ein Leitbild oder die Organisation der Büroräumlichkeiten nach außen vertreten werden, und jenen Handlungen, die in Wirklichkeit umgesetzt werden. So wirbt die Organisation vielleicht mit offenen Büroräumlichkeiten und Thinktanks, die die Kooperation zwischen den Mitarbeitenden unterstützen sollen – in Wirklichkeit werden diese für den Austausch gedachten Räumlichkeiten aber von den Führungskräften als Arbeitsplatz genutzt, um den Nachteilen des Großraumbüros zu entgehen.

**Wie und von wem werden in Organisationen Entscheidungen getroffen?**

In Organisationen müssen aufgrund beschränkt zur Verfügung stehender Ressourcen und unterschiedlicher Handlungsmöglichkeiten ständig Entscheidungen getroffen werden. Es geht dabei aber nicht nur um die Entscheidung selbst, sondern auch um die Frage, wer in der Organisation eine Entscheidung treffen darf und welche Ziele mit dieser verfolgt werden. Aus ökonomischer Sicht verfolgt ein*e Entscheidungsträger*in stets auch eigene Ziele, die jedoch durch Normen und das Wohl der eigenen Umgebung geprägt werden (Stocker, 2014, S. 2).

Entscheidungen in einer Organisation beeinflussen zu können, ist eine wesentliche Machtquelle. Personen in der Organisation können auf die Entscheidungsvoraussetzungen, -prozesse und -inhalte Einfluss ausüben. So können in der Organisation auch Entscheidungen verhindert werden, z. B. durch Beeinflussung der Tagespunkte in einer Besprechung oder indem die Aufmerksamkeit auf andere „dringende" Themen gelenkt wird. Dies wäre ein Beispiel für die bewusste Manipulation von Entscheidungsvoraussetzungen. Letztere werden aber auch unbewusst von den kulturellen Grundannahmen beeinflusst (Morgan, 1997, S. 240). Sätze wie „Das haben wir bei uns schon immer so gelöst" sind Ausdruck der Einstellung in der Organisation und verhindern neue Lösungs- und Entscheidungsansätze.

Durch die Regulierung der Entscheidungsprozesse in der Organisation selbst kann ebenfalls auf die Entscheidungsfindung Einfluss genommen werden. Dies erfolgt z. B. auch durch die Wahl eines Entscheidungsmodells. Normative Entscheidungstheorien oder Rationalmodelle basieren auf der Annahme, dass Entscheidungsträger*innen über alle Alternativen informiert sind, diese auch bewerten können und jene Alternative auswählen, die den größten Nutzen verspricht. In diesem Fall spricht man von einer Entscheidung unter Sicherheit (Kirchler, 1999, S. 23). Viele Organisationen sind häufig mit Entscheidungen mit einem hohen Unsicherheitsfaktor konfrontiert. Die Anzahl der möglichen Alternativen, Ungewissheit bezüglich der Auswirkungen sowie Zeitknappheit erhöhen die Komplexität von Entscheidungen. Wird in einer komplexen Entscheidungssituation ein normatives Entscheidungsmodell angewandt, führt dies zu langen und aufwendigen Abläufen und häufig zu Fehlentscheidungen.

Darüber hinaus ist es interessant zu beobachten, wie innerhalb einer Gruppe über unterschiedliche Lösungsansätze verhandelt und eine Entscheidung getroffen wird. Hier stelle ich mir als Erstes die Frage, ob die Vorgehensweise im Entscheidungsprozess für alle transparent ist. Soll die Gruppe lediglich beraten, damit die Gruppenleitung eine Entscheidung treffen kann, oder darf und kann die Gruppe eine eigene Entscheidung treffen? Sollte es sich um eine echte Gruppenentscheidung handeln, kann beobachtet werden, welche Annahmen dem Prozess zugrunde liegen. Werden in der Organisation Entscheidungen durch Konsens herbeigeführt, durch einen Mehrheitsbeschluss oder setzt sich eine Minorität durch geschickte Taktik durch? Wesentlich in diesem Zusammenhang erscheint mir der bewusste Einsatz einer Entscheidungsmethode in Relation zu den zur Verfügung stehenden Ressourcen.

**Was bisher geschah – die Vergangenheit einer Organisation**

Manchmal erscheinen die beobachteten Verhaltensweisen in Organisationen nicht nachvollziehbar. Für ein besseres Verständnis sorgt oft ein Blick in die Vergangenheit. Wie viele Veränderungsprozesse wurden in der Organisation bereits durchgeführt und wie viel Zeit lag zwischen den einzelnen Maßnahmen?

Nach Lewin läuft ein Veränderungsprozess in drei Schritten ab: Auftauen (Unfreezing) – Verändern (Change) und Stabilisieren (Refreezing). In der Phase des Auftauens erfolgt der Veränderungsimpuls durch die Konfrontation mit der unerwünschten Wirkung (Soff & Stützle-Hebel, 2015, S. 92). „In der Phase der Veränderung sind übliche Handlungsabläufe teilweise bewußtgemacht, es folgt eine Phase des Experimentierens, neue Verhaltensweisen werden erprobt. In der Stabilisierungsphase wird das neue Verhalten ausprobiert, geübt und gefestigt und in die Alltagssituation übertragen (Transfer)" (Majce-Egger, 1999d, S. 244).

In der Praxis dürfen Veränderungsprozesse das Tagesgeschäft nicht beeinträchtigen. Dadurch kommt die letzte Phase der Stabilisierung oft zu kurz. Oder bevor der Wandel überhaupt richtig abgeschlossen werden konnte, steht schon das nächste Reorganisationsprojekt vor der Tür. „Bleiben die herbeigesehnten und so dringend nötigen Maßnahmen zur Unterstützung und Verstärkung des (neuen) Gleichgewichtszustands aus, findet folglich keine Eingliederung in einen sicheren und festen Bezugsrahmen statt, ist die natürliche Reaktion der Mitarbeitenden häufig die, dagegen zu sein“ (Sanz, 2006, S. 174).

Andrea Tippe (2008) beschreibt in „Veränderung stabilisieren“, wie durch Identitätsbildung Stabilität in Organisation ermöglicht werden kann. Sie führt die wesentlichen sechs Dimensionen der organisationalen Identität nach Schumacher an:

- Homogenität der Vorstellungen über die Organisation
- Intensität der Vorstellungen und der positiven Affekte
- Komplexität der Identitäten
- Abstraktheit der Formulierung der Identitäten
- Inhalt der Identitäten
- Kontext

Schumacher (2003) geht von einer Beständigkeit im Sinne der Anschlussfähigkeit neuer Identitätselemente an die bestehende Struktur aus. Es geht also nicht darum, Stabilität als etwas Unveränderbares anzusehen, sondern darum, wie durch Veränderungen wieder Stabilität gewonnen werden kann, aus der wiederum die Kraft für neue Veränderungsschritte geschöpft wird (Tippe, 2008, S. 47).

In den vergangenen Jahren ist zu beobachten, dass Organisationen vermehrt versuchen, ihre internen Probleme durch Anwendung agiler Methoden in den Griff zu bekommen. Oft wird dabei das Ausmaß der Veränderung unterschätzt und diese werden zu schnell oder nur teilweise umgesetzt. Es lohnt sich daher, einen Blick auf das spezifische Umfeld agiler Organisationen zu werfen.

**Einsatz agiler Methoden in der Organisation**

Der Einsatz agiler Methoden kann tatsächlich zu mehr Stabilität in komplexen Kontexten führen.

> „Aber agile Methoden sind keine Wunderheilmittel. Die Probleme lösen sich nicht in Luft auf, nur wenn Teams täglich 15 Minuten vor einem Board stehen. Aber es macht Probleme sichtbar, damit diese gelöst werden können, und stellt Methoden zur Verfügung, mit denen Organisationen in einer unsicheren und komplexen Umwelt wieder ein Stück Stabilität gewinnen können.“ (Schermann, 2019)

Mein Grundberuf ist Informatikerin, wodurch es sich ergeben hat, dass viele IT-Unternehmen zu meinen Beratungskunden zählen. Ich selbst habe sowohl in der Softwareentwicklung als auch im Zuge von Projektleitungen sehr gute Erfahrungen mit agilen Methoden wie Scrum, Kanban oder XP (Extreme Programming) gemacht. Ich begleite und berate Organisationen bei der Integration agiler Methoden.

Kanban wurde ursprünglich 1947 von Taiichi Ohno für das Toyota-Produktionssystem erfunden, damit flexibel auf Bedarfsänderungen reagiert werden kann. Mit dem Kanban-System wird eine inkrementelle, evolutionäre Veränderung angestrebt und Verschwendung reduziert. Es basiert auf einem Pull-Prinzip. Das bedeutet, dass ein Bereich sich erst dann eigenständig neue Aufgaben nimmt, wenn er bereit dazu ist. Nicht die Auslastung von Mitarbeitenden, sondern ein möglichst kontinuierlicher Durchsatz der Aufgaben ist entscheidend (Anderson, 2015).

Ken Schwaber veröffentlichte 1996 den ersten Konferenzbeitrag über Scrum. Das Scrum-Framework basiert wie Kanban auf einem Pull-Prinzip und ist ein empirisches Modell. Inkrementelle Entwicklung, Lernen aus Erfahrung und Selbstorganisation sind die zentralen Bausteine des Frameworks (Schwaber & Beedle, 2002). Die Entwicklung von Scrum basiert auf einem Artikel von Hirotaka Takeuchi und Ikujiro Nonaka, der 1986 im Harvard Business Review erschienen ist.

Extreme Programming wurde von Kent Beck im Jahr 2000 speziell für die Softwareentwicklung entworfen. Es hat große Ähnlichkeiten mit dem Scrum-Framework und beinhaltet zusätzliche Tools speziell für die Softwareentwicklung, z. B. automatisierte Tests und Pair-Programming (Beck, 2003).

Oft höre ich, meistens aus dem Management, dass das Team ohnehin schon agil arbeitet. Der Begriff „Agilität" wird inflationär verwendet und alle scheinen ein eigenes Bild davon zu haben. Manche meinen, agil zu arbeiten, weil sie mit ihrem Team jeden Tag 15 Minuten ein Stand-up-Meeting abhalten; andere glauben, dass sie durch selbst organisierte Teams die mittlere Führungsebene ersatzlos streichen können. Manche Führungskräfte und Mitarbeitende schlagen schon bei der Erwähnung des Begriffs „Agilität" die Hände über dem Kopf zusammen und suchen das Weite.

Wenn eine Organisation agile Methoden einführen möchte oder vorgibt, diese bereits anzuwenden, ist daher zunächst zu klären, welche Ziele damit verfolgt werden. Viele Organisationen versprechen sich durch die Einführung von Agilität eine Steigerung der Effizienz, ohne die Art der Problemstellung zu berücksichtigen. Ob Agilität tatsächlich einen Beitrag dazu liefern kann, ist jedoch stark vom Kontext abhängig, in dem sich die Aufgabenstellung bewegt.

Mary E. Boone und Dave Snowden (2007) haben das Cynefin-Framework entwickelt. Cynefin ist ein walisisches Wort, das im Deutschen mit „Lebensraum" übersetzt wird, und beschreibt die folgenden vier Bereiche:

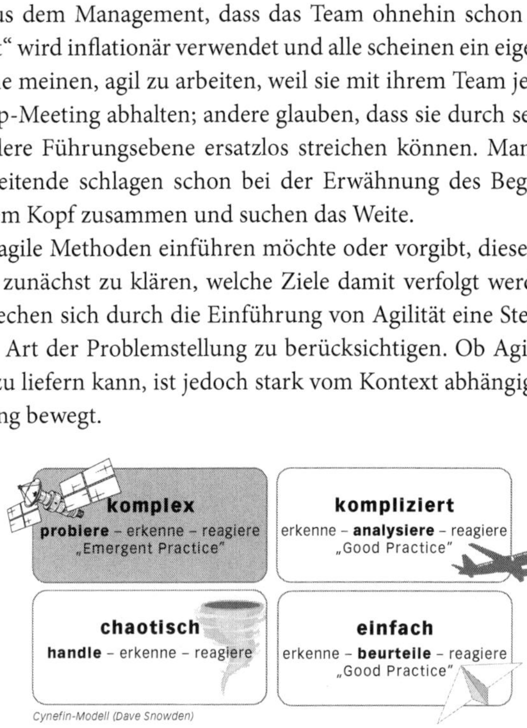


**Abb. 18:** Cynefin-Framework

- Chaotisch: Es gibt keine Rahmenbedingungen. Zunächst muss Ordnung hergestellt werden, um das System in den komplexen Kontext zu transferieren.
- Einfach: Es gibt strikte Regeln, nach denen gehandelt werden muss. Die Zusammenhänge zwischen Ursache und Wirkung können von jeder Person erkannt werden. Für Problemstellungen in diesem Kontext ist eine richtige Lösung vorhanden.
- Kompliziert: Es gibt Rahmenbedingungen, innerhalb derer variiert werden kann. Die Zusammenhänge zwischen Ursache und Wirkung können nicht mehr von jeder Person erkannt werden. Für Problemstellungen in diesem Kontext existieren mehrere mögliche richtige Lösungen.
- Komplex: Zusammenhänge können erst aus einer retrospektiven Sicht erkannt werden. Für Problemstellungen in diesem Kontext ist ein experimentelles Vorgehen erforderlich.

Komplexe Systeme sind daher für den Einsatz agiler Methoden prädestiniert. In den anderen Bereichen ist der Einsatz nicht erforderlich und bringt keine wesentlichen Effizienzsteigerungen.

Oft werden lediglich einzelne agile Tools in den Teams eingeführt, ohne zuvor die kulturellen Voraussetzungen in der Organisation zu schaffen. Das Management forciert zwar einerseits die Selbstorganisation der Teams, möchte aber andererseits die gewohnte Kontrolle nicht verlieren. Agile Frameworks stellen eine Vielzahl von Methoden zur Verfügung, die jedoch ohne die entsprechende Haltung nicht nur zahnlos, sondern im Gegenteil sogar kontraproduktiv sind. Agilität basiert auf einem iterativen empirischen Ansatz. In kurzen Zeitabschnitten werden Lösungsansätze ausprobiert und analysiert. Aufgrund der Erkenntnisse werden die nächsten Planungsschritte gesetzt. Lernen aus Erfahrung ist daher der zentrale Baustein aller agilen Methoden und wird in der Praxis leider unzureichend umgesetzt. Ob agile Methoden in einer Organisation erfolgreich eingesetzt werden können, hängt in hohem Maße davon ab, inwieweit bereits Strukturen für Feedback und Lernschleifen bestehen bzw. in welchem Ausmaß das Management bereit ist, solche Strukturen für sich selbst und seine Teams zu etablieren.

**Im Auge des Betrachters**

Heinz von Foerster meinte: „Objektivität ist die Illusion, daß [sic] Beobachtungen ohne einen Beobachter gemacht werden könnten" (Glaserfeld, 2008, S. 17).

Wenn wir als Berater*innen eine Organisation analysieren, muss uns bewusst sein, dass wir lediglich unser Bild der Organisation konstruieren. Wichtig in diesem Zusammenhang ist ein theoriegeleitetes Vorgehen. Theorien ermöglichen uns, die Organisation aus unterschiedlichen Blickwinkeln zu betrachten und so Dinge zu sehen, die unserer Alltagsbeobachtung verborgen geblieben wären.

Rainer Fliedl kommt in seiner Auseinandersetzung mit der integrativen Theoriebildung zu einem Zugang: „Unterschiedliche Theorien wie unterschiedliche Darstellungsformen der Wirklichkeit wahrzunehmen, also eine Landschaft, von der wir eine Ansichtskarte haben, von der wir eine Landkarte haben und von der wir einen Wiesenblumenstrauß mit nach Hause gebracht haben" (Fliedl, 2004, S. 15). Berater*innen haben die Aufgabe, herauszufinden, welche Modelle und Theorien für die vorliegende Fragestellung am sinnvollsten erscheinen.

Letztendlich darf nicht vergessen werden, dass die Diagnose selbst schon eine mächtige Intervention ist. „Die Existenz einer gemeinsamen Realität stabilisiert das soziale Handeln" (Teutsch, 2004, S. 31). Eine Diagnose, die die gemeinsame Realität der Organisation infrage stellt, wird aller Wahrscheinlichkeit nach Widerstände hervorrufen.

## 2.5 Identität und Zugehörigkeit. Warum Gesellschaftstheorien in der Gruppendynamik?

Christine Pechtl, Karin Zajec

Gruppendynamik in der Tradition von Kurt Lewin kam nie und kommt nicht ohne kritische Betrachtung der gesellschaftlichen Verhältnisse aus. Nach dem Schrecken der wirtschaftlichen Depression und des Holocaust herrschte in den USA, wohin Lewin aus Nazideutschland flüchten konnte, Aufbruchsstimmung. Rasante Entwicklungen fanden statt, auch in den Sozial- und Gesellschaftswissenschaften. Die Beschäftigung mit Gruppe als Ort emanzipativer Prozesse ist ein Schwerpunkt Lewin'scher Theoriebildung. Die *Formel V = f (P, U) – Verhalten ist eine Funktion von Person und Umwelt* verweist über die Gruppe hinaus auch auf gesellschaftliche Verhältnisse. Die Auseinandersetzung damit ist für uns wesentlich, denn Person und Persönlichkeit bilden sich nicht aus sich selbst heraus und verändern sich nicht nur über selbstreflexive Prozesse. Gruppendynamik als Methode stellt seit Beginn einen emanzipativen, Menschen, Beziehungen und dadurch Gesellschaft verändernden Anspruch. Sie ist nicht neutral, sondern politisch und betrachtet Menschen als Zoon politikon. Eine tiefgreifende Beschäftigung mit gesellschaftlichen Entwicklungen, mit den aktuellen Herausforderungen für uns Menschen und eine Bezugnahme auf diese Erkenntnisse in unserer Arbeit sind damit unabdingbar.

Schüler Lewins versuchten im Rahmen des Marshallplans gruppendynamische Formate zur Unterstützung der Demokratieentwicklung im deutschsprachigen Raum zu etablieren. Mit den Mitteln der Aktionsforschung (siehe Abschnitt 3.1 „Methodik der Gruppendynamik") wurden soziale Problemstellungen „in action", parallel zur beforschten Handlung, untersucht. Lewin ging von emanzipativen und entwicklungsfördernden Möglichkeiten dieses Formates aus, in dem Tun und Reflexion des Tuns Hand in Hand gingen. „Ursprüngliche Ziele waren – neben Wissenschaftlichkeit in der Methode – Erziehung zur Demokratie, Bewusstmachung von Machtstrukturen, Aufbrechen von Vorurteilsmustern und helfende Beziehung" (Teutsch, 2000, S. 73). Die Reflexion der kulturellen Verhältnisse blieb mit vermehrter Hinwendung zu Organisationsentwicklung bzw. Psychotherapie weiterhin Thema für die Gruppendynamik, trotz Reduktion des gesellschaftskritischen Anspruchs nach 1970.

Gesamtgesellschaftliche Zusammenhänge beeinflussen die Möglichkeit, über sich selbst nachzudenken, in hohem Ausmaß. Unsere mittlerweile individualisierte Gesellschaft macht es scheinbar möglich, sich in jeder Hinsicht selbst zu „erfinden" und darzustellen. Mit dieser Identität können wir dann, scheinbar offen, in Kontakt und Kooperation mit anderen treten. Doch ob wir in Afrika, Europa, Asien oder Amerika geboren werden, welche Hautfarbe wir haben, in welcher Gesellschaftsschicht wir aufwachsen, welche Bildungszugänge wir haben, welche Sprache wir sprechen, welches Geschlecht uns zugesprochen wird und wie Geschlechtlichkeit in der Gesellschaft lebbar ist, verändert unsere Möglichkeiten, aber auch unser Konzept von uns selbst. Wir sind ein Produkt der Gesellschaft, in der wir aufwachsen, und die Gesellschaft ist ein Produkt der Individuen, die in ihr leben, sie gestalten.

Andreas Reckwitz (2021c) beschreibt in seinem gemeinsam mit Hartmut Rosa herausgegebenen Buch „Die Spätmoderne in der Krise" die Moderne als immer neue Ein- und Ausschlüsse produzierend. Am Beginn einer solchen Entwicklung steht eine Kritik am gesellschaftlichen Status quo (Kontingenzöffnung). Einer Phase der Auseinandersetzung und politischer Kämpfe folgt die Schaffung neuer Strukturen (z.B. Frauenwahlrecht, Ende von Apartheid, drittes Geschlecht). Sobald diese Strukturen gesellschaftlich etabliert sind (Kontingenzschließung), kommt es zu neuer Kritik, die die bereits gefestigten Strukturen wieder infrage stellt. Diese Öffnungs- und Schließungsvorgänge, als gesamtgesellschaftliche Entwicklungsbewegung, zeichnen die Moderne auf ihrem Weg von der bürgerlichen Moderne über die industrielle Moderne in die Post- und Spätmoderne aus. Gesellschaft befindet sich damit praktisch permanent im Umbruch, in Entwicklung. Das fordert auf kollektiver und individueller Ebene.

Kritische Beschäftigung damit bewegt sich auf mindestens zwei Ebenen: einerseits auf einer beschreibenden, theoretischen, andererseits auf einer beteiligenden soziologisch-analytischen.

> „Aus ihrer Sicht sind die Sozial- und Kulturwissenschaften und damit auch die Gesellschaftstheorie intellektuelle Werkzeuge der Kontingenzöffnung. Sie arbeiten gegen die Unsichtbarmachung und Schließung von Kontingenz an, die auch in der modernen Gesellschaft immer wieder in ihren dominanten Diskursen, aber auch in der impliziten Logik der Praxis der Lebensformen und Institutionen stattfindet; sie zeigen auf, dass das, was ist, auch anders sein könnte, weil es von menschengemachten Faktoren abhängt, die erst in der Analyse transparent werden." (Reckwitz, 2021c, S. 132)

Auf einer praktischen, Personen und Gruppen beteiligenden Ebene kann die Gruppendynamik als Methode zur Kontingenzöffnung beitragen, indem die Konstruktion von Individualität und Sozialität kritisch hinterfragt wird, die sich aus der momentanen gesellschaftlichen Situation ergibt. Gruppendynamische Formate thematisieren den Zusammenhang zwischen der Wahrnehmung der eigenen Person und den Umgebungsbedingungen. Damit ermöglichen sie die Distanzierung von Selbstverständlichkeiten, eine Voraussetzung für Kontingenzöffnung. Wechsel in den Gruppenzusammensetzungen, das Erleben von Begrenzung und Möglichkeiten in Zusammenhang mit neuen Rollen sind ein hilfreiches Werkzeug rund um die Entwicklung des Neuen.

### 1. Gruppendynamischer Raum

Der gruppendynamische Raum beschreibt für jede Gruppe ein „Vergemeinschaftungsmuster" (Amann, 2003), ein Muster der Verortung in den Dimensionen Macht, Intimität und Zugehörigkeit.

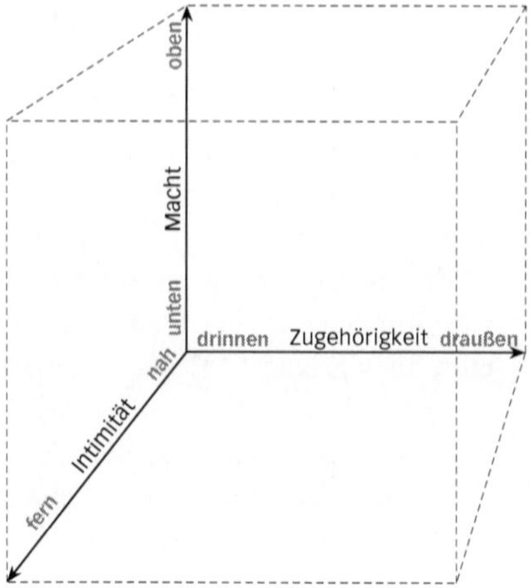


**Abb. 19:** Gruppendynamischer Raum

Diese Dimensionen der Beziehung können als in der Kindheit und damit in der familiären Kleingruppe entstehend verstanden werden (siehe Abschnitt 2.2 „Gruppenprozesse analysieren"). In unseren ersten Beziehungen lernen wir, uns in Bezug auf Hierarchien (Generationen), Intimität (Geschlechterzugehörigkeit, Nähe und Distanz) sowie Zugehörigkeit (wer gehört dazu, wer wird als außenstehend begriffen?) zu bewegen. Wir erleben, wie sich in unserem Herkunftssystem der Umgang und das Verhalten in diesen Dimensionen ausgestalten. Ebenso verweisen sie auf Rahmenbedingungen, die über die Familie hinausgehen. Sie verlängern sich sozusagen über die Gruppe hinaus, überlappen sich mit den Dimensionen anderer Gruppen und beeinflussen unser Verhalten in der Kleingruppe. Macht, Zugehörigkeit und Intimität sind Themen jeder Relation. So haben innere Bilder über unsere Positionierung im sozialen Feld gleich großen Einfluss auf unsere Verortung wie äußere Einflüsse aktueller Beziehungen und Gruppen sowie gesellschaftliche Verhältnisse.

Wie Macht gesellschaftlich verortet ist, wie sie auf wen ausgeübt wird und welche Folgen eine kritische Auseinandersetzung damit hat, wie Zugehörigkeit erreicht werden kann und möglich ist, welche Rituale sie begleiten und wie Intimität in einer Gesellschaft lebbar ist, schränkt unser Verhaltensrepertoire ein, strukturiert es und kann uns Sicherheit geben. Oder um mit Lewin zu sprechen: V = f (P, U).

Während Intimität im Kontext familiärer oder Face-to-Face-Gruppen die konkrete Klärung und Ausgestaltung von Nähe und Distanz fokussiert, stellt sich diese Dimension im großgruppalen bzw. gesellschaftlichen Kontext anders dar. Andrea Tippe (2019) beschreibt für die großgruppale Situation die Dimension Intimität als **Differenz** zwischen Gruppen. „Die sozialen Gruppierungen, denen wir zugeordnet sind und werden, stehen in einem System gesellschaftlicher Differenz zueinander. Ich-Identität steht also im Zusammenhang mit Gruppenbewusstsein und dieser Gruppenidentität“ (Tippe, 2019, S. 36). Wen erleben wir als uns ähnlich und warum, wer unterscheidet sich durch welche Haltung, durch welchen Umgang mit sich und der Gesellschaft, durch welchen Habitus? Für die Dimension Zugehörigkeit beschreibt Tippe für Sozietäten, die über die Kleingruppe hinausgehen, den **Status** als Orientierungslinie. Bestimmte Gruppen und Personen, die ihnen sichtlich angehören, haben gesellschaftlich gesehen einen höheren Status als andere. Soziale Gruppen werden „zueinander in eine gesellschaftlich konstruierte Über- und Unterordnung gebracht“ (Tippe, 2019, S. 36). Ein Wechsel ist schwierig – über ihren Habitus (siehe weiter unten) sind wir dort eingebunden.

Gwendolin Eckert beschäftigt sich ebenfalls mit den Dimensionen des gruppendynamischen Raums in der Großgruppe und kommt zu einem leicht anderen Schluss. Sie schlägt in Bezug auf die Dimension Intimität den Begriff „Bedeutsamkeit“ vor.

> „Die *Dimension Intimität* (nah/fern) wirft meines Erachtens die Frage nach der Bedeutsamkeit auf. Müssen alle Personen gleich bedeutsam sein, oder darf es den Wunsch nach mehr Nähe zu einzelnen – und damit eine Differenzierung – geben? Zwischen Gruppen ist für diese Kategorie nicht die Ähnlichkeit ausschlaggebend. Eine andere Gruppe kann gerade auch durch ihre Andersartigkeit sehr attraktiv und damit bedeutsam werden.“ (Eckert, 2023, S. 43)

Hier werden unterschiedliche Ebenen benannt: einerseits das soziale Ergebnis im Sinne des Gefühls der Zugehörigkeit zur eigenen Gruppe im Gegensatz zu den „Fremden“ (Tippe); andererseits die innere Haltung zu Personen und Gruppen im Sinne einer Bewertung der Attraktivität, die als Grundlage einer Bewegungsrichtung dienen kann (Eckert). Oder anders gesagt: Diese beiden Betrachtungsweisen könnten als Kontaktpunkte zwischen der sozialen Tatsache und dem individuellen Wunsch verstanden werden, also dem Außen und dem Innen, das es in Kommunikation zu bringen gilt, damit Veränderung möglich wird. Zugehörigkeit und Intimität sind dabei nicht scharf voneinander abzugrenzen, die beiden Dimensionen beeinflussen sich vielmehr gegenseitig. Eine Dimension des gruppendynamischen Raums lässt sich nie ohne Berücksichtigung der anderen Dimensionen verstehen. Häufig steht aber eine Dimension im Vordergrund der Aufmerksamkeit. Vor allem bei erstarrten Zuständen kann durch den gezielten Einsatz von Subgruppen- sowie Intergruppenbildung hier wieder notwendige Interaktion ausgelöst werden, die wiederum Bewegung ermöglicht.

## 2. Macht, Hierarchie und Demokratie

Gesamtgesellschaftlich und in den Sozialwissenschaften (Foucault, Weber, Bourdieu, Arendt) lag in den 1960er- und 70er-Jahren der Fokus auf der Hinterfragung von Machtstrukturen. In der 1968er-Bewegung wurde Kritik an den bisher gelebten Hierarchien geübt. Experimente und neue Formen des Zusammenlebens wurden erprobt. Auch in der Gruppendynamik, besonders mit dem inneren Anspruch der Demokratieförderung, war dieses Thema präsent.

„An der Philosophin Hannah Arendt orientiere ich mich deshalb, weil sie nicht nur beschreibt, wie Machtphänomene entstehen und die gestellten Aufgaben zu bewältigen sind, sondern Macht eindeutig positiv und politisch definiert. [...] Macht ist, was den öffentlichen Raum überhaupt ins Dasein ruft und am Dasein hält" (Tippe, 2000, S. 174–175).

„Macht aber besitzt eigentlich niemand, sie entsteht zwischen zwei Menschen, wenn sie zusammen handeln, und sie verschwindet, wenn sie sich wieder zerstreuen" (Arendt, 1989, S. 252). Im gruppendynamischen Sinne beschreibt Macht immer ein Verhältnis, in dem wir zueinander stehen – nicht nur im Sinne der Repression, sondern auch im Sinne der Orientierung und der Sicherheit in der sozialen Beziehung. Machtverhältnisse lassen sich infrage stellen, verschieben, aber nicht auflösen.

Gruppendynamische Formate wie die Trainingsgruppe oder die Aktionsforschung verstanden und verstehen sich als Räume, in denen dieses Verhältnis zwischen Menschen erfahren und kritisch auf seine Wirkung hin hinterfragt werden kann.

Im Laufe der 1970er-Jahre wurde Gruppendynamik vermehrt einerseits im Rahmen der Organisationsberatung und andererseits in der Psychotherapie eingesetzt. Sie wurde gesellschaftlich vereinnahmt (Boltanski & Chiapello, 2003) und verlor damit bis zu einem gewissen Grad ihre politische, emanzipative Kraft. Die Förderung der Anpassungsfähigkeit an betriebliche oder gesellschaftliche Anforderungen veränderte gruppendynamische Angebote (z. B. Teamentwicklung, Coaching, Therapiegruppe) und damit auch, was dort erfahren werden konnte.

> „Programmierte Selbsterfahrung, leiterzentrierte Beschäftigung mit beliebigen und austauschbaren Teilen des Innenlebens treten an die Stelle einer erforschenden und suchenden Elaboration von Situationen und Prozessen, die den Umgang von Menschen miteinander als Ort der gemeinsamen Aufmerksamkeit hätten." (Rechtien, 1999, S. 57)

Demokratie und Mitbestimmung schienen in der Gesellschaft angekommen, Hierarchien hinterfragbar und revolutionäre Umbrüche gescheitert. Trotzdem blieb die Verbindung zu gesellschaftspolitischen Fragestellungen zumindest für Teile der gruppendynamischen Community von Interesse. Ihre Aufgabe wurde immer wieder kritisch rezipiert (z. B. Edding, Cornelia: „Die Domestizierung der Gruppendynamik", 1999).

### 3. Klasse, Rasse und Geschlecht oder die Frage der Differenz

**Karl Marx und Friedrich Engels** beschrieben im 19. Jahrhundert die Auswirkungen der Industrialisierung auf die arbeitende Bevölkerung und prägten einen neuen Begriff dafür: das Proletariat. Deutlich wurde, dass gesellschaftliche Realität nicht für alle gleich ist, sondern unsere Position in der Gesellschaft unsere Wahrnehmung verändert. Die Suche nach einer objektiven, für alle gültigen Realität war damit obsolet. Dies ebnete den Weg zur Erforschung der Effekte der persönlichen und gesellschaftlichen Realität auf das Verständnis ebendieser Realität und des Verhaltens darin.

Aktuell rückt die Frage der Klassenzugehörigkeit mit dem Begriff **Klassismus** wieder mehr in den Fokus. Über Marx hinausgehend wird deutlich, dass im Sinne Bourdieus die Klassenzugehörigkeit ebenfalls als Habitus verkörpert ist. Ein Ausbrechen aus der Klassenzugehörigkeit wird von der Gesellschaft aktiv behindert und ist auch persönlich schwer auszufüllen. „Der Begriff Klassismus bezeichnet die Diskriminierung aufgrund von Klassenherkunft oder Klassenzugehörigkeit. [...] Klassismus dient der Abwertung, Ausgrenzung und Ausbeutung von Menschen und der Aufrechterhaltung und Legitimierung von sozialer Ungleichheit in der Gesellschaft" (Seeck, 2022, S. 12).

Trotz früher Wurzeln entwickelte sich der **Rassismus**begriff erst im 18., 19. Jahrhundert in Verbindung mit Typologisierungen und anthropologischen Theorien über den Zusammenhang von Kultur und rassischer Beschaffenheit, der Rechtfertigung kolonialer Ausbeutung und der Bildung von Nationalstaaten. Die Exzesse der Nazizeit, andere Genozide und das erstarkende Selbstbewusstsein der Schwarzen vor allem in den USA machten die **Rasse** zu einem gesellschaftlich relevanten Thema. Ähnlich der Entwicklung in der Frauenbewegung wurde die strukturelle Diskriminierung der Schwarzen und später auch von People of Colour in verschiedenen Facetten beschrieben.

Aktuell ist vor allem der weiterhin bestehende Eurozentrismus in allen gesellschaftlichen Fragestellungen Thema (z.B. Wissenschaft, Wirtschaft, Kunst, Demokratieverständnis). Personen, Gruppen, ja ganze Staaten und Kontinente werden auf ihre scheinbar ähnlichen Eigenschaften reduziert, ausgegrenzt. Wir Vertreter*innen der westlichen Welt werden zu Überlegenen, die andere ausbeuten oder auch bevormunden (vgl. Sahin-Klinserer, 2012).

In feministischen Gesellschaftsanalysen wurde mit verschiedenen Schwerpunkten und in Verknüpfung mit anderen Theorien (z.B. Marxismus, Psychoanalyse) die strukturelle Benachteiligung von Frauen in allen gesellschaftlichen Fragen beschrieben. Deren Auswirkung auf das eigene Selbstverständnis, die eigenen Möglichkeiten und damit die eigene Biografie sind Thema. Die gesellschaftliche Kategorie **Geschlecht** war eingeführt. Frauen erkämpften sich ihr Wahlrecht, das Recht auf Ausbildung und Berufstätigkeit, auf Scheidung, Abtreibung u. v. m. erst im letzten Jahrhundert. Vielerorts müssen sie es immer noch oder schon wieder tun. Es wurde immer deutlicher, dass allein der Erwerb von Rechten noch nicht ausreichend gesellschaftliche Teilhabe ermöglichte und das Verständnis von Männlichkeit und Weiblichkeit als sozialer Kategorie weit darüber hinauswirkt.

**Gender**, als soziales Geschlecht, wird in feministischen Theorien als ein durch soziale Zusammenhänge, Strukturen und die psychosoziale Entwicklung geprägtes Verständnis von Geschlechtlichkeit verstanden, im Gegensatz zu **Sex** als biologischem Geschlecht.

> „Geschlechtsidentität wird entwickelt, sie ist nicht schon da, nicht angeboren. Bis zum 18. Monat etwa wird eine bisexuelle Vollkommenheitsfantasie gelebt, dann erst greift die Zuordnung zu einem Geschlecht und zwar durch sprachliche Bestimmung der symbolischen Ordnung Frau/Mann. Dies führt dann zum Zwei-Geschlechter-System. Und das heißt auch, dass Erfahrungen, Wünsche, Begehren, die nicht zum eigenen System – weiblich oder männlich – passen, geleugnet werden müssen. Ein Teil des Selbst wird also geleugnet, um eine sichere Geschlechtsidentität zu erlangen. Geschlechtsidentität ist demnach ein falsches Selbstsystem [...] sie ist fragil und von äußerer Anerkennung abhängig. Um mich als Frau oder Mann fühlen zu können, muss ich auch von anderen als Frau oder Mann erkannt werden." (Majce-Egger, 2000, S. 38)

In den 1990er-Jahren und rund um die Jahrtausendwende wurde in der Gruppendynamik vermehrt zu diesem Thema geforscht und publiziert (vgl. Majce-Egger Maria, 2000, 2006a, 2006b, 2009a; Tippe Andrea, 2000; Amann Andreas, 2003; König Oliver, 1998) und trainiert.

Auseinandersetzungen in Gruppen zu den Themen Macht, Intimität und Zugehörigkeit dienten dazu, die Bedingtheit unterschiedlicher Möglichkeiten der Teilhabe je nach Zugehörigkeit zu einer bestimmten gesellschaftlichen Gruppe zu verstehen und zu verändern. Feministische Autor*innen (Judith Butler, Christa Rohde-Dachser, Claudia Rademacher, Luce Irigaray, Nancy Fraser etc.) wurden rezipiert.

In der GD.DG beziehen wir uns auf das Konzept der sozialen Rolle von Talcott Parsons. Nach Parsons (1942) sind Geschlechterrollen nicht erworben, sondern biologisch zugeschrieben. Er konstruiert eine weibliche Rolle nach Innenorientierung – familiär, expressiv, partikular – und eine männliche Rolle nach Außenorientierung – Erwerbstätigkeit, instrumentelle Orientierung, universal. Macht- und Herrschaftsverhältnisse werden demnach nicht beachtet (Majce-Egger, 2006b, S. 35).

Das Konzept der Geschlechterrolle kann daher im Rahmen des Rollenbegriffs nach Parsons nicht angemessen konzeptualisiert werden. Der Rollenbegriff entfaltet sein analytisches Potenzial gerade darin, dass er einen Zugang zu situationsspezifisch unterschiedlichem sozialem Handeln eröffnet (Rollenflexibilität), das in speziellen sozialen Situationen aktualisiert wird. Aber Geschlecht ist immer präsent und zusätzlich sind spezifische Situationen durch das Geschlechterverhältnis vorstrukturiert. Dies gilt auch dann, wenn Geschlecht in der aktuellen Interaktion nicht aktualisiert wird (vgl. Krais, 2001). Dieser kleine Exkurs verdeutlicht, wie sehr unsere theoretischen Konzepte die Art des Denkens, die Wahrnehmung und damit das Ergebnis vorstrukturieren.

Neuere soziologische Autor*innen sprechen, oben beschriebene Kategorien und ihre Auswirkungen zusammendenkend, von Intersektionalität, wenn verschiedene Abwertungs- und Ausschließungsmechanismen gleichzeitig wirksam werden. Maria Majce-Egger (2006b, S. 31) beschreibt kulturelles und soziales Kapital als symbolische Macht (Bourdieu, 1997), die zur Absicherung von Herrschaft dient. Begriffe wie Flexibilisierung, Globalisierung und Deregulierung verschleiern diesen Herrschaftsanspruch.

Unsere Verortung in diesen gesellschaftlichen Kategorien im Sinne von Zugehörigkeit und Abgrenzung, von Handlungsmöglichkeiten und Begrenzungen strukturiert uns ohne eine bewusste Wahrnehmung.

Gerade in der Gruppe, als Ort der Reproduktion gesellschaftlicher Machtverhältnisse und der empirischen Sozialforschung, ergibt sich aber in besonders geeigneter Form die Möglichkeit, sich mit allen gesellschaftlichen und Gruppenphänomenen zu beschäftigen. Dazu gehören besonders auch Macht und die Möglichkeit einer politischen Positionierung (Teutsch, 2000, S. 76).

## 4. Der „performative Turn" (Bourdieu und Butler)

Der Konstruktivismus diente dem erweiterten Verständnis der Relativität persönlicher Wahrnehmung. Von besonderem Interesse waren die Schriften von Pierre Bourdieu mit seiner an Lewin anschlussfähigen Beschreibung des gesellschaftlichen Feldes. **Bourdieu** sieht sowohl subjektivistische Herangehensweisen (die Wahrheit primärer Erfahrungen, die Sicht auf die Welt als natürlich und selbstverständlich vorgegeben) als auch objektivistische Erkenntnisweisen (Bezugnahme auf vermeintlich objektive Sachverhalte wie Gesetze, Systeme oder Strukturen) als zu kurz gegriffen an. Markus Schwingel (2005, S. 57) schreibt dazu: „[D]er Ausgangspunkt seiner Soziologie ist ein konstruktivistischer, der den Bruch mit den Primärerfahrungen der ‚Spontansoziologie' vollzieht, diesen Bruch jedoch im zweiten Schritt durch die ‚Rehabilitierung' der Primärerfahrung sozialer Akteure relativiert." In der Habitustheorie beschreibt Bourdieu die grundsätzliche Bedingtheit unserer Möglichkeiten durch unsere Stellung im sozialen Gefüge der Gesellschaft. **Habitus** definiert er als „System der organischen und mentalen Dispositionen und der unbewussten Denk-, Wahrnehmungs- und Handlungsschemata, das die Erzeugung von Gedanken, Wahrnehmungen und Handlungen bedingt" (Bourdieu, 1991, S. 40).

Gemeint ist damit, dass soziale Akteur*innen mit gewissen Anlagen (Bourdieu nennt sie Kapitalsorten) ausgestattet sind, die für ihr Denken und Handeln konstitutiv sind. Diese Anlagen sind in den Körper eingeschrieben und nur schwer veränderbar, ein *knowing how*, implizites Wissen (Bourdieu, 1992). Der Habitus ist weder angeboren noch frei wählbar, sondern beruht auf individuellen und kollektiven Erfahrungen, unserer (gemeinsamen) Geschichte.

> „Es handelt sich um ein kohärentes System von Handlungsschemata, das als System von Grenzen sowohl der Wahrnehmungen, Gedanken, Vorstellungen als auch in praktischen Handlungen tätig ist. Habitus ist somit ein Mechanismus, der die Reproduktion der Struktur und somit der Machtverteilung gewährleistet. Das habituelle System repräsentiert verinnerlichte Gesellschaft, leitet spezifische Handlungsstrategien und wird als relativ stabiler, unbewusster, automatisch funktionierender Orientierungssinn wirksam." (Majce-Egger, 2009a, S. 252)

Über Bildung bzw. andere gesellschaftliche Veränderungsprozesse wandelt sich Habitus in einem Experimentierfeld, in dem gleichzeitig emanzipative und reproduktive Praktiken entwickelt werden und somit ein Spannungsfeld entsteht. Habitus kann also gleichzeitig in seiner das Subjekt konstituierenden Funktion erforscht werden. Damit kann anerkannt werden, dass er Handlungsmöglichkeiten Einzelner, von Gruppen und der Gesellschaft einschränkt. Außerdem kann er über die kritische Anerkennung seiner Wirksamkeit auch in einem emanzipativen Sinne genutzt werden. Laut Reckwitz (2021c) ist Theorie hier nicht nur ein System der Wissensgenerierung, sondern auch ein Werkzeug. Daher wird sie nicht nur daran gemessen, was sie weiß, sondern auch daran, was sie kann. In ihrer Anwendung liegt ein Erkenntnisgewinn, aber zugleich auch ein dekonstruierender Emanzipationsgewinn. Gruppendynamische Prozesse mit ihren Möglichkeiten der gruppalen Rückmeldung zu individuellem Verhalten, ihrem Angebot zur Erprobung neuer Rollen und der daraus folgenden veränderten Wahrnehmung sozialer Verhältnisse bieten hier eine Möglichkeit, diese Doppelfunktion von Theoriebildung zu erfahren und zu nutzen.

Neben dem Begriff des Habitus führt Bourdieu (1987) den Begriff des **Feldes** ein. Dieser ist auch im klassischen Theoriegebäude der Gruppendynamik fest verankert (siehe Abschnitt 1.2 „Ausgangspunkte, Entwicklungslinien und Verknüpfungen"). Felder im Sinne Bourdieus sind gesellschaftliche Systeme, die bestimmte Funktionen und eine bestimmte Logik haben (z.B. Justiz, Gesundheit, Wissenschaft, Kunst, Politik). Akteur*innen in den Feldern können Einzelpersonen, Gruppen und Organisationen sein. Sie kämpfen in den Feldern um den „Besitz" von Kapitalsorten und erlangen damit eine gewisse Feldposition. Diese Feldposition bestimmt, wie viel Macht, Einfluss und Teilnahmeberechtigung ein*e Akteur*in im jeweiligen Feld hat. Lewin (1982) versuchte in seiner Feldtheorie zu beschreiben, dass das innere und äußere Selbstverständnis einer Person auf der Erfahrung sozialer Kräfte und Spannungsfelder im Hier und Jetzt basiert. Bourdieu beschreibt die soziale Stellung einer Person als Folge ihrer relativen Verortung innerhalb eines sozialen Feldes, der darin existierenden Macht und des Bedeutungsgefälles (vgl. Majce-Egger, 2006b). Die in einer Gesellschaft gültigen Handlungs- und Wahrnehmungsmuster, die der öffentlichen Diskussion entzogen sind, wurden von Bourdieu *doxa* (1982) genannt. An ihren Grenzen bestehen Orte der potenziellen Veränderung. Im gruppendynamischen Sprachgebrauch würden wir von einem gruppalen bzw. gesellschaftlichen Tabu sprechen, etwas, das noch nicht gedacht oder in Handlung gebracht werden kann, aber bereits im Sozialen und im Habitus verkörpert ist.

„Das Spezifische an Bourdieus Ansatz ist, dass Relationen wichtiger sind als Objekte. […] Was existiert, sind die Relationen, also etwas, das man nicht sieht. Und Ziel gruppendynamischen Arbeitens ist es, Relationen/Beziehungen sichtbar, erkennbar und nutzbar zu machen“ (Majce-Egger, 2006b, S. 23).

**Judith Butler** formuliert in „Das Unbehagen der Geschlechter“ (1990) eine radikal neue Sicht auf den Feminismus, aber auch auf die Frage der Konstruktion der eigenen Identität (siehe auch in „Körper von Gewicht“, 1993; „Psyche der Macht“, 1997).

Gender im Gegensatz zu Sex als soziale Konstruktion zu betrachten, ist nun schon länger State of the Art. Butler geht aber darüber hinaus, indem sie die Zweigeschlechtlichkeit von Gender infrage stellt. Damit stehen sich nicht zwei Gegensätze (Proletariat/Bourgeoisie, Mann/Frau, Weiß/Schwarz) gegenüber. Die Kritik ist zweiseitig. Einerseits werden diese Kategorien gesellschaftlich vorgegeben, andererseits reproduzieren wir sie ständig. Ein Denken außerhalb dieser Kategorien ist nur schwer vorstellbar, ein Tun noch weniger.

> „Der ‚performative turn‘ bewirkt eine Blickverschiebung zum Körper als Aus- und Aufführungsort von Kultur und zum prozessualen, zeitlichen Charakter dieser Kulturproduktion. Er dechiffriert Kultur immer als ‚doing … (things)‘. Statt Klassen, Rassen, Geschlechter, Organisationen etc. als Ordnungen vorauszusetzen, werden sie als ein ‚doing class/race/gender/organisation‘ analysierbar. Auch das Subjekt wird damit zerlegt in eine Analyse des ‚doing subject‘.“ (Reckwitz, 2021d, S. 108)

Es gibt damit keinen „Täter vor der Tat“ (Butler, 1990, S. 60). Eine kritische Hinterfragung des eigenen Sich-selbst-Herstellens wird möglich und notwendig. Es wird deutlich, dass ein einfacher Ausbruch aus der eigenen kulturellen Gewordenheit aufgrund ihrer „Performität“ (Butler) nicht möglich ist. Butler bezieht Freud und Lacan ein, um die Stabilität dieser Selbstinszenierung zu verstehen. Stabilisierung erfolgt über Abgrenzung, über die Konstruktion des anderen bzw. Fremden. Das Subjekt ist mit seiner Subjektivierung libidinös im Sinne einer „Identitätsverlockung“ (Butler, 1997, S. 122) verknüpft, die in der Realität immer einen Moment der Enttäuschung hat. „Anrufungen“ (Butler, 1990, S. 60) im Sinne von „Oh, es ist ein Mädchen“ stellen über Zuschreibung äußere und in der Folge auch innere Realität her.

„Da die ‚heterosexuelle Matrix‘ aufgrund ihres Zwangscharakters, ihrer Omnipräsenz und Omnipotenz nahezu unentrinnbar ist, sieht Butler einzig in der Parodie, der Travestie, den *queer*-Praktiken Spielräume für das experimentelle Erproben alternativer Identitätsformationen" (Rademacher, 2001, S. 33). Interessant werden diese „Verfehlungen" (Butler 1990, S. 213), wenn sie nicht mehr als Abweichung von der Norm wahrgenommen werden, sondern über Wiederholung und Imitation durch andere zu einer Überschreibung der Norm führen. Doing Gender kann also zugleich als Handeln des Individuums und als sozial vorstrukturierte Praxis begriffen werden: der vergeschlechtlichte und vergeschlechtlichende Habitus (Bourdieu, 1997, S. 167).

Beginnend mit Butler beschäftigt sich die modere Soziologie mit den Folgen mehrdimensionaler Diskriminierung, mit der Frage, wie es sich auf die eigene Subjektkonstruktion und die eigenen Möglichkeiten auswirkt, wenn ich in verschiedenen Feldern jeweils wenige Möglichkeiten vorfinde, Kapital im Sinne Bourdieus zu erlangen. Der Black Feminism reklamierte die Berücksichtigung der ethnischen Differenzen (Kimberlé Crenshaw, 1989) und von Klassendifferenzen (bell hooks, 2000). Der Begriff der Intersektionalität verweist auf die vielen Dimensionen, in denen das Subjekt und seine Entwicklung inzwischen gedacht werden können und müssen – die Brüchigkeit und die Vielschichtigkeit, aber auch die damit verbundenen Möglichkeiten.

Butler folgend wird in der Soziologie von „Doing Gender", „Doing Race", „Doing Theorie" gesprochen. In gruppendynamischen Zusammenhängen geht es um diese Themen, um ein gleichzeitiges Dekonstruieren, Überarbeiten und Neukonstruieren von Identität und Zusammenhängen – von Doing Identity, Doing Belonging (Pfaff-Czarnecka, 2012) oder, wie wir sagen würden, Zugehörigkeit.

> „[M]an zieht nicht gegen eine Theorie zu Felde, sondern öffnet sich Denkmöglichkeiten, die sie anbietet, um mit ihnen gesellschaftliche Phänomene gegebenenfalls besser durchdringen zu können. Man versteht die Theorie als Einladung zu einem intellektuellen Experiment, das heißt zu einer Art Versuchsanordnung, um Wirklichkeit zu begreifen." (Reckwitz, 2021c, S. 148)

Oder mit Lewin gesagt: „Es gibt nichts Praktischeres als eine gute Theorie." Gruppendynamik geht in ihren Suchbewegungen noch weiter. Über die intellektuelle Erforschung hinaus ist die Frage nach damit verbundenen Emotionen und Relationen relevant.

## 5. Zugehörigkeit/Status als Fokus gruppendynamischen Interesses

Lewin folgend sehen wir die Gruppendynamik als Werkzeug gesellschaftlicher Erkenntnis und Veränderung. Die Erforschung der gesellschaftlichen Zusammenhänge unserer Subjektivität, deren Folgen für die Kommunikation, die Wahrnehmung von Ausschluss und Zugehörigkeit waren und sind Themen gruppendynamischer Forschungsbewegungen. Zugehörigkeit lässt sich offenbar immer schwieriger dauerhaft herstellen. Die Freiheit, die sich aus der größeren gesellschaftlichen Beweglichkeit der Individuen in der zweiten Hälfte des letzten Jahrhunderts ergab, wird für viele zur Last.

Wir erleben eine nie da gewesene Beschleunigung gesellschaftlicher Veränderungen, die uns in Bezug auf unsere Positionierung im Feld und unsere damit verbundene Identitätsentwicklung fordern.

> „Dass die Geschwindigkeit des sozialen Wandels hier (in Form der weiter fortschreitenden Gegenwartsschrumpfung) intergenerational geworden ist, besagt, dass die Stabilitätserwartung bezüglich der Kontextbedingungen alltäglichen Handelns unter die Generationsschwelle gesunken ist und sich dadurch die Subjektivitätsformen, der Politikmodus und die Geschichtserfahrung erneut verändert haben." (Rosa, 2021b, S. 180)

Vorige Generationen konnten noch davon ausgehen, dass einmal erarbeitete gesellschaftliche Positionierungen und Zugehörigkeiten für sie mehr oder weniger lebenslang gelten. Gegenwärtig muss allerdings immer häufiger gegen das Abrutschen aus scheinbar sicheren Zugehörigkeiten (Arbeitsplatz, Wohnort, Kleidungsnormen, Beziehungsstatus etc.) gekämpft werden. Diese bedrohten Sicherheiten haben spaltenden Einfluss auf unsere Gesellschaft (vgl. Eribon Didier: „Rückkehr nach Reims", 2016; Vance James: „Hillbilly-Elegie", 2018; Ernaux Annie: „Die Scham", 2020).

Nach Butler (1997) verstehen wir Subjektwerdung als Prozess, der uns der Herrschaft eines anderen (der Gesellschaft) unterwirft und uns in Abhängigkeit bringt, aber auch durch Bewusstsein und Selbsterkenntnis erweitert werden kann. Wir sind gefordert, uns immer schneller gegenüber einer sich immer schneller wandelnden Gesellschaft zu positionieren, unseren Habitus, unsere Beziehungen und unsere Subjektivität zu verändern. Dabei geraten wir auf vielen Ebenen in krisenhafte Situationen. Schon Karl Marx beschreibt als Folge kapitalistischer Ausbeutung eine fünffache Entfremdung des Menschen: von seiner Arbeit, von den Produkten seiner Arbeit, von der Natur, von den Mitmenschen und am Ende von sich selbst (Marx, 1844). Boltanski und Chiapello (2003) gehen einen Schritt weiter, indem sie belegen, in welchem Ausmaß der Kapitalismus in der Lage ist, seine Kritiker*innen zu vereinnahmen, indem er auch die Kritik ökonomisiert.

Prozesse, die auf Entwicklungszeit angewiesen sind, können immer weniger im nötigen Ausmaß erlebt werden. Handlungen als Ereignisse, „welche Zeit binden – wodurch Realität geschaffen wird" (Fliedl & Zajec, 2022, S. 30), haben immer weniger Raum. Wir geraten in Stress, die Veränderungen innerlich abzusichern, zu differenzieren und nicht zuletzt im Sinne Butlers zu verkörpern, einen zugehörigen Habitus zu entwickeln. Vergrößerte Mobilität, sowohl geografisch als auch milieuspezifisch, fordert uns als Individuen, aber auch als Gesellschaft. Vom Individuum werden „neue innerpsychische Funktionen gefordert, da diese im gesellschaftlichen Rahmen nicht mehr oder weniger gegeben sind" (Fliedl & Zajec, 2022, S. 31). Die Frage der Zugehörigkeit zu (Sub-)Gruppen, sozialen Schichten und Nationen stellt sich immer häufiger und immer differenzierter. Erworbenen Status (Nationalitäten, Bildungsabschlüsse,

Funktionen) können wir immer weniger als dauerhaft Sicherheit vermittelnd erleben. Wir sind zunehmend von Ausschlüssen bedroht und schließen selbst aus.

Ein wesentlicher Faktor der Zugehörigkeit ist das Bestehen dauerhafter Beziehungen, in denen Zugehörigkeit selbstverständlich und ohne Brüche gelebt werden kann, von denen dann Abgrenzung und Differenzierung möglich ist – auch weil sie weiter bestehen. Damit ist auch eine soziale Aneignung der Umgebung verbunden, eine über längere Zeit entstehende Sicherheit über die bestehenden Zusammenhänge, Regeln und Machtverhältnisse, das Wissen über die eigene Verortung (Pfaff-Czarnecka, 2012) im Feld. Vor allem migrantische Personen, aber auch viele andere können diesen Zustand der Zugehörigkeit kaum mehr erreichen. Die Folge sind Rückzugsbewegungen großer Teile der Gesellschaft, eine Verweigerung der Kommunikation, der Realität bzw. ihrer Differenzierung. Entspricht eigenes Handeln nicht den Normen, Werten oder Zielen der Subgruppe, erhöht sich das Risiko, die Zugehörigkeit zur Subgruppe zu verlieren. Dem kann durch eine Überzeichnung gruppeneigener Merkmale (z. B. Kleidungsstil, Sprachcodes) entgegengewirkt werden. Vor allem in Situationen mit hoher Unsicherheit und Angst wird häufig auf eine klischeehafte Bestätigung der eigenen Identität in sozialen Echogruppen zurückgegriffen.

> „Abweichende eigene Anteile werden unterdrückt oder abgewehrt und auf andere projiziert. [...] Treffen die in eine andere Subgruppe projizierten Anteile auf eine entsprechende Selbstbeschreibung eben dieser Gruppe, werden sie tendenziell nicht hinterfragt, sondern angenommen. Dies dient nun nicht dem gegenseitigen Verständnis, sondern der Stabilisierung beider Subgruppen um den Preis der Polarisierung. ‚So' sind wir und die anderen sind ‚ganz anders'." (Eckert, 2023, S. 40)

Für unsere Identitätsentwicklung sind aktuelle gesellschaftliche Verhältnisse immer wieder prekär. Sich teilweise widersprechende Zugehörigkeit zu Subgruppen mit ihrer Notwendigkeit, immer kleinteiligere soziale Normen zu berücksichtigen, und die Geschwindigkeit der Veränderung fordern massiv. Heiner Keupp (1999) nennt dieses Phänomen „Patchwork-Identität". Die Habitusstrukturen, die in den meisten Lebenssituationen anwendbar sind, werden hier von der Fähigkeit abgelöst, unterschiedliche Codes zu wechseln und zu kombinieren. Außerdem ergibt sich eine Orientierung an z. B. popkulturellen Inszenierungen. Zusätzlich stresst diese Notwendigkeit zur Selbstinszenierung. So fragil wir als Subjekt innen sein mögen, so groß erscheint die Notwendigkeit, das eigene Ich-Ideal, frei von Widersprüchen, Brüchen und Fehlern, nach außen zu tragen und uns selbst mit der eigenen Projektion zu verwechseln. Brüchige Zugehörigkeiten erhöhen die Angst vor Kontrollverlust und Ausgrenzung (vgl. Majce-Egger, 2009a).

### 6. Der gruppendynamische Raum als Gesellschaftstheorie

Wird der gruppendynamische Raum konsequent auf seine gesellschaftliche Dimension weitergedacht, stellen sich die Dimensionen Macht, Zugehörigkeit/Status und Intimität wie folgt dar:

- Macht kann durch den **Zugang zu Kapitalsorten** (Bourdieu) beschrieben werden. Für die Möglichkeiten, im gesellschaftlichen Kontext Einfluss zu erlangen und bezüglich der eigenen Interessen beweglich zu bleiben, sind Geld, Bildung, Netzwerke und der sozialisationsbedingt passende Habitus relevant.
- Zugehörigkeit/Status bildet sich im Grad der **Ausschlussgefahr** ab, mit dem Personen und damit ganze Gruppen als Vergemeinschaftung umgehen müssen. Diese Gefahr des Ausschlusses (Omega) ist dabei sowohl rechtlich abgesichert (z.B. bei Asylwerber*innen) als auch projektiv im Sinne des Ausschlusses des Fremden.
- Intimität wird im gesellschaftlichen Zusammenhang durch das Ausmaß des **Gruppenkohäsionsdrucks** (Butlers Anrufungen) von innen und außen mitbestimmt. Die Frage der Marginalisierung hat große Auswirkungen auf die Gruppennormen der jeweiligen Unter- und Subgruppen sowie ihre Kontaktmöglichkeiten nach außen. Es bilden sich in der Gruppe subkulturelle enge Normen, die die Gruppenteilnehmenden eng auf ihre Rollen festlegen. Auch in der Außenwahrnehmung werden ihnen überindividuelle Eigenschaften zugeordnet. Die Beweglichkeit außerhalb der vorgegebenen bzw. zugewiesenen Rollen ist stark eingeschränkt.

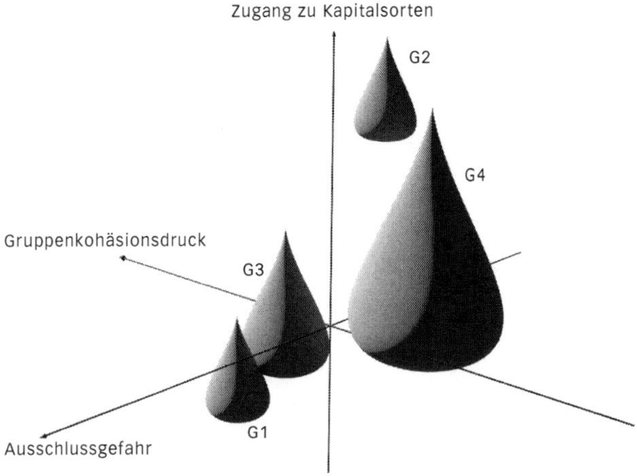


**Abb. 20:** Gruppendynamischer Raum – Gesellschaft

Mehrfachzugehörigkeiten erhöhen den Grad der gesellschaftlichen Beweglichkeit, wenn der Wechsel zwischen ihnen in Bezug auf den Habitus leicht möglich ist. Beispielsweise unterstützt eine Verortung an einer Universität eine Person of Colour oder eine Transperson, die in einer liberalen Stadt lebt, während sie in der Arbeit als Polizist*in wohl mit großer innerer und äußerer Irritation umgehen muss. Der Weg aus der Arbeiter*innenschicht bleibt schwer, eine Rückkehr in die Herkunftsgruppe auch. Generell kann gesagt werden, dass die Verteilung vieler Gruppen an der Peripherie und wenige Mehrfachzugehörigkeiten Hinweise auf eine krisenhafte Entwicklung in der Gesellschaft sind.

Zum besseren Verständnis werden einige Gruppen hier beispielhaft hervorgehoben. G1: Asylwerber*innen sind eine eher kleine Gruppe, die hinsichtlich des Zugangs zu Kapitalsorten marginalisiert ist. In der Regel gibt es wenig finanzielle Ressourcen, die Sprache und die gesellschaftlichen Codes der Mehrheitsgesellschaft sind nicht bekannt, es bestehen keine Netzwerke. Der Grad der Ausschlussgefahr ist maximal – Arbeit und Teilhabe sind nicht möglich, die Wohnsituation ist prekär, es droht die Abschiebung. Asylwerber*innen werden von der Mehrheitsgesellschaft als gefährlich dargestellt, als extremistisch und Teil einer fremden Kultur. Sie werden nicht als Individuen wahrgenommen, sondern als Teil einer Gruppe (Parallelgesellschaft) (vgl. ÖAW, 2023).
Von innen gibt es ebenfalls einen hohen Druck, sich in Bezug auf die Herkunftskultur konform zu verhalten.

G2: Großgrundbesitzer*innen haben guten Zugang zu Kapitalsorten, sind gut vernetzt und über Generationen abgesichert. Die Gefahr eines Ausschlusses ist praktisch nicht gegeben. In der Regel ist diese Gruppe eher konservativ in ihrer Normbildung. Ein Hinausbewegen aus diesen Erwartungen ist aber ohne Machtverlust möglich.

G3: Alleinerzieher*innen sind eine Gruppe, deren Zugang zu Kapitalsorten sehr unterschiedlich sein kann, wenn auch die finanziellen Möglichkeiten zumeist eingeschränkt sind. Die Tatsache, dass es sich zumeist um Frauen und weiblich gelesene Personen handelt, macht aber in unserer Gesellschaft den Zugang zu gewissen Seilschaften unmöglich. Ausgeschlossen zu werden, ist nicht sehr wahrscheinlich, wohl aber die Marginalisierung durch schlechte Kinderbetreuung und Ähnliches. Dadurch bestehen auch ein gewisser Druck, sich gesellschaftskonform zu verhalten, und eine geringe Beweglichkeit durch Zuschreibungen von außen.

G4: Studierende sind eine etwas größere Gruppe, deren Zugang zu Kapital in Österreich bereits durch ihre Herkunft in der Regel gut ist und sich über den Zugang zu Bildung weiter verbessert. Die Ausschlussgefahr ist unterdurchschnittlich. Allerdings gibt es auch in dieser Gruppe Personen aus anderen Kontinenten oder Studierende aus der Arbeiter*innenschicht, die durch mangelnden Studienerfolg bedroht sind. Der Gruppenkohäsionsdruck ist eher gering, es besteht viel individueller Freiraum.

Innerhalb der jeweiligen Gruppen kommt es zu Macht- und Statusunterschieden, auch zu unterschiedlich großer Beweglichkeit in Bezug auf die selbst auferlegten oder zugeschriebenen Gruppennormen.

Vester (2001) hat für diese ungleiche Verteilung eine Tropfenform beschrieben, der wir uns anschließen möchten (S. 46, 47). Die Gruppengrenzen sind nicht immer deutlich. Auch gibt es Überschneidungen und Mehrfachzugehörigkeiten, die sich aber grafisch schlecht darstellen lassen. So können Alleinerzieher*innen auch Großgrundbesitzer*innen, Asylwerber*innen und Studierende sein, mit Folgen für den jeweiligen Status innerhalb der Gruppe. Die grafische Darstellung erscheint vor allem dienlich, um unterschiedliche Voraussetzungen und deren Folgen für die Möglichkeiten der Gruppen(mitglieder) zu verdeutlichen. Auch Entwicklungen im Feld können abgebildet werden.

## 7. Doing Identity als gruppendynamisches Format

Bei der Notwendigkeit, Being (Sein) und Belonging (Zugehören) immer neu zu definieren, kann die Gruppendynamik im Sinne einer Wissenschaft als Werkzeug einen wesentlichen Beitrag leisten.

„Aufgabe von gruppendynamischer Beratung ist das Bewusstmachen von Bindungen, Abhängigkeiten und Handlungsfreiheiten, von (fragmentierten) Zugehörigkeiten und Ausgrenzungen, der Wirkung wechselnder Mitgliedschaften und der Differenzierung von Lebensformen im Verlauf der Prozessdynamik" (Majce-Egger, 2006a, S. 100).

Obwohl Diversität als Modebegriff in aller Munde ist, können wir bei genauerer Beobachtung unserer sozialen Zusammenhänge eher von einer Monotonie derselben ausgehen. Wir treffen immer wieder auf ähnlich sozialisierte Personen mit ähnlichen Verhaltensweisen, Überzeugungen und Werten. Je prekärer oder elitärer unser Status in der Gesellschaft, desto mehr. In sozialen Echogruppen bestätigen wir uns unsere subjektive Sicht auf die Welt als objektiv. Von außen betrachtet werden solche Gruppen dann als „Parallelgesellschaften" wahrgenommen, zu jeweils gegenseitig Angst machenden Feindbildern. Projektion führt nicht zur differenzierten Wahrnehmung anderer, sie erschwert die Hinterfragung der Relativität eigener Überzeugungen und Handlungsmuster. Die Stellung der eigenen Gruppe in der Gesellschaft kann von Mitgliedern marginalisierter und abgewerteter Kreise noch eher wahrgenommen werden, da sie unmittelbarere Auswirkungen hat, die Folgen für die eigene Selbstdefinition im Ranking der Abwertung ebenso. Die Einfühlung in die Lebenswelten anderer wird durch Projektionen jedoch für alle erschwert.

> „Anders als die klassisch marxistische Tradition annimmt, verlaufen Macht und Ungleichheit damit nicht nur und nicht primär auf der Ebene einer sozialen Ungleichheit im engeren Sinne, d. h. einer Ungleichheit in der Verteilung von Ressourcen, sondern bereits auf einer

> grundlegenden Ebene diskursiver Hegemonien, die beeinflussen, welche Subjektpositionen und sozialen Praktiken in einer Gesellschaft als erstrebenswert und alternativlos erscheinen." (Reckwitz, 2021b, S. 87–88)

In der Ausbildung von Trainer*innen und Psychotherapeut*innen sehen wir auch diese oben beschriebene Monotonisierung der Gruppen. Alle Mitglieder sind in der Regel weiß, aus der Mittelschicht und formal gut gebildet. Bezüglich des Geschlechts und der sexuellen Orientierung unterscheiden sie sich noch am ehesten. Von LGBTQIA+ sind wir aber zumeist weit entfernt. Wie also vorgehen, wenn die Aufgabenstellung für die Gruppendynamik – wie oben von Maria Majce-Egger (2006a, S. 100) benannt: die „Bewusstmachung von (fragmentierten) Zugehörigkeiten und Ausgrenzungen" – über die eigene gesellschaftlich abgesicherte Machtposition hinaus – Thema ist?

In einer Ausbildungsveranstaltung konnten die Teilnehmenden eine zweite Identität (Avatar) in den Kategorien Geschlecht und sexuelle Orientierung, Klassenzugehörigkeit und Rasse wählen und mit dieser Identität am Gruppenprozess teilnehmen. Die Kritikwürdigkeit einer solchen Wahl war dabei bewusst. Die Teilnehmenden schilderten einerseits veränderte Möglichkeiten (Einschränkungen, aber auch Erweiterungen), sich am Gruppenprozess zu beteiligen. Andererseits wurde die Determiniertheit der Verhaltensweisen über die beschriebene Verrückung der Wahrnehmungsperspektive erfahrbar.

> „Während und nach dem Seminar hat mich beschäftigt, inwieweit ich damit, wie ich mich selbst verstehe und beschreibe, und vor allem auch in meinem Handeln und meiner Beziehungsgestaltung von gesellschaftlichen Normen geprägt bin, deren Realisierung ich im Laufe meines Lebens unhinterfragt übernommen habe." (Aus der Reflexion eines*einer Teilnehmenden)

Auch die Wirkung der anderen Gruppenmitglieder auf die eigene Selbstdefinition als Avatar und als reale Person konnte differenzierter wahrgenommen werden.

> „Gruppe und therapeutische Gruppe wurden für mich im Rahmen dieses Seminars wirklich als Experimentierfeld für die eigene Rollengestaltung erfahrbar. […] Zu erkennen, dass ich dabei selbst Rollenerwartungen erfülle, die ich ‚eigentlich' ablehne, ist für mich keine einfache Sache. Die Erkenntnis, hier oft ein Frauenbild zu leben, das ich konzeptionell (als Feminist*in) niemals befürworten, sondern immer kritisieren würde, und dies trotzdem gar nicht leicht verändern zu können – das beschäftigt mich gerade sehr." (Aus der Reflexion eines*einer Teilnehmenden)

Der verkörperte Habitus wurde erfahrbar. Im Gruppenprozess kam es zu mehreren Wechseln zwischen der angestammten und der zweiten Identität. Auch besuchte die gesamte Gruppe eine Ausstellung, die den fotografischen Blick auf marginalisierte

Gruppen betraf (Prostituierte, sandinistische Kämpfer*innen, Apartheid im amerikanischen Süden usw.). Die Beschäftigung mit dem eigenen Habitus und dessen gruppaler Auswirkung war über die Entfremdung leichter erlebbar. Gleichzeitig war sie aber auch eine Annäherung an die gesellschaftliche Perspektive einer statusmäßig ganz anders verorteten Person. Eine kritische Infragestellung der eigenen Subjektivität und ihres Zusammenhangs mit den gesellschaftlichen Rahmenbedingungen wurde möglich. Vor allem für Gruppendynamiker*innen, in welchem Arbeitsfeld auch immer, ist das Wissen über die gesellschaftliche Bedingtheit ihrer eigenen Handlungsmöglichkeiten, ihrer Einstellungen und Werthaltungen, sozusagen über die Relativität der eigenen Sicht auf die Welt, unabdingbar. Denn:

> „Es geht um den Weg zu einer Zivilisation, die Heilung von der Entfremdung in der vorsichtigen Auflösung der Brutalität und Ungerechtigkeit der Spätmoderne in realdemokratisch begründete Lebensformen sucht." (Streeruwitz, 2022, S. 68)

# 3 Methoden

## 3.1 Methodik der Gruppendynamik. Gruppendynamische Haltung und Funktionsverständnis

Maria Majce-Egger, Gwendolin Eckert

Theorien und Modelle prägen das Verständnis für das beobachtete Objekt. Sie bieten den Rahmen, in dem Phänomene spezifisch strukturiert und analysiert werden können. Zudem leiten sie unser Handeln. Im folgenden Artikel werden gruppendynamische Kernaussagen sowie deren Fokus auf Interdependenzen und Entwicklungsmöglichkeiten skizziert. Des Weiteren wird die gruppendynamische Haltung als Teil des funktionalen Verständnisses von Trainer*innen und Gruppenpsychotherapeut*innen beschrieben.

### 3.1.1 Theoretischer Rahmen

In der gruppendynamischen Arbeit laufen zwei Aufmerksamkeiten parallel: die Betrachtung und Analyse der Dynamik des Ganzen, der Gruppe oder des Systems unter Beachtung des Umfelds; die Betrachtung von Personen in ihrer Positionierung und Einflussnahme auf das dynamische Geschehen. Personen werden dabei als gesellschaftlich, kulturell und sozial geprägt gesehen. Das steht im Gegensatz zu Theorien, deren Fokus auf den „freien“ Entscheidungen der Akteur*innen liegt. Gruppendynamik steht für ein Modell, in dem psychosoziale Interaktionen, Störungen und Problemlagen nicht an einzelnen Personen festgemacht werden. Sie werden vielmehr als durch die Gruppe und gesellschaftlich bedingt verstanden – selbst dann, wenn sie sich im Individuum verdichten. Kulturelle Strukturen und gesellschaftliche Normen werden auf Beziehungsebene wirksam, beeinflussen die Entwicklung von Personen und Gruppen und organisieren Bezogenheiten und Machtverteilungen.

### 3.1.2 Pluralität, die Koexistenz verschiedener Interessen

Im Prinzip der Pluralität – „Jede Person ist eine Gruppe“ – wird das Grundverständnis deutlich, dass es nicht den Menschen, sondern nur die Menschen gibt (Arendt, 1960, S. 14), immer Bezogenheiten zu anderen wirksam sind. Wir sind durch unsere Beziehungen und Umwelten geprägt. Das bedeutet, dass wir unsere Entscheidungen in Abhängigkeit von unseren Beziehungen, Gruppenzugehörigkeiten und struktureller, sozialer Positionierung treffen. Autonomie ist demnach immer bezogene Autonomie und ein Angewiesensein auf andere (Majce-Egger, 1999a, S. 141).

Gruppendynamik basiert in ihrem Grundverständnis auf Pluralität, womit Vielheit und Verschiedenheit gemeint sind. Die Charakteristika von Pluralität zeigen sich in den Formen von Interaktion, Interdependenz, Rollen, Normen, Funktionen. Durch plurale Bezugnahme wird ein Beziehungsnetz erzeugt. Die Einzelnen existieren nur unter vielen und beziehen sich auf sie, bewusst und unbewusst. Identität und Differenzierung, Individualität und plurale Gemeinschaft bedingen sich demnach wechselseitig.

Jede Person hat die Gesamtheit ihrer bedeutsamen Bezugsgruppen verinnerlicht. Der Fokus der Gruppendynamik auf das „Hier und Jetzt", in dem die bisherigen Erfahrungen der Akteur*innen enthalten sind, beleuchtet die aktuelle Beziehungsgestaltung. Die Herstellung des gemeinsamen sozialen Raums gelingt über Interaktionen und gemeinsame Reflexion des Gruppenprozesses.

Im Hier und Jetzt zeigt sich die Geschichte der Einzelnen und der Gruppe, wobei jedes Ereignis in der Gruppe als Gruppenphänomen betrachtet wird. Es betrifft immer auch die Gruppe, auch Aussagen Einzelner. Auch vom Konsens der Gruppe abweichende Äußerungen und Verhaltensweisen werden jedenfalls als Teile der Gruppe gesehen – wenn auch als vermiedene bzw. abgewehrte, die es zu integrieren gilt. Denn Entwicklung geschieht über die Integration des Abgewehrten (siehe Abschnitt 1.3 „Rangdynamik in Anwendung", 1.4 „Das Spezifische der GD.DG"). Ein Entwicklungsraum, wie ihn beispielsweise eine gruppendynamische Trainingsgruppe zur Verfügung stellt, ist ein Lernfeld, um Unterschiedlichkeiten wahrzunehmen, abweichende Strebungen zu integrieren und Differenzierungen zu verdeutlichen.

### 3.1.3 Krankheit als soziales Rollenverhalten

Der eben beschriebene Zugang verdichtet sich im Verständnis von Krankheit als sozialem Rollenverhalten. Schindler empfiehlt, den Begriff „Krankheit" dahin aufzulösen, dass er den „Widerstand gegen kommunikative Ganzheiten meint und zur Selbst-Definition erhebt" (Schindler, 1994, S. 5). Die Methode müsse aufhören, als Widerstand (z. B. die Bezeichnung „der Fall X der Krankheit X") gegen die Zusammenarbeit zwischen Klient*in und Therapeut*in zu fungieren, damit diese gemeinsam ein Team bilden können. In der Gruppendynamik wird psychische Krankheit als Kommunikationsunvermögen verstanden. Dieses Unvermögen führt dazu, „sich im ‚Feld', in der ‚Gruppe' mit seinen Anliegen und Befindlichkeiten nicht ausdrücken zu können" (Dolleschka, 1999, S. 154). Folglich entsteht eine Einschränkung des Lebensraums im Sinne Lewins, Regression.

In der Gruppendynamik und der Dynamischen Gruppenpsychotherapie wird psychische Krankheit in Anlehnung an Parsons als Unfähigkeit verstanden, die Rollenerwartung zu erfüllen. Die persönliche Abweichung, Darstellung und Handhabung der

Symptomatik weist auf Beziehungsformen in der Gruppe (sowie der Herkunftsgruppe) hin und ist die derzeit mögliche Form, Aufmerksamkeit für Bedürfnisse und Wünsche zu erhalten. Bezüglich der soziokulturellen Definition von Gesundheit und Krankheit formuliert Parsons, dass die „gegenseitige Durchdringung der Sozialsysteme und der Persönlichkeiten auf der Ebene der Rollenstruktur deutlich wird". Außerdem sei „psychische Krankheit gerade als die Unfähigkeit, die Erwartungen sozialer Rollen zu erfüllen", zu verstehen und daher ein Problem sozialer Beziehungen (Parsons, 1967, S. 57). Wenn eine Person ihre Rollenfunktion nicht mehr erfüllen kann, aber trotzdem weitere Möglichkeiten ausprobiert, wird sie zum störenden Element im System. Sowohl für das Individuum als auch für das System stellt sich dann die Frage, welche Unterstützung nötig ist, um Leistungsfähigkeit und Rollenerfüllung wiederzugewinnen (siehe Abschnitt 1.2 „Ausgangspunkte, Entwicklungslinien und Verknüpfungen").

Das nicht verbalisierbare Bedürfnis ist nur über die Rolle des*der Kranken darstellbar und wird entsprechend einer sozial vereinbarten Rolle verkörpert, die kultur- und zeitabhängig ist. Die Krankheitsrolle wird so dargestellt, wie sie in der jeweiligen Gesellschaft als Leid gelesen werden kann – ihre Ausgestaltung ist sozial determiniert. „Psychische Krankheit" existiert demnach nicht unabhängig von zeitgeschichtlichen und gesellschaftlichen Umständen. Sie ist ein im höchsten Maße interaktionelles Geschehen, eingebettet in gesellschaftlich anerkannte Vorstellungen von Gesundheit und Krankheit, herrschende Vorstellungen von normgerechtem Verhalten und Abweichungen von dieser Norm (vgl. Watters, 2016). Die Krankheitsrolle wird eingenommen, da das dahinterstehende Bedürfnis nicht mehr in die Auseinandersetzung, die Bezugsgruppe, in die Gesellschaft eingebracht werden kann. Prägnant formulierte Burrow (1926): „Der Patient ist krank, weil er eine andere Neurose hat als die Neurose, die die Gesellschaft hat." Zugehörigkeit kann in der Krankheitsrolle erhalten werden, da sie sich ja auch auf die anderen bezieht (siehe Rangdynamik: Omega). In der wiedererlangten Kommunikation und Integration der – zuvor nicht zur Sprache gebrachten – Perspektive liegt nicht nur für die „Kranken" und Abweichenden, sondern auch für die sogenannten Gesunden die Möglichkeit von Entwicklung.

Diese Form der Konfliktorientierung der Methode beinhaltet das Bewusstmachen und die Auseinandersetzung mit dem Ausgeschlossenen sowie die Integration des Abgewehrten. Gegebenes wird infrage gestellt, dekonstruiert und neu zusammengesetzt. Ziel ist ein „Sowohl-als-auch", die Integration. Psychische Gesundheit wird als Fähigkeit verstanden, soziale Beziehungen einzugehen, die Erwartung von Zugehörigkeiten zu kollektiven Beziehungssystemen zu erfüllen sowie am Sozialsystem teilzuhaben.

Bion (1961, S. 124) sieht Krankheit auslösende Konfliktbereiche zwischen der Person und der bestehenden Grundannahme der Gruppe oder im unbewussten Bereich der latenten Grundannahmen (siehe Abschnitt 2.2 „Gruppenprozesse analysieren"). Damit verknüpft er Krankheit mit der Gruppenmitgliedschaft der Einzelnen.

> „Der Einzelne ist – und zwar immer – Mitglied einer Gruppe, selbst wenn seine Zugehörigkeit sich in einem Verhalten äußert, das der Vorstellung, er gehört überhaupt keiner Gruppe an, Realität verleiht. Der Einzelne ist ein Gruppengeschöpf, das sowohl mit der Gruppe als auch mit denjenigen Aspekten seiner Persönlichkeit, die seine ‚Vergrupptheit' ausmachen, im Kampf liegt." (Bion, 1961, S. 124)

Nach Schindler ist die Dynamische Gruppenpsychotherapie die einzige psychotherapeutische Methode, die vom „Patienten keine Krankheitsrolle verlangt, keine Abhängigkeit vom Therapeuten. Sie bietet Bausteine an, um sich von Abhängigkeiten und Zwängen zu befreien. Sie ist ein Weg zum mündigen Patienten" (Schindler, 1994, S. 4).

### 3.1.4 Charakteristika der gruppendynamischen Arbeit

Trainer*innen und Gruppenpsychotherapeut*innen beobachten und analysieren das Geschehen zwischen Personen sowie zwischen sozialen Systemen und Umwelt.

Ziel gruppendynamischer Arbeit ist es, Beziehungen sichtbar, erkennbar und nutzbar zu machen (Majce-Egger, 2006b, S. 23). Der Systemzusammenhang von Person, Gruppe und Umwelt, in dem der Zustand jedes Teiles von jedem anderen Teil abhängig ist, soll wahrnehmbar werden. Dabei wechselt die Perspektive zwischen einer Betrachtung des Gesamtsystems und der Person.

Das Ganze (die Gruppe) ist etwas anderes als die Summe seiner Teile. Es konstituiert sich durch die Beziehungen der Gruppenmitglieder zueinander. Verändert sich eine Beziehung, beeinflusst das alle Beziehungen in der Gruppe (Interdependenz).

Die verdeckte Dynamik des Systems wird reflexiv erschlossen, „um sie dem Denken und dem Dialog zugänglich zu machen" (Clausen, 2009, S. 275). Neben dem Erleben und dem (reflexiven) Verstehen bieten gruppendynamische Settings die Möglichkeit, den Gruppenprozess handelnd zu beeinflussen (Edding, 2001, S. 87).

Schon in den Anfängen der Gruppendynamik war die Entwicklung der Demokratiefähigkeit der Teilnehmenden ein politisches, aus den Erfahrungen der ersten Hälfte des 20. Jahrhunderts motiviertes Ziel. Auch heute geht es einerseits darum, durch Erfahrungslernen die Fähigkeit zur Selbststeuerung und Mitbestimmung zu entwickeln. Andererseits geht es um die ergebnisoffene Erforschung und Analyse der aktuellen Gruppe und ihrer Umwelt sowie des Zusammenspiels von Systemen. Mit der Methode Gruppendynamik können über das Wahrnehmen und Erkennen des Hier und Jetzt der Gruppe, das Aufgreifen ihrer Fragestellungen und Themen, die Wirkmechanismen der aktuellen Gesellschaft und Kultur gewahr werden. Die Dynamik der Gruppe spiegelt die aktuelle Gesellschaft wider und konfrontiert sie dadurch mit sich selbst (Schindler, 1994, S. 3).

### Trainingsgruppe (T-Gruppe)

In T-Gruppen finden soziale Lernprozesse statt, um Gruppenprozesse wahrzunehmen, ihre Steuerung und Entwicklung zu verstehen. Es geht um das Erkennen und Erweitern eigener Möglichkeiten der Mitgestaltung. Lernziel ist, Teamfähigkeit und das Verständnis für selbstreflexive Systeme zu erlangen sowie die Fähigkeit zu entwickeln, in sozialen Zusammenhängen zu denken, Interaktionsmuster zu verstehen und Prozesse zu entwickeln.

In selbst organisierten sozialen Systemen wie einer Trainingsgruppe geht es um Prozessbegleitung und Beratung, nicht vorrangig um Leitung (außer bei Übungsanleitungen und Aufgabenstellungen). Die Zielvorgabe ist relativ offen formuliert, als Lernen über die Dynamik von Gruppen. Aufgabe der Trainer*innen ist es, diese Zielrichtung zu beachten, entsprechend zu intervenieren bzw. zu steuern sowie die Rahmenbedingungen zu halten.

Aus der Aktionsforschung *(action research)* entwickelte sich die gruppendynamische Interventionspraxis. Wesentliche Prinzipien der Aktionsforschung sind die Mitbeteiligung aller Betroffenen, also die Einbeziehung der Beforschten in den Prozess. Aus Forschenden werden teilnehmende Akteur*innen und Beobachtende, die sich auch selbst einer Veränderung unterziehen. „Außerdem ist Aktionsforschung auf Situationsdiagnose und Situationsveränderung gerichtet und lehnt Forschung als Selbstzweck ab“ (Rechtien, 1999, S. 41). Forschungsinstrumente werden situationsbezogen im Hier und Jetzt entwickelt und die beforschte Situation wird verändert bzw. umgestaltet. Entscheidend ist die Art des Herangehens (Teutsch, 1999, S. 27): die Arbeit vor Ort, die Analyse der Situation unter Einbeziehung der Selbstanalyse der Beteiligten, die Erarbeitung neuer Lösungen und deren Erprobung sowie die Erhebung der Auswirkungen und Diskussion darüber mit den Betroffenen. Ziel der Maßnahmen ist ein Zugewinn an Selbstständigkeit, Demokratisierung und Autonomie (Lewin, 1953). Wesentliche Grundsätze sind Partizipation, die Demokratisierung der Entscheidungsprozesse, Prozesskompetenz und damit das Herstellen eines sicheren Raums sowie Kommunikation auf Augenhöhe (Tippe, 2015, S. 25–26).

### Großgruppe und Organisation

Voraussetzung für die Arbeit in Organisationen ist es, deren primäre Aufgabe, ihre Umwelten sowie die damit verbundenen Anforderungen und möglichen Abwehrmechanismen zu kennen, also Feldwissen zu erwerben.

Es existiert ein Spannungsfeld zwischen Sach-, Aufgaben- und Beziehungsorientierung. Einerseits binden Organisationen Ängste (z.B. Krankenhaus oder Polizei), andererseits enthalten sie auch spezielle Risiken, die sich häufig in psychosozialen Abwehrmechanismen zeigen (siehe Abschnitt 2.3 „Dynamik in Großgruppen“; 2.4.1 „Organisation als Lernfeld“; 2.4.3 „Gruppendynamik in Organisationen“; 3.4 „Methode und Interventionen in Organisationen“). In der gruppendynamischen Arbeit mit Organisationen stehen Probleme der Organisation sowie die Dynamik zwischen Gruppen (Teams) und Umwelt im Fokus. Individuelles wird vor dem Hintergrund von Organisationsabläufen untersucht.

**Gruppenpsychotherapie**

Ergänzend zu Funktion und Aufgaben der Trainer*innen haben Gruppenpsychotherapeut*innen den Auftrag, den Klient*innen Hilfestellung zur Verfügung zu stellen, sodass ein persönlicher Entwicklungsprozess (Heilung, Besserung, Rehabilitation) eingeleitet werden kann. Dabei ist auf den Gesamtprozess der Gruppe, auf das Beziehungsgeschehen und auf Einzelpersonen zu achten (Schenk, 1999b, S. 300). Es wird nicht störungsspezifisch gearbeitet, sondern die Störung auf die zugrunde liegende interpersonale Pathologie übersetzt (Yalom, 2007, S. 48). „Aufgabe von Therapie ist es, ausgeschlossene Symptome wieder in sozial mitteilbare Konflikte zu wandeln" (Majce-Egger, 1999a, S. 240). Bisher nicht Benennbares ist wieder in Interaktion zu bringen.

### 3.1.5 Gruppenprozess

**Selbstorganisation und Selbststeuerung**

Der Prozess der Gruppenbildung geschieht, ohne von den Akteur*innen beabsichtigt zu sein. Es ist ein unplanbarer Prozess der Selbstorganisation, in dem kollektive Muster wirksam werden, denn Gruppenstrukturen entstehen aus kollektivem Erfahrungswissen (Rieger & Tippe, 2002, S. 119). Jede Person bringt unbewusst ihren bisher erworbenen Umgang mit den Bereichen Macht, Zugehörigkeit und Intimität ein, nimmt das Geschehen mit dieser Schablone wahr und versucht die aktuelle Gruppe danach zu formen, ihre Erfahrungen zu reinszenieren. Aus diesem kollektiven Reinszenierungsversuch entsteht etwas Neues. Die Gruppe gestaltet ihren aktuellen Umgang mit den Themen des gruppendynamischen Raumes (siehe Abschnitt 2.2 „Gruppenprozesse analysieren").

Selbststeuerung ist der Versuch, auf diesen Prozess mithilfe von Kommunikation, Reflexion und Selbstthematisierung Einfluss zu nehmen (Schattenhofer, 2009b, S. 439) – die Gruppe macht sich selbst zum Thema der Reflexion. Grundlage der Selbststeuerungsfähigkeit ist Reflexion, also die Fähigkeit eines Systems, sich selbst zu beobachten und zu beschreiben, in Beziehung zu sich selbst und den relevanten Umwelten. Wenn Reflexion zur Entwicklung des Systems führen soll, ist es notwendig, Abweichendes und bisher Unbesprechbares über Metakommunikation besprechbar zu machen (Schattenhofer, 2009b, S. 442). „Ohne Selbstbeobachtung, Selbstbeschreibung, Selbstthematisierung keine Selbsterforschung, ohne Selbsterforschung keine Selbsterkenntnis und kein Selbstbewusstsein, ohne Selbstbewusstsein keine Selbststeuerung" (Krainz, 2006, S. 18).

**Wechselwirkung Individuum und Gruppe**

Das Geschehen in Gruppen wird von unbewussten Konflikten, Fantasien und Irrationalem der einzelnen Mitglieder mitbestimmt. Andererseits sind im Verhalten eines Gruppenmitglieds immer auch Aspekte unbewusster Gruppenkräfte, Übertragungs- und Gegenübertragungsphänomene sowie kollektive Identifizierungsprozesse repräsentiert. Das Unbewusste der Mitglieder interagiert und Einzelne repräsentieren so unbewusste Anteile des Gruppengeschehens.

Gruppen werden als Container für abgespaltene Ängste und Affekte wirksam. Gruppale Abwehrformen (z.B. Bions Grundannahmen Abhängigkeit, Kampf/Flucht, Paarbildung) zeigen sich als regressive Prozesse im Geschehen der Gruppe. Sie weisen auf abgewehrte, unbewusste Ängste hin (siehe Abschnitt 2.2 „Gruppenprozesse analysieren"; 2.1 „Entwicklung in Beziehung"). Das gemeinsame Containing von Problemen im Raum der Gruppe ist Teil der selbst organisierenden Funktion. Es ermöglicht, eigene Standpunkte zu vertreten und doch Teil der Gruppe zu sein. Die Gruppe ist ein Möglichkeitsraum, um Verhalten und Erleben individuell und kollektiv zu regeln.

**Wechselwirkung Gruppe und Umwelt**

Eine Gruppe ist ein soziales System, das nicht linear von außen steuerbar ist, sondern Einflüsse und Interventionen seiner Umgebung autonom verarbeitet (König, 2006). Die Wirkung der kulturellen und gesellschaftlichen Umwelt und ihre mögliche Abbildung bzw. Spiegelungen in der Gruppe sind zu beachten sowie die direkte Umwelt, in der die Gruppe stattfindet (verpflichtend vorgegeben oder freiwillig): im Sozial-, Wirtschafts-, Verwaltungsbereich, im Krankenhaus oder in psychotherapeutischen Praxen.

### 3.1.6 Funktion – Rolle – Position

Verhalten, Handlungsoptionen und Interaktionen in Gruppen sind geprägt durch Funktion, Rolle und Position. Diese Unterscheidung entspricht unserem Zugang, Verhalten nicht zu individualisieren, sondern auf seine soziale und gesellschaftliche Bedingtheit und Bezogenheit zu untersuchen. Damit können Ansatzpunkte, aber auch Grenzen der Möglichkeiten für Entwicklung und Veränderung identifiziert werden.

Sowohl in der Gruppendynamik als auch in der Dynamischen Gruppenpsychotherapie ist der bewusste Umgang mit Funktionen, Rollen und Positionen wesentliche Voraussetzung für die Arbeit mit Gruppen, Organisationen und Personen. Da diese Begriffe in der Fachliteratur mit unterschiedlicher Bedeutung verwendet werden, ist hier eine Konkretisierung für GD.DG notwendig.

Eine *Funktion* definiert sich über Aufgaben. Funktion ist eine erworbene, verliehene, vereinbarte oder festgelegte Rahmenbedingung in einer sozialen Gemeinschaft, die an beidseitig abgesprochene Tätigkeiten gebunden ist (Pechtl, 1989, S. 202). Sie strukturiert Abhängigkeiten, Entscheidungsbefugnisse und Verantwortlichkeiten. Tätigkeiten der Funktion Leitung wie Bewerten, Beurteilen, Entscheiden sowie Anleiten, Leiten und Kontrollieren sind mit Entscheidungsbefugnissen und Abhängigkeitsbeziehungen verbunden. Die Funktion Leitung ist von Führung zu unterscheiden, die als Rolle oder Position (siehe Abschnitt 1.3 „Rangdynamik in Anwendung") von jedem Gruppenmitglied unvereinbart ausgeübt werden kann. Ansatz für Veränderung in der gruppendynamischen Arbeit: Klären der funktionalen Vereinbarungen und der durch sie bedingten gegenseitigen Erwartungen.

Eine *Rolle* ist ein eigenes oder durch Fremderwartung induziertes Verhaltensmuster, das abgesprochen oder unabgesprochen in der sozialen Gemeinschaft ausgeübt wird (Pechtl, 1989, S. 213). Rolle ist die persönliche Art und Weise, wie die Funktion gestaltet und gelebt werden kann. Sie bietet die Möglichkeit, individuelle Wünsche im Kontakt zu realisieren. Gleichzeitig werden aber auch unbewusste Wünsche, Widerstände und Ängste wirksam. Je nach Dringlichkeit der unbewussten Wünsche und Ängste ist die Rollenflexibilität der Person und damit die bewusste Entscheidungsmöglichkeit, wie die Rolle ausgestaltet wird, mehr oder weniger eingeschränkt.

Rollenflexibilität zeigt die Fähigkeit, sich auf wechselnde Situationen und Personen adäquat einzustellen. Sie ist demnach ein prozessabhängiges Verhaltens und Beziehungsmuster. Rollenzuschreibungen und Erwartungen an bestimmte Funktionsträger*innen beeinflussen deren Rollenflexibilität und sind abhängig von der Kultur einer Organisation oder Gruppe bzw. weisen auf diese hin. Gesellschaftliche Normen und Werte und damit (einschränkende) Rollenzuschreibungen und Erwartungen werden hier wirksam.

Ansatz der Veränderung in der gruppendynamischen Arbeit: Bewusstmachung der interpersonellen Wünsche und Ängste, Überprüfen der fantasierten Rollenzuschreibungen anderer, Analyse von Projektionen sowie Klärung der Beziehungen im Hier und Jetzt. Durch relativierende Beziehungserfahrungen können starre Rollenerwartungen gelockert werden. In welcher Rolle die Funktion Trainer*in oder Gruppenpsychotherapeut*in eingenommen wird, ist situations- und personenabhängig und bedarf hoher Rollenflexibilität.

*Position* bezeichnet die Stellung einer Person in der Gruppe. Damit ist die durch die Dynamik der Gruppe eingeräumte Einflussnahme innerhalb der Gruppe gemeint. Sie bestimmt die aufgabenteilige Aktivität. Formale Positionen wie in Organisationen sind von Positionen im dynamischen Gruppengeschehen zu unterscheiden. Im Modell der Rangdynamik von Raoul Schindler (1957a) wird die affektive Bezogenheit zwischen den Strukturpositionen beschrieben und darstellbar (siehe Abschnitt 1.3 „Rangdynamik in Anwendung"; 2.2 „Gruppenprozesse analysieren"). So kann z. B. die Position

Alpha nach dem Schindler'schen Modell der Rangdynamik als Initiator*in mit Führungsanspruch eingenommen und in unterschiedlichen Rollen dargestellt werden (als Vertretung der Gruppe, als Lehrer*in, als Agitator*in, als Star oder als die Person, der die Verrücktheit der Gruppe am besten entspricht). Die Rollengestaltung der Position Alpha wird dabei durch die aktuelle Gefolgschaft beeinflusst (in der Positionierung Gamma z. B. in den Rollen Mitläufer*innen, Schüler*innen, Helfende, Fans).

Für Trainer*innen und Gruppenpsychotherapeut*innen empfehlen sich eher die Position Beta sowie ein situationsadäquater Wechsel der rangdynamischen Positionierungen (siehe Abschnitt 3.2 „Interventionstechniken").

Die unterschiedlichen Funktionen (Leitung, Beratung, Moderation, Teilnehmer*in, Mitglied) zu vereinbaren, ist Teil des gemeinsamen Arbeitsvertrags. Positionierungen und Rollenflexibilität oder Starre entwickeln und zeigen sich im Gruppenprozess.

### 3.1.7 Gruppendynamische Haltung

Unter „Haltung" ist ein gleichbleibendes inneres Muster zu verstehen, das die momentane Situation um ein erworbenes Wissen über die uns umgebende Welt erweitert und damit in einen größeren Rahmen stellt. Haltung ermöglicht, Handeln nicht allein auf die momentane Situation und dadurch entstandene Impulse zu gründen. Sie ist eine „Gegenkraft gegen die affektive und kognitive Schwerkraft, der man in kritischen Momenten ausgesetzt ist" (Amann, 2009a, S. 266).

*Gruppendynamische* Haltung beruht auf einem in der Ausbildung, Selbsterfahrung und Anwendung erworbenen Theorie-, Erfahrungs- sowie Handlungswissen und einem dadurch gewonnenen Verständnis von Entwicklung.

#### Elemente gruppendynamischer Haltung

*Die forschende Haltung*

Es gibt keinen vorprogrammierten Erkenntnisgewinn, der für Teilnehmende handlungsleitend wäre. Aufgezeigt, zugemutet und damit dem Hinterfragen und der Veränderung zugänglich gemacht wird das, was gerade da ist. Forschung und Veränderung gehen Hand in Hand. „Indem eine Gruppe herausfindet, was los ist, verändert sie sich" (Amann, 2009a, S. 268) – ergebnisoffen und mit dem Risiko, zu scheitern.

Die Anregung von Feedback und Reflexionsprozessen fördert die Gruppenkultur und damit den Wechsel zwischen Aktivität, Agieren sowie Reflexion des Gruppengeschehens. Spezifische Gruppennormen, Interaktionsmuster sowie Wiederholungen werden anhand von Beobachtungen konkret zur Verfügung gestellt. Veränderungen und Entwicklungen werden benannt und Differenzierungen sowie Beziehungsklärungen unterstützt.

*Betrachtung der Gruppe als soziales System*
Gruppe wird als sozialer Mikrokosmos gesehen, in dem sich soziale Prozesse und Strukturen der Gesellschaft reflektieren und kulturelle sowie gesellschaftliche Einflüsse ihrer Umwelt autonom verarbeitet werden. Im Fokus stehen die Wechselwirkungen zwischen Personen, Person und Gruppe sowie zwischen Gruppen und Umwelt. Das Wechselspiel von Kräften und Gegenkräften, von Differenzierung und Integration wird anhand der Themenbereiche des gruppendynamischen Raums – Zugehörigkeit, Macht und Intimität – erforscht und gestaltet (siehe Abschnitt 2.2 „Gruppenprozesse analysieren"; 3.2 „Interventionstechniken"). Die Gruppe wird als Einheit betrachtet, die als Ganzes reagiert sowie eigene Wirksysteme und Entwicklungsprozesse hat.

*Prozessbegleitung und Steuerung*
Zuwarten zu können und die Gruppe tun zu lassen, damit sie selbst herausfindet, was für sie wichtig ist, erfordert Vertrauen in den Prozess und in die Selbststeuerung der Gruppe. Der Gruppenprozess wird begleitet; Interventionen werden nur gesetzt, wenn sie nicht aus der Gruppe selbst kommen, oder in kritischen Situationen (siehe Abschnitt 3.2 „Interventionstechniken").

Aufgabe der Trainer*innen und Therapeut*innen ist es, auf Basis (sozialer und psychischer) Theorien und Modelle Interventionsimpulse situationsangepasst zur Verfügung zu stellen. So können die Teilnehmenden ihre Ziele sozialer und psychischer Weiterentwicklung und der Erweiterung ihres Lebensraums erreichen. Die Vermittlung von Inhalten muss in Zusammenhang mit dem Prozess der Gruppe und den Einzelpersonen gesetzt werden, denn der Inhalt der Sachebene soll für Internalisierung erlebt und gefühlt werden. Prozesskompetenz beinhaltet auch, „der Gruppe in ihren Fähigkeiten und Widerständen zu folgen und die TeilnehmerInnen mit dem zu konfrontieren, was da ist, statt Wunsch- und Idealbilder zu kreieren" (Schenk, 2009, S. 317).

*Vermittlung zwischen Innen und Außen*
Die Position der Trainer*innen und Gruppenpsychotherapeut*innen ist an der Grenze zwischen Drinnen und Draußen angesiedelt. Innergruppales Geschehen und Außengeschehen der Gruppe sowie die Einflussfaktoren von Innen- und Außenwelt gleichzeitig wahrzunehmen, ermöglicht, die oft gestörte oder unterbrochene Verbindung zwischen beiden für die Teilnehmenden herzustellen oder zu regenerieren (Schenk, 1999b, S. 303).

*Hinterfragen und selbst hinterfragbar bleiben – als Person im Kontakt*
Gruppendynamiker*innen sind Teil des Systems, der Gruppe und stehen in der Beziehungsgestaltung und Auseinandersetzung als Gegenüber zur Verfügung. Sie sind in Beziehung und werden in Beziehung gesetzt. Beziehung als Entwicklungsfeld zu erfor-

schen und zu klären, beinhaltet die Konfrontation mit dem Hier und Jetzt. Es bedeutet, Konflikte wahrzunehmen und zu klären.

*Konfliktorientierung und Wertschätzung der Differenz*

Die Grundannahme, dass Entwicklung über Integration „des Andersartigen" (der abgewehrten Anteile) geschieht, prägt den Zugang zum Thema Zugehörigkeit und Differenzierung (siehe Abschnitt 1.3 „Rangdynamik in Anwendung"; 3.2 „Interventionstechniken"). Die Selbstorganisation der Gruppe bewegt sich über Gegensätze, Widersprüche, Konflikte und Differenzierungen. „Der Motor für die innere Bewegung ist der Widerspruch. [...] ExponentInnen, die den Widerspruch zur Gruppe wagen, sind daher für die Selbststeuerung und die Leitung eigentliche Impulsgeber" (Rieger & Tippe, 2002, S. 120) in Richtung Entwicklung.

Für Trainer*innen und Gruppenpsychotherapeut*innen bedeutet dies, Gegensätze zu verdeutlichen, Standpunkte zu klären, Auseinandersetzungen zuzulassen und Verhandlungen einzuleiten. Dabei ist es wesentlich, Affekte anzunehmen und zu benennen sowie Differenzierungen in der Gruppe zu unterstützen. Unverhältnismäßigkeiten in der Kommunikation, eventuelle Reinszenierungen innerer Konflikte sind von aktuellen intra- und intergruppalen Konflikten zu unterscheiden. Konflikte werden als Motor für Entwicklung betrachtet und ermöglichen die Verarbeitung der Komplexität von Gruppen und Organisationen.

*Entwicklung braucht Halt – Rahmenbedingungen*

Um sich entwickeln zu können, sind vorgefundene „Wahrheiten" zu hinterfragen. Es geht nicht nur darum, zu lernen, sondern auch zu *ver*lernen – um das Aufgeben alter Sicherheiten. In der gruppendynamischen Arbeit wird forschend hinterfragt und damit zugleich verunsichert. Zugleich werden Ängste aufgenommen, contained und ein sicherer Boden für Entwicklung wird bereitgestellt.

Konzept und Design enthalten Vorgaben, einen Rahmen, in dem das Experiment „Gruppe" stattfinden kann. Zeitvorgaben (üblicherweise 90 Minuten pro Arbeitseinheit), vereinbarte Arbeitsweisen sowie klare Funktionsverteilungen sind vorbestimmt, um diese Erfahrung und Lernen zu ermöglichen. Arbeitsweisen sind z.B. Kleingruppen und Plenum oder Klein- und Großgruppe, Intergruppen, Reflexions- oder Theorieinputs. Funktionsverteilungen sind z. B. Trainer*in – Teilnehmer*in, Gruppentherapeut*in – Teilnehmer*in.

Eine gemeinsame Arbeitsvereinbarung, die den Rahmen mit Zeit, Funktion und Arbeitsweise enthält, ist wesentlich. Innerhalb dieses Rahmens von Kontext und Prozesssteuerung (König, 2006, S. 90) sowie Designgestaltung unter Beachtung des Umfelds kann der Selbststeuerungsprozess der Gruppe stattfinden (siehe Abschnitt 3.3 „Konzept, Design und Setting").

Das Festsetzen eines Rahmens als strukturierende Intervention ermöglicht das Aufzeigen von Abweichungen und gibt Sicherheit. Die Einhaltung vereinbarter Zeiten schützt die Klientel davor, von Affekten überwältigt zu werden, und die Trainer*innen und Therapeut*innen vor Abgrenzungsproblemen.

Um Schaden zu verhüten, ist es ein wesentliches Ziel, die Gruppe zu erhalten, das bedeutet, kritische Phasen frühzeitig wahrzunehmen und entsprechend zu intervenieren (siehe Abschnitt 1.3 „Rangdynamik in Anwendung"; 3.2 „Interventionstechniken"). Kritische Situationen wie Zerfall der Gruppe, Außenseiterprobleme sowie destruktive Prozesse sind jedenfalls interventionsbedürftig.

## 3.2 Interventionstechniken: Gruppe – Beziehung – Person

Maria Majce-Egger, Karin Zajec

### 3.2.1 Was ist eine Intervention?

Offene Interventionstechniken sind ein bewusstes Eingreifen (Technik) in ein Geschehen oder in einen Prozess. Sie sind auf eine offen deklarierte Zielrichtung ausgerichtet und berücksichtigen die beteiligten Personen. Sie werden zu einem bewusst ausgewählten Zeitpunkt gesetzt und sind auf ein überprüfbares Ergebnis angelegt (Pechtl, 1989, S. 255). Die wesentlichen Elemente sind dabei die mögliche Offenlegung der Ziele sowie die Orientierung am Ergebnis. In der Gruppendynamik und der Dynamischen Gruppenpsychotherapie ist Intervention ein theorie- und indikationsbezogenes, absichtsvolles Verhalten, das darauf gerichtet ist, Veränderungen im Prozess einer Gruppe oder ihrer Mitglieder zu bewirken.

Intervention erfolgt demnach absichtlich und zielgerichtet, um den Ablauf von Ereignissen in der Gruppe und interpersonell zu beeinflussen – orientiert an einer intersubjektiven Theorie von Entwicklung und Veränderung. Intervenieren beinhaltet die Fähigkeit, in ein Geschehen einzugreifen. Diese Technik setzt Fertigkeiten voraus, ein Verhalten bewusst und zielgerichtet einzusetzen.

Eine psychotherapeutische Intervention gründet auf einer psychodynamischen Interpretation. Ziel ist es, auf bisher nicht Wahrgenommenes (Motive, Ziele) hinzuweisen und neue Vernetzungen herzustellen. Dabei wird zwischen den drei grundlegenden Interventionstechniken Klärung, Konfrontation und Interpretation bzw. Deutung unterschieden. Diese werden in Abstimmung mit der Situation, den strukturellen Möglichkeiten des Gegenübers und dem laufenden Prozess angewandt. Sie bereiten die Möglichkeit auf, Probleme und Konflikte durchzuarbeiten.

*Klärung* erzeugt durch Ansprechen bewusster Gedanken, Gefühle und Verhaltensweisen Verstehen und Einsicht, dass etwas wiederholt auftritt. Auch wenn sie die Frage nach dem Warum nicht beantwortet, ist es doch wesentlich für weitere Schritte, dass etwas auffällt. In Gruppensituationen werden Beobachtungen zu sich wiederholenden Interaktionen oder Themen aufgezeigt.

*Konfrontationen* benötigen ein bereits stabiles Arbeitsbündnis. Sie können „konstruktiv oder destruktiv sein oder eine Mischung von beidem. Wichtig ist eine Atmosphäre zu schaffen, die es den Patienten [sic] ermöglicht, bedeutende Informationen über sich und andere zu erhalten, zu ertragen und anzuerkennen" (Mattke, 2012, S. 139).

*Interpretation/Deutung* zielt auf Unbewusstes sowie darauf, die unbewussten Motive des Handelns bewusst zu machen. Klärung und Konfrontation bereiten hier den Boden vor (Körner, 2018).

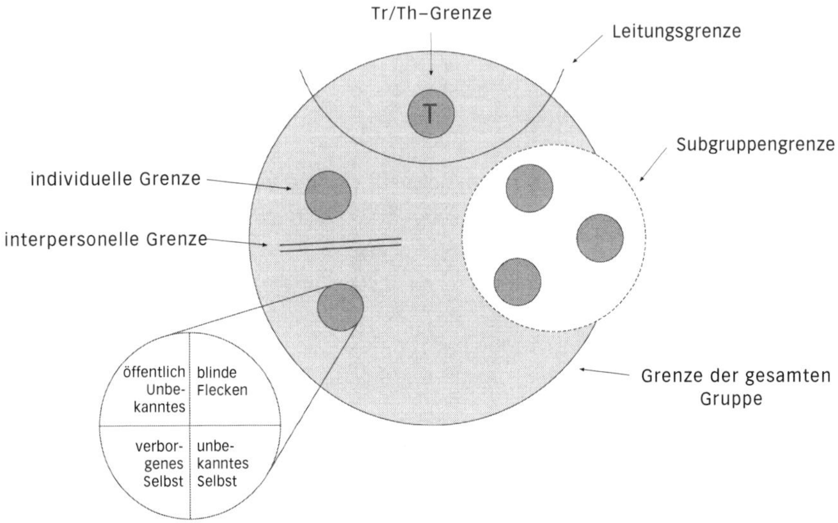


**Abb. 21:** Grenzbereiche. In Anlehnung an MacKenzie, Kenneth Ross (2001). Die Struktur des Gruppensystems. Techniken der Gruppenleitung, Konzeptualisierung der Gruppe. S. 103.

Gruppe kann als ein um Grenzbereiche gebautes System verstanden werden. Als Grenzbereiche bezeichnet MacKenzie (2001, S. 103) die externe Gruppengrenze sowie die Grenzbereiche der Subgruppen, der Trainer*innen und Therapeut*innen, den interpersonellen, den individuellen und den intrapsychischen Grenzbereich. Das Ziel einer Intervention setzt bei einem dieser Bereiche an und exploriert zwischen positiver und negativer Spannung. Als Basistechnik sind kurze Interventionen zu nennen: klare interpersonelle Sprache, Beobachten des eigenen Affekts, Beobachten externer Grenzbereichsaspekte (Förderung von Kohäsion), Modulieren von Affekten der Mitglieder und Fördern der Interaktion zwischen Mitgliedern; weiters das Beobachten supportiver Fähigkeiten (Fokus auf Beziehungsmuster, die Probleme hervorrufen, sowie psychodynamisch auf interne konflikthafte Aspekte). Der Fokus ist auf Kernbereiche (Ziele der Teilnehmenden und der Gruppe) zu richten. Wesentlich sind die Förderung des Gelernten sowie präventive Maßnahmen gegen negative Effekte.

### 3.2.2 Prinzipien gruppendynamischer und gruppentherapeutischer Arbeit

Interventionen erfolgen nicht im „luftleeren" Raum, sondern orientieren sich an einem gesamtkonzeptuellen Rahmen. Deswegen werden zunächst wesentliche Prinzipien der gruppendynamischen und gruppentherapeutischen Arbeit beschrieben, um eine Einordnung zu ermöglichen.

**Relative Unstrukturiertheit**

Relative Unstrukturiertheit dient dazu, ein soziales Vakuum mit der damit verbundenen Spannung und Irritation zu erzeugen, um gewohntes konventionelles Verhalten zu unterbrechen. Die Gruppenleitung begleitet die Gruppe. Führung wird der Gruppe jedoch vorenthalten und es wird auch kein Thema vorgegeben, sodass die Gruppe eigene soziale Gestaltungskräfte mobilisieren muss. Dadurch werden die ablaufenden Prozesse sowie das, was daraus an Selbsterfahrung gewonnen werden kann, zum Inhalt der Arbeit.

**Prinzip des Hier und Jetzt und des Dort und Dann**

Die aktuellen Erfahrungen bilden die Grundelemente im Lernprozess. Nur solche Ereignisse können Einfluss auf aktuelle psychologische Prozesse nehmen, die im gegenwärtigen Lebensraum real vorhanden sind. Diese sind nicht ahistorisch, denn jede Person gestaltet den Lebensraum Gruppe mit ihrer historischen So-Gewordenheit mit. Handlungen und Gefühle einer Person hängen in jedem Augenblick von ihrer gesamten Zeitperspektive ab. Die Arbeit im Hier und Jetzt ist eine Form der Beachtung der Interaktion, die sich von alltäglichen Kontakten stark unterscheidet, da Inhalt und Prozess der Interaktion in ungewohnt genauer Weise analysiert und verdeutlicht werden.

Nach Yalom fordert das Arbeiten im Hier und Jetzt eine bimodale Kapazität, die Mitglieder in die Erfahrung von Emotion und Affekt fallen zu lassen, auf Gedanken, Gefühle, Ängste, Wünsche und Assoziationen zu achten und sich dann mit der Einordnung der Bedeutung und der Integration des Erlebten zu befassen. Das bedeutet, zu Beginn aktiv Interventionen zu setzen und später die gegenseitigen Interventionen der Mitglieder zu fördern. Yalom unterscheidet zwischen Erlebnis- und Verständnisebene: „Die Gruppe erlebt sich selbst im Hier und Jetzt und wendet sich dann sich selbst zu, macht also eine selbstreflexive Kehrtwende und untersucht, was sich ereignet hat“ (Yalom, 2005, S. 222). Um das Hier und Jetzt zu aktivieren, ist es Aufgabe der Gruppentrainer*innen und Gruppentherapeut*innen, vom Externen zum Internen zu lenken, vom Abstrakten zum Konkreten und vom Unpersönlichen zum Persönlichen. Auf der zweiten Ebene folgt die Prozessklärung. Beide Ebenen sind miteinander verbunden und laufen parallel ab, mit jeweiliger Schwerpunktsetzung.

**Pluralität**

Jeder Mensch ist eine Gruppe. Das bedeutet, dass jede Person über ihre Sozialisation die Gesamtheit aller für sie bedeutenden Bezugsgruppen in sich trägt. So entstehen in der Gruppe vielfältige Begegnungs- und Übertragungsmöglichkeiten. Jedes Gruppenmitglied kann die Gesamtheit seiner sozialen Beziehungen und Bezüge in Szene setzen und reflektierend bearbeiten.

**Situationsanalyse und Zielorientierung**

Der ausführlichen Analyse und Einschätzung der Beziehungssituation folgt die bewusste und richtungsgebundene Zielsetzung. Dabei besteht die Bereitschaft, das Ergebnis umzusetzen und zu überprüfen sowie eine eventuell notwendige Korrektur vorzunehmen bzw. neu zu planen. Erwartungen an die Gruppe oder an einzelne Teilnehmende sind einer operationalisierten Zielsetzung zuzuführen, um planbare Handlungsweisen zu finden und Entwicklungsprozesse zu initiieren. „Ein Ziel ist das bewusste Festlegen auf ein gewolltes Ergebnis mit der Bereitschaft zum aktiven Handeln, dem Offenlegenkönnen der Absicht und der Überprüfbarkeit der Ergebnisse“ (Pechtl, 1989, S. 224). Nach Lewin sind Ziele positive Kraftfeldkonstellationen. Der ihnen innewohnende Aufforderungscharakter (Valenz) erzeugt die Tendenz, in eine bestimmte Richtung zu handeln, bei positiver Valenz also eine Bewegung in Richtung Ziel (siehe Abschnitt 1.2 „Ausgangspunkte, Entwicklungslinien und Verknüpfungen“).

**Prozessanalyse und Kräftesystem der Gruppe**

Die Analyse des Kräftesystems dient dem Verständnis der Dynamik, der innerhalb der Gruppe wirkenden Kräfte und Hindernisse, die einer Entwicklung zugrunde liegen. Ziel dabei ist, auf diese Dynamik und Entwicklung Einfluss nehmen zu können, zu intervenieren. Prozessanalyse ist die Untersuchung des Gruppenentwicklungsprozesses im Hinblick auf Störungen, Barrieren und förderliche Elemente, also die systematische Erfassung von Integrationsprozessen bezogen auf die Arbeitsfähigkeit der Gruppe (siehe Bions Grundannahmen, Schindlers Rangdynamik). Die Analyse des Prozesses beinhaltet eine soziodynamische Deutung des Gruppengeschehens, also eine Deutung auf dem Hintergrund von Theorien und Modellen (Majce-Egger, 1999d, S. 250). Nach Lewin kann eine Gruppe als Kräftesystem bestimmt werden. Lokomotionskräfte führen in Richtung Gruppenziel, Kohäsionskräfte motivieren die Mitglieder, in der Gruppe zu bleiben (siehe Abschnitt 2.2 „Gruppenprozesse analysieren“).

**Resonanz als Beziehungsmodus**

Resonanz ist das empathische Mitschwingen mit Gefühlen oder Gedanken anderer Personen und somit eine spezielle Technik, sich durch Empathie auf die Gefühls- und Stimmungsebene des Gegenübers oder auf eine Gruppe bzw. Gruppenstimmung einzulassen. Resonanz ist ein Beziehungsmodus, eine Antwortbeziehung, kein emotionaler Zustand. Resonanz ist eine durch Affizierung, Emotion und intrinsisches Interesse gebildete Form der Beziehung, in der sich Subjekt und Objekt gegenseitig berühren und zugleich transformieren (siehe Rosa, 2020, S. 298).

**Übertragung – Gegenübertragung**

Übertragung wird nicht primär als Störung der Realitätswahrnehmung gesehen, sondern als typische Art, wie die Person ihre Beziehungsobjekte und Beziehungen erlebt und Realitätsverzerrungen stattfinden. Es handelt sich um die Fähigkeit zur Organisation von Erfahrung nach inneren Mustern. Übertragung ist demnach keine pathologische Reaktion, sondern Ausdruck und Wirkung einer menschlichen Tendenz, die dem Überleben in einer komplexen Umwelt dient. Die Gestaltung dieses inneren Schemas kann mehr oder weniger adäquat sein.

„Übertragung ist somit der dialektische Prozess zwischen Assimilation und Akkomodation, in dessen Verlauf die inneren Schemata zunächst die Erfahrungen in der Beziehung zum Analytiker strukturieren und dadurch im Laufe der ‚realistischen' Begegnung [...] mit dem Therapeuten der Bearbeitung zugänglich werden und eine Korrektur erfahren" (Bettighofer, 2010, S. 41).

Als Gegenübertragungen können (vereinfacht) alle emotionalen Reaktionen der Therapeut*innen und Trainer*innen auf ihr Gegenüber verstanden werden. Auch eigene Anteile können dabei wirksam werden. Es fehlt eine einheitliche Definition des Begriffs. „[H]istorisch gewachsen gibt es unterschiedliche Beschreibungen des Konzepts. König (2004) und Mertens (1991) plädieren für eine ganzheitliche Sicht, in der unter Gegenübertragung alle bewussten und unbewussten Gefühls und Verhaltensreaktionen des Analytikers auf seinen Analysanden verstanden werden" (Fliedl, 2020, S. 23). Eine Unterscheidung, wie Racker (1957) und Kernberg (1965) sie treffen, erscheint wesentlich. Sie differenzieren zwischen realistischen Reaktionen und konkordanter sowie komplementärer Gegenübertragung. Konkordante Gegenübertragung bedeutet eine Identifizierung mit den Gefühlszuständen der Klient*innen. Komplementäre Gegenübertragung meint eine Identifizierung mit dem Gegenüber (Objekt) der Klient*innen. Das heißt, sie entspricht eher der Reaktion von Bezugspersonen (Racker, 1993). Indem die Therapeut*innen sich nicht an einer Wiedererschaffung alter gestörter Muster beteiligen, schaffen sie die Voraussetzung für die Übertragungsanalyse und bieten ihrem Gegenüber eine andere Objektbeziehung an.

Betrachtet man Beratung und Therapiesituation als dynamisches Feld, als Begegnung von zwei oder mehr Personen, werden Übertragung und Gegenübertragung um eine dritte Dimension erweitert: die Dimension der gegenseitigen Beeinflussung und Durchdringung. In dieser intersubjektiven, systemtheoretischen Betrachtungsweise ist die Selbstorganisationstendenz lebender Systeme enthalten, die sich zwischen Homöostase und Chaos bewegen und „charakteristische Kipppunkte erzeugen, an denen neue Entwicklungen oder Desorganisation auftreten können" (Potthoff, 2022, S. 66; siehe Abschnitt 2.1 „Entwicklung in Beziehung").

Gruppendynamiker*innen, Berater*innen und Therapeut*innen nehmen in träumerischer Aufmerksamkeit (nach Bion: Reverie) Spannungen, Projektionen auf, containen sie und wandeln sie in Denkbares um, das in der Interaktion zur Verfügung gestellt werden kann.

**Umwelt - Sozialisation - Habitus**

Die Umwelt der Gruppe und der teilnehmenden Personen wird in die Analyse einbezogen. Jede Person ist kulturell gesellschaftlich geprägt. Habitus bezeichnet Werthaltungen, Einstellungen und persönliche Präferenzen, die durch Sozialisation und die soziale Lage, in der sich die Person befindet, verinnerlicht werden. Er wird als System praktischen Handelns wirksam. Diese in frühkindlicher Sozialisation erworbenen Dispositionen bleiben stabil und leiten unbewusst bestimmte Strategien und Handlungen ein (Bourdieu, 1993, S. 135). Die Möglichkeiten individuellen Wachstums sind von der sozialen Position und von Gelegenheiten abhängig, die soziale Strukturen bieten (Majce-Egger, 1999c). Ziel der Arbeit mit Personen, Gruppen und Organisationen ist das Erkennen dieser strukturellen Zusammenhänge, also Situationsklärung, Analyse und Auseinandersetzung. Es geht darum, Beziehungen sichtbar, erkennbar und nutzbar zu machen, denn das Reale ist relational (Majce-Egger, 2006b, S. 23). Relationen im Lebensraum der Personen zeigen sich in der Gruppe als verinnerlichte Gesellschaft (Sozialisation), in kulturellen Schemata, Haltungen und Einstellungen (Habitus), als soziale Ungleichheiten.

### 3.2.3 Differenzierung Gruppendynamik/Gruppenpsychotherapie: „Gleich und anders"

Die Prinzipien gruppendynamischer Arbeit (wie Pluralität, Hier-und-Jetzt-Prinzip, reflexive Selbstthematisierung, relative Unstrukturiertheit, Prozessorientiertheit) beziehen sich im Ursprung auf Lewins Feldtheorie. In dieser wird davon ausgegangen, dass menschliches Verhalten nur in der Gesamtheit von Person und Umwelt erfasst werden kann. Der Begriff „Feld" meint alle gleichzeitig bestehenden intra- und interpsychischen Kräfte, die in der jeweiligen Situation wirksam sind, einschließlich der historischen Dimension. Die Gesamtheit dieser Kräfte ist der Lebensraum oder das psychologische Feld einer Person. Person und Umwelt bilden einen interdependenten Systemzusammenhang, in dem der Zustand jedes Teiles von jedem anderen Teil abhängig ist (siehe Abschnitt 1.2 „Ausgangspunkte, Entwicklungslinien und Verknüpfungen"). Ebenso fließen Erkenntnisse aus Kommunikations- und Systemtheorie, aus konstruktivistischen Ansätzen, Gendertheorie und Intersektionalität in die Auseinandersetzung mit Gruppe als Phänomen und Gruppe in der Gesellschaft ein (Majce-Egger, 2014b). Gruppendynamik bedeutet, den Prozess der Vergemeinschaftung zu erleben und zu reflektieren.

In der Dynamischen Gruppenpsychotherapie wird die Gruppe als eigenes Therapieinstrument genutzt. Es wird davon ausgegangen, dass diese mit ihren vielfältigen Angeboten zur Übertragung und Rollengestaltung im aktuellen Beziehungsgeflecht optimale Möglichkeiten bietet. Durch die im Hier und Jetzt stattfindende Wiederinszenierung der Konfliktdynamik der einzelnen Personen im Kräftefeld des Gruppenprozesses entwickelt sich in einer wechselseitigen Dynamik ein Prozess der psychosozialen Reifung. Der Fokus liegt auf der Beziehungsgestaltung, die im Hier und Jetzt in der Beziehung zu den Gruppenmitgliedern und dem*der Therapeut*in inszeniert wird. Die Abwehr und Konfliktkonstellationen, die sich aus dem sozialen Leben und den Bezugsgruppen der Klient*innen abbilden, werden durch die Analyse von Widerstand, Übertragungs- und Gegenübertragungsphänomenen bearbeitet. Gruppendynamische Prozesse sind ein psychotherapeutischer Wirkfaktor.

Das Modell von Schattenhofer (1992, siehe Abschnitt 2.2 „Gruppenprozesse analysieren") verdeutlicht die unterschiedlichen Schwerpunkte und Zielsetzungen der Bereiche Gruppendynamik und Gruppenpsychotherapie anhand von Schnittstellen: vertikal zwischen Gruppe/Umwelt und Gruppe/innere Umwelt; horizontal zwischen bewusstem, manifestem Bereich und unbewusstem, latentem Bereich. Gruppendynamik und Dynamische Gruppenpsychotherapie fokussieren unterschiedliche Sichtweisen auf das gleiche Geschehen, mit unterschiedlichen Zielsetzungen. „In der gruppendynamischen Perspektive geht die soziodynamische der psychodynamischen Ebene voraus, und dies auch dann, wenn der Fokus auf dem Individuum liegt" (König, 2012, S. 31).

Ziel gruppendynamischer Intervention sind die (Selbst-)Aufklärung, die Gewinnung von Bewusstsein durch reflexive Selbstdistanz (Krainz, 2006) und infolgedessen die Selbstbildung sozialer Systeme, der Versuch, Erleben, Verhalten und Wissen möglichst wenig auseinanderfallen zu lassen.

Gruppendynamische Haltung bedeutet, Systeme ganzheitlich zu betrachten und häufig verdeckte Dynamik reflexiv zu erschließen, um sie dem Denken und dem Dialog zugänglich zu machen.

Dieser Ansatz ist genuin politisch, denn er fördert die Entwicklung von Selbstorganisation und Mitbestimmung. Kollektive Selbststeuerung kann, wenn entsprechende Lernmethoden eingesetzt werden, mittels kollektiver Form der Selbsterkenntnis gelingen (Lesjak, 2009b).

Ziel gruppentherapeutischer Intervention ist darüber hinaus, seelisches Leid zu lindern, in Krisen zu containen, zu stabilisieren sowie persönliche Entwicklung anzustoßen und zu begleiten. Auch die Dynamische Gruppenpsychotherapie macht Störungen im Austausch zwischen Personen deutlich. Diese Störungen nutzt sie für einen gemeinsamen Untersuchungsprozess, um einen Prozess der Selbstreflexion zu ermöglichen (Majce-Egger, 1999d). Dieser gesamtheitlichen Sichtweise entsprechend wird psychische Krankheit nicht als individuelles Problem gesehen, sondern als Pathologie des Umfeldes sowie von dessen Beziehungs- und Kommunikationsstrukturen. Das Individuum repräsentiert in seinen Handlungen und Emotionen die Auswirkungen dieser Pathologie. Spezielle Symptombildung, psychische Störung wird nur in der Wechselwirkung Umwelt/Individuum und nur im Zusammenhang gesellschaftlich kultureller Ordnung verstehbar (Fliedl & Krafft-Ebing, 1999; siehe Abschnitt 3.1 „Methodik der

Gruppendynamik"). Die kulturelle Bedingtheit von Essstörungen kann hier als Beispiel genannt werden.

Die Themenbereiche unterscheiden sich nach Zielen und Klientel. Gruppendynamische Trainingsgruppen sind von angewandter Gruppendynamik (z. B. Führungskräfte-Workshops, Teamentwicklung oder Organisationsberatung) zu trennen. Institutionelle Gruppenpsychotherapie unterscheidet sich von Therapiegruppen in freier Praxis bzw. von Aus- und Fortbildungsgruppen für Gruppendynamik und Gruppenpsychotherapie.

Über die Aufgabenorientierung kann der Regressionsgrad beeinflusst werden. „Je handlungsorientierter das Gruppenziel und je klarer die Aufgabe ist, die sich die Gruppe gesetzt hat, desto weniger wird die Gruppe zur Regression neigen" (Fliedl & Krafft-Ebing, 1999, S. 54).

Dies kann zur Organisation und zur Abwehr innerer Konflikte dienen, was wiederum für die Bewältigung mancher Handlungsziele dienlich ist. Bei geringer Handlungsorientierung kommt es zu einer Steigerung der Regression, da latente Fantasien nicht mehr über ein Handeln nach außen abgewehrt werden können. Die Gruppe muss sich mit sich selbst befassen und dadurch wird es notwendig, interpersonale Beziehungen zu klären.

Für das Verständnis der Prozesse einer Gruppe macht es keinen Unterschied, ob diese therapeutische, pädagogische oder gruppendynamisch entwicklungsorientierte Ziele verfolgt, weil Gruppen immer bestimmten Gesetzmäßigkeiten und Entwicklungen folgen (Mattke, 2011, S. 41–42). Intrinsische Gruppeneigenschaften und Gruppenprozesse werden unabhängig von der theoretischen Orientierung wirksam.

### 3.2.4 Gruppale, interpersonale und personale Interventionen

In Gruppendynamik und Dynamischer Gruppenpsychotherapie konzentrieren sich Interventionen auf die Person in ihren aktuellen Beziehungen im Hier und Jetzt der Gruppe, auf interpersonale Beziehungen und auf die Dynamik der Gruppe als Ganzheit. Dabei werden das soziale Umfeld und die aktuelle Gruppenentwicklungsphase einbezogen (Fliedl & Majce-Egger, 1999, S. 95 f.). Es werden gruppale, interpersonale und personale Interventionen unterschieden (Majce-Egger, 1999c).

| | PERSON | UNTERGRUPPE | GRUPPE |
|---|---|---|---|
| **HIER + JETZT**<br>↓<br>**REALITÄT** | dynamische*r Akteur*in | Beziehung, Interaktion<br>Tn ⇔ Tn · Tn ⇔ Tn<br>Gn ⇔ Gth · ⇘Tn ⇗ | Gruppe ⇔Tn<br>Gruppe ⇔GTh<br>Gruppe ⇔ Umfeld |
| **DYNAMIK** | PSYCHODYNAMIK<br>*Erleben:* Gefühle, Empfindungen, Bedürfnisse, Wünsche<br>Verhalten: Ausdruck, Aussagen<br>*Ziele:*<br>Individuelle Fähigkeiten | BEZIEHUNGSDYNAMIK<br>Dialogischer Austausch auf bestimmte Person gerichtet<br>Kommunikationsmuster<br><br>RESONANZ - KONTAKT | GRUPPENDYNAMIK<br>Gruppengeschehen<br>Ausrichtung auf Gruppe<br>Hintergrund und Spiegelung psychischer Vorgänge<br><br>RHYTHMUS |
| **PHANTASIE, SYMBOLISCHE EBENE** | Persönliche Phantasien, Bilder, Symbole, Träume | Paar-/Triadenphantasie | Gruppenphantasie<br>bestimmtes Spannungsniveau |
| **VERGANGENHEIT**<br>↓<br>**GEGENWART**<br><br>**BEZIEHUNGS-BEDEUTUNGSEBENE** | Wiederbelebung lebensgeschichtlicher Anteile (Vght.)<br><br>Wiederholungen, Widerstand, Abwehr | aktuell bezogen auf bestimmte Person/en<br>(Gegenwart: Hier + Jetzt)<br><br>Übertragung/Gegenübertrag.<br>Intersubjektivität | Gruppenübertragung<br>Übertragung/<br>Gegenübertragung<br><br>Psychodynamisches Feld, intermediärer Raum |
| **UNBEWUSST**<br>↓<br>**BEWUSST** | Ausdruck und Mitgestaltung unbewusster Gruppenthemen und Objekt der Gegenübertragung | Repräsentant*innen und Austragende des unbewussten Gruppenkonflikts, Beziehungsstrukturen | unbewusstes Gruppenthema, das Verhalten bestimmt (latent), Inhalt (manifest)<br>Dynamische Rangstruktur<br>Grundannahmen |
| **INTERVENTION** | individuell intrapersonal<br>Analyse der Person | interaktionell interpersonal<br>Beziehungsanalyse | gruppenprozessbezogen<br>Prozessanalyse, Dynam. Rangstrukturanalyse |
| ↓ | Wechselwirkungen zwischen Person – Untergruppe – Gruppe | | |
| **bewusste Beeinflussung durch zielorientiertes Handeln**<br><br>**Ziel: eigenständige Entwicklungsprozesse begleiten**<br><br>**Impuls**<br>↓<br>**Entwicklung** | Verdeutlichen des Erlebens und Verhaltens, Beschreibung von Handlungsabläufen, Bedeutung der dynamischen Rangposition etc.<br><br>*Widerstandsarbeit:*<br>Erkennen, Verdeutlichen, Bearbeiten, Aufarbeiten des Widerstands<br><br>*Übertragungsarbeit:*<br>Entwicklung von Alternativen, Förderung von Selbstreflexion u. Organisation | Szenisches Verstehen<br>Abbildungs- = Dialogfähigkeit<br><br>Störungen, Widerstände in der Interaktion erkennen, benennen, verdeutlichen<br><br>Bewusstmachen der unbew. Beziehungsstrukturen, der unbewussten Konflikte<br><br>neue Erfahrungen, Differenzierungen, Interdependenz unterstützen | Hier und Jetzt<br><br>Wunsch ⇔ Angst<br>⇘ ⇙<br>Konflikt der Gruppe<br>⇓<br>verdeutlichen, bearbeiten<br>⇓<br>Entwicklung, Alternativen oder Widerstand, Beibehaltung des Gewohnten |

**Abb. 22:** Wechselwirkungen zwischen Person – Subgruppe – Gruppe (Majce-Egger, 1999d, S. 238)

## 1. Gruppale Interventionen

Ziel einer Gruppenintervention ist es, Gruppenphänomene anhand beobachtbarer Erscheinungen und Besonderheiten zu verdeutlichen, um die Entwicklung der Gruppe zu unterstützen und Reflexion zu ermöglichen. Gemeinsam Vermiedenes, Störungen und Einschränkungen sollen kommunizierbar werden. In der Gruppe vollziehen sich Prozesse der Verarbeitung unbewusster, angstauslösender Konflikte. Abwehr- und Schutzmechanismen sowie Widerstände weisen auf interpersonelle Konflikte hin. Das unbewusste Gruppenthema, das das Verhalten bestimmt, wird in Beziehung zum manifesten Gruppengeschehen gesetzt (Schattenhofer, 2009). Die Spannung zwischen Wunsch und Angst ist zu verringern, um die Erarbeitung von Alternativen zu fördern. Die Verringerung von Angst ist hierbei vorrangig und kann durch Überprüfung der realen Situation und Konkretisierung einer Realitätsprüfung zugeführt werden.

Eine Gruppe kann einen Kernkonflikt bilden, der sich in verschiedenen Varianten szenisch darstellend wiederholt. Die Umwelt der Gruppe (z. B. Organisation, Institution) oder auch die innere Umwelt einer Gruppe (siehe Abschnitt 2.2 „Gruppenprozesse analysieren") kann einen Kernkonflikt auslösen.

*Kritische Entwicklungen und präventive Interventionen*

Das ganzheitliche Phänomen Gruppe entspricht der dritten Reifungsphase im kollektiven Personalisationsgeschehen „Menge – Wir-Beziehung (prägruppale Phase) – Gruppe – Institution"; es kann sowohl regressiv wie progressiv verloren gehen (Schindler, 1973). Beide Tendenzen der Auflösung der Gruppenstruktur zeigen eine kritische Entwicklung der Gruppe an. Schindler unterscheidet die vorwärtsgerichtete Bewegungstendenz in Entwicklungsrichtung und Alpha-orientiert sowie die rückwärtsgerichtete Bewegungstendenz in die Resignation und Depression, Omega-orientiert. Damit sind Alpha- und Omega-Problem der Gruppe benannt.

*Alpha-Problem:* Wenn Alpha (als Träger*in der Initiative) Angst bekommt, unsicher wird, Rivalitätskonflikte zwischen Betas auftreten und die Gruppenstruktur undeutlich wird, kann Regression in prägruppales Verhalten stattfinden. Intervention: Entwicklung eines neuen Alphas fördern, um die Neustrukturierung der Gruppe zu ermöglichen. *Omega-Problem oder Sündenbock-Mechanismus:* wenn Omega (als Repräsentant*in der vorhandenen Ambivalenz der Gruppe zu Alpha und dessen Initiative) ausgeschlossen wird oder von Ausschluss bedroht ist. Intervention: aktuelle Gefährdung der Person einschätzen. Die illusionäre Täuschung bewusst machen; verdeutlichen, mit welchen „Störungen" sich die Gruppe nicht auseinandersetzen will und kann und welche sie daher ausstoßen möchte. Bisherige Misserfolge des Gruppengeschehens sind neu zu thematisieren.

**Tab. 13:** Kritische Entwicklungen in Gruppen und präventive Interventionen nach Personalisationsphasen (Majce-Egger, 1999c, S. 256–258), in Anlehnung an das Modell der Personalisationsphasen (Schindler, 1964a)

| Phase | Merkmale der kritischen Phase | Angst/Furcht | Interventionen |
|---|---|---|---|
| **Menge** | unkommunikativ, kontaktlos<br>zu wenig/zu viel Kommunikation<br>unstrukturiertes Nebeneinander<br>Rückzug der Tn durch zu rasche Nähe<br>gegenseitiges Misstrauen | Angst gebunden im Narzissmus<br><br>Furcht vor den anderen als Projektion | zeitweise Rückzug zulassen<br>ausreichend Interaktion erhalten<br>Beschreibung des Geschehens<br>Reflexion des Gruppenprozesses<br>als Tr/Th aktiv bleiben |
| **Prägruppal**<br><br>***Wir-Beziehung***<br>(Orientierung) | Abgrenzung nach außen<br>nach innen Dominanz eines*einer Tn<br>Führer*in und Mitläufer*innen<br>gefühlsmäßige Verbundenheit<br>keine Differenzierung in Rollen und Funktionen | Angst<br>viel freie Angst<br><br>Furcht vor Alpha | Mitverantwortung bestärken<br>Machtanhäufung entgegenwirken<br>Differenzierung, freie Interaktion fördern<br>Konfliktaustragung |
| **Gruppe**<br><br>***ausschließlicher Innenbezug*** | Umfeld ausgeblendet<br>allgemeiner Alpha-Anspruch<br>narzisstisches Gruppenselbst<br>nach innen unstrukturiert<br>asoziale Tendenz | Angst gebunden über Leugnung des Außen | adäquaten Innen- und Außenbezug herstellen<br>vorhandene Umweltbezüge aktivieren |
| **Gruppe**<br><br>***Verschmelzungstendenz*** | Innenstruktur fehlt<br>Außengrenzen vorhanden<br>keine individuelle Verantwortung<br>Ich-Schwächung<br>kollektive Regression<br>Angstdurchbruch führt zu kollektiver Regression | Angst in gemeinsamer Verdrängung gebunden | Individualisierung und Differenzierung fördern<br>Realitätsbezug herstellen |
| **Institutionalisierung** | Erstarrung der Rangpositionen<br>fixierte Verhaltensweisen<br>Normen, Regeln<br>Ziel/Gegenüber kann fehlen | Angst gebunden<br><br>Furcht vor Omega | Wiederholungen beschreiben<br>neue Aspekte anregen<br>Angst vor Veränderung bewusst machen und bearbeiten<br>Dynamik der Gruppe und Durchlässigkeit des Systems fördern |

*Strukturale Interventionen*
Nach Schindlers Rangdynamischem Modell nimmt jede Person in einer Gruppe – auch die Gruppenleitung – eine von vier Positionen ein, sobald sich die Gruppe in gruppaler Bezogenheit befindet: Alpha, Beta, Gamma, Omega. Dabei verweist Schindler darauf, dass die Besetzung dieser Positionen „nicht nur ihre Bedeutung für das Schicksal und Wohlgefühl der einzelnen Persönlichkeit in der Gruppe hat, sondern dass ihnen auch eine dynamische Bedeutung im Zuge eines eigenen affektiven Ablaufs innerhalb der Gruppe zukommt" (Schindler, 1957a, S. 106). Der Wechsel der Gruppenposition ist eine strukturale Möglichkeit der Intervention und in kritischen Situationen meist wirkungsvoller als inhaltliche Interventionen. Das kann ein Positionswechsel (nach Rangdynamik) der Trainer*innen oder der Gruppentherapeut*innen sein. Durch Einnahme der Alpha-Position kann die Umkehrung der Bewegungsrichtung herbeigeführt und Omega dadurch entlastet werden. Eine andere Möglichkeit ist, dass der*die Trainer*in bzw. der*die Gruppentherapeut*in bewusst die Omega-Position einnimmt und so Omega entlastet, das dadurch nach Gamma positioniert wird (siehe Abschnitt 1.3 „Rangdynamik in Anwendung", 1.4 „Das Spezifische der GD.DG"). Dafür ist es nötig, die Aufmerksamkeit der Gruppe zu erhalten, indem das von der Gruppe Abgewehrte benannt wird, z. B. die Schuld- und Verantwortungsfrage der Gruppe zu thematisieren. Diese „Rochade" setzt hohe Rollenflexibilität und hohe Kompetenz im Wechseln von Positionen voraus, also auch die mögliche Wiederaufnahme der Beta- oder Alpha-Position.

**2. Interpersonale Interventionen**
Auf der Hier-und-Jetzt-Ebene werden Beziehungen, Interaktionen, Abwehrmuster und psychosoziale Kompromissbildungen thematisiert, verdeutlicht und geklärt. Durch Bewusstmachung der konflikthaften oder eingeschränkten Beziehungsmuster können Differenzierung und Entwicklung ermöglicht werden. Wesentlich ist dabei, dass das Geschehen zwischen den Protagonist*innen immer auf dem Hintergrund des gesamten Gruppengeschehens zu betrachten ist. Die Beteiligten sind jeweils Darstellende und Austragende des Beziehungsgeschehens der gesamten Gruppe. Das längere Bestehen eines Interaktionsmusters, einer bestimmten Thematik und deren Konfliktcharakter mit Abbildung des Konflikts in Subgruppen weisen auf eine psychosoziale Kompromissbildung hin, auf die Manifestation einer Dynamik. Durch den Kompromiss kann die Spannung der gegensätzlichen Kräfte reduziert und ein interpersonelles Gleichgewicht gesichert werden. Zu unterscheiden ist der jeweilige Regressionsgrad der Gruppe. Bions Grundannahmen (Kampf/Flucht, Paarbildung, Abhängigkeit, siehe Abschnitt 2.2 „Gruppenprozesse analysieren") können als einfache Kompromissbildungen mit niedrigem Differenzierungsgrad angesehen werden. Eine Sündenbocksuche würde einem mittleren Differenzierungsgrad entsprechen und z. B. die Aussage „Wir machen Therapie nicht an uns, sondern an einem Gruppenmitglied, das zum*zur

Klient*in gemacht wird“ einem hohen Differenzierungsgrad. Sind die Bedürfnisse der Gruppenmitglieder durch den Kompromiss allerdings ungenügend abgedeckt, kann es zu Spontanänderungen kommen. Durch Intervention mittels Interpretation des Widerstandsaspekts und Herausarbeitens des Konflikts zwischen Wunsch und Angst sowie das Ansprechen der interaktionellen Anteile kann eine Veränderung der Kompromissbildung eingeleitet werden (siehe Abschnitt 2.2 „Gruppenprozesse analysieren“).

Zu beachten ist, dass Interventionen auf das Strukturniveau der Gruppe und ihrer Mitglieder abzustimmen sind (dazu später mehr).

*Widerstandsarbeit – Realitätsprüfung im Hier und Jetzt*

Gruppendynamik und Dynamische Gruppenpsychotherapie arbeiten mit einem interpersonellen Widerstandskonzept. Widerstand behindert die Wahrnehmung der Realität und adäquate Reaktionen wie Handlungen. Er schützt vor der Aktualisierung innerer Konflikte, vor Verletzungen, Scham und Schuldgefühlen und hat adaptive Funktion. Widerstand zeigt sich als psychische Abwehr gegen das Sicheinlassen und gegen neue Verhaltensweisen. Er kann als Gruppenwiderstand im Entwicklungsprozess wirksam werden und erschwert den Zugang zu Affekten, Konflikten sowie deren Veränderung. Zu beachten ist, dass auch Trainer*innen und Therapeut*innen davon betroffen sind und Angst vor Traumatisierung oder Angriffen auf ihr Selbstwertgefühl haben. Bei der Widerstandsanalyse als interpersonellem Geschehen werden Gruppenübertragungsgefühle und -fantasien beobachtet und ausgewertet. Dabei werden die Hypothesen zum Gruppengeschehen überprüft. Erst wenn der Widerstand prägnant ist, etwa durch mehrere Wiederholungen, kann er angesprochen und die Gruppe damit konfrontiert werden – durch Beschreiben des Phänomens anhand konkreter Gruppensituationen. Der Nutzen des Widerstands ist herauszuarbeiten und die Funktion des Widerstands zu klären. Als Widerstände gelten z. B. starre Positionierungen der soziodynamischen Rangstruktur oder die Verweigerung des Arbeitsgruppenniveaus nach Bion. Aus Sicht der Theorie des Gruppenfokalkonflikts (Stock-Whitaker & Lieberman, 1965) provoziert die Person in der Omega-Position durch ihr Handeln Lösungskonflikte in der Gruppe, die von den Gruppenmitgliedern abgewehrt werden. Die Integration der in der Position Omega gehaltenen Emotionen und Themen weitet die Grenze des Möglichen der Gruppe aus. Bisher Abgewehrtes kann besprochen und bearbeitet werden.

*Beziehungsanalyse*

In der jeweiligen Interaktionsdynamik zeigen sich Probleme der Entscheidung, der Spannungsregulierung und der Integration. Auf der Hier-und-Jetzt-Ebene werden Beziehungen, die sich darstellenden Widerstände und Abwehrformen beobachtet, thematisiert und geklärt.

Die Bedeutung der Interaktionen für die Beziehungen in der Gruppe ist herauszuarbeiten und Übertragungsphänomene sind möglichst zugunsten realer Beziehungen aufzulösen. Individuelle Beziehungszuschreibungen werden mit Zielsetzungen und der aktuellen Entwicklungsphase der Gruppe verbunden und so wieder in den Prozess (gruppenbezogen) eingebunden.

**3. Personale Interventionen**
Die Bedeutung der spezifischen Beziehungsaufnahmen für die Person und ihre persönlichen Positionierungen werden unter Beachtung der persönlichen Gruppengeschichte analysiert, einer Realitätsprüfung unterzogen und mit dem sozialen Umfeld verbunden. Adressat*in der Intervention ist die Person, die Wirkung betrifft die gesamte Gruppe. Die einzelne Person agiert dynamisch je nach Persönlichkeitsstruktur und gestaltet gleichzeitig die unbewussten Gruppenthemen mit. Außerdem ist sie Objekt der Gruppenübertragung. Persönliche Dynamik und Gruppendynamik sind in ihrer wechselseitigen Abhängigkeit zu verdeutlichen. Das Problem des Gegensatzes von individuellem Handlungsspielraum und kollektiver Abstimmung ist zu lösen (Majce-Egger, 1999a, S. 143).

### 3.2.5 Das Dazwischen und die Felder

In der interpersonellen Sichtweise der Gruppendynamik und der Dynamischen Gruppenpsychotherapie steht die Beziehung, das Dazwischen, das Feld, das durch Begegnung entsteht, im Fokus der Aufmerksamkeit. Im Begriff „Feld" ist über Übertragung und Gegenübertragung hinaus die Komplexität des dynamischen Systems Gruppe detaillierter zu erfassen. Dabei ist zu beachten, dass das Feld (die Beziehung, die Gruppe oder größere Systeme) durch die Untersuchenden und die Situation der Analyse mitbestimmt wird. Nach *Lewin* ist ein Feld durch multiple anziehende und abstoßende Kräfte bestimmt. Dies drückt er in der Verhaltensgleichung aus: Das Verhalten einer Person ist eine Funktion von Person und Feld (Umwelt). Da Felder von anderen Feldern umgeben sind, wird eine fortlaufende Veränderung angestoßen. Lewin untersuchte diese Kräfte nach Richtung, Stärke und aktuellen Konfigurationen, aber auch die Innenwelt der Personen. Dabei entwickelte er Ansätze, wie diese Kräfte von Kohäsion und Lokomotion in Beratung und Therapie genutzt sowie beeinflusst werden können (siehe Abschnitt 1.2 „Ausgangspunkte, Entwicklungslinien und Verknüpfungen").

*Bion* greift Lewins Feldbegriff auf und erweitert ihn um das protomentale System, einen archaischen Bereich des Psychischen, der lebenslang bestehen bleibt. Dieses System manifestiert sich in jeder Gruppe auf physiologischer Ebene und lässt die Grundannahmen wechselnd wirksam werden. Da in diesem Feld das Somatische und das Mentale undifferenziert sind, können Konflikte sowohl körperlich als auch psychisch zum Ausdruck gebracht werden.

> „Dadurch, dass auf einer undifferenzierten Ebene die konflikthafte Beziehung der Grundannahmen zueinander und zum sozialen Kontext entschieden wird, wird es vorstellbar, dass ein Konflikt entweder über eine Verhaltensauffälligkeit (Projektion in die Umwelt) oder durch eine somatische Krankheit (Projektion ins Somatische) verarbeitet wird." (Fliedl, 2002, S. 40)

Damit ist Bions Modell auch ein psychosomatisches Feldmodell, das Krankheiten in Abhängigkeit von gesellschaftlichen Zugehörigkeiten versteht (z. B. Klassen, Schichten, Milieus, Gender, Kulturen).

Die Gruppendynamik und die Dynamische Gruppenpsychotherapie gehen demnach davon aus, dass in Begegnungen und Beziehungen, in Gruppen, Organisationen und größeren Systemen diese intersubjektive Perspektive und Verschränkung sowie die jeweiligen Kraftfelder wirksam werden. In Abhängigkeit davon entwickeln sich Positionierungen und Dynamiken, wie sie Raoul Schindler im Rangdynamischen Modell beschrieben hat. In diesem Modell werden Begegnungsmöglichkeiten und Einschränkungen im strukturierten Feld Gruppe dargestellt. Ebenso wird beschrieben, wie sie sich gegenseitig beeinflussen und durchdringen.

Die systemtheoretische Sichtweise ergänzt die Bewegung zwischen Homöostase und Chaos, die Selbstorganisationstendenz von Systemen. Entwicklungen oder Desorganisation können stattfinden. Diese Intersubjektivität vollzieht sich prozessorientiert in einem offenen Entwicklungsprozess, abhängig von den sie umgebenden Feldern und Systemen.

Das Dazwischen, also die interpsychischen, affektiven Austauschprozesse zwischen Personen, sind ab Geburt (eventuell schon vorgeburtlich) Voraussetzung für psychische Entwicklung. Primitive emotionale Erfahrungen werden in abstrakte, dem Denken zugängliche mentale Gebilde umgeformt. Bion nannte diesen Vorgang, unerträgliche Affekte durch die Bezugsperson aufzunehmen und in verträgliche („verdaute") Gefühle umzuwandeln, „Containing" bzw. auf die Akteur*innen bezogen „Container-Contained-Beziehung" (siehe Abschnitt 2.1 „Entwicklung in Beziehung").

Auf die Gruppe bezogen sprechen wir (nach Bion) von Gruppenmentalität, wenn nicht Verbalisierbares zwar gemeinsam gelebt wird, aber nicht bewusst ist. „Von den Individuen werden wie in einen Behälter (Container) nicht denkbare und damit nicht ansprechbare Inhalte in die Gruppe projiziert: Diese nimmt die Inhalte (contained) auf und hält sie durch die Entwicklung einer Gruppenkultur unbewusst" (Fliedl, 2002, S. 35). Kann das bisher Nichtdenkbare in Denkbares umgewandelt werden, können die projizierten Inhalte (Gruppenmentalität) erkannt werden und dadurch verändert sich die Gruppenkultur.

Die Erweiterung der Beziehungsmöglichkeiten im therapeutischen Setting, ihre Wechselseitigkeit, ist Ziel von Therapie. Therapie wird dabei als Begegnung zweier oder mehrerer Personen (Gruppe) in einem bestimmten Feld verstanden, in dem die Beziehungsprozesse sowie ihre Störungen und Verwicklungen erforscht werden. Diagnostisch ist zu unterscheiden, dass in der Neurose Verdrängtes bei Bedarf nicht bewusst gemacht werden kann. Bei strukturellen Störungen ist die Unterscheidung zwischen bewusst und unbewusst nur unzureichend möglich.

Containing ist ein interpersonell organisierter Prozess. Bion spricht von Reverie, einer erweiterten Form frei schwebender Aufmerksamkeit und Intuition. Damit meint er die innere Aktivität der Therapeut*innen. Unsere frühen Emotionen wurden von anderen verstoffwechselt (metabolisiert), um psychische Entwicklung zu ermöglichen. Oder sie wurden unzureichend oder gar nicht umgewandelt und werden in Einschränkungen und psychischen Störungen wirksam. „Containing durchläuft gewissermaßen eine Evolution vom ausschließlich Interpersonellen zum Intrapsychischen, von einer realen Beziehungserfahrung hin zu einer mentalen Struktur“ (Crepaldi, 2018, S. 43). Wesentlich bei Containing sind der intrapsychische Umbildungsprozess und der interpsychische Austauschprozess, der durch Intuition (Reverie der Therapeut*innen/Trainer*innen) und Unterstützung beim Benennen von Erfahrungen gefördert wird, die bisher nicht artikuliert werden konnten (Crepaldi, 2018, S. 101). Containing ist ein der Interaktion vorgelagerter intrapsychischer Verarbeitungsvorgang. Er findet im interpersonellen Feld zwischen Therapeut*in und Klient*in, in der Begegnung zweier Psychen, statt. Beide definieren sich gegenseitig mit, beide verändern sich. Durch diese unbewusste Intersubjektivität wird etwas Drittes, das Dazwischen (Feld), geschaffen, das sich in der Zielvereinbarung und in der Entwicklungsaufgabe von präödipal/dyadisch zu ödipal/konfliktorientiert orientiert (siehe Abschnitt 2.1 „Entwicklung in Beziehung “). In der therapeutischen Arbeit ist ein bewusster Wechsel zwischen Reverie und Realitätsbezogenheit zu wählen.

**Containing in Gruppen**

Was in der Arbeitsgruppe Kooperation und Zielorientierung sind, hat sein Korrelat im Unbewussten, eine Offenheit des Menschen für andere. Valenz und Grundannahmen beziehen sich auf Vorgänge des protomentalen Systems, auf die archaische Schicht des Psychischen, in der Somatisches und Psychisches noch nicht differenziert sind (vergleichbar mit der Erlebniswelt des Neugeborenen). Das Containen dieser Prozesse ist eine Herausforderung für Gruppen aller Art und Aufgabe von Trainer*innen, Führungskräften in Organisation sowie Gruppentherapeut*innen. Jede Arbeitsgruppe ist in Gefahr, von Irrationalem oder Destruktivem überwältigt zu werden. Zu beachten ist: Wie gut erträgt die Gruppe Spannungen, Konflikte? Kann Emotionales verbalisiert werden? Wird zwischen unterschiedlichen Grundannahmegeschehen und Arbeitsgruppe gewechselt? Wie durchlässig oder abgegrenzt agiert die Gruppe als Ganzes? Mit „Arbeitsgruppe“ ist (nach Bion) die psychische Aktivität der Gruppe gemeint, die in Beziehung zur Realität steht, da die Aktivität ihrer Mitglieder auf eine gemeinsame

Aufgabe gerichtet ist. Im Gegensatz dazu ist im Handeln nach einer Grundannahme keine Kooperation nötig; die Mitglieder verhalten sich nach einer gemeinsamen unbewussten Annahme. Valenz ist die unbewusste „Bereitschaft des Einzelnen, durch die Grundannahmen und das Handeln nach den Grundannahmen eine Verbindung mit der Gruppe einzugehen" (Bion 1973/1991, S. 84). Diese Bereitschaft tritt umso stärker auf, je regressiver die Gruppe ist und je mehr die Ich-Grenzen verschwimmen. Das Gruppengefühl stellt sich demnach über die gemeinsame Abwehr her.

In Lewins Feldtheorie wird mit Valenz die motivierende Anziehungskraft von Objekten im Feld bezeichnet, ihr Aufforderungscharakter, ihre Anziehungskraft. In der Soziologie bezieht sich der Begriff „Valenz" (Wertigkeit) im Sinne von Norbert Elias auf Verflechtungsbeziehungen interdependenter Menschen, die aufeinander ausgerichtet und angewiesen sind (auch „Figuration" genannt).

Eine Valenz bezieht sich auf affektive Verbindungen von Menschen zu Menschen, anderen Lebewesen oder Symbolen, eben allem, was für Menschen Bedeutung hat. Noch angemessener wäre es, davon zu sprechen, dass Menschen selbst diese Valenzen bilden, sie sogar sind. Eine Valenz „zwischen" zwei Menschen sind mindestens zwei Beziehungen: die von Person A zu Person B und die von Person B zu Person A.

Der Ausgangspunkt der Methode Gruppendynamik und Dynamische Gruppenpsychotherapie war und ist immer schon ein intersubjektiver und interpersoneller Ansatz. Psychische Entwicklung findet in Beziehungen und in Abhängigkeit von der Lebensumwelt statt.

In Gruppen sind Resonanzphänomene der anderen Gruppenmitglieder hilfreich, wenn noch Undenkbares und daher Unaussprechliches einer Person von anderen Gruppenmitgliedern wahrgenommen und benannt werden kann. Gruppen nehmen Unverbalisierbares auf, containen archaische Affekte wie Angst vor Nähe, vor Verfolgung. Angst oder Scham einer Person kann durch Gruppeninterventionen als Ausdruck der Dynamik der Gruppe oder als eine bestimmte Rollenübernahme für die Gruppe gedeutet werden und so die Person entlasten. Interaktionen in Gruppen fördern die Mentalisierungsfähigkeit. Die Gruppenmitglieder spiegeln über Identifikation mit der*dem Protagonist*in oder der Gruppe als Ganzem und stoßen Veränderung an. Diese Konfrontation mit den Ansichten der anderen und ihren Rückmeldungen bietet die Möglichkeit, Zuschreibungen anzunehmen oder sich davon zu distanzieren.

Die Reflexion des Geschehens, des Gruppenprozesses, fördert die Auseinandersetzung mit der sozialen Umwelt, Einsicht und Entwicklung. „In der Gruppe bildet sich die völlige Interdependenz aller Beteiligten (inkl. Gruppentherapeut) mit besonderer Klarheit heraus und kann als Medium der Veränderung genutzt werden" (Potthoff, 2008, S. 87). Die Gruppe wirkt als multipersonales Feld, bei dem Spiegelungsprozesse eine wichtige Rolle spielen.

Die Ergebnisse von Bindungs- und Säuglingsforschung sowie Neuropsychologie bestätigen Lewins Feldtheorie sowie Bions Entwicklungsmodelle. So knüpft z. B. das Mentalisierungskonzept (Fonagy et al., 2002) an Bions Container-Contained-Modell an. Gestörte Bindungen beeinträchtigen die Entwicklung und somit die Mentalisierungsfähigkeit (Schultz-Venrath & Felsberger, 2016; siehe Abschnitt 2.1 „Entwicklung in Beziehung").

In Gruppen zeigt sich das individuelle Problem als interpersonelle Beziehungsstörung, die im Hier und Jetzt der Gruppensituation mithilfe der Resonanzphänomene transformiert werden kann.

### 3.2.6 Interventionen sind strukturabhängig

Ausgehend von Schindlers Rangdynamischem Modell und der Konzeption des Göttinger Modells von Heigl-Evers (1966) wurde in der Dynamischen Gruppenpsychotherapie eine spezifische Methode der Arbeit mit frühen Störungen bzw. niedrigem Strukturniveau entwickelt. Raoul Schindler und Annelise Heigl-Evers standen zur Zeit der Erstveröffentlichung der Rangdynamik in regem Austausch. Im gemeinsamen Engagement, die Gruppe als Öffnung zum anderen und Andersartigen zu untersuchen, initiierten sie wissenschaftliche Diskurse, gründeten die Zeitschrift für Gruppendynamik und Gruppenpsychotherapie (Heigl-Evers, 1999), den Österreichischen Arbeitskreis für Gruppentherapie und Gruppendynamik (ÖAGG) und darauffolgend den Deutschen Arbeitskreis für Gruppentherapie und Gruppendynamik (DAGG).

Beide arbeiteten mit strukturschwachen Patient*innen im stationären Bereich: Schindler mit Psychotiker*innen in stationärer Gruppentherapie und Heigl-Evers mit narzisstischen und Borderline-Persönlichkeiten. „Diese Patienten konfrontierten uns mit Beziehungsmustern, Regulierungsnotständen, Ich- und Über-Ich-Pathologien, für die das Konfliktmodell der Psychoanalyse kein hinreichendes Erklärungsmodell bot" (Heigl-Evers, 1999, S. 18). Die Störungen zeigten sich interaktionell und häufig von intensiven Affekten begleitet. Auf Grundlage der Objektbeziehungstheorie, die es ermöglicht, Beziehungsstörungen zu verstehen, entwickelten Heigl-Evers und Heigl (1994) das modifizierte Modell der psychoanalytisch-interaktionellen Methode. Die Abstinenz der Therapeut*innen im psychoanalytischen Setting wurde durch selektives Antworten auf das Beziehungsangebot der Patient*innen und Übernahme von Hilfs-Ich-Funktionen sowie Einbeziehung der Affekte beider (Patient*in und Therapeut*in) modifiziert.

Schindler beschreibt Personalisationsphasen der Gruppe und bietet mit der Rangdynamik ein Modell an, das die Möglichkeit gibt, Nichtkommunizierbares wahrzunehmen und strukturell zu intervenieren. Diese Modelle entwickelte Heigl-Evers zu differenzierten Arbeitsweisen weiter. Das Göttinger Modell verbindet psychoanalytische und gruppendynamische Interpretationsansätze und macht die Schnittstellen therapeutisch fruchtbar. Es wird zwischen dyadischen und triadischen Störungsmustern unterschieden. Bei Ersteren fehlt ein drittes Objekt oder ist nicht ausreichend integriert, Zweitere haben klar ausgebildete Ich-Grenzen. Im dyadischen Muster werden innere Konflikte interaktionell mit anderen Teilobjekten verarbeitet. Im triadischen Muster führen interpersonelle Konflikte im Inneren der Person zu Spannungen (siehe Abschnitt 2.1 „Entwicklung in Beziehung"). Heigl-Evers und Heigl differenzieren drei Gruppenmodi und bieten dadurch die Möglichkeit, sich innerhalb eines Konzeptes der Gruppenpsychotherapie variabel auf unterschiedliche Gruppen einzustellen. Außerdem können therapeutische Interventionen so auf unterschiedlichen Regressionsebenen eingesetzt werden.

Eine Parallelentwicklung ist bei Yalom (1983, 2005, S. 255–373) zu finden. Er unterscheidet in seinem interpersonalen Ansatz nach Schweregrad der Störung zwischen Higher-Level- und Lower-Level-Group. Diese „Fokus-Gruppe" ist auf akut psychotische Patient*innen ausgerichtet, der Schwerpunkt der therapeutischen Vorgehensweise ist unterstützend und strukturgebend. Die Zuweisung zu einem dieser Level ist vom aktuellen Regressionsgrad abhängig und basiert nicht allein auf der Unterscheidung „psychotisch oder nicht psychotisch". Personen, die ihre Probleme sprachlich artikulieren können, nehmen an der Higher-Level-Gruppe teil (Yalom, 2005, S. 95). Davon unterscheidet Yalom die Teamgruppe, die eine strukturelle heterogene Mischung von Störungsbildern und Strukturniveaus aufnimmt. Diese Form der Gruppenzusammensetzung ist instabiler und störungsanfälliger. Allerdings ist es dort gut möglich, destruktives Verhalten gemeinsam zu bearbeiten und gegenseitiges Verständnis über Feedback zu fördern.

### 3.2.7 Interventionsplanung

In der Leitung und Begleitung von Gruppen übernehmen Trainer*innen und Gruppenpsychotherapeut*innen Verantwortung dafür, einen Entwicklungsraum zu ermöglichen. Dieser dient den einzelnen Mitgliedern sowie der gesamten Gruppe. Ziel ist es, den Ablauf von Ereignissen in der Gruppe interpersonal zu verändern. Dabei ist Leitung funktional an eine oder mehrere Personen gebunden, die als solche eingesetzt wurden. „Die Führung hingegen kann grundsätzlich durch jedes Gruppenmitglied (im Alpha) übernommen werden. […] So versteht man sich in den Gruppenpsychotherapien als Leiter_in der Therapiegruppe, übernimmt aber nicht in jedem Moment die Führung" (Zajec, 2017, S. 50–51). In Gruppenprozessen geht es um die Unterstützung von Aktivitäten, die der Gruppe beim Erreichen bestimmter Ziele helfen (Lokomotionsfunktion). Außerdem sollen Aktivitäten gefördert werden, die den Zusammenhalt der Gruppe fördern (Kohäsionsfunktion; siehe Lippmann, 2013, S. 36 f.). Damit dies gelingt, ist in Abhängigkeit vom Gruppenprozess eine vorausschauende und permanente Planung nötig, durch welche Interventionen dies am besten befördert werden kann. Hier sei noch angemerkt, dass es in der Gruppendynamik und der Dynamischen Gruppenpsychotherapie üblich ist, Gruppen zu zweit zu leiten, im Sinne einer dualen Leitung. Dies ermöglicht neben einem breiteren Spektrum an Projektionsmöglichkeiten, sich – wenn notwendig – auch aufzuteilen oder in ein gemeinsames lautes Nachdenken über die Gruppe zu kommen. Hinsichtlich der Interventionsplanung kann es sich als hilfreich erweisen, aufmerksam dafür zu sein, welche Auswirkungen das Gruppengeschehen auf den Kontakt und den Umgang der beiden Trainer*innen bzw. Therapeut*innen miteinander hat.

Die fortlaufende Situations- und Prozessanalyse (Theragnose) führt zu einer hypothetischen Diagnose. Diese ist der Versuch, mit allen verfügbaren Hilfsmitteln und Techniken die Interaktionen und Interventionen von Gruppenmitgliedern zu verstehen. Die Analyse beinhaltet die Erstellung von Hypothesen über die Bedeutung des Geschehens im Hinblick auf ein gemeinsames Gruppen- und Arbeitsziel (Majce-Egger, 1999c, S. 268) und ist hier überblickshaft dargestellt:

### 1. Situationsanalyse

Zunächst werden Informationen, Beobachtungen und Fakten gesammelt, um den Ist-Zustand der Gruppe im Hier und Jetzt zu erkennen und zu akzeptieren. Auf dieser Basis erfolgt eine erste Einschätzung der Situation (Diagnose).

**Tab. 14:** Situationsanalyse

| | |
|---|---|
| *a) Gruppale Situationsanalyse* | Prozessanalyse, Gruppenphase<br>Erkennen einer kritischen Situation (z. B. Zerfall der Gruppe)<br>Rangordnungsdynamik (gruppal) vorhanden oder prägruppal<br>Arbeitsfähigkeit oder Grundannahmegeschehen<br>Bewegung oder Erstarrung der Dynamik nach Raummodell: Macht – Zugehörigkeit – Intimität<br>Subsysteme: Interaktionsmuster, Emotionen, Normen, Ziele, Werte<br>Gruppenkonflikt: Wunsch vs. Angst<br>Widerstandsphänomene |
| *b) Interpersonale Situationsanalyse* | Beziehungsebene – Interaktionsdynamik – Bedeutungsebene<br>Abbildung des Konflikts (Protagonist*innen für Wunsch, Angst und Kompromissbildung)<br>Zusammenspiel der Positionen nach dynamischer Rangstruktur |
| *c) Personale Situationsanalyse* | Persönlichkeitsstruktur, Funktionsniveau und Grundkonflikt<br>Rangposition und Rollenflexibilität, Rollendifferenzierung<br>Rigidität – Durchlässigkeit – Barriere<br>Ressourcen, Fähigkeiten, Entwicklungsansatz |
| *d) Situationsanalyse der Trainer*innen oder Therapeut*innen* | Resonanz, Gegenübertragung überprüfen<br>psychische und körperliche Phänomene wahrnehmen und deuten<br>Zeitpunkt der Intervention überprüfen<br>rangdynamische Positionierung wählen |

**2. Auswahl und Entscheidung (Diagnose): Hypothesenbildung**

Die Informationen und Wahrnehmungen werden anhand von Theorien und Modellen zur Überprüfung der Hypothesen zugeordnet. Es ist eine Auswahl zwischen Gruppenintervention, interpersonaler oder personaler Intervention zu treffen. Dabei ist zu beachten, dass jedes Ereignis in der Gruppe nicht nur die Wahrheit des Individuums enthält, an dem es sich konkretisiert, sondern darüber hinaus die Realität der ganzen Gruppe. Das bedeutet, dass auch jede personale oder interpersonale Intervention für die gesamte Gruppe wirksam wird (Majce-Egger, 1999c, S. 269). Die diagnostische Einschätzung betrifft die Gruppe als Ganzes, aber auch die einzelnen Gruppenmitglieder. Der Wechsel von Gruppen- und Einzelintervention ist sinnvoll, da ausschließliche Gruppeninterventionen entindividualisierende Wirkung haben können.

**3. Ziel der Intervention festlegen**

Ziel der Intervention ist immer die Analyse des Hier und Jetzt, das Bewusstwerden des Geschehens. Zudem sollen Einsichten über die Gruppe, soziale Systeme sowie das eigene Selbst erlangt werden. Nur wenn das Ziel deutlich ist, sollte interveniert werden. Anschließend ist die Wirkung zu überprüfen und eventuelle Korrekturen für weitere Interventionen sind vorzunehmen. Dabei sind Richtziele (Hauptziel der Gruppe), Grobziele (Konkretisierung der Richtziele) und Feinziele zu differenzieren.

**4. Durchführung und anschließende Überprüfung des Ergebnisses durch neuerliche Situationsanalyse und weitere Planung**

Nur wenn die Zielerreichung durch festgelegte Kriterien überprüfbar ist, Personen, Zeit, Rahmen und Methoden berücksichtigt werden, kann es zur Ausführung kommen. Zu beachten ist, dass Zielorientiertheit einerseits sowie Bedürfnisse, Wünsche, Erwartungen andererseits verschiedene Ebenen sind. Sie bedingen sich zwar, sind aber von den Trainer*innen und Gruppentherapeut*innen bewusst zu trennen. Denn ohne eindeutiges Ziel zu intervenieren bedeutet, bedürfnisorientiert vorzugehen, und würde beratendes und therapeutisches Handeln infrage stellen.

Trotz dieser komplexen Planung ist zu beachten, dass Interventionen Impulse sind, die nicht immer angenommen werden oder auch unangemessen sein können. So kann ein neuer Impuls formuliert bzw. aktuelle Abwehrformen der Gruppe können erkannt werden. Es ist grundlegend, sich Entwicklungen für die Gruppe und die Personen vorstellen zu können (mithilfe von Theorien und Modellen), um im komplexen Geschehen einer Gruppenentwicklung Richtungen erkennen zu können.

> Beispiel einer therapeutischen Jahresgruppe, 10. Arbeitseinheit in einer Privatpraxis, das in der Lehrveranstaltung für angehende Trainer*innen und Gruppentherapeut*innen wiederholt zur Bearbeitung verwendet wurde. Die Aufgabenstellung: Einschätzung der Krisenhaftig-

keit der Situation anhand von Gruppenmodellen und Entwickeln einer Gruppenintervention. Wie würden Sie intervenieren?
Die Gruppe von acht Frauen und vier Männern agiert seit Beginn der Jahresgruppe angepasst, „brav". Schon früh wird eine hohe Erwartung über Veränderungs- und Entwicklungsmöglichkeiten deutlich. Interventionen der Therapeut*innen werden immer aufgegriffen. Es wird viel gesprochen, es gibt kaum Schweigephasen, direkte Fragen und Rückmeldungen werden allerdings vermieden. Die bisherigen Themen sind verschiedene Heimaten und Zerrissenheit, Gewalt in der Familie, das Gefühl, als Kind abgeschoben worden zu sein, und der Druck, stark sein zu müssen, denn „Schwäche ist das abzulehnende Übel der Menschheit". Trotz heftiger Themen und hoher Sprachgewandtheit bleiben die Erzählungen ausdrucks- und emotionslos und es wird darauf geachtet, dass kein Gruppenmitglied ins „Rampenlicht" kommt. Es bleibt bei fassadenhaften Selbstdarstellungen.
Eine erste Kontaktaufnahme in der Gruppe von einem Teilnehmer A zu einer Teilnehmerin B geht spröde und abgehoben vor sich, gleitet immer wieder ins Verallgemeinern ab und löst kaum merkbare Resonanz in der Gruppe. Dann tritt eine Wende ein. Eine dritte Teilnehmerin bestätigt den aktiven Teilnehmer mit „Gute Arbeit". Diese Form eines Feedbacks ist neu und der Bestätigte wehrt dies ab. Die Gruppe wirkt erleichtert und ein spannungsgeladenes Gelächter folgt. In der nächsten (10.) Arbeitseinheit kommt eine Teilnehmerin D mit folgender Geschichte in die Gruppe:
Seit dem letzten Jahresgruppentermin erhalte sie anonyme Anrufe. Sie schildert das Geschehen dramatisch in ausufernden Details. Nebenbei verdächtigt sie andere Gruppenmitglieder, die anrufende Person zu sein. Die Gruppe erstarrt. Alle beobachten sich gegenseitig und niemand sieht sich selbst als Akteur*in.

Das Beispiel irritiert, denn viele möchten Teilnehmerin D beistehen und sie von ihren Ängsten entlasten, jedenfalls die Protagonistin beruhigen und schützen. Was hat das mit der Gruppe zu tun? Wozu Gruppenmodelle als Methodenrepertoire?

Es ist empfehlenswert, das Geschehen der vorigen Gruppeneinheit zu beleuchten. Dort fand erstmals eine eindeutige Kontaktaufnahme von Teilnehmer A zu Teilnehmerin B statt. Dabei stellte sich die Unsicherheit und Angst vor Kontakt der gesamten Gruppe deutlich dar und führte auch abschließend – etwas ironisch – als „gute Arbeit" benannt zu Entspannungslachen und Distanzierung. Warum verbindet Teilnehmerin D die Bedrohung mit der Gruppe?

Wenn auch brüchig, so fand doch durch den Versuch von Teilnehmer A eine eindeutige Kontaktaufnahme statt, die die Gruppe in hohe Spannung versetzte und die sie dann abwehrte. Das bevorzugte Grundannahmegeschehen der Gruppe bewegte sich im Rahmen einer abhängigen Gruppe mit Erwartung an die Therapeut*innen und minimaler Gruppen-Wir-Polarisation (siehe Abschnitt 1.4 „Das Spezifische der GD.DG"; 1.3 „Rangdynamik in Anwendung").

Teilnehmer A versuchte die Positionierung Alpha einzunehmen und damit auch eine Differenzierung der Positionierungen (der bisherigen Wir-Gruppe) herzustellen. Er brachte Neues ins Gruppengeschehen ein, aber die Gruppe folgte nur kurz und schützte sich durch Widerstand. Die Kontaktszene war ängstlich und hölzern, ohne haltgebende Resonanz der Gruppe. Kann diese Kontaktaufnahme einen Entwicklungsschritt einleiten oder bestätigt sie die Bedrohlichkeit?

Teilnehmerin D erlebt als Protagonistin die verdrängte Angst vor Verfolgung, Gewalt, Alleinsein und Ungeschütztsein. Über sie ist eine Richtungsänderung der Gruppenbewegung möglich. Die Angst ist in der Gruppe, die Schutzfassaden von „stark alles allein tun können" bröckeln.

Nun geht es für die Therapeut*innen darum, diese Angst aufzunehmen, zu verstoffwechseln, also aufzubereiten und der Gruppe in annehmbarer Form zur Verfügung zu stellen. Durch die Gruppenintervention, wie hier die Kontakte gewünscht bzw. befürchtet werden, wird die Protagonistin entlastet. Das zu bearbeitende Thema ist in der Gruppe und kann dort weiterbearbeitet werden.

### 3.2.8 Psychisches Strukturniveau – psychisches Funktionsniveau – psychisches Integrationsniveau. Zur Entwicklung des Begriffs

Strukturniveau als Begriff wurde ursprünglich von Heinz Kohut im Rahmen der Selbstpsychologie geprägt (1981 [1979], 1993). Das Selbst versteht er im Gegensatz zum Ich als eine übergreifende Instanz der Persönlichkeit, die nicht nur innere Instanzen, sondern auch alle Objekte (Vorstellungen von Personen) einschließt. „Seine Funktionen sind die Selbststeuerung, die Selbstwahrnehmung, Kommunikation und Bindung. Selbstrepräsentanz wird dabei verstanden als das Selbst in Beziehung zu einem anderen Objekt, also das Selbst in Relation zu einer anderen Person" (Zajec, 2017, S. 110). Das Individuum entwickelt und differenziert sich und seine psychische Struktur in engem Austausch mit der Umwelt. Dabei kann psychische Struktur als Ergebnis der Wechselwirkung von angeborenen Bereitschaften und interaktionellen Erfahrungen begriffen werden. „Sie bestimmt die Möglichkeit des Einzelnen, sich selbst, die Welt und andere zu erleben und sich in einer bestimmten Weise zu verhalten" (Noske, 2014, S. 13). Dabei handelt es sich um die „aktuellen Resultate eines lebenslangen Entwicklungsprozesses" (Arbeitskreis OPD-KJ, 2007, S. 24).

Die Unterscheidung in „hoch – mittel – niedrig" geht auf Otto Kernberg (2000) zurück. Er orientiert sich an Strukturorganisationen, die jeweils der Persönlichkeitsorganisation von Neurotiker*innen, Borderline-Patient*innen und Psychotiker*innen entsprechen. Zudem versteht er Strukturniveau als Ausdruck von Persönlichkeitsorganisation in den drei Bereichen Grad der Identitätsintegration, Fähigkeit zur Realitätsprüfung und Typen von Abwehrmechanismen, derer man sich gewöhnlich bedient. Mit der übertragungsfokussierten Therapie entwickelte Kernberg eine Behandlungskonzeption im analytischen Bereich.

Heigl-Evers und Heigl (1994) formulierten therapeutische Grundeinstellungen und Prinzipien des Intervenierens in Abhängigkeit vom Funktionsniveau der Gruppe. Sie zeigten, dass v. a. bei mittlerem bis niedrigem Strukturniveau ein deutlicheres Einbringen des*der Therapeut*in als Person den Gruppenteilnehmenden neue und korrigierende emotionale Erfahrungen ermöglicht.

Mit Entwicklung der Operationalisierten Psychodynamischen Diagnostik (OPD) wurde eine Basisdiagnostik möglich, in der Struktur als ein „Satz von Funktionen beschrieben wird, mit dem das Selbst die Beziehung mit sich als dem Subjekt und mit der Umgebung (den Objekten) regelt" (Cierpka, 2020, S. VII). Die Herstellung von Nähe, Bindung, Autonomie und Identität als vier grundsätzlichen, aber auch lebenslangen Entwicklungszielen legt das Fundament der psychischen Struktur und wird im Rahmen der OPD-Strukturdiagnostik in vier Dimensionen gegliedert:

**Tab. 15:** Vier Dimensionen in der OPD-Strukturdiagnostik

| Kognitive Ebene | Regulative Ebene | Emotionale Ebene | Bindungsebene |
|---|---|---|---|
| Selbstwahrnehmung | Selbstregulierung | emotionale Kommunikation nach innen | an innere Objekte gebunden sein |
| Objektwahrnehmung | Regulierung des Objektbezugs | emotionale Kommunikation mit anderen | an äußere Objekte gebunden sein |

Die strukturellen Funktionen haben drei Zielrichtungen: *Differenzierung, Integration, Regulation.*

Im Rahmen der strukturbezogenen Psychotherapie nach Gerd Rudolf (2013, 2019) wird in Anlehnung an die OPD das Integrationsniveau der Persönlichkeitsstruktur in „gut – mäßig – gering integriert – desintegriert" gegliedert. Diese Unterteilung weist im Unterschied zu Kernberg keine Verknüpfung zu Diagnosen auf, sondern unterscheidet qualitativ unterschiedliche psychische Funktionen (Rudolf, 2020, S. 1). Strukturelle Störung wird hier nicht als Internalisierung konflikthafter Beziehungserfahrungen, sondern als Entwicklungsdefizit verstanden. Die Therapie ist nicht auf störungsspezifische Diagnosen ausgerichtet, „sondern auf spezifische Funktionsweisen bzw. Dysfunktionen, die bei ganz verschiedenen Störungen vorkommen können" (Rudolf, 2020, S. 3).

**Tab. 16:** Vergleich der vier Stufen der Integration aus Zajec (2017, S. 119)

| | |
|---|---|
| Gut integriert | entspricht dem hohen Strukturniveau bzw. der neurotischen Ebene |
| Mäßig integriert | entspricht dem mittleren Strukturniveau bzw. der Borderline-Organisation |
| Gering integriert | entspricht dem niedrigen Strukturniveau bzw. einer Störung des Selbst |
| Desintegriert | entspricht einer Fragmentation, psychotischer Dekompensation bei niedrigem Strukturniveau |

### 3.2.9 Therapeutische Haltungen und Interventionen der Dynamischen Gruppenpsychotherapie nach Funktionsniveau der Gruppe

Je nach Funktionsniveau der Gruppe werden Therapeut*innen als Hilfs-Ich (niedriges Funktionsniveau) gebraucht, als Objekt der Sehnsucht und Abgrenzung (mittleres Funktionsniveau) oder auch als Vorbild und Rival*in (hohes Funktionsniveau; Noske, 2014). Der Frage „Welches Funktionsniveau braucht was?" folgend, bewährt es sich, den Klient*innen in einer spezifischen therapeutischen Grundhaltung zu begegnen:

**Tab. 17:** Therapeutische Grundhaltung, nach Zajec (2017, S. 119), in Anlehnung an Rudolf (2013), modifiziert

| **Niedriges Funktionsniveau gering integriert/desintegriert** | **Mittleres Funktionsniveau mäßig integriert** | **Hohes Funktionsniveau gut integriert** |
|---|---|---|
| sich hinter Klient*innen stellen | sich Klient*innen gegenüberstellen | sich neben Klient*innen stellen, ihnen vorausgehen |
| annehmen | wohlwollend neutral | taktvoll konfrontativ |
| unterstützen | stützen | begleiten |
| verstehen | unterscheiden | reflektieren |
| halten | aushalten | loslassen |
| anerkennen | antworten | freie Assoziation/Tagträume |
| anleiten | | Deutung ist möglich |
| antworten | | |

**Niedriges Funktionsniveau – Ressourcenförderung**

Personen mit niedrig strukturierter Persönlichkeitsorganisation, mit Entwicklungsstörungen im Bereich der Dyade, sind in der Reflexionsfähigkeit beeinträchtigt. Sie sind also meist nicht imstande, „sich reflexiv auf das interpersonelle Geschehen zu beziehen, an dem sie selber gerade eben beteiligt waren oder im Moment gerade beteiligt sind" (Streeck & Leichsenring, 2015, S. 118). Es ist daher notwendig, ihnen auf ihrem individuellen Strukturniveau zu begegnen und unterstützend, begleitend Entwicklungen anzustoßen. Das bedeutet, sich als Hilfs-Ich anzubieten, diffuse Affekte zu containen und eventuell Affektbeschreibungen zur Auswahl anzubieten. Bei ausgeprägt strukturellen Einschränkungen ist keine ausreichende Selbst- und Beziehungsregulierung vorhanden, da sie nie entwickelt wurde. Das Erleben von Sicherheit ist vorrangig. Wenn die Therapeut*innen die Regulierung der Beziehungen unterstützen, kann die

Struktur der Klient*innen weiterentwickelt werden. Die Interaktionen zwischen den Teilnehmenden stehen im Vordergrund, das „Wie" der Gestaltung und Regulierung der Beziehungen zueinander, nicht nur auf sprachlicher, sondern auch auf nichtsprachlicher und körperlicher Verhaltensebene. Interventionen beziehen sich auf das manifeste Verhalten, da innere Konflikte aufgrund der Teilobjektbeziehungen nach außen verlagert werden. Therapeut*innen achten vorrangig auf die Beziehungsmuster in der Gruppe, auf die interaktiven Aspekte der Gruppenarbeit und das manifeste Gruppengeschehen. Den Klient*innen ist ein unterstützendes Gegenüber anzubieten, das zur Entwicklung von nicht oder nur eingeschränkt ausgebildeten Ich-Funktionen ermutigt, wie z.B. differenziertes Wahrnehmen von Affekten.

Die Therapeut*innen stellen selektiv ihre persönliche Reaktion als Anregung für interpersonelles Lernen insoweit zur Verfügung, als dies für die Personen entwicklungsförderlich ist und hilft, die soziale Welt verständlicher zu machen sowie die eigene Teilnahme und Mitgestaltung zu erleichtern. Therapeut*innen sind hier weniger abstinent und daher transparenter. Sie „antworten" und unterlassen Deutungen, stellen aber ihr Resonanzerleben zur Verfügung.

Die theoretische Begründung für antwortendes Intervenieren der Therapeut*innen liegt in der Förderung der Alterität (Andersartigkeit, Verschiedenheit). Der antwortende Modus arbeitet die Intersubjektivität des Geschehens aktiv heraus. Damit wird Verantwortung für das eigene Verhalten vermittelt. Selbstregulation und Regulation von Affekten in Beziehungen stehen im Mittelpunkt. Dabei können „Antworten" aus der Position eines Gegenübers (im Sinne der komplementären Gegenübertragung) gegeben werden, womit der Fokus auf die andere Person gelenkt wird. Ebenso kann aus einer passageren Identifikation mit dem*der Klient*in geantwortet werden, wodurch alternative Perspektiven verdeutlicht werden können, die sich der*die Klient*in identifikatorisch aneignen kann.

Mit „Antworten" wird Wirksamkeit erlebbar und die Antwort enthält Anerkennung. Bei eingeschränkter Mentalisierungsfähigkeit gilt es vorrangig, einen mentalisierenden Modus aufzubauen (nicht Deutung von Inhalten), da Deutungen als narzisstische Kränkung oder Vorwurf aufgefasst würden. Mentalisieren bedeutet, sich auf die eigenen Gefühle, Gedanken, Wünsche, Überzeugungen etc. und die anderer Personen beziehen und darüber nachdenken zu können. Mentalisieren bedeutet auch, sich aus der Perspektive einer anderen Person wahrnehmen zu können. „Mentalisieren ist die Fähigkeit, uns selbst und andere zu verstehen, indem wir uns über intentionale Zustände klar werden. Dies setzt ein Gewahren eigener und fremder innerer Zustände voraus, vor allem wenn es darum geht, Verhalten zu erklären" (Fonagy & Campbell, 2017, S. 288).

Antwortende, entwicklungsfördernde Interventionen bedeuten, sich als Therapeut*in aktiv zur Verfügung zu stellen. Die Klient*innen sollen darin unterstützt werden, ein Gefühl dafür zu entwickeln, dass sie mit ihrem Handeln Wirkung auf das Gegenüber ausüben, und sich als Akteur*in zu erleben. Dabei gilt es jedoch, neben dem progressiven Ziel die Toleranz- und Belastbarkeitsgrenzen zu beachten. Eine Überschreitung zeigt sich v. a. als Erstarrung, Angriff bzw. Gegenangriff oder Fluchtverhalten (Streeck & Leichsenring, 2015, S. 131).

Gruppentherapeutisches Arbeiten in institutionellen Einrichtungen unterscheidet sich in mehreren Aspekten von Gruppentherapien in Privatpraxen oder Ausbildungsgruppen für Psychotherapeut*innen oder Gruppendynamiker*innen sowie von gruppendynamischen Selbsterfahrungsseminaren. Auch in diesen Gruppen treten aber regressive Phänomene auf und es nehmen Personen mit frühen Persönlichkeitsstörungen am Geschehen teil. Daher ist auch für Gruppendynamiker*innen wie Trainer*innen das Wissen um psychische Störungsbilder und Funktionsniveaus wesentlich, um verantwortungsvoll unterstützend mit Gruppen arbeiten zu können. Dies gilt besonders für Anbieter von Großgruppen-Veranstaltungen, da Großgruppen Regression fördern. Auch kann in Krisensituationen die Fähigkeit höherer Funktionsniveaus, zu mentalisieren und zu triangulieren, verloren gehen und vorübergehend in ein Agieren auf niedrigem Funktionsniveau wechseln.

**Mittleres Funktionsniveau – zwischen Ressourcen- und Konfliktorientierung**
Viele Klient*innen bewegen sich zwischen den Polen hohes und niedriges Funktionsniveau. Sie fordern Therapeut*innen wie Trainer*innen darin, den teils schmalen Grad zwischen Ressourcen- und Konfliktorientierung zu begehen. Der Fokus liegt einerseits nach wie vor auf dem „*Wie*“ der Gestaltung und Regulierung der Beziehungen der Teilnehmenden zueinander, zugleich aber neben der Differenzierung von Verhaltensweisen und Affekten auch auf deren zunehmender Integration. Die Teilnehmenden müssen darin unterstützt werden, Grenzen nicht nur zu verteidigen, sondern auch auszuhandeln und zu verhandeln. Hierfür braucht es die Therapeut*innen und Trainer*innen, teils in intensiver Weise als klares Gegenüber, das zwar angegriffen, aber auch benötigt wird, in starker Klarheit der Funktion und Rolle. Sie sollten ein Gegenüber sein, das gut und böse sein kann und wo vor allem die Integration dessen gelingt. Über identifikatorische Prozesse kann eine gewisse Beruhigung eintreten sowie die Entwicklung eines inneren verlässlichen Bildes von sich selbst und den anderen unterstützt werden. Dies ist wichtig für „das Erleben von Kontinuität und Kohärenz, was eine wesentliche Voraussetzung ist, um sich selbst in einer Welt zu erleben, die man mit anderen teilen kann“ (Noske, 2014, S. 19). Dabei kann einerseits eine Identifikation mit den Therapeut*innen bzw. Trainer*innen stattfinden, andererseits auch die gegenseitige Identifikation der Gruppenteilnehmenden untereinander, der im Sinne des Peer-Effekts eine besondere Bedeutsamkeit zukommt.

**Hohes Funktionsniveau – Konfliktorientierung**
Der Fokus liegt auf dem Beziehungsgeschehen (triadisch, neurotischer Bereich) in der Gesamtgruppe und der gruppenspezifischen Verarbeitung von Beziehungskonflikten. Psychosoziale Kompromissbildungen, Konflikte drücken sich interpersonell in Form einer länger bestehenden Interaktionsfigur aus, zu der unbewusste Motive beitragen. Die Gruppe als Ganzes, als Objekt, wird wesentlich und jeder Beitrag ist ein Beitrag zum Prozess der Gruppe. Deutende Interventionen beziehen sich auf die Abwehrphänomene. Die Trainer*innen und Therapeut*innen positionieren sich als Gegenüber und konfrontieren die Gruppe mit ihren Widerständen und den persönlichen Abwehrmustern der Mitglieder. Ziel ist es, dadurch unbewusste Konfliktdynamiken bewusst zu machen, das Konfliktthema zu bearbeiten und neue Wege des Umgangs damit zu finden. Interventionen sind auf Wahrnehmen, Klären, Konfrontieren, Deuten und Durcharbeiten des Geschehens fokussiert.

### 3.2.10 Differenzierung nach Funktionsniveau

**Tab. 18:** Zusammenstellung in Anlehnung an Gerd Rudolf, „Strukturbezogene Psychotherapie" (2013)

| | **Konfliktorientierung**<br>triadisch, ödipal | **Ressourcenorientierung**<br>dyadisch, präödipal, strukturell |
|---|---|---|
| Intervention | Deutend:<br>Vermutungen und Zusammenhänge über Innenwelten<br><br>Beziehungskonflikte in der Gruppe verarbeiten | Antwortend:<br>• auf manifestes Verhalten bezogen (Beziehungsmuster in der Gruppe)<br>• authentische Antwort<br>• passagere Übernahme einer Hilfs-Ich- bzw. Über-Ich-Funktion<br><br>Umgang mit Affekten erproben:<br>• Affekte aufspüren und erleben<br>• diffuse Gestimmtheiten identifizieren, differenzieren und mit dem Kontext in Beziehung setzen<br>• die Affekte auf Kontextbezogenheit modulieren |
| Haltung | Abstinenz, Neutralität | Präsenz, Respekt, Akzeptanz |
| Ziel | Darstellung und Bearbeitung innerer pathogener Konflikte | • Bildung von Ganzobjektrepräsentanzen<br>• Ich-Differenzierung<br>• Fähigkeit, die anderen in ihrer Andersartigkeit als Gegenüber<br>• Mentalisierungsfähigkeit fördern |

| | | |
|---|---|---|
| Gegenübertragung Therapeut*in/ Trainer*in | Interesse, Neugier, Sympathie | Unbehagen, Bedrohung, Ablehnung |
| Störungsmuster | Neurosen | • narzisstische Persönlichkeitsstörung<br>• Borderline-Persönlichkeitsorganisation<br>• Charakterpathologien |
| Dominante Objektbeziehungsmuster | Ganzobjektbeziehungen | Teilobjektbeziehungen |
| Ich – Du | Klare Ich-Du-Grenze | Unklare Ich-Du-Grenze |
| Umgang mit Unverträglichkeiten | Interpersonelle Konflikte werden ins Innere der Person verlagert, führen zu Spannungen und Kompromissbildung | Innere Unverträglichkeiten bestehen unbezogen nebeneinander, werden interaktionell in Außenbeziehungen verarbeitet |
| Ich-Funktionen | differenzierte Ich-Funktion | eingeschränkte Ich-Funktion |

Interventionen sollen zielgerichtet und geplant sein. Dabei geht es in erster Linie darum, einen Entwicklungsraum für alle Teilnehmenden zu ermöglichen, von dem die Einzelnen sowie die Gruppe profitieren, und den Ablauf von Ereignissen in der Gruppe interpersonal zu verändern. Das Geschehen in Gruppen ist häufig komplex und folgt teils einem raschen Tempo. Es kann dazu kommen, dass man als Trainer*in oder Therapeut*in manchmal einfach reagiert und nicht im Sinne einer geplanten Intervention handelt. Umso wichtiger ist die Eigenreflexion. Eigenes Agieren kann uns auf grundlegende, noch nicht kommunizierbare Aspekte oder Themen der Gruppe hinweisen. Manche Handlungen werden erst im Reflexionsprozess verständlich und können hinsichtlich ihrer Bedeutung und Wirksamkeit oder auch Nichtwirksamkeit eingeordnet werden. Dies hilft uns im weiteren Prozess. Aber nicht nur Trainer*innen und Therapeut*innen intervenieren – in Gruppen sind auch die Äußerungen und Verhaltensweisen der Gruppenmitglieder (wenn auch meist unbeabsichtigte) Interventionen. Aufgrund des Peer-Effekts können diese teils wirksamer sein als jene der Gruppenleitung. Sie sind jedoch auch weniger zielgerichtet und können ein gewisses Risiko in sich tragen. Dies gilt es in der Leitung von Gruppen zu berücksichtigen. Insofern ist Intervenieren neben der Verbindung von Theorie und Praxis vor allem auch ein Dialog, orientiert an der verstehenden Erfassung von Strukturen sowie an der Vorstellung von Entwicklungen.

## 3.3 Konzept, Design und Setting

Christine Pechtl, Dominik Pesendorfer

In diesem Abschnitt widmen wir uns dem Prozess, der einer gruppendynamischen bzw. gruppentherapeutischen Konzept- und Designerstellung vorausgeht.

Lewins Formel V = f (P, U) besagt, dass das Verhalten einer Person eine Funktion aus Person und Umwelt darstellt. Ausgehend davon ist es bereits vor der Planung eines Trainings, einer Beratung oder einer therapeutischen Maßnahme notwendig, sich ausführlich mit den aktuellen Umwelten bis hin zur gesamtgesellschaftlichen Situation zu beschäftigen.

Das Menschenbild der Gruppendynamik (Autor*innenteam der Fachsektion, 1992) gilt aus unserer Sicht sowohl für therapeutische als auch für inner- und außerorganisationale (Beratungs-)Settings:

1. die Sichtweise der ständigen Wechselwirkung zwischen einzelnen Systemen (Mikro- und Makrokosmos und die Ableitung von Wirkfaktoren)
2. die Betrachtung der Gruppe als Ganzes, hinausgehend über die Ansammlung von Individuen, sowie die sich daraus ergebenden Modelle und Theorien
3. das Verständnis von Krankheit als soziales Rollenverhalten
4. das Ziel der Herstellung von Ganzheit und Bewegung (Dynamik) als Werte

> „Der Rahmen wirkt auf den Prozeß [sic]; die Bewusstmachung und Verarbeitung der Einflüsse ist Inhalt des psychotherapeutischen Arbeitens. Der/die TherapeutIn [sic] fungiert dabei als VermittlerIn [sic] zwischen den Welten. Seine/ihre Haltung gegenüber gesellschaftlichen Fragestellungen ist daher mitentscheidend für den Prozeß [sic]; die Bewußtmachung [sic] von Vorstellungen über das eigene Tun und Wirken und die dazugehörigen Menschenbilder müssen folglich Inhalt jeglicher Arbeitsplanung sein." (Schenk, 1999c, S. 294)

Ob nun ein Selbsterfahrungsmodul, Supervision, Organisationsberatung oder eine Therapiegruppe angedacht wird: Es bedarf eines ausführlichen Verarbeitungsprozesses der inneren Dynamik des zu beratenden Systems. Bion beschreibt diesen Verdauungsprozess als „Container – Contained" (Bion, 1972). Er beschreibt einen Prozess, in dem unverdaute, unbewusste Anteile einer Person, einer Gruppe, einer Organisation in eine andere Person ausgelagert und dort verdaut bzw. verarbeitet werden. Als verbalisierbare Anteile können sie dann wieder integriert werden. Dieser Verdauungsprozess verändert alle Beteiligten.

„Bions Verständnis vom Menschen ist ein existentiell soziales, der Mensch ist ein ‚vergrupptes Wesen', ein ‚Herdentier'; seine Individualität entsteht nicht in der Person selbst, sondern im Verstandenwerden durch die anderen, in der Gruppe" (Fliedl 2002, S. 27).

Für nicht gruppendynamisch geprägte Personen erschließt sich die Notwendigkeit, sich mit den umgebenden Systemen zu beschäftigen, möglicherweise nicht so leicht. Beratung und Psychotherapie können z. B. in der Praxis, im Rahmen der Krankenkasse oder in einer Institution sowie zusätzlich zu anderen (Gruppen-)Angeboten angeboten werden. Auch Anbieter und Auftrag können sich unterscheiden. Diese Faktoren sind ebenso relevant wie die Diagnose, die Einstellungen der Klientel oder der Background der Therapeut*innen oder Berater*innen. Ebenso geht die Beschäftigung mit den inneren Umwelten und unbewussten Anteilen einer Person im organisationalen Rahmen über die übliche Auftragsklärung hinaus. Diese Verschränkung von gruppendynamischen, soziologischen und tiefenpsychologischen Betrachtungsweisen zeichnet die Gruppendynamik aus. Die Arbeit im Einzelsetting, z. B. in der Einzeltherapie, Supervision oder im Coaching, ist aus Sicht der Gruppendynamik ein Sonderfall, da nur zwei Personen im Raum anwesend sind (und ihre Bezugsgruppen „nur" als innere Welten in sich tragen). Aus unserer Sicht gilt aber auch hier: „Jede Person ist eine Gruppe." In diesem Artikel ist daher das jeweilige Arbeitsfeld nicht von vordringlichem Interesse. Wir widmen uns den Herausforderungen gruppaler Angebote und verwenden den Begriff „Gruppendynamik" für alle Arbeits- und Anwendungsfelder.

Gruppendynamische Settings und Interventionsformen sind immer „organisationsbezogen" (Heltzel, 2012, S. 31), weil selbstverständlich die organisationalen Gegebenheiten mitgedacht und miteinbezogen werden müssen.

Das zu erbringende Containment (vgl. Bion, 1972) hängt sowohl von den Arbeitsinhalten als auch vom „Verdauungsapparat" der Gruppendynamiker*innen ab.

### 3.3.1 Ich in meiner fachlichen Umwelt

Auch die inneren und äußeren Umwelten der Gruppendynamiker*innen haben Einfluss auf die Konzept- und Designerstellung. Die eigene fachliche und persönliche Verortung bildet die Basis, von der wir uns einem Klient*innensystem annähern. Dieses innere Radar bestimmt, ob wir uns als Gruppendynamiker*innen fremd, irritiert oder wie zu Hause fühlen. Wir werden als Personen mit einem bestimmten biografischen Hintergrund wahrgenommen. Unser Habitus macht uns für andere im sozialen Feld verortbar und bestimmt unsere Sicht auf die Welt mit. „Sozialisation ist eben kein Prozess der vorwiegend kognitiven Aneignung von Rollen, sondern ein Prozess, der unter die Haut geht, eine Formung der Person in einem spezifischen sozialen Feld, die darin mündet, eine spätere soziale Position zu verkörpern" (Gröning, 2013, S. 117). Diese Erfahrungen bedingen unseren Auftritt im Feld, unsere Angebote und wie sie interpretiert werden. Wir haben also immer unsere (Arbeits-)Biografie im Gepäck, unsere Vorlieben, unsere Haltung, unsere Bezugssysteme und unser Menschenbild (siehe Abschnitt 3.1 „Methodik der Gruppendynamik").

### 3.3.2 Die beauftragende Organisation

Organisationen unterscheiden sich nach Luhmann (1984) von anderen sozialen Gebilden wie Familien, Netzwerken oder Nationalstaaten durch eine enge Definition ihrer Mitgliedschaft, die Ausbildung von Hierarchien und Klarheit über ihren Zweck. „Von zentraler Bedeutung ist, dass Organisationen über ihre Zwecke, Hierarchien und Mitgliedschaften selbst entscheiden können" (Kühl, 2011, S. 21).

Organisationen sind also immer die gegenwärtig effektivste Form, mit dem gesellschaftlichen Auftrag umzugehen. Ihre Form richtet sich dabei auch nach den aktuell modernen Organisationsdesigns (Agilität, Netzwerk etc.) und verändert sich langsam, aber stetig. Gesucht werden Mittel, um den jeweilig aktuellen Zweck am ehesten zu erreichen.

„Diese Suche impliziert zwei Prinzipien: Innovation und Ökonomisierung. Bestehende Kooperationsbeziehungen werden ständig auf den Prüfstand gestellt, verbunden mit der Frage, ob der Einsatz neuer und kostengünstigerer ‚Techniken' nicht zweckmäßiger ist" (Strauß, Mattke, 2012, S. 100).

Organisationen dienen auch der Bewältigung gesellschaftlicher und individueller Ängste (z. B. der Bedrohung durch die eigene Sterblichkeit), die nicht benennbar sind. In der Gruppendynamik verbinden sich individuelle, gruppale und organisationale Ängste in der gemeinsamen Abwehr (vgl. Obholzer, 1997, S. 17 ff.). Sich auf eine dem Überleben der Organisation dienliche Weise zu verhalten, macht es möglich, an der Unsterblichkeit der Gruppe teilzuhaben. Der Widerstand, solche Prozesse aufzudecken, ist mit zu bedenken. Kinzel definiert das Unbewusste als „die Gesamtheit derjenigen die Organisationsziele beeinflussenden Prozesse, die aus dem Bewusstsein der Organisationsmitglieder verdrängt wurden" (Kinzel, 2002, S. 39). Auch sieht er den Teil unbewusster Routinen und Abläufe, also die organisationale Subkultur, als Abwehrformen. Das beeinflusst auch das den Organisationsmitgliedern mögliche Verhalten. „Organisationsmitglieder sind so sehr mit der Organisation identifiziert, dass sie deren sprachliche Codes übernehmen und ihre individuellen Gefühlslagen und Gedanken hinter diesen verschwinden" (Malunat, 2020, S. 25). Im Kontakt mit einer Organisation werden diese unbewussten Codes schnell deutlich. Wer ruft an? Wie wird der erste Kontakt angelegt – eher freundschaftlich, unter Berufung auf Netzwerke, fordernd, hilfesuchend, verwirrt? Was wird angefragt?

### 3.3.3 Das aktuelle Arbeitsfeld als gemeinsame Kreation vom beauftragenden und vom beratenden System

Ab diesem ersten Kontakt beginnt bereits der gegenseitige Einfluss von Beratungssystem und Auftraggeber(n), der in einer vorläufigen Organisationsdiagnose mündet.

Von Beginn an setzen wir uns bewusst und unbewusst der Dynamik der Organisation aus, egal ob als Mitarbeiter*in, Klient*in, Führungskraft oder externe Beratung. Der Kontakt verändert uns, bestimmtes Verhalten wird möglich bzw. unmöglich. Wir haben Fantasien über die Organisation und die Beteiligten. Anderes können wir nicht wahrnehmen und wird auch von den kontaktnehmenden Gruppendynamiker*innen schon unbewusst ausgeblendet. Diese Effekte beschreiben psychodynamisch orientierte Gruppendynamiker*innen mit dem Begriff der Gegenübertragung als Medium des Verstehens. Wir beobachten die Veränderung unserer Person, die sich aus dem Kontakt mit dem Gegenüber ergibt, und gehen davon aus, dass wir von Beginn an auch unser Gegenüber verändern.

> „Die Seele wohnt nicht isoliert im Körper, sondern ist immer schon auf andere Seelen bezogen. Der Mensch wird in einen sozialen Kontakt hineingeboren und bleibt Zeit seines Lebens auf andere Menschen angewiesen. Das Subjekt ist also intersubjektiv konstruiert; bis in sein Innerstes hinein trägt das Selbst die Spur des Anderen." (Altmeyer, 2003, S. 18)

Letztendlich geht es im Kontakt mit dem auftraggebenden System immer darum, die gegenseitige Beeinflussung zu reflektieren und möglichst konstruktiv damit umzugehen (Göring, 2013).

Im Kontakt mit der Führungskraft bündeln sich unbewusste Mechanismen der Organisation. Die Erwartung an Führung lässt Schlüsse über die unbewussten Ängste wie auch die bewussten Heilserwartungen zu. Wird Führung hierarchisch klar, totalitär, emotional oder rational angelegt, verstehend, unterstützend oder fordernd bis abwertend? Werden Gruppen- und Teamentscheidungen gefördert oder vermieden? Wie sehr die Organisation es schafft, Ängste der Mitarbeitenden und der Gesellschaft zu binden, lässt sich auch an den Beziehungen zur Führungskraft und unter den Mitarbeitenden ablesen.

Schaffen es Organisationen nicht, innere und äußere Stabilität und damit eine stabile Angstabwehr aufrechtzuerhalten, werden sie in ihren Beziehungen und Abläufen brüchig. Damit zusammenhängende häufige Abbrüche – sowohl bei den Mitarbeitenden als auch bei der Klientel – verstärken diese Tendenz. Die gesamte Organisation wird instabil – um es mit einem psychotherapeutischen Begriff zu sagen: borderlinig. Auch bei Beratungsprozessen besteht dann das Risiko, dass sie abgebrochen werden und zu immer weiterführender Frustration beitragen.

Die beobachtbare Gruppendynamik (siehe Abschnitt 2.2 „Gruppenprozesse analysieren") als Zusammenschau individueller Dynamiken, der Organisationsdynamik und gesellschaftlicher Einflüsse mit den Zwecken und Zielen der Organisation gibt uns diagnostische Hinweise. Die Gruppendynamik des Systems kann als Schnittpunkt verschiedener Dynamiken verstanden werden. Sie ermöglicht diagnostische Rückschlüsse auf Umgebungsdynamiken, wird von diesen beeinflusst und beeinflusst wechselseitig die Umgebungsdynamik.

Gruppendynamische Phänomene bieten so im Zweifel immer wieder einen Anknüpfungspunkt im Prozess, auch wenn ihre Bearbeitung nicht direkt Teil des Auftrags ist. Veränderungsschritte müssen in einer veränderten Gruppendynamik Ausdruck finden, oder sie sind zu hinterfragen. Jede Veränderung in Teilen des Systems verändert das System und umgekehrt.

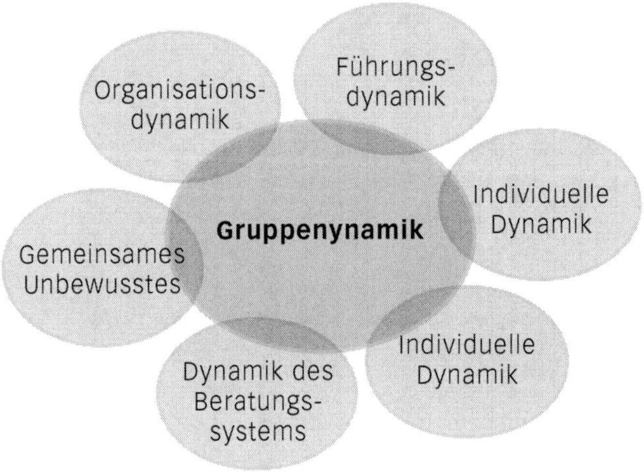


**Abb. 23:** Gruppendynamik als Referenzsystem

Die Gruppendynamik, die Berater*innen, Supervisor*innen, aber auch Psychotherapeut*innen inner- und außerhalb der Organisation begegnet, ist also auf verschiedenen Ebenen relevant:

- als diagnostisches Mittel zur Interventionsplanung,
- als jede Intervention begleitender Prozess,
- als Vehikel zur Veränderung von Personen, Gruppen, Teams und Organisationen,
- als Ebene der Einschätzung bereits erfolgter Veränderungen im Prozess.

### 3.3.4 Konzept

Die vorausgegangenen Überlegungen sind das Fundament für die Entwicklung eines Konzepts, das durch die Wahrnehmungen im Kontakt mit dem Kund*innensystem angereichert und in eine Form gegossen wird.

Hilfreiche Aufmerksamkeitsrichtungen und Fragestellungen, die sich in diesem Prozess ergeben, sind beispielsweise folgende (vgl. Schenk, 1999c, S. 293–305):

- In welchen Gesamtkontext ist die Maßnahme eingebettet?
- Wie gestalten sich der Kontakt und die Dynamik im Auftragsgespräch mit der anfragenden Stelle (Geschäftsführung, Personalentwicklung, Führungskraft)?
- Wie nehme ich meine Resonanz wahr, welche Stimmungen, Bilder, Fantasien, Assoziationen tauchen im Vorfeld, Verlauf und nach den ersten Kontakten auf?
- Kann ich ein hinreichend klares Entwicklungsbild für die Zielgruppe generieren?
- Mit welchen mir zur Verfügung stehenden Theorien setze ich diese Informationen und Wahrnehmungen in Beziehung und leite Hypothesen daraus ab?
- Was erscheint in Bezug auf die formulierten Ziele in der auftraggebenden Institution möglich (Ressourcen, Entwicklungsverständnis, Menschenbild)?
- Was könnte ausreichend irritierend sein, um Entwicklung zu initiieren, und ausreichend vertraut, um genügend Angstbindung zu ermöglichen?
- Wie schätze ich den Widerstand gegenüber bestimmten Themen, Methoden, Formaten ein?
- Welche Wünsche und Befürchtungen habe ich?
- Und nicht zuletzt: Was sind meine persönlichen Vorlieben, in welchen Formaten und mit welchen Methoden fühle ich mich ausreichend sicher?

Die Akzeptanz und damit auch der Erfolg gruppendynamischer Angebote hängen wesentlich von den Einstellungen der Teilnehmenden ab. Es ist daher sinnvoll und notwendig, sich Überlegungen zur Vorinformation über das geplante Angebot zu machen. Wir müssen davon ausgehen, dass die Einstellung zu einem Gruppenangebot wesentlich von den bisherigen Gruppenerfahrungen geprägt ist, die, wie wir alle wissen, nicht nur positiv sind.

So, wie wir als Gruppenleitung Informationen über die Gruppenteilnehmenden brauchen (Funktion, Status in der Gruppe etc.), brauchen auch die Teilnehmenden Informationen, um sich ausreichend orientieren zu können.

Informationen in Hinblick auf die Fragestellungen „Wozu dient die geplante Maßnahme?“, „Welche **Ziele** werden damit verfolgt?“, „Welches methodische Vorgehen ist geplant?“ sowie Rahmeninformationen wie Zeit und Ort sind wesentliche Eckpfeiler, die im Vorfeld kommuniziert werden sollten.

In Absprache mit den Auftraggeber*innen verfasste Einladungen an die Teilnehmenden sind hilfreich, um Orientierung für alle Beteiligten zu ermöglichen – beispielsweise vor einem Teamentwicklungs-Workshop, wo das Ergebnis der Auftragsgespräche (Ziele, Inhalte, Zeitstruktur, Arbeitsweisen) nochmals gebündelt zusammengefasst wird.

Ausreichend vorbereitete Gruppen finden in der Regel schneller zu einer Arbeitsbasis und können besser mit Irritation und Unsicherheiten umgehen.

### 3.3.5 Design und Setting oder die Konfrontation mit der Realität

Das Design ist die Formgebung der Intervention, der konkrete Ablauf im Rahmen einer Raum- und Zeitstruktur. „Designentwicklung ist in hohem Maße Kooperationsprozess, nicht nur ein methodisches Problem, und kann daher auch als Machtinstrument missbraucht werden" (Schenk, 1999c, S. 298).

Designplanung bringt aus Beobachtungen abgeleitete Hypothesen in Kontakt mit den realen Möglichkeiten der auftraggebenden Organisation. Sie muss sich an den Gegebenheiten und Ressourcen orientieren. Es ist z. B. wenig sinnvoll, in einer Pflegeeinrichtung mit Schichtdienst von einer gleichzeitigen Beteiligung aller Mitarbeitenden an einem Teamentwicklungsprozess auszugehen oder eine geschlossene Therapiegruppe in einer Rehaklinik mit rollierenden Ankünften und Abreisen zu planen. Große Organisationsprozesse scheitern trotz hoher Notwendigkeit oft an den finanziellen Möglichkeiten von Organisationen. Beteiligungsprozesse entsprechen nicht immer dem Organisationsverständnis.

Basierend auf den erwünschten Wirkungen und den Hypothesen ist es hilfreich, Design und Setting in Hinblick auf vier Dimensionen zu entwerfen (vgl. Königswieser & Exner 1998, S. 31 ff.):

- **Zeit:** erfordert Bewusstsein und Gefühl für Rhythmen und Prozesse
- **Inhalt:** erfordert Bewusstsein für den Charakter der Bearbeitung des Inhalts oder Themas und die Möglichkeiten der Gruppe
- **Soziales:** erfordert Bewusstsein für Gruppenzusammensetzung und Gruppendynamik
- **Raum/Setting:** erfordert Bewusstsein für die Wirkung von Räumen und deren Gestaltung

Die Dimension **Zeit** bringt die real verfügbaren Ressourcen mit den Vorstellungen der Auftraggeber*innen und den zugrunde liegenden Hypothesen in Verbindung. Sie stellt wohl immer einen Kompromiss dar. Wie viel Zeit steht für einen notwendigen Entwicklungsschritt zur Verfügung? Unmittelbare Entscheidungsnotwendigkeiten schließen längerfristige Entwicklungsprozesse aus. Wie viele Zeitressourcen kann die Organisation zur Verfügung stellen? Gibt es die Möglichkeit einer Klausur, oder müssen die Beratungseinheiten in den Alltag gequetscht werden? Welche Themen außerhalb des Angebots erfordern noch Zeit und Energie? Was ist gerade umsetzbar?

Die beobachteten Rhythmen in Organisationen sind für die Designentwicklung ebenfalls von Interesse. Wie leicht oder schwer ist es, relevante Personen und Gruppen in Organisationen an einen Ort zu bringen, Zeit für gemeinsames Tun zu schaffen? Wie schnell oder langsam bewegt sich die Organisation?

Im Wesentlichen geht es darum, die angefragte Veränderung mit dem organisationalen Umgang mit Zeit in Verbindung zu bringen und eine realistische Zielvereinbarung zu treffen. Erwartungen und Möglichkeiten müssen möglichst zur Deckung gebracht werden. Die Möglichkeiten, Inhalte in der zur Verfügung stehenden Zeit zu bearbeiten, hängen in hohem Maße vom aktuellen Entwicklungsstand der Gruppe und der Beschaffenheit der Herausforderung ab, die auf sie zukommt oder in der sie sich bereits befindet.

Gruppendynamik hat immer den Anspruch, Veränderungsprozesse anzuregen und zu begleiten. **Inhalt**lich geht es um Vertiefung, um ein besseres Verständnis, darum, Dahinterliegendes, Tabus, Unentdecktes und Unaussprechbares zu thematisieren und einen neuen Umgang damit zu finden. Neue, verschiedene, auch kontroversielle Perspektiven sollen eingenommen werden. Außerdem sollen Hypothesen zum Zustand der Organisation, der Gruppe, von Personen entwickelt werden.

Gruppendynamik bietet einen „Übergangsraum" (Winnicott, 1985), einen Zusammenhang, in dem das Alte infrage gestellt und mit Neuem experimentiert werden kann.

> „Symbolbildung, Spiel und Kultur entstehen in einem Spannungsfeld zwischen äußerer Realität und Fantasie, wobei die Frage, welche der beiden Dimensionen wichtiger ist oder welche dominiert, nicht gestellt wird. Beide geben sich gegenseitig Bedeutung, beide wechseln einander ab, antworten aufeinander, wodurch der Bereich zwischen ihnen der Ort ist, an dem wir lebendig (kreativ) sind." (Herzel, 2021, S. 86–87)

Ein gruppendynamisches Design muss also Orte anbieten, in denen Innovation möglich wird, alte Muster erfasst, aber vor allem gelöst werden können.

Die Frage, was die Gruppe für den nächsten Entwicklungsschritt leisten können muss, ist zentral in der gruppendynamischen Arbeit. Sie erfordert Feingefühl und auch Mut zur Unsicherheit, wenn es um Verständnis und die Einflussnahme sozialer Systeme geht.

Im Laufe des Prozesses sind immer wieder Feedbackschleifen und gemeinsame Zielüberarbeitungen nötig, um die Beteiligung aller am Veränderungsprozess zu erhalten. Die Frage nach **sozialen** Einflussfaktoren bezieht sich auf die Zusammensetzung der adressierten Gruppen. Handlungsleitende Fragen dazu sind (vgl. dazu auch Schenk, 1999c, S. 265–267):

- Wer nimmt teil?
- Wie stehen die Personen zueinander?
- Welchen Hintergrund haben sie?
- Wie verbunden, bekannt sind die Personen?
- Welche Hürden der Zusammenarbeit gibt es oder könnte es geben? Konkurrenz, Zielkonflikte? Statusunterschiede, Sprachen und Fachsprachenunterschiede?

- Wie viel Differenz und Gemeinsamkeit brauchen wir für die Bearbeitung des Themas?
- Wie viel Intimität, Nähe, Persönliches erfordert das Thema?
- Wie wichtig werden Funktion, Titel und Status in der Gruppe sein?
- Wie viel Kooperationserfahrung hat die Gruppe schon miteinander? Soll eine Gruppe formiert werden oder besteht sie schon länger? Müssen sich Rangstrukturen, Normen, Rollen, Regeln, eine „Haut“ bilden können oder sollen bestehende, vielleicht rigide Strukturen aufgelöst werden?
- Besteht ein Veränderungswunsch bzw. eine Veränderungsnotwendigkeit?
- Was ist der Alltagszweck der Gruppierung und wie beeinflusst das die sozialen Beziehungen im Hier und Jetzt?

Das **Setting** beinhaltet Rahmen, Szene, Umgebung, Umrahmung, Schauplatz und somit die Gesamtheit der Umgebungsmerkmale, in deren Kontext Lernen, Begegnung, beraterische, therapeutische Prozesse oder andere bestimmte Ereignisse stattfinden (vgl. Teutsch, 2002, S. 14).

**Raum** hat im gruppendynamischen Zusammenhang einen Doppelsinn und bezieht sich einerseits auf die realen Umgebungsbedingungen, andererseits auf innere Räume der Auseinandersetzung. Räume verändern sich, je nachdem, ob Workshops intern oder extern stattfinden. Auch die Ausgestaltung von Seminarräumen bedingt die Ergebnisse von Beratungsprozessen mit.

- Wie ist der Raum beschaffen – mit Aussicht, offen, gibt es Möglichkeiten, nach draußen zu gehen? Oder ist er nach innen gerichtet, fokussiert, sind Nebenräume für Kleingruppen vorhanden? Wie ist die Atmosphäre des Raumes und ist sie in Bezug auf das Ziel förderlich oder hinderlich? Soll hier eine Werkstatt stattfinden, oder eine Sitzung, ist ein Musterbruch hilfreich oder eher die Analogie zu Arbeit?
- Wie soll der Raum bestuhlt werden (Sesselkreis, Tische)? Welches Moderationsmaterial wird verwendet (Pinnwände, Projektionen, Flipcharts, Anordnungen)?
- Sind Erweiterungen des Settings möglich und angesagt, ein Spaziergang im Wald im Rahmen eines Coachings oder Seminars, in einer Teamklausur?

Giernalczyk und Lohmer (2013) empfehlen, im Rahmen von Coachingprozessen ein Setting zu schaffen, das Sicherheit gibt, um eine vertrauensvolle Beziehung zwischen Coach und Coachee zu etablieren, die Containment seitens des Coaches ermöglicht. In gruppendynamischen Settings dient oft die Niedrigstrukturierung von Sequenzen dazu, die Gruppe herauszufordern. Es soll Containment aufgebaut werden, um mit Projektionen und Übertragungen umzugehen, diese ins Bewusstsein zu heben und bearbeitbar zu machen. Die Gruppe muss zuerst durch Phasen der Irritation und Unsicherheit gehen, um diesen Container zu erstellen. Haltgebende Strukturen sind dabei Zeit und Raum der Sitzungen und die Anwesenheit der beteiligten Personen.

Eine hilfreiche Übersicht, um einschätzen zu können, wie es um das Containing in einer Gruppe bestellt ist, gibt Crepaldi (2018, S. 131).

Wie wird mit inneren Spannungen und Konflikten umgegangen, inwieweit können diese gehalten, ertragen werden oder dürfen sie erst gar nicht aufkommen bzw. müssen gleich wieder abgeführt werden? Können belastende Emotionen benannt, ausgedrückt, verbalisiert werden oder gibt es Blockierungen, ausgesprochene oder unausgesprochene Verbote und Sanktionen diesbezüglich?

Weiters ist der Umgang mit Individuations- und Abgrenzungsbestrebungen einzelner Teilnehmender ein wesentliches Kriterium für den Entwicklungsstand einer Gruppe: Wie viel wird toleriert, als Bereicherung erlebt oder als Bedrohung für die Kohäsion oder Identität der Gruppe?

Gruppendynamische Prozesse zu kennen, unterschiedliche Abwehrstrukturen benennen und einordnen zu können (beispielsweise Grundannahmen), ohne sich auf einer ständigen Analyse- und Metaebene zu bewegen, ist ein wesentliches Werkzeug für Entwicklung. Dies trifft auf die Gruppe und den*die Leiter*in gleichermaßen zu.

Antworten auf die eine oder andere Fragestellung können möglicherweise schon im Rahmen einer Vorbesprechung mit der Gruppe beobachtet oder erahnt werden. Andere werden erst im Verlauf des Prozesses deutlicher. Manche davon werden „bearbeitet", andere bleiben unbearbeitet.

In gruppendynamisch geprägten Designs wird das Verhältnis zwischen der Selbststeuerung der Teilnehmenden und der Fremdsteuerung durch die Trainer*innen organisiert (vgl. König & Schattenhofer 2007, S. 67). Das bedeutet in der Regel die Bereitschaft und Fähigkeit zu einer „rollenden Planung". Dabei wird zwar der Rahmen (Zeit, Ort) im Vorhinein fixiert und ist allen bekannt; die Form und Strukturierung der Einheit wird jedoch erst im Staff im Prozessverlauf erarbeitet und festgelegt. Dies erfordert eine hohe Bereitschaft zur inneren, reflexiven und äußeren Auseinandersetzung seitens der Trainer*innen, Berater*innen, Therapeut*innen. Es gilt unter Zeitdruck die Situation möglichst umfänglich zu erfassen und – oft auch über die Austragung von Konflikten und Meinungsverschiedenheiten – zu tragfähigen Entscheidungen zu kommen. „Zu einem guten Teil gehört auch die Fähigkeit dazu, gerade in Situationen, in denen weder der Weg noch die Lösung bekannt ist, den Rahmen halten, leere Räume, Differenzen und Spannungen aushalten zu können, ohne sofort nach einer Lösung zu suchen" (Budziat & Kuhn 2021, S. 194).

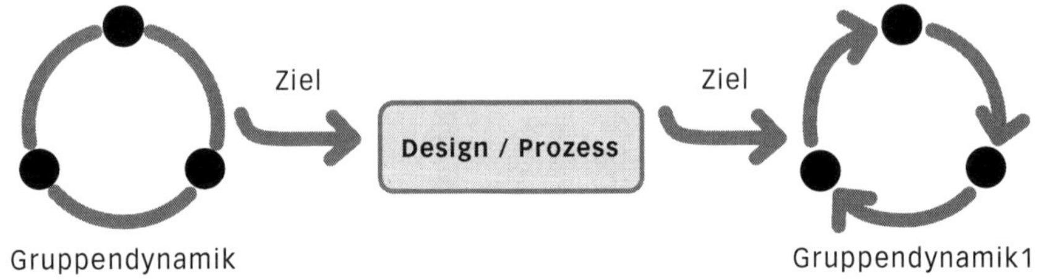


**Abb. 24:** Entwicklung in der Gruppendynamik

### 3.3.6 Zum Einsatz unterschiedlicher Gruppenformate[1]

Die Nutzung unterschiedlicher Gruppenformate dient in der gruppendynamischen Arbeit als Interventionen, um den Arbeits- und Entwicklungsprozess der Gruppe zu unterstützen. Dadurch soll außerdem die Bewegungsamplitude zwischen Integration und Differenzierung in einem passenden Rhythmus schwingen. Ihre tatsächliche Wirkung ist vom Gruppenprozess abhängig und deshalb nicht vorhersehbar.

**Einzelarbeit**

- ermöglicht Konzentration und Besinnung auf sich selbst und das Thema
- dient der Sortierung und Klärung eigener Gedanken, Gefühle, Positionen

**Minigruppe** (2–3 Personen)

- nimmt in der Regel Ängste, ermöglicht hohe Intimität, kann Sicherheit, Verbindung und Vertrauen vor allem in Anfangsphasen und bei persönlichen Themen schaffen
- In der Regel können sich alle einbringen
- Paare neigen zu Themen- und Strukturabweichungen, weil die dritte Position im Sinne einer Korrektiv-Funktion fehlt
- Bei Triaden besteht die Möglichkeit der Koalitionsbildung „Zwei gegen eine*n"

**Kleingruppe** (4–7 Personen)

- setzt Differenzierungsprozesse in Gang, beispielsweise das Entstehen einer Rollenverteilung und einer Rangstruktur
- steigert die Notwendigkeit des Austausches zur Herstellung von Konsens
- ermöglicht das Lernen in Beziehung

1 Adaptiert nach einer Arbeitsunterlage zum ÖAGG-Kongress 2009 von König, Oliver, Weyertal 13, 50937 Köln, sowie Königswieser und Exner 1998.

- Eine heterogene Zusammensetzung fördert in der Regel die Auseinandersetzung mit Unterschieden (z. B. abteilungsübergreifend, hierarchieübergreifend, nicht störungsspezifisch); die Vielfalt der Perspektiven benötigt jedoch Zeit
- Eine homogene Zusammensetzung fördert Gemeinsamkeiten und verlagert die Auseinandersetzung auf den Bericht oder die Ergebnispräsentation vor den anderen Gruppen. Sie erfordert in der Regel mehr Zeit im anschließenden Plenum
- (Therapeutische) Gruppen bieten die von Yalom (1989, S. 105) beschriebenen Wirkfaktoren, z. B. die Universalität des Leidens, interpersonales Lernen, Therapie durch Zuschauen

**Plenum bzw. Großgruppe**

- bedeutet in der Regel eine größere Hemmschwelle, sich zu exponieren, sowie steigenden Stress durch die Fülle der Projektionen und die damit einhergehenden Regressionsphänomene
- bietet Einzelnen die Möglichkeit des Rückzugs und des Abtauchens in die Anonymität der Gruppe
- Stimmungen greifen rasch um sich
- steigende Notwendigkeit oder Druck, zu strukturieren

Zumeist werden in Organisationen Angebote nur auf einzelnen Ebenen gesetzt. Der* Die Gruppendynamiker*in bekommt den Auftrag für Supervision einer Arbeitsgruppe, zum Führungskräftecoaching, zur Alltagsstrukturierung einer Klient*innengruppe, zur thematischen Fortbildung oder auch zur Einzeltherapie in einem stationären Kontext oder in der freien Praxis. Gruppendynamiker*innen bedenken den Einfluss anderer Formate auf das eigene Angebot und die Entwicklung der Klientel mit, nachdem auch hier Lewins $V = f(P, U)$ gilt. Hilfreich dabei sind die oben beschriebenen Wirkungen bestimmter Interventionen. In einem gruppendynamisch geprägten organisationalen Umfeld können diese Wirkmechanismen gezielt die Entwicklung von Personen und Organisationen unterstützen (vgl. dazu auch Zajec, 2017).

## 3.4 Methode und Interventionen in Organisationen

Peter Ettl

### 3.4.1 Einleitung

Gruppendynamische Verfahren werden für Maßnahmen zur Personalentwicklung von Organisationen angefragt und im Rahmen von Prozessberatungen als Elemente einer Gesamtarchitektur (Interventionsplanung) eingesetzt. Die hier beschriebenen Interventionen sind überwiegend Anwendungsbeispiele gruppendynamischer Verfahren aus der Praxis der Prozessberatung. Die professionelle Prozessberatung im deutschsprachigen Raum setzt sich zu einem großen Teil aus Berater*innen zusammen, deren grundlegende Theorien und Methodensets ihren Ursprung in der Gruppendynamik haben.

Es ist eine schwer überschaubare Menge und Aneinanderreihung von den ersten Ansätzen zur Arbeitsgestaltung Mitte des vorigen Jahrhunderts über Business Process Engineering, Lean Management, TQM (Total-Quality-Management) und Co. bis hin zum agilen Manifest (Manifesto for Agile Software Development, 1990) und zum daraus entstandenen Trend der Agilität, der Unternehmen heute beschäftigt.

Begleitung und Beratung mit gruppendynamischer Kompetenz sind immer dann unterstützend, wenn nicht nur die technischen, organisatorischen Abläufe und Strukturen, sondern auch die Menschen mit ihren Arbeitsbedingungen und -beziehungen in der Organisation fokussiert werden. Viele Gestaltungsvorhaben mit sozialen Auswirkungen wie Umstrukturierungen, Neupositionierungen, Diversifizierungen und Fusionen stolpern und taumeln nicht in Planung und Entwicklung. Sie scheitern meist erst spät und damit kostenintensiv in einer späten Umsetzungsphase und oft am erklärten Widerstand der Betroffenen. So ist aus den gemeinsamen Wurzeln der Gruppendynamik und der Organisationsentwicklung die Wiener Schule der systemischen Organisationsberatung entstanden. Nach und nach angereichert mit Konzepten aus System- und Evolutionstheorie, Kommunikationswissenschaften, Soziologie, radikalem Konstruktivismus, Kybernetik und systemischer Familientherapie entwickelt sich die Wiener Schule noch heute in ihren vielen Unternehmungen und professionellen Netzwerken weiter. Sie hat ihren festen Platz bei der Beratung und Begleitung von Organisationen (siehe auch: Janes & Prammer, 2021).

Ein kurzer Versuch der Begriffsklärung zu Methode, Intervention und Organisation ist im Folgenden einigen Formaten und Interventionen in Organisationen vorangestellt. Manche dieser Formate werden bekannt scheinen. In diesem Kapitel werden sie gruppendynamisch ausgeleuchtet und aufgerüstet. „Die Systemtheorie in der Beratung ist die versäumte Weiterentwicklung der Gruppendynamik" – so oder so ähnlich lautete der Satz, den mein Mentor Bernhard Dolleschka während meiner gruppendynamischen Ausbildung vor vielen Jahren zu mir sagte. Betrachtet man die Relevanz und die Marktpräsenz der systemischen Beratung seit der Jahrtausendwende, ist dem rückblickend nur beizupflichten. Eigentlich schade, denn die angewandte Gruppendynamik war doch der fruchtbare Boden, auf dem die systemtheoretischen Ansätze in der Beratung wirksam werden konnten. Und wirksame Prozessberatung ist ohne „systemisch denken" und „gruppendynamisch intervenieren" kaum vorstellbar.

### 3.4.2 Methode, Intervention, Organisation

Im Kontext dieses Unterabschnitts erscheinen zwei der vielen Definitionen des sehr unbestimmten Begriffs „Organisation" hilfreich: (1) Eine Organisation ist ein soziales Gebilde, das auf eine Problemstellung im Außen, den Organisationszweck, ausgerichtet ist, sich selbst reproduziert und im Kern „nur" aus Kommunikationen besteht. (2) Eine Organisation ist ein System, das sich über Struktur, Regelhaftigkeit und Ordnung definiert, wobei die Mitgliedschaft an die Befolgung von Erwartungen und das Einhalten von Regeln und Ordnung geknüpft ist (Kühl, 2019). Regeln, Ordnung und Normen, Kommunikation und Beziehung sind die Begrifflichkeiten, die in der gruppendynamischen Arbeit immer im Fokus stehen. Gleichzeitig zeigen sie den Spannungsbogen und die Widersprüchlichkeiten auf, die in und zwischen Gruppen und damit in Organisationen anzutreffen sind.

Das Handwerkszeug, die Methoden der Berater*innen bzw. der Trainer*innen, befähigt diese, bei der Begleitung von Prozessen in Organisationen (Transformation, Kulturentwicklung) und Gruppen (Moderation, Training, Supervision) sowie bei der Arbeit mit Einzelpersonen (Supervision, Coaching) auftragskonform wirksam zu sein. Im Anforderungsprofil für Berater*innen wird als eine der notwendigen Fach- und Methodenkompetenzen für Prozessbegleitung in Organisationen die psychosoziale Prozesskompetenz so beschrieben: „das Aufzeigen und Bearbeiten von Tabuthemen und Machtspielen; das Bearbeiten von Störungen, Spannungen und Energietiefpunkten, […] das Bearbeiten von Dominanz- und Veränderungsverhalten in Gruppen, das Erkennen und Bearbeiten geschlechterspezifischer Rollen- und Verhaltensmuster" (Glasl et al., 2014). Die gruppendynamische Arbeit der Berater*innen ist hier die Methode der Wahl: Mit ihr können diese Phänomene in ihrer Relevanz für die Zusammenarbeit der Organisationsmitglieder in „ihren" Gruppen und zwischen Gruppen in Organisationen erkannt, besprochen und bearbeitet werden.

Wie die Berater*innen mit gruppendynamischer Kompetenz konkret Hand anlegen, wie sie im Gruppen- bzw. Organisationsgeschehen agieren und reagieren, das meint „Intervenieren". Intervenieren heißt, eine bewusste, hypothesengeleitete Handlung zu setzen, um eine gewünschte Wirkung zu erzielen, und dabei die Autonomie des sozialen Systems Gruppe bzw. Organisation zu respektieren. Die Fähigkeit, Gruppenprozesse zu analysieren und deren Energie zu nutzen, ist dabei eine notwendige Voraussetzung für das aktive Gestalten von Gruppensituationen (Exner, 2006). Im Methodenrepertoire der Prozessberater*innen, die mit gruppendynamischer Expertise und der entsprechend geprägten Haltung ausgestattet sind, finden sich wirksame Interventionen auf den unterschiedlichen Mikro- und Makroebenen der Kommunikationsgestaltung. Die Palette reicht von Gesprächssteuerung in unstrukturierten Gruppensituationen über Strukturierungsangebote in der Moderation von Klein- und Großgruppe bis hin zum Einsatz und zur Gestaltung von Elementen in der Architektur komplexer Veränderungsprojekte (Königswieser & Exner 1998). Dazu gehören z. B. Teamentwicklung für Steuerungs- und Projektgruppen, gruppendynamische Trainings für interne Changemanager*innen, Einsatz von Prozessbeobachter*innen mit Fokus auf gruppendynamischen Modellen zur Diagnose und Rückspiegelung. Die nachfolgend beschriebenen Interventionen und Fallbeispiele aus der Praxis der Prozessberatung verstehen sich als Anwendungsbeispiele gruppendynamischer Verfahren in Organisationen.

### 3.4.3 Family group, stranger group, Arbeitsgruppe, Team, Linking Pin

Gruppendynamische Modelle sind bei der Arbeit mit Gruppen in Organisationen eine von mehreren Voraussetzungen für wirksames Intervenieren. Die Unterscheidung und Analyse der Gruppen nach ihren soziodynamischen und systemischen Prämissen ist für die Interventionsplanung in Organisationen ein erster notwendiger Schritt. Der Kontext der Gruppe in ihrer Organisation und die Zusammensetzung der Teilnehmenden sind in einem weit höheren Ausmaß für die Arbeits- und Entwicklungsfähigkeit relevant als in Gruppen, deren Teilnehmende sich kaum kennen und/oder die aus unterschiedlichen Organisationen stammen. Ist die Einstiegssituation in einer Gruppe hohe wechselseitige Bekanntheit und sind die Mitglieder aus ein und derselben Organisation, wird diese Gruppe als *family group* bezeichnet. Eine *stranger group* hingegen entspricht genau diesen beiden Kriterien nicht.

Die Organisation mit ihrer in Strukturen und Prozessen abgebildeten Logik ist ein soziales Gebilde mit sehr spezifischen Merkmalen und Wirkungen. Diese erzeugen oft konformes Verhalten, denn die Organisation entscheidet ja letztlich, wer dazugehören darf und wer nicht. In der Funktion als Trainer*in bzw. Berater*in ist für Setting, Methodenwahl und Interventionsstoßrichtung bei der Arbeit mit Gruppen in Organisationen daher bedeutend mehr zu berücksichtigen als das Auftragsziel und die Anzahl der Gruppenmitglieder (Kleingruppe, Großgruppe). Bei der Zusammensetzung der Gruppe sind die Unterschiede und Gemeinsamkeiten der Teilnehmenden bezüglich Funktion/Stellung/Position, Einordnung in der formalen Organisationsstruktur, hierarchischer Über- und Unterordnungsverhältnisse, Dauer und Nähe von Arbeitsbeziehungen zu beachten. Branche und Zweck der Organisation, charakteristische Regelungen des alltäglichen Umgangs haben ebenso Einfluss auf das Gruppengeschehen wie informelle Strukturen in selbst organisierten Kommunikationswegen und Beziehungsnetzwerken (Simon, 2018).

Am Beispiel eines umfangreichen Veränderungsprojektes, das einem partizipativen Organisationsentwicklungsansatz folgt, lassen sich die relevanten Unterschiede veranschaulichen: Entscheidungen mit riskantem und für die Gesamtorganisation bedeutendem Charakter werden immer in den wirtschaftlich und rechtlich letztverantwortlichen Instanzen der Organisation getroffen, also in der Geschäftsführung bzw. dem Managementboard. Die im Rahmen der Prozessberatung zu erarbeitenden Grundlagen für diese Entscheidungen werden nach dem Leitprinzip der Organisationsentwicklung „Betroffene zu Beteiligten machen" in Gruppen von Mitarbeitenden vorbereitet und erarbeitet, die die Organisation repräsentieren (Glasl et al., 2014). Managementboards sind in der Praxis personell stabil, vordefiniert und kennen einander aus der täglichen Routine *(family group)*. Eine Steuergruppe als wichtiges Architekturelement hat zentrale Funktionen im Veränderungsprojekt (Reflexion, Monitoring, Controlling, Entscheidungsvorbereitung). Subprojektgruppen sowie themenfokussierte Einzelworkshops mit internen und externen Expert*innen liefern die fachlichen Grundlagen für die Projektziele (Königswieser & Exner, 1998). Bei der personellen Besetzung der einzelnen Formate (Gruppen) und der Gestaltung des Beratungsprozesses (Beratungsarchitektur) gilt es abzuwägen, welche Kriterien für den folgenden Arbeitsprozess und die erwarteten Ergebnisse hilfreich sind. In einem international agierenden Unternehmen werden Repräsentant*innen aus den Ländern, in einem mittelständischen Unternehmen Repräsentant*innen aus den verschiedenen Fachbereichen die Steuergruppe *(stranger group)* bilden. Zielt die Interventionsrichtung im Managementboard eher auf z. B. das Aufzeigen dysfunktionaler Muster in der Entscheidungsfindung ab, stehen in der Steuergruppe unter anderem Kennenlernen, Arbeitsfähigkeit, Ermächtigung und Dialogfähigkeit stärker im Fokus.

Einen weiteren relevanten Unterschied macht die Aufgabenstellung der Gruppe innerhalb der Organisation: „Arbeitsgruppen" dienen in der Regel den Organisationsmitgliedern zum Austausch von Informationen, Erfahrungen und Perspektiven. Diese werden erst dann in ihren Funktionen und operativen Aufgabenbereichen für Entscheidungen genutzt. (Anmerkung: Hier ist nicht die Arbeitsgruppe nach Bion gemeint, sondern sie dient der begrifflichen Abgrenzung zu „Teams" in Organisationen.) Die Intervention ist in diesen „Arbeitsgruppen" daher mehr auf Effizienz als auf die Klärung von Arbeitsbeziehung und kollektive Verantwortung für ein gemeinsames Ergebnis gerichtet. Das unterscheidet Arbeitsgruppen wesentlich von Projekt- und Abteilungsteams, für die das Klären von Arbeitsbeziehungen und das Optimieren der Arbeitsfähigkeit oft über Zugehörigkeit und Bestand entscheiden.

Der viel strapazierte Begriff „Team" bezeichnet in Organisationen eine Gruppe interner (manchmal auch externer) Mitarbeitender, die einer in der Organisationsstruktur abgebildeten Organisationseinheit (Abteilung, Bereich, Referat etc.) zugeordnet und zeitlich dauerhaft mit einem abgegrenzten Aufgabenbereich sowie gemeinsam zu erreichenden Zielen beschäftigt sind. Für Aufgaben, die befristet, komplex, riskant und oft nur einmalig zu erledigen sind, werden in Organisationen Projektteams eingesetzt. Viele Organisationen sind dazu übergegangen, aufgrund der sich ständig ändernden Marktverhältnisse und der rasanten technologischen Entwicklung Mischformen zu organisieren (hybride Organisation, Ambidextrie, siehe auch Kotter, 2015). Dabei besteht teilweise ein Überhang von Projektteams (die sich dann in agilen Teams wiederfinden). Teams und Gruppen sind daher auch die zentralen Einheiten agiler Organisationsformen. Ein Team ist in jedem Fall auch eine Gruppe. Es unterscheidet sich aber von der Arbeitsgruppe wünschenswerterweise dadurch, dass neben der Einzelverantwortung für Einzelaufgaben alle eine gemeinsame Verantwortung für das Gesamtergebnis tragen (Dolleschka, 2007). Dieser Hinweis auf geteilte Verantwortung ist oft schon eine wirkmächtige Intervention in der Arbeit mit Teams an ihren Binnenbeziehungen. Agile Methoden stellen die Werkzeuge zur Verfügung und schaffen formale Arbeitsstrukturen über Rollen- und Prozessfestlegungen. In diesen wird die inhaltliche Zusammenarbeit unterstützt, die soziale Dynamik und die psychodynamischen Aspekte bleiben aber weitgehend unterbelichtet. „Die Gruppendynamik mit ihren Modellen, ihren ausgebildeten Trainer*innen und deren Interventionsrepertoire kann hier ihre Renaissance finden, passt doch die gruppendynamische Methode wie keine andere zum Thema der Agilität mit ihrer Forderung nach selbstorganisierten Gruppen und Teams“ (König, 2021).

Eine besondere Stellung und Aufgabe in Organisationen nehmen die formal installierten Führungskräfte ein. Denn das soziale System Organisation setzt sich aus den sozialen Systemen Gruppen/Teams zusammen, die jeweils wieder in sich interagierende und sich entwickelnde Beziehungssysteme sind (Simon, 2018). Die Vernetzung und das wirkungsvolle Miteinander dieser Gruppen bzw. Teams ist eine der größten Herausforderungen in Organisationen. Diese Aufgabe obliegt in erster Linie den Führungskräften. Sie sind in jeder Organisationsstruktur immer Mitglied in zumindest zwei formalen Gruppen. Die nachfolgende Darstellung veranschaulicht dieses Phänomen (Likert, 1967):

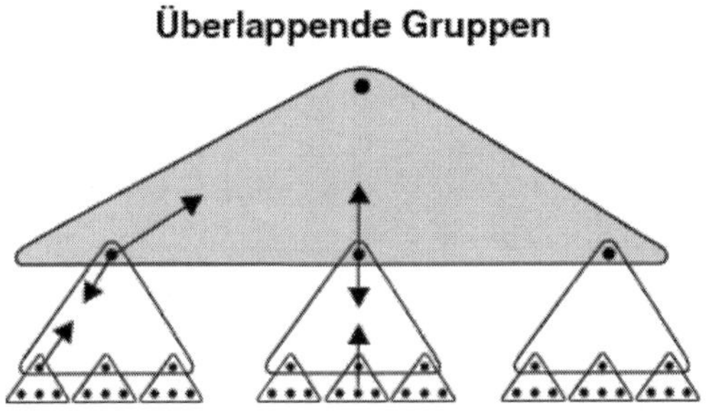


**Abb. 25:** Überlappende Gruppen R. Lickert (1967) nach Schewe (o. J.)

Diese Doppelmitgliedschaften bringen eine Vielzahl von Herausforderungen mit sich: die Funktion Führung in der eigenen Gruppe bzw. im eigenen Team, gleichzeitig die Mitgliedschaft in der Gruppe bzw. im Team der Führungskräfte und das Management von Intergruppenprozessen. Eine der Kernkompetenzen gruppendynamisch ausgebildeter Berater*innen ist es, dafür zu sorgen, dass diese im soziodynamischen Feld auftretenden Herausforderungen benannt, bearbeitet und im Sinne der Organisation bewältigt werden können. Anhand tagesaktueller Führungsaufgaben wird der Fokus sukzessive von der Inhaltsebene auf bisher nicht ausgeleuchtete Aspekte der auftretenden Phänomene gerichtet. Schon die simple Frage „Wo liegt denn Ihre Loyalität?" – und gemeint ist die mehrfache Gruppenzugehörigkeit – verdeutlicht die Interessensgegensätze, die die Führungskraft und damit auch die Mitarbeitenden in ihrem sozialen Gefüge maßgeblich beschäftigen. Die Diskussion in der Gruppe, das Aufmerksamwerden, wird ermöglicht und in der gemeinsamen Verarbeitung wirksam. Durch die gemeinsame Analyse der sozialen Dynamiken in den Gruppen und meist unbewusster Verhaltensmuster können situationsadäquates Funktionsbewusstsein und Ambiguitätstoleranz entwickelt werden.

### 3.4.4 Gruppendynamische Trainings – die „T-Gruppe"

Das Kernelement im gruppendynamischen Erfahrungslernen ist die Trainingsgruppe, kurz „T-Gruppe". In diesem Format werden die Erkenntnisse über Gruppendynamik für die Teilnehmenden des Trainings erfahrbar. Eine Gruppe von acht bis zwölf Teilnehmenden mit bis zu zwei Trainer*innen hat kein inhaltliches Thema, denn das Thema ist die Gruppe selbst. Sie beforscht ihren eigenen Entwicklungsprozess. Mit der Fokussierung auf das Hier und Jetzt im Gruppengeschehen, die Einladung zum Austausch personalen Feedbacks, das Beziehungsgeschehen sowie dessen Auswirkungen im Gruppenprozess ist die Methodik grob beschrieben (Brosius, 2009, S. 264 ff.). Die Teilnehmenden schärfen dabei ihre Wahrnehmung für soziale Dynamik in Gruppen bzw. Teams, gleichen ihr Selbst- und Fremdbild ab, erfahren oder erproben die Wirksamkeit ihres eigenen Verhaltens im Kontakt, lernen und erfahren intensiv und nachhaltig etwas über ihre eigene Betroffenheit. Meist haben diese Trainings eine Dauer von fünf Tagen, einen klaren Rahmen und eine minimalistische Arbeitsstruktur (Setting, Arbeitsraum, Zeitstruktur). Klausurcharakter und durchgängige Anwesenheit sind für die Teilnehmenden und die Trainer*innen verpflichtend. Bei der Zusammenstellung dieser Gruppen wird auf das Kriterium *stranger group* geachtet. In der Regel ist das aufgrund der notwendigen Zeitinvestition ein nicht sehr attraktives Format für Organisationen. Die Voraussetzung, dass die Teilnehmenden weitestgehend einander unbekannt sind bzw. große soziale Distanz ins Training mitbringen sollen *(stranger group)*, ist auch nicht so leicht zu bewerkstelligen.

Diese Voraussetzungen sind in Unternehmen mit Konzerngröße leichter vorzufinden. So werden im Rahmen von Qualifizierungsprogrammen für Führungskräfte auf die Anforderungen abgestimmte Trainingsdesigns in „Organisationslaboratorien" mit dem Kernelement „T-Gruppe" erfolgreich seit vielen Jahren eingesetzt. In einem solchen „Organisationslaboratorium", in dem eine Großgruppe die erforderliche Anzahl von Teilnehmenden zur Bildung zweier oder mehrerer „T-Gruppen" ausweist, wird auf mehreren Ebenen selbstreferenzielles Lernen ermöglicht. Das vorstrukturierte Setting mit Großgruppe, T-Gruppen, Erfahrungsaustauschgruppen (Kleinstgruppen zusammengesetzt aus Teilnehmenden der verschiedenen Trainingsgruppen) und dem Staff (Trainer*innen der T-Gruppen) bildet dabei das formale System. Der Klausurcharakter und die durchgängige Anwesenheit bieten den Teilnehmenden auch ausreichend Raum für ein informelles System. Den größten Anteil haben die T-Gruppen, in denen das Hier und Jetzt fokussiert und die Metareflexion über das Erlebte und Geschehene bearbeitet werden kann. Sequenzen mit konkreten Arbeitsaufgaben, wechselseitige Gruppenbeobachtungen und Plenare (Großgruppen) ermöglichen es, die gesamte Komplexität einer Organisation in all ihren Facetten wie unter einem Brennglas zu beobachten und zu reflektieren. So kann ein eigener Beitrag dazu geleistet und überprüft werden. Zu diesen Facetten gehören z. B. Teamdynamiken, Intergruppenprozesse, formales und informelles System, Ambivalenzen und Ambiguitäten, Konkurrenzen und Konflikte.

> „Man kann als Teilnehmer minutiös die Selbstorganisation eines sozialen Systems studieren: Entwicklung ihrer Strukturen, die Bildung ihrer Grenze, das Ringen um ihr Ziel und ihren Zweck, die Auseinandersetzung über Rollen und Funktionen, um Macht, Einfluss und persönliche Anerkennung, die Entstehung von Konflikten und/oder ihre Vermeidung, Differenzierungs- und Integrationsprozesse, die Versuche, Asymmetrien in Beziehungen zu etablieren [...]. Und bei alledem ist man nicht distanzierter außenstehender Beobachter, sondern beides: Beobachter und Akteur." (Simon, 2019, S. 1)

Ein kurzer Auszug mit Fokus auf einen Teilnehmer in einem gruppendynamischen Training für Nachwuchsführungskräfte eines deutschen Konzerns:

> Das Training beginnt in der Großgruppe (24 Teilnehmende, 2 Trainerinnen, 2 Trainer). Nach Kurzvorstellung von Staff und Teilnehmenden, angeleiteten Austauschrunden unter den Teilnehmenden, Vorstellung von Lernkonzept und Zeitstruktur bilden die Teilnehmenden in Selbstorganisation halb plenare Trainingsgruppen zu je 12 Personen. Die beiden Gruppen wählen ihr Trainer*innenpaar und starten in ihrer T-Gruppe, die insgesamt 12-mal à 90 Minuten in diesem 4,5-tägigen Training stattfinden wird. Gleich in den ersten Minuten kommt es zwischen einem Teilnehmer und der Trainerin zu einer konfliktären Situation. Der Teilnehmer ist dabei auffällig sprachlich aggressiv, kündigt seine Absenz für eine der nächsten Arbeitseinheiten an und besteht darauf, obwohl die durchgängige Anwesenheit ausdrücklich

kommunizierte Teilnahmevoraussetzung und -bedingung ist. Mit fortschreitender Dauer des Trainings nimmt der Teilnehmer immer wieder exponierte Positionen ein, erklärt sein Verhalten aber sukzessive mit seiner besonderen Funktion im Konzern, die ihn ausschließlich in Kontakten und Verhandlungen mit Einzelpersonen stark fordert. Er erlebt und erlernt im Verlaufe des Trainings nicht nur die eigene Beweglichkeit und damit Gestaltungsmöglichkeit in der Gruppe. Er (und alle Gruppenmitglieder) erleben bewusst und reflektiert die Entwicklungsbewegung zwischen den Polen Differenzierung und Integration (Schattenhofer, 2009, S. 36) sowie deren Bedeutung für die Arbeitsfähigkeit der Gruppe. In der abschließenden Prozessreflexion stellen die Teilnehmenden fest, dass einzelne Gruppenmitglieder auch in den nicht strukturierten Arbeitseinheiten einen guten Teil an Integrationsbemühungen geleistet haben. So wird es möglich, die Bedeutung des Zusammenspiels von formalem und informalem Raum (in Organisationen) nachvollziehbar zu besprechen.

### 3.4.5 Teamentwicklung

Häufig finden sich in Organisationen – meist dem Personalbereich zugeordnet – die Stellenbezeichnungen Personalentwicklung (PE) und/oder Organisationsentwicklung (OE). Es sind eigene – wenn auch unscharfe – Berufsbezeichnungen, jedenfalls aber gängige Funktionsbezeichnungen. „Teamentwickler*innen" als Berufs- oder Funktionsbezeichnung findet sich in Organisationen kaum. Das ist insofern erstaunlich, als bei genauer Betrachtung gerade das soziale System Team das lohnendste Ziel gestaltender bzw. verändernder Interventionen in Organisationen ist. Kaum eine Organisation hat nicht schon mindestens einmal oder, weil es sich bewährt hat, in periodischen Abständen mehrmals Teamklausuren, Teamtage, Teambuilding-Workshops oder Offsites veranstaltet, um Herausforderungen betrieblicher Natur in Klausurcharakter gemeinsam zu bearbeiten. Die inhaltliche Beschäftigung mit Aufgabenerfüllung und Leistungserbringung (gekoppelt an das von der Organisation vorgegebene Ziel) ist dabei das eine, die Einbettung in Abhängigkeiten von anderen Teams und die Arbeitsbeziehungen innerhalb des eigenen Teams das andere. Die wechselseitigen Abhängigkeiten und Bedingtheiten inhaltlicher themenbezogener Dynamik und sozialer Dynamik (zu und mit beteiligten anderen Teams und im eigenen Team) sind ein breites Betätigungsfeld für gruppendynamisch ausgebildete Berater*innen. Auch die neue Arbeitswelt mit virtuellen und hybriden Teams sowie den oft wechselnden und Mehrfachzugehörigkeiten stellt immer größere Herausforderungen an das Miteinander. Unsicherheiten und Komplexität nehmen zu, ebenso wie die Notwendigkeit, mit den soziodynamischen Aspekten in der Teamarbeit kompetent umgehen zu können. Dies trifft nun umso mehr und öfter die Ebenen der Führungskräfte und Geschäftsführungen, zumal öfter und schneller auf Veränderungen der Organisationsumwelt reagiert werden muss. Management ist heute Changemanagement und die Zeit der heldenhaften Kapitäne Geschichte. Teamorientiertes Arbeiten ist heute die wesentliche Ressource für Führungskräfte. „Teamentwicklung bedarf eines Sets an unterschiedlichen methodischen Vorgehensweisen, die den Organisationsmitgliedern methodisch und theoretisch nachvollziehbar sind, damit weitere Impulse in folge [sic] selbstorganisiert weitergeführt werden können" (Tippe, 2008, S. 82).

Die gruppendynamischen Phasenmodelle von Kurt Lewin, Bruce W. Tuckman, Wolfgang Rechtien, Bennis und Shepard und die nicht linearen Modelle wie Raoul Schindlers „Rangdynamik", „Der Gruppendynamische Raum" (Antons & Amann, 2004, S. 28) sowie „Integration und Differenzierung" (Schattenhofer, 2009, S. 36) stellen hier wirksame Erklärungs- und Entwicklungsmodelle zur Verfügung. Alle diese Modelle bieten hilfreiche Orientierungen in der Arbeit mit Gruppen und sind wichtige Diagnoseinstrumente für Hypothesenbildung und Interventionsplanung im Prozess. Teamentwicklung ist ein wichtiges Forschungsfeld der Gruppendynamik geworden und die Weiterentwicklung von Teams eine „never ending story". Teams in Organisationen befinden sich in einem unablässigen Fluss des Lernens. Teams mit diesen Modellen vertraut zu machen, heißt auch, Werkzeuge für selbstständige Reflexionsarbeit zur Verfügung zu stellen.

### 3.4.6 Kollegiale Beratung

Nach Tietze (2010) ist das Format der kollegialen Beratung ein personenorientierter Beratungsansatz zur Reflexion beruflicher Praxis mit den Merkmalen:

(1) Die Beratung wird im Gruppenmodus realisiert. (2) Es werden Fälle aus der Berufspraxis einzelner Teilnehmender reflektiert. (3) Der Beratungsprozess orientiert sich an einem Ablaufschema. (4) Die Beratung geschieht wechselseitig ohne eine*n konstante*n Leiter*in. Die Kombination dieser vier Merkmale ermöglicht eine klare Abgrenzung von anderen Formaten. Die klarste Trennlinie zwischen kollegialer Beratung und allen Varianten von Supervision und Coaching (Team, Gruppe) ist dabei die „Reversibilität der Beratungsrolle" (Tietze 2010, S. 36).

An sich ein probates Format, um aktuelle Fälle der Teilnehmenden zu bearbeiten und voneinander zu lernen. Bis zu acht Personen mit annähernd vergleichbarer struktureller Einordnung in ihrer Herkunftsorganisation arbeiten nach einem strukturierten Arbeitsprozess an Herausforderungen, die sie im beruflichen Kontext gerade beschäftigen. Setzt aber dieses Format im Rahmen einer Organisation mit dem Anspruch an, z.B. dabei Interdisziplinarität und bereichsübergreifende Zusammenarbeit zu forcieren, dann wird es hilfreich sein, als strukturgebende*r Begleiter*in dieser Gruppen die gruppendynamische Expertise zu nutzen. Das heißt nicht, dass es an dieser Stelle zu einem gruppendynamischen Training wird; es geht hier aber nun auch um die Gestaltung von Arbeitsbeziehungen und die Intergruppenprozesse der Organisation. Widerstände und Irritationen sind mit dem Fokus auf Arbeitsfähigkeit zu bearbeiten. Bereitschaft zur Reflexion ist zu fördern und die Reflexionsfähigkeit zu üben. Werden in der Organisation mehrere solcher Gruppen gleichzeitig installiert, z. B. alle Führungskräfte, können die Wirksamkeit und das Erleben in moderierten Großgruppensettings verstärkt werden.

Hier ein Fallbeispiel, wie kollegiale Beratung als Format einen OE-Prozess gestalten kann:

Die Organisation bietet mit 900 Mitarbeitenden in unterschiedlichen Berufsgruppen, 300 Ehrenamtlichen und 500 Praktikant*innen stationäre Lang- und Kurzzeitpflege, Hospiz, Tageszentren, betreute Wohngemeinschaften und mobile Betreuung an mehreren Standorten an. Insgesamt sollen 60 Führungskräfte der drei Hierarchieebenen (Geschäfts-, Bereichs-, Abteilungsleitung) in einem auf 1,5 Jahre angelegten Prozess gemeinsam ein kooperatives Führungsverständnis entwickeln:

(1) Führungsaufgaben wahrnehmen und professionalisieren
(2) Kommunikation und Vertrauen unter Führungskräften aufbauen
(3) Barrieren und Blockaden zwischen den Bereichen abbauen
(4) Professionellen Umgang mit Interessensgegensätzen und Konflikten lernen
(5) Reflexion und gegenseitige Unterstützung in der Führungsarbeit etablieren
(6) Entwicklungs- und lösungsorientierte Führung üben
(7) Voneinander lernen und gegenseitige Begleitung

Alle Punkte werden mit dem Format der kollegialen Beratung in sieben Kleingruppen über einen Zeitraum von 18 Monaten in sechs eintägigen Arbeitstreffen intensiv bearbeitet. Ankündigung, Vorstellung und Gruppenbildung erfolgen vorweg in der Großgruppe. Eine fokussierte, thematische Bearbeitung wird zur Halbzeit umgesetzt (jeweils in der Großgruppe mit allen Führungskräften). Nach Evaluierung der Arbeit in den Kleingruppen setzt sich die Großgruppe aller Führungskräfte gemeinsam mit den Aspekten von Führung auseinander, auch innerhalb der Bereichsgruppen und hierarchieübergreifend. Die Gruppenstrukturen werden mehrfach geändert und verschnitten. Die Mehrfachzugehörigkeiten (Bereich, Hierarchiestufe, Standort, Berufsgruppe, Kleingruppe kollegiale Beratung, Führungskraft) werden transparent gemacht und genutzt. In dieser strukturierten Großgruppe arbeiten alle gemeinsam an der Entwicklung des Führungsverständnisses. Nach Abschluss und Evaluierung dieses Projektes wird das Format der kollegialen Beratung selbst organisiert in der Organisation weitergeführt.

### 3.4.7 Prozessberatung von Führungsteams

In fast allen Unternehmen läuft das „Modell Sonnenkönig“ mit dem starken Mann (nicht so oft der starken Frau) an der Spitze aus und es etablieren sich die Führungs-,

Management- oder Leadership-Teams. Das Team steigt also auf. Nach VUCA (Volatilität, Ungewissheit, Komplexität und Ambiguität) ist BANI *(brittle, anxious, nonlinear und incomprehensible)* als Realität der relevanten System-Umwelt-Beziehungen in den Managementetagen angekommen. Mit den letzten chaotischen Entwicklungen seit 2020 ist überall klar geworden, dass die Steuerung der Organisationen nicht ohne die Gruppe und eine kollektive Verantwortung funktioniert. Gegenseitige Beratung und ein Überblick über alle Verantwortungsbereiche sind notwendig, um Probleme schneller zu entdecken. Ebenso ist insgesamt eine größere Transparenz erforderlich, um Situationen bewerten, Szenarien entwickeln und Entscheidungen gemeinsam tragen zu können. Oft sind das Etablieren und die Entwicklung solcher Teams ein entscheidendes Element in Transformationsprojekten. Sie sind auch ein großes Betätigungsfeld für Berater*innen mit psychosozialer und gruppendynamischer Prozesskompetenz. Viele Führungskräfte, die in die erste oder zweite Hierarchieebene gelangt sind, haben diese Karriere überwiegend auf fachliche Expertise, kontinuierliche Selbstoptimierung und Erfahrung in vielen Konkurrenzsituationen aufgebaut. Da ist sich nicht auszukennen, keine Lösung parat zu haben, nicht gleich entscheiden zu können und das Vertrauen in das Kollektiv der Gruppe von Peers zu entwickeln etwas, das mühevoll gelernt und erfahren werden muss. Die Begleitung dieser Teams ist für die Berater*innen ein ständiges Abwägen, oft eine Gratwanderung und erfordert viel Selbst- und Gruppenerfahrung. Auf dem Kontinuum von Wissensvermittlung („So geht das") bis zum Erfahrungslernen im Hier und Jetzt („Wie tun Sie denn jetzt gerade miteinander?") wird man immer wieder verführt, dem Konsumwunsch der Teammitglieder nachzugeben oder aber mit den Widerständen und der Konfliktbereitschaft zu arbeiten. Perfekte Moderationstechnik und gute Laune sind hier keine wirksamen Mittel für Veränderung. Widerstand, Abwehrmechanismen und Scheitern sind dabei immer im Bereich des Möglichen, ja eigentlich die ersten Anzeichen für die gewünschten Veränderungen. Das gruppendynamische Arbeiten mit diesen in der Organisation hoch angesiedelten Teams ist die wirkungsvollste Intervention ins Gesamtsystem, wenn Neuorientierung und Kulturwandel stattfinden sollen. Nachhaltiges Führungslernen wird wirksam unterstützt durch das gemeinsame Tun im Hier und Jetzt, Feedback und Rückkoppelung beobachteten Verhaltens und beobachteter Beziehungen, Prozessanalyse und -reflexion sowie gemeinsame Annahmen über die Bedeutung im eigenen organisationalen Kontext. Es ist eine der zentralen Ideen des Systemgedankens, dass die Gesamtgruppe, das System der Führungskräfte, nach jeweils eigenen Strukturen und Prozessen funktioniert. Systeme nehmen im Verlauf ihrer Entwicklung immer auf eigene frühere Zustände Bezug. Die entstehende Ordnung ist rückbezüglich und selbstreferenziell. Systeme können nur verändert werden, indem in ihnen selbst Fluktuationen und Veränderungen auftreten. Durch positive Rückkoppelungen können sich solche Entwicklungen so weit verstärken, dass sie zu einer neuen Ordnung führen. Die Fähigkeit der Organisation zu Selbstbeobachtung und Selbstreflexion ist dafür die Basis (Schattenhofer, 2009b, S. 452). Dies muss zuerst auf den obersten Hierarchiestufen gelernt und gelebt werden. Eine wirksame Entwicklung erfordert vom Topmanagement die Bereitschaft und die Einsicht, dass es sich ebenso in einem kollektiven Lernprozess befindet wie der Rest der gesamten Organisation, denn bottom-up lassen sich die notwendigen Veränderungen im Führungsdenken auf breiter Basis nicht realisieren (Wimmer et al., 2017). Die Prozessberater*innen sorgen für den Rahmen (Einbettung in die Gesamtarchitektur), das Format und die Kontinuität (z. B. monatliche Vorstandscoachings), unterstützen mit Interventionsdesigns (z. B. Installation von Prozessbeobachter*innen, Feedbackprozesse) und halten den Lernraum (z. B. Aushalten von Widersprüchen und Widerstand, Konfliktbearbeitung, Scheitern als Qualitätsmerkmal).

### 3.4.8 Lerngruppen in der Führungskräfteentwicklung

Die Ernennung und Beförderung zur Führungskraft ist im Bildungssystem Schule nicht vorgesehen und wird im Studium, wenn überhaupt, meist nur in Form von Theorien vermittelt. Daher ist sie in einer Organisation zwar statusmäßig und gefühlt ein großer Schritt, in der Praxis aber meist wie das erstmalige Betreten einer Eisfläche. Natürlich gibt es Bilder und Vorbilder, aber Führung ist und bleibt ein Lehrberuf. Motivationen und Ideen zu Führung sind anfangs mannigfaltig, aber erst einmal ist damit nur (Gestaltungs-)Macht verbunden. Auf der vorstellbaren Skala von der allmächtigen Führungspersönlichkeit bis zur Marionette, die nur Ausführende in einem anonymen System ist, ist die Führungskraft nun in spezieller Rolle in den Kontext einer Gruppe eingebunden. „Sie übt zeitlich, sozial und sachlich begrenzte Führungsmacht aus und muss diese immer wieder legitimieren" (König, 1998, S. 56). Dass dies noch geübt und trainiert werden will, zeigt auch der Markt für Führungskräfteentwicklung. Die Organisationen bereiten ihre Führungskräfte durch Teilnahme an externen Trainings oder internen Entwicklungsprogrammen vor. Immer sind dann zumindest die populären gruppendynamischen Theorien und Modelle auf der Agenda. Ein gruppendynamisches Training als Modul wird eher in fortschrittlicheren und umfangreicheren Ausbildungsprogrammen eingesetzt. In den letzten Jahren geht nicht nur der Trend in der aktuellen Managementliteratur immer mehr in Richtung eines sensitiven Führungsverständnisses. Der Begriff „Servant Leadership" und der Versuch, dieses auch zu etablieren, beschäftigen viele Unternehmen. Die zunehmend projektorientierten Organisationen mit ihrem Anspruch an Agilität und selbst organisierte Teams fordern von ihren Führungskräften ein rollenflexibles und differenziertes Führungsverständnis. Führung im Zeitalter der digitalen Transformation wird zunehmend ein Gruppenphänomen. Die Voraussetzung für ein Gelingen sind tragfähige, offene Beziehungen zwischen Führungskraft und Mitarbeitenden. Die zentrale Botschaft ist, dass man sich wieder viel mehr mit Gruppendynamik, interpersonellen Beziehungen und Vertrauen befassen muss. Die Beziehung zwischen Führungskraft und Mitarbeitenden ist als persönliche Beziehung zu betrachten, in der man ein hohes Maß an Vertrauen anstrebt (E. H. Schein & P. A. Schein, 2018).

Dieses Verständnis kann durch Seminare und Literatur intellektuell aufgebracht werden. Damit ist aber noch lange nicht die Fähigkeit gewonnen, das im Kontakt adäquate soziale Verhalten zu internalisieren sowie mögliche kontraproduktive Gewohnheiten zu erkennen und zu verlernen. Hier können Lerngruppen für Führungskräfte einen wichtigen Impuls setzen. Ähnlich wie in der kollegialen Beratung, aber mit einer starken Betonung der Gruppe als Lernsystem können aktuelle Fälle der Teilnehmenden bearbeitet werden. Die Intervention bei der Begleitung ist hier darauf gerichtet, einen Lernraum zu schaffen, in dem Feedback zwischen Führungskräften zu konkreten, realen Situationen angeleitet und geübt wird. Außerdem wird die Reflexion des Gruppenprozesses als Lernfeld wie in einem gruppendynamischen Training unterstützt.

### 3.4.9 Interventionen in der Architektur komplexer Veränderungsprozesse

Es ist die Gestaltung der Form, in der sich die sozialen Prozesse und Interventionen entwickeln können, die es ausmacht, ob sozialer und kultureller Wandel zielgerichtet und wirkungsvoll begleitet werden kann oder nicht (Doujak et al., 2001, S. 202). Hier und in anderen Kapiteln (Anwendung der Gruppendynamik in Organisationen, gruppendynamischer Blick auf Großgruppenphänomene in Organisationen) wurden einige Formate beschrieben. Aus all diesen Formaten setzen sich Beratungsarchitekturen zusammen, die den inhaltlichen, sozialen und zeitlichen Rahmen für Veränderungsprozesse in Organisationen bilden. Immer wird in und mit Gruppen aus der Organisation (und/oder aus Interessensgruppen im Umfeld) in den Phasen und den verschiedenen Ebenen der Architektur gearbeitet: Gruppeninterviews und Auswertung zur Diagnose, Begleitung des Leitungsteams zur Steuerung und Entscheidung, inhaltliches Arbeiten mit den Projektgruppen, Sounding-Boards für Information und Involvierung, Themenworkshops für Reflexion und Lernen. Die gruppendynamisch versierten und ausgebildeten Berater*innen können diese Formate so dynamisieren, dass die Organisationsmitglieder im Prozess und neben der inhaltlichen Arbeit sukzessive selbstständig Verantwortung für Inhalt und Prozess der Veränderungsgestaltung übernehmen. So können die Mitglieder emergent ihre neue Organisationskultur entwickeln. Entwicklung ermöglichen und Hilfe zur Selbsthilfe zu bieten, ist das Ziel jeder Begleitung. Fragen, die wir uns als Berater*innen dabei immer stellen müssen: Wie viel unstrukturiertes Arbeiten verträgt die Organisation und wann scheitern wir knapp? Das ist die Aufgabe und gleichzeitig das Unberechenbare.

# 4 Anwendung in den Arbeitsfeldern der Gruppendynamik und der Dynamischen Gruppenpsychotherapie

## 4.1 Gruppendynamik im politischen Feld. Was ist an Gruppendynamik politisch, was ist an Politik gruppendynamisch?

Heinz Baumann, Claus Faber

> „Der Gruppenprozess enthält die Geheimnisse des kollektiven Lebens, es ist der Schlüssel zur Demokratie und die wichtigste Lektion, die jedes Individuum erlernen muss. Darin besteht unsere wichtigste Hoffnung für unser politisches, soziales, internationales Leben der Zukunft." (Follett, 1918, S. 22 f.)

Als die Sozialarbeiterin Mary Parker Follett diese Zeilen schrieb, war das Wort „Gruppendynamik" noch nicht erfunden – und ihre Gedanken wären wahrscheinlich verloren gegangen, wenn sie nicht eine der frühesten Management-Theoretikerinnen geworden wäre. Ihre Gedanken wurden vielfach aufgegriffen, auch von späteren Gruppendynamiker*innen. Es ist also unmöglich, einen „Nullpunkt" zu finden, an dem zum ersten Mal Gruppendynamik, Gesellschaft und Politik sichtbar zusammenhingen. Es war ein untrennbar zusammenhängendes Feld: Jacob Levy Moreno und Kurt Lewin schufen beide Lebenswerke, geboren aus zwei Weltkriegen, Pogromen und Flucht. Moreno entwickelte das Psychodrama und die Soziometrie zur Diagnose von Beziehungen in Gruppen, Lewin die Feldtheorie und die gruppendynamische Trainingsgruppe. Raoul Schindler gab später in den 1960er-Jahren den Anstoß zur Psychiatriereform und war Mitbegründer der Sozialpsychiatrie in Österreich. Für alle Genannten stand der Zusammenhang zwischen den Menschen im Hier und Jetzt sowie den jeweiligen sozialen und gesellschaftlichen Kontexten im Mittelpunkt. Der Forschungsimpuls verband sich mit dem Impuls, wirksam zu werden. Aus diesem lebendigen Feld entstanden also parallel und miteinander verwoben verschiedene Theorien, Methoden und Praktiken. Eine traumatisierte Generation versucht einen Neuanfang, indem sie vieles infrage stellt. Politische Themen standen auch an der Wiege gruppendynamischer Formate: Nach dem Krieg nahmen die rassistischen Spannungen in den USA zu, unter anderem zwischen der afroamerikanischen und der jüdischen Community. Beides waren marginalisierte Gruppierungen, deren Mitglieder Angriffen ausgesetzt waren. (Es ist eines der Kennzeichen dysfunktionaler gesellschaftlicher Spannungen, dass marginalisierte Gruppen gegeneinander kämpfen statt gegen die sie benachteiligende Hegemonie.) Kurt Lewin wurde 1946 von der National Conference of Christians and Jews gebeten, ein Seminar zum gemeinsamen Verständnis unterschiedlicher Gruppen zu leiten. Das „Connecticut Experiment" sollte sich zu den späteren Trainingsgruppen (T-Gruppen) weiterentwickeln, die bis heute die Grundstruktur und Weiterentwicklungsform der gruppendynamischen Methode bilden.

Wir können daraus einen Schluss ziehen: Theorie und angewandte Gruppendynamik sind mit der Gesellschaft untrennbar verwoben. Gesellschaftliche Phänomene (Autorität, Widerstand, Inklusion, Ausgrenzung und mehr) werden in gruppendynamischen Settings sichtbar. Daraus folgt auch, dass sie sich gemeinsam mit der Gesellschaft entwickeln. Sie suchen neue Antworten auf neue Herausforderungen und wirken mit ihren Irritationen in die Gesellschaft zurück. Wenn Theorien und Anwendung von Gruppendynamik einen untrennbaren Bezug zur jeweiligen Gegenwart haben, müssen wir diese im Kontext heutiger gesellschaftlicher Megaströmungen sehen. Wir stellen uns die zwei alten Fragen neu: Wie beeinflusst die Gesellschaft die Theoriebildung und die Praxis der Gruppendynamik von heute? Wie wirken die gruppendynamischen Theorien und Methodiken von heute in die Gesellschaft zurück? Das sind hochpolitische Fragen. In diesem Artikel setzen wir zuerst die Gruppendynamik in ihren politischen Kontext. Wir stellen uns die Frage, wie sich Gruppendynamik als Phänomen in Feldern heutiger Politik zeigt und wo wir gruppendynamische Theorie und Methodik bewusst einsetzen. Am Schluss gehen wir der Frage nach, welchen Beitrag Theorie und Methodik der Gruppendynamik heute leisten können, damit politisch tätige Menschen die Vorgänge in der Gesellschaft besser erkennen und wirksamer handeln können.

### 4.1.1 Gruppendynamik und Politik in der Gegenwart

Die politische, emanzipatorische und demokratische Agenda gruppendynamischer Theorie und Praxis nach dem Zweiten Weltkrieg (Rechtien, 2007) entwickelte sich in den 1960er- und 1970er-Jahren in der westlichen Welt zunehmend zur Auseinandersetzung mit Macht und Autorität. Was Kurt Lewin noch „Betroffene zu Beteiligten machen" nannte, war wie ein inhärenter, notwendiger Basisprozess zum Entwickeln von Theorie und Praxis des politischen Handelns auf den Straßen, in den Hörsälen, den WG-Küchen, den Parteien und den Vereinen (auch im ÖAGG). Dieses zivilgesellschaftliche Handeln setzte sich seit den 1968er-Jahren in unzähligen Initiativen fort. Dazu gehörten die Anti-Apartheit-Bewegung, die Eine-Welt-Bewegung, die feministische Frauenbewegung und die frühe Umweltbewegung. Mit den 1980er- und 1990er-Jahren kam der Siegeszug der Globalisierung und Ökonomisierung (Williams, 2002) und mit ihm eine Entfremdung der Bevölkerung von der Politik. Colin Crouch beschreibt in seinem Buch „Postdemokratie" (2012) folgendes Bild: Politik gleiche einem Theater. Vorne werde ein Stück aufgeführt („politics"), aber die Entscheidungen würden hinter dem Vorhang getroffen („policy making"). Die Gegenbewegung in Form der Anti-Globalisierungs-Bewegung ließ nicht auf sich warten: Millionen Menschen legten Wirtschaftsforen und G7-Meetings lahm. Wir sehen in all diesen Bewegungen durchgehend nicht „eine Bewegung", sondern viele, „heterogen und kontinuierlich neu konstruiert", „diffus und horizontal sozial eingebettet" (Eschle, 2004, S. 61). Ihr Handeln war (und ist) stärker von Kultur und Identität bestimmt als von ihrem Bestreben nach Macht. Identität wird permanent in einem partizipativen Prozess neu verhandelt, und dies geschieht in sehr kleinen Kreisen mit direktem Kontakt zueinander. Identität wurde und wird in Gruppen verhandelt und geschaffen. Diese Entwicklung musste auch Theorie und Praxis der Gruppendynamik bewegen. Wir nehmen zwei Bewegungen wahr: Zum einen entwickelte sich die Anwendung der Gruppendynamik hin zum systemischen Diskurs von Leadership und Change – immer verbunden mit einer kritischen Distanz, zweifelnden und forschenden Stimmen (z. B. Heintel, 1999). Zum anderen unterstützte ein Teil der Gruppendynamik alternative Formate, um sich zu organisieren, Trends zu reflektieren und eine Basis für Gegenbewegungen zu schaffen. In der gruppendynamischen Community des ÖAGG fanden seit 2012 unter anderem die Aktionsforschungsseminare zu Macht und Partizipation statt (Formann et al., 2019), in den Jahren 2018 und 2019 das Barcamp „Ungewissheit", die Großgruppenveranstaltung „Courage" sowie die Großgruppe zur 60-Jahre-Feier des ÖAGG „Die Kraft der Gruppe und das neue Wir" und 2022 die Feldvorlesung zu Gruppe und Politik. Bei all diesen Projekten wurden gruppendynamische Formate zur Bearbeitung politischer Themen eingesetzt.

**Das Zeitalter der multiplen Krisen**

Diese „Postdemokratie" sollte sich in den letzten 20 Jahren dramatisch verändern. Großer Treiber ist die Klimakrise, die gleichzeitig die soziale Krise verschärft. Dazu kommt die Wirkung der großen kollaborativen Plattformen oder „sozialen Netze" mit ihren Algorithmen. Einerseits ermöglichten diese Plattformen eine „Demokratisierung" der Narrativbildung. Andererseits desinformieren große staatliche und private Player und manipulieren damit Meinungen (Treen, 2020). Der deutsche Soziologe Steffen Mau (2023) diagnostiziert zwar keine Radikalisierung der Gesellschaft, aber einen „Überschuss an Emotionen", verursacht durch die hohe Unsicherheit über die Zukunft – dieser wird weidlich instrumentalisiert. Diese Kombination führt uns direkt in die dritte Krise: die unserer Demokratien. Die vorherige „Entfremdung" der Menschen von der Politik hat sich in eine Entfremdung gesellschaftlicher Gruppen voneinander gewandelt. Die Themen sind austauschbar: Migration, Impfpflicht, Abtreibung oder Krieg. Damit sind auch die Räume für Diskurs und Reflexion in der Politik bedroht: Einer der wichtigsten Beiträge der Gruppendynamik als Methode ist es, irritierenden, authentischen Kontakt zu ermöglichen – oder wie Kristina Hermann schreibt:

> „Für demokratische Klärungsprozesse braucht es meines Erachtens genau diese existenzielle Auseinandersetzung mit menschlichen Belangen. Dazu kommt Mut, sich und andere immer von Neuem zu hinterfragen – nicht als Machtspiel, sondern als ernsthaftes Bemühen um eine tragfähige Verständigung und Lösung innerhalb eines bestehenden Spannungsfeldes." (Hermann, 2018, S. 146)

Wenn wir irritierenden Kontakt zulassen, können wir uns öffnen, lernen und mit unseren Unterschieden leben lernen. Wir müssen diese nicht verleugnen und verdrängen. Genau dieser Kontakt geht gesellschaftlich gerade verloren.

### 4.1.2 Felder der gruppendynamischen Arbeit in der Politik

**Der Mensch als treibende Kraft**

In unserer konkreten politisch-gruppendynamischen Praxis zeigt sich, dass politisches Handeln dann funktioniert, wenn sich Menschen „zur Verfügung stellen": Man muss etwas wollen, es zeigen und in Beziehung gehen, sonst entsteht keine Wirksamkeit in Bezug auf eine Richtung oder ein Ziel. Raoul Schindler (1961, S. 160 ff.) beschrieb diesen Effekt mit der gemeinsamen Orientierung auf ein „G" – einen „Gegner" im Außen. Auf diesen ist die Aktivität der Gruppe gerichtet, und es sind immer wieder Einzelne, die dieses „G" nach innen interpretieren und repräsentieren. Ohne diesen Zündfunken für das gemeinsame Erkennen dieses Gegenübers gibt es keine Bewegung (siehe Abschnitt 1.3 „Rangdynamik in Anwendung"; 1.4 „Das Spezifische der GD.DG"; 2.2 „Gruppenprozesse analysieren"). Politisch stehen wir damit zugleich in der Tradition von Hannah Arendt (1960), die das (politische) Handeln in Beziehung mit anderen als die eigentlich wertvolle gesellschaftliche Tätigkeit ansah. Wir sehen wie Barbara Lesjak die Gruppe als politischen Ort als „jenes Bezugssystem, das erstens eine kollektive Reflexion erreicht und zweitens zugleich eine Lernform darstellt für die Einübung einer ‚normativ-kritischen' Kompetenz". Diese Kompetenz kann erlernt werden, „am besten in und mit Gruppen" (Lesjak, 2009a, S. 246). Dies geschieht in klassischen Trainingsgruppen, in verfassten Gremien, politischen Organisationen und der Zivilgesellschaft. Überall stoßen wir auf eine Dynamik zwischen Personen, Gruppen, Organisationen und ihren Umwelten.

**Gruppendynamik als Phänomen in der Politik**

Gruppendynamik ist ein universelles Phänomen, eine Konstante in der sozialen Interaktion: Sie tritt spontan auf. Aber wie zeigt sie sich spezifisch in der Politik? Wir können beobachten, dass gruppendynamische Phänomene in unterschiedlichen Politikbereichen so verschieden auftreten, dass wir nicht von „der Gruppendynamik" in der Politik sprechen können. Die unterschiedlichen, oft komplexen Herausforderungen brauchen differenzierte Zugänge. Wir nähern uns dem Thema daher über einzelne politische Felder an, in denen wir tätig sind, und stellen keinen Anspruch auf Vollständigkeit.

*Feld 1: Verfasste Politik am Beispiel eines Gemeinderats*

Der Kern unserer Demokratien sind verfasste politische Institutionen – vom Gemeinderat über den Nationalrat bis hin zu den Institutionen auf EU-Ebene. Sie zeigen sehr unterschiedliche Dynamiken. Die größte Nähe (auch im gruppendynamischen Sinn) im Kontakt mit dem Souverän besteht in der Kommunalpolitik. Wir möchten daher auf das Beispiel einer Gemeindegruppe im ländlichen Raum eingehen, die uns als Beratende angefragt hat. Eine kleine Ein-Mann-Partei mit drei Unterstützenden hatte eine Gemeinderatswahl gewonnen und wurde die zweitstärkste Kraft. Plötzlich zogen acht Personen in den Gemeinderat ein. Eine Fraktion musste gegründet werden, und die Posten einer Fraktionsführerin, eines Vizebürgermeisters, einer Stadträtin und einer Parteisprecherin waren zu besetzen. Einige aus der Gruppe äußerten den Wunsch, alle Funktionen mit verschiedenen Gruppenmitgliedern zu besetzen, um sich breiter und sichtbarer in der Gemeinde zu präsentieren. Dies stieß auf Unverständnis des Spitzenkandidaten, weil er den Erfolg ausschließlich seinem Engagement geschuldet sah. Die Etablierung einer Gruppe, eines Teams, war nicht auf seiner Agenda. Schnell stellte sich heraus, dass dieser „Führungsanspruch“ so nicht umsetzbar war. Unterschiedliche Interessen führten zu Auseinandersetzungen über Macht und Einfluss, einerseits innerhalb dieser Gruppe und andererseits in den neuen Gremien. Erst durch die Aufgabe des Denkens in Hierarchien und die Etablierung eines differenzierten Funktions- und Rollenverständnisses konnte dieses Problem gelöst werden. Gleichzeitig wurde in der gesamten Gruppe das Thema der Zugehörigkeit verhandelt: Wann steige ich aus? Wann mache ich weiter? Wer bestimmt, wer im Team ist und wer nicht? Die multiplen Zugehörigkeiten in der Gesellschaft werden im politischen Kontext schneller als sonst als Widerspruch wahrgenommen. In der Überlagerung mit der Macht entwickeln sich komplexe, teils widersprüchliche Über- und Unterordnungsbeziehungen sowie Konkurrenzsituationen. Gehöre ich mehr zur Partei, zur Ortsgruppe oder zum Gemeindevorstand? Durch Integration und Differenzierung konnte dieses komplexe Konstrukt mit überschneidenden Mitgliedschaften und Identitäten sowie gleichzeitiger Zugehörigkeit zu unterschiedlichen Gruppen in regelmäßigen Beratungen bearbeitet werden. Die zu besetzenden Posten wurden nach einem eineinhalbjährigen Prozess von mehreren Frauen und Männern übernommen, die Aufgaben unter allen Gruppenmitgliedern verteilt und in dieser Form von den acht Gruppenmitgliedern auch akzeptiert. Diese Funktionsübernahmen sind niemals statisch: Kontinuierliche Reflexion der übernommenen Aufgaben ist seither fixer Bestandteil der Sitzungen. Bei dieser Aushandlung spielt die gruppendynamische Begleitung eine zentrale Rolle. Aus unserer Sicht ist Funktions- und Rollenbewusstsein der Schlüssel für das Bearbeiten multipler Zugehörigkeiten und Machtverhältnisse. Wir folgen dem Funktionsverständnis von Waldefried Pechtl.

> „Unter Funktion verstehe ich eine erworbene, verliehene, vereinbarte oder festgelegte Rahmenbedingung in einer sozialen Gemeinschaft, die an beidseitig abgesprochene Tätigkeiten gebunden ist. Eine Rolle hingegen ist ein eigenes oder durch Fremderwartung gewähltes Verhaltensmuster, das abgesprochen oder unabgesprochen in der sozialen Gemeinschaft ausgeübt wird.“ (Pechtl, 2001, S. 202)

*Feld 2: Zivilgesellschaft am Beispiel „Fridays for Future“*

Von der verfassten Politik deutlich unterscheidbar ist ein weiteres Feld: zivilgesellschaftliche Aktivität und Aktivismus. Dieses zeigt sich als Feld selbst organisierter, kollektiver politischer Aktivität. Die jüngste von ihnen ist die Klimabewegung. Wir glauben zu wissen, wie diese begann: Am 20. August 2018 setzte sich ein 15-jähriges Mädchen mit einem Pappschild vor den schwedischen Reichstag statt in die Schule. Monate später waren Millionen junger Menschen weltweit auf den Straßen – wieder nicht eine Bewegung, sondern viele (Eschle, 2004), die sich stark auf Identität und Zugehörigkeit berufen. Jede Community von „Artists for Future“ bis „Goths for Future“ bastelt sich ihr eigenes Logo und ist auf ihre Weise aktiv. Aber Greta Thunberg war nicht der Beginn der Klimabewegung – sie war diejenige, die ihr zum Durchbruch unter jungen Menschen und zu globaler Sichtbarkeit verhalf. Wer Fridays for Future in seiner Gesamtheit verstehen will, wird die Erkenntnisse der Massenpsychologie (siehe Abschnitt 2.3 „Dynamik in Großgruppen“; 4.2 „Gruppendynamische Großgruppe in Organisationen“) nützlich finden: Von außen ist Fridays for Future oft ein Spiegel unserer eigenen Fantasien, Ängste und Sehnsüchte und induziert eher ein Verhalten, das nach Raoul Schindler (1957b, S. 106) kein gruppendynamisches Geschehen ist, sondern ein Massenphänomen. Wir glauben, eine einzige große Bewegung zu sehen, aber dieses Bild überlagert eine hohe Heterogenität. Als Gruppendynamiker*innen gehen wir in Kontakt und können damit Phänomene von innen wahrnehmen. Ein Aktionsforschungsprojekt (Faber et al., 2022) ergab unter anderem folgende Erkenntnisse: Jede politische Bewegung hat ihr „G“, ihren „Gegner“, ihren Fokus im Außen, um in Raoul Schindlers Rangdynamik-Modell (1961) zu sprechen. In der Fridays-Bewegung ist auffällig, dass es oft keinen klaren „Gegner“ gibt, gegen den sie sich richtet. Sie sieht vielmehr alle am politischen Prozess Beteiligten in der Pflicht, ihren Platz in der Welt einzunehmen. An die Stelle des „Gegners“ rückt ein „Gegenüber“, von dem Schindler selbst in späteren Schriften sprach. Das „Gegenüber“ der Bewegung ist die Rettung des Klimas. Dieses „G“ ist für die Aktivist*innen übermächtig groß und daher auch die Angst, unterzugehen. Die Größe der Aufgabe treibt sie in die Überforderung. Dementsprechend berichten sie vom „Aktivsein bis zum Umfallen“. Diese projektive Überhöhung auf ein für sie unerreichbares Ziel muss in irgendeiner Form auf konkretes Handeln und soziale Bindungen heruntersinken. Dies geschieht in ihren Gruppen, in denen sie Nähe erleben: Ihr Im-Tun-miteinander-Sein bzw. Im-miteinander-Tun verschafft ihnen Containment nach Wilfred Bion (1962a, Kennel, 2012). Wer die Nähe verliert, „bricht weg“ und geht verloren, und dies passiert häufig. Es müssen immer wieder Einzelpersonen initiativ werden und neue Gruppenbildungen auslösen, während andere Gruppierungen auseinanderfallen. Angst und Hoffnung führen sie zusammen, aber nur der Kontakt in ihren Gruppen hält sie zusammen. Nähe, Zuneigung und *caring* sind zugleich Bindemittel und Grundbedingungen der Zugehörigkeit. Gleichzeitig haben sie praktisch keine verfasste organisationale Struktur – es gibt also fast nichts, was sie hält, wenn ihre Gruppen nicht mehr halten.

Zugehörigkeit ist seit jeher die Hauptenergiequelle, die zivilgesellschaftliche Gruppen handlungsfähig macht. Der Schlüssel zum Verständnis ist, wie diese Zugehörigkeit hergestellt wird: Auf Ebene der Massenbewegungen gibt es keinen Zusammenhalt. Zugehörigkeit ist fantasiert und zerfällt mit dem Erleben der Situation. Zivilgesellschaftliche Bewegungen stabilisieren sich immer neu auf der Ebene ihrer Gruppen, in denen die Auseinandersetzung zwischen dem Ich und dem Wir im authentischen Kontakt erlebt und verhandelt werden kann. Beziehung stiftet Zugehörigkeit und Identität, und darüber ist man auch wieder als Bewegung handlungsfähig. Dafür sind ihre gruppendynamischen Prozesse die notwendige Basis. Organisationen entwickeln persistentere Strukturen, um zu bestehen. Zivilgesellschaftliche Bewegungen müssen sich diese in ihrer Gruppendynamik laufend neu erarbeiten.

Aber die Gruppe „erlischt, wenn die verbindende Dynamik aufhört" (Schindler, 1957b, S. 105), und mit ihr auch die Bindung, die die Aktivist*innen brauchen, um handeln zu können. Besonders augenfällig wurde das, als die Gruppen durch die Kontaktbeschränkungen während der Coronapandemie fast zerfielen.

*Feld 3: Institutionelle Interessenvertretung am Beispiel eines Betriebsrats*

Demokratie umfasst mehr als das in der Verfassung vorgesehene politische System. Sie beinhaltet eine hohe Zahl von Institutionen in Form von Organisationen. In einem Korporatismus wie Österreich ist die sogenannte „Sozialpartnerschaft" ein zentraler Faktor demokratischer Repräsentation (vgl. Tálos & Hinterseer, 2019). Sie besteht in Österreich überbetrieblich aus großen, integrierten symmetrischen Interessenvertretungen auf Arbeitgeber- und Arbeitnehmer*innenseite. Innerbetrieblich ist die Repräsentation gesetzlich über den Betriebsrat geregelt. Die Gruppendynamik im Rahmen der innerbetrieblichen Mitbestimmung ist von hoher Geschlossenheit geprägt. Zugehörigkeit ist stark formal geregelt: Ihre Mitglieder sind von der Belegschaft gewählt. Die Akteur*innen sind stark nach innen auf ihre jeweiligen Gruppen konzentriert. Authentisches, vertrauensvolles und offenes Verhalten ist nur selektiv erfolgreich. Gruppendynamik als Phänomen ist meist nicht ansprechbar. Die Machtfrage ist häufig in formale Prozesse ausgegliedert: Es gibt Fraktionen und Wahlen. Machtgewinn wird oft über die Akkumulation formaler Funktionen erzielt. Nach außen ist die Machtausübung durch viele gesetzlich geregelte Mittel formalisiert und institutionalisiert: Betriebsratssitzungen, Betriebsversammlungen, Arbeitsgericht, Kampfmaßnahmen. Zugleich greift diese formalisierte Machtausübung auch nach innen. In Sitzungen wird mit Mehrheit entschieden, Minderheitsfraktionen werden regelmäßig überstimmt. Die stärksten informellen „Währungen der Macht" sind (teils zurückgehaltene) Information und Gefolgschaft. Begriffe wie „Betriebskaiser" und die Bedeutung des „Vorsitzenden" (Frauen sind die Ausnahme) zeigen diesen Umgang.

Gleichzeitig ist die Handlungsfähigkeit eines Betriebsrats stark von der Qualität der Dynamik seiner Gruppe abhängig. Wie geführt wird, wie mit Widerstand umgegangen wird, wie arbeitsteilig gearbeitet werden kann, bestimmt sich ursächlich dadurch. Es gibt eine Menge Betriebsratskörperschaften, die nicht mehr sind als eine Körperschaft, formal eingerichtet, aber sonst weitgehend wirkungslos. Der Zweck eines Betriebsrates ist, ein Gegengewicht zur Unternehmensleitung zu bilden, um auftragsgemäß das Wohl der Belegschaft und des Unternehmens gleichermaßen zu beachten. Ob er diesen Zweck erfüllen kann, hängt ursächlich von seiner Fähigkeit ab, intensiv, kooperativ und arbeitsteilig zusammenzuarbeiten – und das gelingt besser mit Wissen um die Phänomene der Gruppendynamik. Insofern ist also auch ein so stark regulierter Bereich wie die betriebliche Mitbestimmung von gelingender Gruppendynamik abhängig. Eine Betriebsratskörperschaft kann ihre Aufgabe nur erfüllen, wenn sie ausreichend Macht gegenüber der Unternehmensleitung erringt. Dazu muss sie handlungsfähig sein. Gruppendynamische Wirkmechanismen und Prozesse sind in den Gremien in der Regel verdeckt, was oft eine Einschränkung der Handlungsfähigkeit nach sich zieht. Daher besteht die Chance der angewandten Gruppendynamik darin, diese Dynamiken sichtbar, ansprechbar und bearbeitbar zu machen.

### 4.1.3 Gruppendynamik als Methode: das politische Organisationslabor

Bis jetzt war hauptsächlich von Gruppendynamik als Phänomen in der Politik die Rede. Es gibt aber auch explizit gruppendynamische Arbeitsformate. Eines dieser Formate haben wir für politische Arbeit adaptiert und weiterentwickelt – das „politische Organisationslabor", ursprünglich für den Kontext gewerkschaftlicher politischer Arbeit entwickelt. Es ermöglicht, politische Prozesse zu durchleben, zu reflektieren und politisches Handeln mithilfe gruppendynamischer Prozesse zu erlernen. Politische Organisationen sind dynamische Systeme, die sich unter dem permanenten Einfluss ihrer relevanten Umwelten befinden. Die Veränderungen, denen Politiker*innen, Parteien und Organisationen im politischen Feld ausgesetzt sind, sind herausfordernd und oft auch bedrohlich. Immer wieder entstehen neue Fragestellungen und Aufgaben, die Entscheidungs- und Veränderungsbedarf hervorrufen. Ziel des PolitLabs ist, dass das komplexe Zusammenspiel verschiedener Akteur*innen im politischen Geschehen erlebt, im Kontakt gespürt und reflektiert werden kann. Das PolitLab baut Kompetenzen auf, mithilfe derer die Beteiligten in der Lage sind, Komplexität zu bewältigen, Veränderungen zielorientiert zu gestalten und politisch aktiv zu bleiben. Im PolitLab wird eine Organisation, die sich politisch engagiert, provisorisch und in Rudimenten in Form eines Planspiels eingeführt. Wir beziehen uns bei dieser Methodik auf Kurt Lewin und Ronald Lippitt. Diese stellten für ihre Studien Modellsituationen her, um in einem Kunstgeschehen reale, präzise sichtbare psychische Dynamiken sichtbar werden zu lassen – eine Form eines gestalteten „psychologischen Lebensraums" (Lewin et al., 1939).

Eine Ausgangslage (im Sinne einer Umweltbedingung), die sehr nahe an den realen Herausforderungen der Teilnehmenden liegt, wird durch Presseaussendung oder ein politisches Vorhaben einer Partei oder Regierung skizziert. Die Teilnehmenden haben nun die Möglichkeit, Verhalten und Ereignisse, die mit der Entwicklung und Gestaltung von Rollen und Systemen verbunden sind, zu erleben, zu erforschen und daraus zu lernen. Ein politisches Ziel und die ersten Umsetzungsschritte werden geplant, konzipiert und präsentiert. Auf der Metaebene werden auftretende Führungsansprüche, Autoritätsfragen, Selbstmanagement der Gruppe und psychodynamische Prozesse in diesen Organisationen erfahren.

Die Elemente des PolitLabs gruppieren sich folgendermaßen:

(1) Die „Rahmung“: Zu Beginn (Start), zu benannten Meilensteinen unterwegs und zum Abschluss (Aufarbeitung und Transfer) wird die Modellhandlung eingerahmt und „contained“.

(2) Metakommunikation über das Prozessgeschehen und die „Buddyzeit“, in der sich fixe Paare zum intensiven Austausch treffen, sind die Reflexionsformate.

(3) Die „Planspielzeit“ dient dem Handeln im gesetzten Rahmen. Trainer*innen können in definierten Einheiten auf Anfrage zur Beratung zugezogen werden. Die Beratung dient der Reflexion. Sie unterstützt dabei, den Prozess zu verstehen. Die Beratenden steigen nicht als Akteur*innen in die Modellhandlung ein.

(4) „Theorie“-Module sind geplante Interventionen des Staffs, in dem passende (politische, gruppendynamische, organisationale oder psychodynamische) Theorien zur Verfügung gestellt werden. Der genaue Inhalt richtet sich nach dem konkreten gruppendynamischen Geschehen. Ziel ist es, für spezifisches beobachtetes Verhalten eine Deutungsebene zur Verfügung zu stellen.

Diese vier Elemente sind ineinander verzahnt. Dies ermöglicht es, das Handeln (im Planspiel), die Reflexion und den Erwerb von Wissen in einen Gesamtprozess zu integrieren.

| Tag 1 | Tag 2 | Tag 3 | Tag 4 |
|---|---|---|---|
| Start: Einführung, Rahmen | Theorie / Modelle | Theorie / Modelle | Planspielzeit |
| Planspielzeit | Planspielzeit | Planspielzeit | Plenum: Ergebnisse |
| Planspielzeit / Beratungen | Planspielzeit / Beratungen | Planspielzeit / Beratungen | Reflexion \| Buddyzeit |
| Metakommunikation / Reflexion / Buddyzeit | Metakommunikation / Reflexion / Buddyzeit | Metakommunikation / Reflexion / Buddyzeit | Aufarbeitung und Transfer |

**Abb. 26:** Die Arbeitsformate des PolitLabs und ihre Verzahnung ineinander. Ein Block entspricht ca. 1,5 Stunden. (Baumann & Faber)

Dieses Labor haben wir mehrmals durchgeführt, und es zeigten sich wiederholt ähnliche Entwicklungsmuster, die wir gruppendynamisch interpretieren können. Es zeigen sich typische Phasen im Prozess: Am Anfang begegnen die Teilnehmenden der Situation meist damit, ihr bisheriges Handeln abzubilden und sich in dieser Vorgangsweise gegenüber uns Trainern sowie untereinander zu rechtfertigen. Eine erste Welle des engagierten Handelns bricht ob der Komplexität des Geschehens bald in sich zusammen. Das Scheitern führt in erstes krisenhaftes Erleben: Widerstand, Konflikte und Ratlosigkeit treten auf. Eine Phase des Pendelns zwischen Dependenz und Konterdependenz (Bennis & Shepard, 1956) gegenüber den anderen Teilnehmenden und den Trainern folgt. Die weitere Entwicklung ist heterogen: Verschiedene Gruppen finden unterschiedliche Wege. Schlüsselfaktor ist die Verarbeitung von Irritation. Manche Gruppen tendieren in die Verdrängung: Störungen, Widerstand und Komplexität werden „weggesteuert". Die Ergebnisse werden von der Gruppe selbst oft als schal und kraftlos erlebt und die Energie ist niedrig. Manche Gruppen öffnen sich forcierter für Außenreize: Je mehr Irritation die Gruppe verarbeiten kann, desto mehr wird die „Kraft der Gruppe" spürbar und desto öfter gelingen interdependente Handlungsstränge mit und ohne Trainerbeteiligung. Den Teilnehmenden wird es im Laufe der Zeit möglich, ihr Erleben zur Verfügung zu stellen und die Erfahrungen zu reflektieren. Zugehörigkeit und Nähe bzw. Distanz zu Personen und Gruppierungen sowie Macht- und Autoritätsprozesse können erlebt und in größere Kontexte übersetzt werden (König & Schattenhofer, 2018, Kap. 4). Eingenommene und zugeschriebene Rollen sowie übertragene Funktionen werden beweglich: Sie können benannt, gewechselt und neu vereinbart werden. Darüber hinaus öffnet die Peer-Reflexion auch das Tor zu der Erfahrung, dass gegenseitige Wahrnehmung hochrelevant für den politischen Prozess ist. In einer Weiterentwicklung des PolitLabs verzichteten wir weitgehend auf den Planspielrahmen. Wir begleiteten immer direkter jene Prozesse, die sich in der Gruppe durch die Ausgangssituation und die Dynamik ergaben. Diese Veränderung erhöhte die Irritation und erweiterte das Lernfeld. Es ging damit verstärkt um die ureigenste innere politische Identität und das eigene Selbstverständnis als politischer Mensch. Eine weitere Bruchlinie wurde damit sichtbar: zwischen der Person, die politisch handelt, und der Organisation, in der sie tätig ist. Mit der Sichtbarkeit dieser Differenz wurde die Identifikation mit der eigenen Organisation zum Thema. Die Folge davon war eine stärkere wahrgenommene Unabhängigkeit im politischen Handeln.

### 4.1.4 Was kann Gruppendynamik in dieser multikrisenhaften Gegenwart leisten?

Es ist keine Überraschung, dass 84 % der Jugendlichen die Zukunft als beängstigend empfinden (Marks et al., 2021), und das war vor dem Krieg in der Ukraine. Gleichzeitig leben wir in einer digitalisierten Welt, die Menschen mehr vereinzelt statt in Kontakt bringt, Meinung mehr radikalisiert statt in Austausch bringt und Gruppen mehr isoliert statt verbindet. Auf der politischen Bühne reüssieren „spin dictators“ (Guriew & Treisman, 2022). Damit sind Autokraten gemeint, die ihre Macht auf Manipulation und Unterdrückung gründen, aber in der Bewältigung der großen Krisen völlig versagen. Wir müssen feststellen, dass gerade eine Menge diskursiver Räume versagen, die zur Bewältigung der Krisen notwendig sind. Was kann das Methodenrepertoire der Gruppendynamik angesichts dieser multikrisenhaften Gegenwart überhaupt leisten?

**Erstens: Gruppendynamik als Ressource**

Das Verschwinden gesellschaftlicher Diskursräume schränkt auch die Wirksamkeit gruppendynamischer Praxis in der Politik ein. Aber gruppendynamische Praxis kann Räume auch schaffen: Als im Zuge der 1968er-Bewegung verstärkt die Machtfrage aufgegriffen wurde, entstanden Räume, in denen Macht reflektiert und bearbeitet wurde. Unsere Situation jetzt ist anders als in den 1968er-Jahren, doch wir können in der gruppendynamischen Praxis das Gleiche wieder tun: Durch das Öffnen von Diskurs- und Erfahrungsräumen (z. B. Bürger*innenräte oder andere Beteiligungsformen) werden die scheinbar unlösbaren Fragen unserer Existenz im ökologischen und sozialen Raum gehalten, bearbeitet und reflektiert. Wir nutzen dabei zentrale Grundprinzipien des gruppendynamischen Raums: Niemand kann sich entziehen, alle sind am Geschehen beteiligt. Wenn gruppendynamische Theorie und Praxis also dazu eingesetzt werden können, Demokratie zu stärken, können wir den Blick darauf werfen, welche Ressourcen sie in politischen Prozessen zur Verfügung stellen:

- Sie ermöglichen Containment (Bion, 1962a), und dies erleichtert die Bewältigung überbordender Gefühle – wie bei Fridays for Future.
- Sie fördern Ambivalenz- und Ambiguitätstoleranz, bis hin zu einer von Reinhard Kneissl (2019) vertretenen „Ethik der Ambivalenz“.
- Sie können weiters differenzierte Zugehörigkeiten in Kontakt und zur Zusammenarbeit führen wie im oben beschriebenen PolitLab.
- Sie ermöglichen Integrationsprozesse, in denen der „Eigen-Sinn“ einen „Gemein-Sinn“ als Gegenüber bekommt. Damit lassen sich in Segregationen übliche stereotype Verhaltensmuster in freies Verhalten überführen.
- Sie ermöglichen einen konstruktiven Umgang mit Gegensätzen, anstatt in starre Polarisierungen zu gehen.
- Sie erleichtern das gesellschaftliche Aushandeln von Macht und ermöglichen dadurch reflektiertes politisches Handeln – genau das, was zur Bewältigung von Krisen notwendig ist.

Auf den Punkt gebracht: In der Politik geht es um die Organisierung von Machtverhältnissen. Theorien und Praxis der Gruppendynamik sind in der Lage, Macht spürbar, sichtbar, benennbar und bearbeitbar zu machen. Das ist die große Ressource der Gruppendynamik für die Politik.

**Zweitens: Gruppendynamik als Methode**

Gehen wir zurück an den Anfang. „Wenn sich in Gruppen die Gesellschaft spiegelt, dann kann man in Gruppen auch mit Gesellschaft experimentieren und das dort Gelernte lässt sich wieder in der Gesellschaft erproben" (Stähler, 2018, S. 73). Mit welcher Praxis kann das heute gelingen? In gewisser Weise „reagiert" die Praxis der Gruppendynamik mit der Gesellschaft mit: Die etablierten Formate setzen sich zwar fort, aber es entsteht auch Neues: experimentelle T-Gruppen, virtuelle Gruppen und das Aufgreifen gesellschaftlicher Themen in Seminaren der angewandten Gruppendynamik, um die Auseinandersetzungen zu führen, Kontakte zu ermöglichen und die Prozesse zu reflektieren. In politischen Organisationen und zivilgesellschaftlichen Bewegungen ermöglicht angewandte Gruppendynamik, Vertrauen zueinander über authentischen Kontakt aufzubauen und zu halten. Gruppen können damit an Wirksamkeit gewinnen, ohne gleich notwendigerweise die großen Paradigmen des Handelns in dieser Welt verändern zu müssen. So entsteht Handlungsfähigkeit der vielen gegenüber der Macht durch wenige – ein klar demokratisches Prinzip. Um wirksam zu sein, muss die Gruppendynamik selbst in Theorie und Methodik mit ihrer Umwelt immer wieder neu in gegenseitig verstörenden Kontakt gehen. Sie muss experimentieren, bestehende Formate verlassen und ihr Gelingen und Scheitern im Hier und Jetzt erproben – so, wie wir das Gelingen und Scheitern von Kontakt in T-Gruppen erproben. Die Ansätze zu deliberativer Demokratie (z. B. Bürger*innenräte) sind hier logische Anknüpfungspunkte. Nur wer im Handeln im Kontakt mit anderen bleibt, handelt wirklich politisch, sagte Hannah Arendt (1960) sinngemäß. Dazu müssen wir als Praktiker*innen weiterhin aktiv in das Feld der Politik gehen.

**Drittens: Gruppendynamik als Institution**

Es gibt verschiedene Meinungen darüber, ob gruppendynamische Praxis notwendigerweise demokratisch ist und Demokratie fördert oder nicht. Einem Gedanken von Oliver König (auf einer Tagung in Salzburg, 2022) folgend sollten wir angewandte Gruppendynamik und die ethischen Werthaltungen ihrer Praktiker*innen nicht gleichsetzen. Menschen, die Gruppendynamik praktizieren, mögen mehrheitlich dazu tendieren, demokratische und humanistische Werte zu teilen. Sie müssen es aber nicht. Es gehe in der Politik um die handelnden Menschen und deren Werte, nicht um die Gruppendynamik selbst. Dem entgegen stehen Meinungen wie jene der Philosophin Barbara Lesjak (2022). Sie sieht gruppendynamische Methodik mit ihrer Prozessorientierung und dem Imperativ der Mitwirkung aller als inhärent demokratisch und ermächtigend an: Gruppendynamische und zugleich antidemokratische Praxis sei nicht vereinbar. Deswegen wird es auch eine zentrale politische Aufgabe sein, unser eigenes Handeln in unseren Gruppen und Institutionen kritisch zu reflektieren und der Verankerung eines demokratischen Weltbildes darin Aufmerksamkeit zu schenken. Dieses zu tun oder genau nicht zu tun, ist beides eine politische Handlung.

## 4.2 Gruppendynamische Großgruppe in Organisationen: über Potenziale eines sensiblen Beratungsformats

Julia Rappich, Michael Karsten Schulze

Die Auswirkungen der Coronapandemie, die Beschleunigung und der Umbruch durch die Digitalisierung, die multiplen Weltkrisen (Klima, Verteilung von Reichtum, Flüchtlingsbewegungen, nationalistische Strömungen, autoritäre Tendenzen in bestehenden Demokratien, Zunahme bewaffneter Konflikte) und der spannungsvolle Übergang zur Postwachstumsphase beeinflussen uns als Gesellschaft. Wir beobachten in Organisationen seit längerer Zeit den Trend der „Mehrfachzugehörigkeit" und Entgrenzung der Arbeit für Arbeitnehmer*innen und Selbstständige. Die Autorität, an der man sich reiben kann, ist diffus und schwer greifbar. Stattdessen wird „von der Seite geführt", Arbeitsmodelle für mehr Selbstverantwortung und Selbstorganisation boomen und die Kapitalisierung von Individuen schreitet ungebrochen voran (Ich-AG, unternehmerisches Denken und Handeln, Cost-/Profitcenter). Wechselndes soziales Beziehungs*management* über Zeitzonen hinweg wird erwartet, unabhängig davon, ob ich die Person kenne bzw. kennengelernt habe. Die verschiedenen Funktionen gilt es unter einen Hut zu bringen. Die dadurch entstehenden inneren Konflikte sollen am besten achtsam weggeatmet werden.

Das Veranstaltungsformat „Großgruppe" ist in diesem Kontext zugleich die Quelle aller Gefahren („Superspreader-Event") und absoluter Sehnsuchtsort, weil sie Raum für Begegnungen zwischen unterschiedlichen Teams und Hierarchieebenen in Zeiten von Homeoffice bietet. Weiters spiegeln sich auch die Autonomiebestrebungen von Personen und ihren Verschmelzungsfantasien bzw. die der Organisation wider, weil es bei allen Individualisierungsbestrebungen durch die Moderne auch eine Sehnsucht nach Kontakt und Verbindung mit etwas Größerem gibt (Heintel, 2000, S. 53 ff.).

Oftmals wird der Blick auf die destruktiven, schwierigen und problematischen Aspekte der Großgruppe gelenkt. Man denke nur an die wiederkehrende Nutzung und Instrumentalisierung für populistische und faschistische Zwecke. Dies ist uns in der Arbeit mit großen Gruppen bewusst. Wir erleben Großgruppen in unserer Arbeit als ein Format, das eine Vielfalt von Chancen auf Entwicklungsschritte im Unternehmen bietet, wenn sie mit gutem Blick auf ihre teils fragilen, sensiblen und intensiven Dynamiken begleitet werden.

In diesem Artikel beziehen wir uns auf großgruppale Phänomene, die uns in der Arbeit mit Organisationen begegnen – sei es im Rahmen eines längeren OE-Prozesses und/ oder punktueller Ereignisse (Klausuren, Workshops o.Ä.). In diesen Kontexten gibt es (meist) klar formulierte Ziele, die mit den Auftraggeber*innen entwickelt wurden. Das bedeutet, wir orientieren uns an den inhaltlichen Anliegen und Zielen der Gesamtorganisation und nicht, wie z.B. in gruppendynamischen Sensitivity-Trainings, an der Selbsterfahrung und Persönlichkeitsentwicklung der teilnehmen Personen. Sehr wohl sind aber für uns die vielfach beobachteten und beschriebenen Phänomene in unstrukturierten Großgruppensettings im organisationalen Kontext hilfreich und leitend (Kreeger, 1977). Im folgenden Artikel werden großgruppale Phänomene in Organisationen anhand von Modellen, Theorien und Anwendungsbeispielen aus gruppendynamischer Perspektive beschrieben.

### 4.2.1 Grundsätzliche Annahmen in unserer Arbeit mit Großgruppen

Wenn wir über Organisationen nachdenken, verstehen wir darunter eine besondere Form von sozialem Gebilde oder sozialem System (Kühl, 2020, S. 5). Aber was ist nun das Spezifische von Organisationen im Vergleich zu anderen sozialen Gefügen wie Familien, Freundesgruppen, Protestgruppen? Eine mögliche Unterscheidung führt Luhmann an, indem er Organisationen drei wesentliche Merkmale zuordnet – Mitgliedschaft, Zweck und Hierarchien. Organisationen entscheiden über den Ein- und Austritt von Personen (Luhmann, 1975, S. 99). Sie verfolgen einen bestimmten Zweck; es werden z. B. Güter produziert, die Gesellschaft wird mit Dienstleistungen wie Pflege und Therapien versorgt. Weiters verfügen sie über Hierarchien in z. B. Entscheidungsprozessen, obwohl diese immer mehr infrage gestellt werden. Nach Kühl (2020, S. 12) ist es von zentraler Bedeutung, dass Organisationen, die immer auch ein Teil der Gesellschaft sind – innerhalb bestimmter Beschränkungen (politische Vorgaben, rechtliche Normierungen und wirtschaftliche Begrenzungen) –, über ihre Zwecke, Hierarchien und Mitgliedschaften *selbst* entscheiden können.

Seit den 1960er- und 1970er-Jahren werden Großgruppen in der sozialen Forschung, der Soziotherapie und in Organisationen eingesetzt (Fliedl et al., 2020). Seit den 1980er-Jahren nimmt ihr Stellenwert in OE-Prozessen zu, mit dem Anspruch, „das ganze System in einen Raum“ zu holen. Von einer Großgruppe spricht man ab einer Teilnehmendenzahl von 21, da bereits dort die spezifischen Phänomene und Dynamiken von Großgruppen beobachtbar sind. Je größer die Gruppe, desto schwieriger ist es, eine Face-to-Face-Kommunikation mit allen Beteiligten im Raum zu führen (König & Schattenhofer, 2007, S. 15). Eine Konsequenz in Großgruppen ist, dass die Mitglieder ihre Beiträge mit mehr Pathos versehen, um überhaupt gehört zu werden (Schindler, 1977, S. 244). Die Inhalte werden nach Schindler somit allgemeiner und prinzipienhaft(er). In Kleingruppen hingegen, idealtypisch mit sieben Mitgliedern, ist es möglich, ein hohes Maß an Vertrautheit und Intimität zu erlangen, da ausreichend Zeit und Übersicht besteht, untereinander in Beziehung zu treten. Ebenso besteht eine Varianz von Haltungen, Einstellungen und Zugängen.

In der Arbeit in Großgruppen sind somit folgende Phänomene sichtbar:

- Der persönliche Kontakt untereinander nimmt ab.
- Das Gefühl der Vereinsamung nimmt zu (Main, 1977, S. 62).
- Vereinfachungen und Zuschreibungen nehmen zu.
- Aushandlungsprozesse, Differenzierungen und Entscheidungen gestalten sich komplex und zäh.
- „Persönlichkeitsentleerung“ (Main, 1977, S. 51) bzw. „Überschwemmung“ (Main, 1977, S. 60) aufgrund der projektiven Dynamiken tritt auf.
- (Un-)Geplante Untergruppen entstehen, die von Repräsentant*innen getragen werden, durch die sich Personen definieren (ein Zugehörigkeitsgefühl entsteht; Tippe, 2012, S. 25).
- Die Dynamik ist durch die Beziehung von Gruppen zueinander geprägt (Interessenvertretung, Machtkämpfe, Regeln, Normen, Chaos und Ordnung; Majce-Egger, 2009b; Kreeger, 1977).

Ein weiterer wichtiger Grundsatz in der Arbeit mit Gruppen lässt sich in Kurt Lewins sozialpsychologischen Arbeiten (1890–1947) finden. Er geht davon aus, dass soziale Ereignisse in einem Feld nicht von einzelnen ausgewählten Variablen abhängen, sondern vom gesamten sozialen Feld. Das heißt, der Ansatz des funktionalen Zusammenhangs sowie der Interdependenz (gegenseitige Abhängigkeit der Teile eines Ganzen) gilt nicht nur für die Betrachtung der Einzelpersonen, sondern vielmehr auch für die Untersuchung von Gruppen (in unserem Fall für Großgruppen; Soff & Stützle-Hebel, 2015, S. 85–90). Weiters ist nach Lewin zu berücksichtigen:

- die Persönlichkeit der einzelnen Mitglieder,
- die Gruppenstruktur (z. B. Gruppengröße, Verhältnis der Mitglieder zueinander, Geschlechterverhältnis, Altersspanne),
- soziokulturelle Werte (z. B. politische Haltung/Positionen, Religionszugehörigkeit, Geschlecht) und
- ökonomische Bedingungen.
- Für Lewin ist das Ganze nicht die Summe einzelner Teile, sondern die Gesamtheit der Beziehungen *zwischen* den Teilen.

Um diese „Gesamtheit der Beziehung zwischen den Teilen“ für die Teilnehmenden sicht- und nutzbar zu machen, müssen die Voraussetzungen für den Austausch zwischen den einzelnen Gruppen, Abteilungen oder Parteien in der Großgruppe gegeben sein. Majce-Egger (1999a, S. 144) führt an, dass dafür differenzierte Gruppengrenzen, gemeinsame Werte und Großzügigkeit in Gruppen notwendig sind. Erst wenn die Gruppengrenzen unterschieden werden, können sich die einzelnen Personen zwischen den Gruppen bewegen, ohne illoyal zu sein. Dann ist es z. B. möglich, die Zugehörigkeit einer Person zur Gruppe anzuerkennen, auch wenn sie physisch nicht anwesend ist. Ebenfalls kann die Anwesenheit von Außenstehenden zugelassen werden, ohne sie mit den Mitgliedern der Gruppe gleichzusetzen. „Das bedeutet, erst wenn in einer Gruppe die Bereiche Interaktion, Gruppenemotion, Normen, Ziele, Werte und gemeinsame Werte mehrerer Gruppen wirksam sind, ist sie entwicklungsfähig“ (Majce-Egger, 1999a, S. 145).

### 4.2.2 Bericht aus der Praxis: „Über Gruppengrenzen, Gruppenkulturen und Zuschreibungen“

Bei einem Beratungsauftrag in einem Textilunternehmen wird schon im Zuge des ersten Auftragsgesprächs deutlich, dass die Abteilungen unterschiedliche Kulturen haben. Die Geschäftsführerin beschreibt die Abteilung für Marketing als hoch strukturiert, pünktlich und im Beziehungskontakt eher zurückhaltend (kein Feierabendbier, gemeinsames Mittagessen eher selten). Die Produktionsabteilung ist ein bisschen rauer im gemeinsamen Umgang, dafür „rennt der Schmäh“. Die Assistent*innen, die in allen Abteilungen vertreten sind, sind für den „Tratsch am Gang“ und die Fürsorge um alle bekannt. Es gibt noch eine kleine Abteilung für Design, deren Mitglieder meist zu spät kommen, verträumt wirken und nicht rechtzeitig liefern. Und insgesamt, so die Geschäftsführerin weiter in der Erzählung, mögen sich die Abteilungen gegenseitig nicht besonders. Die Grenzen sind verhärtet.

Im Großgruppensetting (insgesamt drei Tage, in der Organisation selbst) sind Vertreter*innen aus allen Abteilungen geladen. Es wird intensiv gearbeitet, unstrukturierte und strukturierte Arbeitseinheiten wechseln sich ab. Am zweiten Tag verdichtet sich die Stimmung. Wir bemerken, dass sich die Abteilungen im Sitzkreis nicht durchmischen. Wenn wir übergreifende Gruppen anbieten, gibt es starken Widerstand. Nach dem Mittagessen ziehen wir eine Kleingruppen-Einheit über 30 Minuten ein, in der jede Abteilung die eigene Kultur und die der anderen Organisationseinheiten beschreiben soll. Was für Zuschreibungen gibt es und in welcher Form sind die „anderen“ anders? Zurück in der Großgruppe geben wir für die nächsten 90 Minuten die Aufgabenstellung: „Das ist Ihr Raum für Austausch über bisher Ungesagtes.“ Eine Person aus der Marketingabteilung beschreibt, wie sehr es sie nervt, dass die Mitarbeitenden aus der Designabteilung zu jeder Besprechung zu spät kommen, nicht das liefern, was sie liefern sollen, und alle so „typische Künstler*innen“ seien. Sie sitzen in ihrem Dachgeschoss und haben den Kopf in den Wolken. So werden über einen längeren Zeitraum Zuschreibungen, Vorurteile und „Vorwürfe“ zur Designabteilung veröffentlicht. Danach herrscht bedrückendes Schweigen. Intervention von den Trainer*innen folgt: „Was wurde hier sichtbar?“ Die Sekretärin der Geschäftsführung bringt es auf den Punkt: „Wir sind unterschiedlich und müssen irgendwie damit umgehen.“

Im weiteren Beratungsprozess haben uns die Fragen geleitet, welche Zuschreibungen es zwischen den Abteilungen gibt und wie die Bereiche weiter in Austausch und Kontakt kommen. Für uns war bezeichnend, dass eine Sekretärin benennt, dass es um Unterschiede der Arbeitskulturen in den Abteilungen geht. Sie hat neben der Geschäftsführung als Einzige Einblick in alle Bereiche und wird somit zur „Reisenden" in der Organisation. Damit verfügt sie über „systemrelativierenden Vergleichserfahrung" (Majce-Egger, 1999a, S. 145), was solche Personen sowohl für sich selbst als für die Gruppe gefährlich macht. Oder sie werden mit ihrem Wissen zu „BezugsstifterInnen zwischen den Gruppen, zu ImpulsgeberInnen für Gruppenentwicklung" (Majce-Egger, 1999a, S. 145).

Mit der Zeit konnten wir die Strukturen der Gesamtorganisation und ihre Abwehrmechanismen besser verstehen. Dieses Verstehen wiederum war hilfreich, um die Grenzgestaltungen zwischen den Abteilungen zu begreifen und die Gruppe in eine neue Bewegungsrichtung zu begleiten. Es wurde zum Ziel, die eigenen ungewollten Anteile nicht mehr in die Designabteilung auszulagern, abzuwerten und bekämpfen zu müssen. Zu diesen Anteilen gehört z. B., „schwach zu sein", also den hohen Erwartungen und dem Druck der Geschäftsführung nicht standzuhalten und dadurch die Arbeit nicht pünktlich abzugeben. „Eine Teilgruppe wird ausgeschlossen oder grenzt sich selbst ab, um das innere Gleichgewicht der Gesamtgruppe zu festigen. Die Abspaltung des Andersseins hilft Angst zu bewältigen. Eigene Anteile am Andersseins, am Nichtangepassten, werden so abgewehrt" (Majce-Egger, 1999a, S. 145–146). Main (1977) spricht in diesem Zusammenhang von Projektionen. „Projektion" ist ein psychischer Abwehrvorgang, in dessen Verlauf Kompetenzen, Handlungs- und Gestaltungsmacht, Gefühle oder Wünsche aus dem subjektiven psychischen Raum eines Menschen und damit auch aus dem Bewusstsein ausgeschlossen, abgespalten werden, um sie dann einer anderen Person oder einem nichtbelebten Objekt der Außenwelt zuzuschreiben (Schuster & Springer-Kremser, 1992, S. 44).

Weiters stabilisiert sich das einzelne Individuum durch die vermutete oder gelebte Ähnlichkeit zu einer bestimmten Gruppe, Organisation oder Abteilung in der Großgruppendynamik. Es erhält Schutz und grenzt sich von anderen ab (Tippe, 2019, S. 37). Das Bedürfnis nach Zugehörigkeit bzw. seine Kehrseite, die Angst vor dem Ausschluss, ist ein wesentlicher Motor dafür, dass Gruppenmitglieder ihre eigenen Werte und Einstellungen der wahr- bzw. angenommenen Gruppennorm angleichen (Lewin, 1947b, S. 260).

Die Großgruppendynamik verdeutlicht mehr als die Kleingruppendynamik diese habituellen Muster von Personen in ihren Feldern und somit auch ihre soziale Zugehörigkeit. Für den Beratungsblick ist es dabei relevant, was davon (Bildung, Stadt/Land, Vermögen, Prestige, Abteilung, Funktionen usw.) als zentral und was als randständig gehandelt wird (Tippe, 2019, S. 37). Eine Konsequenz in der Arbeit mit Großgruppen ist, dass sich der gruppendynamische Blick darauf richtet, welche Gruppen, Teams oder Abteilungen welche Themen für die Organisation tragen und wie sie dazu miteinander in Kontakt stehen. Zusätzlich wird die Wechselwirkung zwischen entstehenden

Untergruppierungen und der gesamten Gruppe untersucht (Amann, 2004; Fliedl et al., 2020), denn nicht Individuen werden berücksichtigt, sondern Gruppierungen (Majce-Egger, 2009b, S. 254). Der Wechsel zwischen Groß- und Kleingruppe ist deshalb ein wichtiger methodischer Baustein in gruppendynamischen Großgruppen.

### 4.2.3 Möglichkeiten und Grenzen des Lernens

Wenn – wie anhand des Beispiels aus dem Textilunternehmen – die Begleitung von Großgruppen die Auseinandersetzung mit den Ängsten, Projektionen und Abspaltungen der Teilnehmenden und des Staffs bedingt, wie können dann überhaupt Entwicklung, Fortschritt, Vereinbarungen gelingen?

Melanie Klein (1962, S. 178–180) beschreibt diesen schmalen Grat. Sie unterscheidet zwischen einer „paranoid-schizoiden" und einer „depressiven" Position. „Paranoid-schizoid" steht für eine narzisstische, von Ängsten besetzte Position, die Fremdes und/oder Bedrohliches abspaltet (siehe Abschnitt 2.1 „Entwicklung in Beziehung"). Wilfred Bion (1974, S. 106) beschreibt Ähnliches mit seinem Grundannahmen-Modus *(basic assumption)* auf Gruppenebene. Mögliche Varianten reichen von Verharrung in maximaler Abhängigkeit, Lähmung und dem Wunsch nach Rettung durch eine allmächtige Führung *(Grundannahme Abhängigkeit)* über die Dominanz von Feindbildern und paranoid getönten Verschwörungstheorien *(Grundannahme Kampf/Flucht)* bis hin zum kollektiven Glauben an eine verheißungsvolle Zukunft, getragen durch ein heldenhaftes Paar oder ein idealtypisches Konzept (*Grundannahme Paarbildung)*. Hopper (2003, S. 66) erweitert diese Ausführungen um eine vierte Variante: *basic assumption incohesion*. Die Gruppe kann in zahllose unverbundene Aggregate zerfallen (jede Person überlebt für sich, alles andere ist gleichgültig). Alternativ verschmelzen die Personen zu einer amorphen Masse (alle fühlen und denken das Gleiche, es gibt keine Unterschiede, keinen Austausch verschiedener Sichtweisen). Die Grundannahmen lösen einander in Folge ab. Innerhalb einer Sitzung können mehrere Wechsel stattfinden.

Um dieser Dynamik entgegenzuwirken, gilt es sich der von Melanie Klein beschriebenen depressiven Position anzunähern, die für eine schöpferisch-konstruktive Zielverfolgung (Lazar, 2008, S. 46) steht. Das korrespondiert mit dem von Bion beschriebenen Arbeitsgruppenmodus in Gruppen. Die Gruppenmitglieder kooperieren miteinander. Die Aktivität ist auf eine Aufgabe gerichtet und steht in Beziehung zur Realität (Fliedl, 2002, S. 36). Krainz (2019, S. 14 f.) führt an, dass es im Interesse der Arbeitsfähigkeit darauf ankommt, kollektiv-regressive Tendenzen in Großgruppen durch Strukturbildung abzufangen. In die gleiche Richtung argumentiert S. H. Foulkes (1977, S. 48). Ihm war es ein großes Anliegen, diese Spannungen und Ängste in der Großgruppe auf einem erträglichen Niveau zu halten, damit diese arbeitsfähig sein kann.

Daraus schließen wir, dass die Anzahl und Dauer unstrukturierter Phasen innerhalb von Organisationen, die wir gestalten und hier beschreiben, begrenzt sein sollte.

Ziel ist es somit, dass die Einzelnen und die betreffende Organisation gestärkt werden, um „Aufgabe, Probleme bzw. nicht erträgliche Gefühle" (Lohmer, 2008, S. 34), Ängste, Fantasien, die Vielfalt und die Komplexität zu bewältigen.

Dies gelingt, wenn die Interventionen in Großgruppen darauf gerichtet sind,

- die Fantasien und Annahmen der Gruppenmitglieder zu reduzieren,
- die Fähigkeit zur Differenzierung und zur Bewältigung derselben zu erhöhen,
- Konflikte zu bearbeiten (statt sie zu vermeiden),
- Ängste besprechbar zu machen,
- Orte für Erprobung und Experimentieren zu bieten,
- die Autoritätsabhängigkeit von Gruppenmitgliedern vom Berater*innenteam („den Staff") zu reduzieren und
- auf eine Balance zwischen den Interessen der Individuen, der diversen Kleingruppen und der Gesamtgruppe zu achten.

Diesen integrierenden Ansatz, Betroffene zu Beteiligten zu machen, dem Prinzip der Hilfe zur Selbsthilfe Raum zu geben und es zu verankern, sich am Prozess zu orientieren, nicht am zu Beginn festgelegten Ziel – all das beschreibt das gruppendynamische Arbeitsverständnis in Großgruppen (Doppler, 2001, S. 219).

Ein weiteres zentrales Element für uns ist, dass sich der Staff konsequent mit seinen Ängsten, Projektionen und Abspaltungen auseinandersetzt und die Wechseldynamiken mit dem Gruppengeschehen im Auge behält.

### 4.2.4 Bericht aus der Praxis: „Großgruppe als Spiegel der Organisationskultur"

Eine Organisation, die von Elementarpädagog*innen bis hin zu AHS-Lehrenden aus-, fort- und weiterbildet, kommt nach fast dreijähriger (Pandemie-)Pause für einen Visionsentwicklungsprozess zusammen. Die Teilnehmenden haben unterschiedliche Anstellungsverhältnisse (fest angestellt/Mehrfachzuteilung/stundenweise Anstellung) und fachliche Zuständigkeiten (entlang von Fachgebieten/Berufsgruppen/Aus- oder Fortbildung). Die Organisation hat für die Großgruppe ihren neuesten und größten Hörsaal gewählt. Die Gruppenmitglieder sitzen in aufsteigenden Bankreihen hintereinander. Nach der Begrüßung und Orientierung geht es in einer unserer ersten Interventionen um ein persönliches Kennenlernen, über Vertraute und Bekannte hinweg. Die Teilnehmenden sollen zu dritt zusammengehen und sich entlang vorgegebener Leitfragen austauschen (persönliches Vorstellen; „Wie geht es mir aktuell in meiner Arbeit?", „Was ist wichtig für die Vision?"). Zwei Runden werden angekündigt, später ergänzen wir eine dritte. Nach jeder Runde fordern wir die Teilnehmenden auf, sich in neuen Formationen zusammenzustellen. In der Beobachtung fällt auf, wie schwer sich alle damit tun, die Seiten des Raumes zu wechseln. Die Mitarbeitenden bleiben tendenziell auf der Raumseite, wo sie ihren Platz verlassen haben. Ein Wechsel auf die andere Seite verläuft trotz mehrmaliger Hinweise, Einladungen und Aufforderungen durch uns Berater*innen zäh. Unsere Hypothese ist, dass sich im Verhalten der Teilnehmenden die Kultur der Organisation widerspiegelt. Das System ist geschlossen und hierarchisch strukturiert. Der Wechsel von Positionen ist somit schwierig, möglicherweise sogar angstbesetzt und die Macht liegt klar bei der Führungsspitze. Diese Fokussierung ist uns auch in der Vorbereitung aufgefallen: Der Blick wanderte bei relevanten Entscheidungen zu Thema, Ablauf und Setting der Großgruppe stets zur Leitung der Organisation – trotz der Nominierung von zwei internen Projektleitern für den Prozess. Zudem beschrieb sich die zweite Führungsebene in einem Vorbereitungstermin als nicht entscheidungsmächtig, als die Frage gestellt wurde, was sie zum Gelingen des Prozesses beitragen kann. Auch hier wurde die Macht überall verortet, nur nicht bei ihr selbst.

### 4.2.5 Machtteilung statt Beherrschung

Damit Machtteilung statt Beherrschung gelingt, gilt es im Rahmen der Auftragsklärung mit dem*der Auftraggeber*in zu überprüfen, ob eine gruppendynamische Großgruppe möglich und gewünscht ist. Dazu zählt die Klärung, was innerhalb des vorgegebenen Zeitrahmens verhandelbar, möglich und machbar ist. Ebenso wird besprochen, ob die Großgruppe für eine Informationsveranstaltung, Verkündigung, Inszenierung, zur Unterhaltung, aus Trendgründen etc. genutzt werden soll. Diese Formen sind in unserem Verständnis keine gruppendynamischen Großgruppen. Die Teilung der Informations- und Entscheidungsmacht ist eine Grundbedingung.

Um in diesen Kontexten Verhandlungen, gemeinsame Entdeckungen und Gestaltung zu ermöglichen, müssen die Berater*innen in der Vorbereitung und im Ablauf ein klares Funktionsverständnis haben. Pechtl (1989, S. 203) definiert dieses als erworbene, verliehene, vereinbarte oder festgelegte Rahmenbedingung in einer sozialen Gemeinschaft, die an beidseitig abgesprochene Tätigkeiten gebunden ist (siehe Abschnitt 3.1 „Methodik der Gruppendynamik"). Sie wird zu Beginn der Großgruppe allen Anwesenden erklärt, sichtbar festgehalten und es wird eine Vereinbarung zwischen Berater*innen und Teilnehmenden getroffen. In konflikthaften Kontexten oder in Gruppen ohne oder mit wenigen Vorkenntnissen ist es üblich, unsere Herangehensweise, unsere Aufgaben und unser Funktionsverständnis genauer auszuführen. Dazu zählt auch der Rahmen (Dauer der Veranstaltung, Ziele). Wird dieser verlassen, ist es an den Berater*innen, dies zu thematisieren. Das Einhalten der Zeitstruktur ist (auch) in Großgruppen essenziell, weil sie Sicherheit gibt und flottierende Ängste dämpft.

Dazu kommt die Verantwortung der Berater*innen, Räume für die Kommunikation untereinander, Arbeitsaufträge und Reflexionseinheiten im Verlauf der Großgruppe zu schaffen und zu sichern. Das dient sowohl den Teilnehmenden als auch dem Staff. Vor allem die Pausen werden in der gruppendynamischen Begleitung von Großgruppen für den Austausch im Staff über den Prozessverlauf und die Wahrnehmung von Spiegelungsphänomenen genutzt. Dazu zählen Themen und Beziehungsmuster mit den dazugehörigen Gefühlen, Ängsten und Konflikten zum weiteren Prozessverlauf. Diese führen unter anderem zu Spaltung, Paarbildung bzw. der Hoffnung, dass eine Person die heilbringende Idee hat, wenn es im Staff schwierig wird. Nicht selten finden sich diese Dynamiken wenig später in der Großgruppe wieder. Damit all das bearbeitet werden kann, „containen" wir diese Emotionen und Dynamiken (vgl. Bion, 1962b). Lohmer beschreibt das als Fähigkeit „Kapazität zur Verfügung [zu stellen], Spannungen, Konflikte und Gefährdungen wahrzunehmen, in sich zu halten, zu bedenken und schließlich zu rationalen Handlungsschritten zu kommen" (2008, S. 36).

### 4.2.6 Die Ordnung des Raums, der Gruppe

Der oben beschriebene Arbeitsrahmen ist vereinbart. Am Anfang ist noch vieles diffus. Prozesse nach Phasen oder Positionsmodellen zu beobachten, ist in der Anfangsphase von Großgruppen schwierig (Unbekanntes, unterschiedliche Verhandlungen, unklare Positionierungen).

Folgende Fragen beschäftigen das Trainer*innenteam:
Gibt es Wortmeldungen? Resonanz aus der Großgruppe heraus? Wer traut sich, sich zu melden? Zu widersprechen? Aufzubegehren? Ist die Gruppe duldsam, kooperationsbereit oder im Widerstand? Wer folgt hier eigentlich wem? Wie verhalten sich die einzelnen Funktionsträger*innen? Sind sie im Raum als solche erkenn- und hörbar? Bieten sie Orientierung oder Verwirrung an? Wie werden Konflikte sichtbar? Wie wird mit ihnen umgegangen? Wie wird der akustische Raum gefüllt (leise, Lachen, Durcheinanderreden, …)? Wer steht mit wem in den Pausen zusammen? Wie kommen Kleingruppen ins Arbeiten? Wie stehen die Sessel, wenn die Personen den Raum verlassen? (Stehen einzelne Sessel rausgerückt? Sind schon Kleingruppenformierungen zu erkennen? Hat sich die Form des Kreises verändert?)

### 4.2.7 Bericht aus der Praxis: „Die Teile sichtbar machen"

Bei der Begleitung einer Klausur, an der alle Personen der Organisation (36 Personen) teilgenommen haben, hat ein Team über ein gesamtes Großgruppenplenum keine

Stimme. Die Teams arbeiten an unterschiedlichen Standorten. Dem Gruppenplenum waren Arbeitsgruppen nach Arbeitsbereichen vorgelagert. Die Leitung dieses Teams sitzt zusammengesunken in ihrem Sessel und verlässt immer wieder den Raum.

Im Auftragsklärungsgespräch hatte die Geschäftsführung eher besorgt über dieses Team berichtet. Sie habe im Moment keinen guten Kontakt zu den Mitarbeitenden, sie fühlten sich weit weg an. Keine Person aus dem besagten Team sagt etwas im Plenum, obwohl zukunftsbestimmende Schritte für die Organisation besprochen werden. Alle anderen sind mit Aufmerksamkeit und Energie dabei.

Nach dem Plenum sind Arbeitsgruppen geplant, um das Erfahrene in die Tätigkeitsbereiche zu implementieren. In der Pause beschließen wir spontan, die Organisation 45 Minuten in standortgemischten Triaden arbeiten zu lassen. Mit folgenden Fragen: „Was habe ich über meine Organisation in den letzten 1,5 Stunden erfahren? Was davon ist wichtig für die kommende Arbeitsgruppe?" Im Anschluss folgen, wie geplant, Arbeitsgruppen nach Tätigkeitsbereichen, allerdings nur mehr für 45 Minuten statt der geplanten 90. Nach einer weiteren Pause geht die gesamte Organisation ins Plenum.

Eine Person aus einem Team, das in der ersten Großgruppensequenz präsent und stark war, meldet sich zu Wort. Sie sagt sinngemäß, dass sie erfahren habe, dass es ein Team gibt, das wenig Ressourcen, aber enorm viele Aufträge hat und in seiner Not nicht gehört wird. Es gibt Langzeitkrankenstände, die kompensiert werden müssen, und zu wenig Arbeitsraum. Außerdem hat sich durch neue Organisationsstrukturen, die vor sechs Monaten implementiert worden sind, die Arbeit in diesem Team verdoppelt. Die Leitung des Teams sitzt nun aufrecht und wach in ihrem Sessel und beginnt zu berichten.

Es zeigt sich im weiteren Verlauf, dass viele andere Personen auch unter Überlastung leiden, seit die neuen Organisationsstrukturen implementiert worden sind. Den Mitarbeitenden und der Leitung wird erstmals klar, wie stark sich die Organisationskultur durch einen vorangegangenen Changeprozess verändert hat und welch hohe Belastung dies mit sich gebracht hat. Nun ist Austausch darüber möglich und es wird nach Lösungen gesucht. Ohne plenare Großgruppe und ohne gruppendynamischen Blick wären diese Dynamiken möglicherweise im Verborgenen geblieben.

### 4.2.8 Fazit

Großgruppen faszinieren und beängstigen, ziehen an und verleiten zur Flucht. Unsere Branche pendelt nach unserer Beobachtung zwischen einer Verstärkung reflexiver und verlangsamender Momente in Großgruppen auf der einen Seite und einer Zunahme von Gamification sowie Individualisierung auf der anderen Seite (Beispiel: ganztägige Führungskräfteveranstaltungen, die wie auf einer Messe unterschiedliche Weiterbildungsangebote in Kurzseminaren beinhalten).

Kritisch beobachten wir, dass bei all den Entwicklungen eine steigende Anzahl von Menschen in der Arbeitswelt von diesen Mitgestaltungsprozessen ausgeschlossen ist bzw. wird. Sei es aufgrund ihres mangelnden Status, ihrer Herkunft, ihres Arbeitsverhältnisses (scheinselbstständig, Prekariat etc.), ihrer permanenten Überlastung, aufgrund von Personalmangel etc.

In diesen Zeiten gilt es, sich der ursprünglichen Haltung der Gruppendynamik zu besinnen: mehr Transparenz innerhalb von Organisationen und zwischen ihren Mitgliedern herstellen; Kommunikationsbarrieren zwischen den Teams bzw. Abteilungen und Hierarchieebenen öffnen; Anliegen, Fragen und Nöte, die einfacher im Zwiegespräch, in Kleingruppen besprechbar sind, auch in der Großgruppe veröffentlichen und bearbeiten; Phänomene nicht als Einzelschicksal(e) zuweisen, sondern Muster, systemische Strukturen und kollektive, organisationale Verantwortlichkeiten freilegen. All dies kann Ressourcen freisetzen, die zu einer gemeinsamen partizipatorischen und demokratischen Komplexitätsbewältigung führen, wie es kein anderes Beratungssetting bietet. Letzteres muss man, als Auftraggeber*in und als Berater*in, wollen und gestalten. „Heute kommt es darauf an, sowohl die destruktiven, dezivilisierenden Aspekte in Gruppen als auch die kreativen, hoffnungsvollen, kulturstiftenden und verbindenden Elemente wahrzunehmen und möglichst zu nutzen" (Heltzel, 2019a, S. 13), um die Großgruppe wieder als wichtiges Beratungselement in der Organisationsentwicklung aufleben zu lassen. Prägnant formuliert ist das zentrale Ziel aller Beteiligten, „Gruppenphänomene zu analysieren und sie gemeinsam zu reflektieren, [sic] sowie die Bewusstmachung der Strukturierung des persönlichen, des sozialen und des öffentlichen Raums voranzutreiben" (Majce-Egger, 2009a, S. 256). Wir möchten hier noch den organisationalen Raum hinzufügen.

## 4.3 Gruppendynamik im Bereich der Sozialen Arbeit. Meine Faust und ich im Wir. Anti-Gewalt-Training

Gudrun Treibenreif, Wolfgang Spatzenegger

Das Anti-Gewalt-Training (AGT) mit Gewalttäter*innen wirft schon vor Beginn der tatsächlichen Arbeit viele Fragen auf und bringt uns in Kontakt mit eigenen Ängsten: Wie kann es uns gelingen, die Teilnehmenden im Zwangskontext („Kontaktaufnahme aufgrund rechtlicher Vorgaben", Kähler & Zobrist, 2017, S. 14) so zu erreichen, dass unsere Klient*innen bereit sind, sich mit ihrer Gewaltproblematik auseinanderzusetzen, die sie bis dahin selten als Problem wahrgenommen haben? Ist es möglich, die teilnehmenden Gewalttäter*innen von der Bagatellisierung ihrer Gewalt hin zur Übernahme von Verantwortung für ihr eigenes Handeln zu begleiten? Welche Interventionen werden hilfreich und entwicklungsfördernd sein? Welche Teilnehmenden werden im AGT landen und wie wird sich die Dynamik in der Gruppe entwickeln? Wird es ein gutes und gelungenes AGT werden? Was heißt das eigentlich? Und … werden sich die Teilnehmenden gewaltfrei mit den anderen auf das Thema einlassen?

Ausgehend von diesen Fragen stellen wir im folgenden Artikel dar, wie uns die Arbeit mit den Gewalttäter*innen in Gruppenform gelingt und welche gruppendynamischen Haltungen uns dabei leiten. Vorweg geben wir einen Überblick über die Ausrichtung der Sozialen Gruppenarbeit in Form des AGT bei NEU**START**.

### 4.3.1 Einführung

Seit seiner Gründung 1957 arbeitet der Verein NEU**START** mit von Straffälligkeit Betroffenen. Die Bewährungshilfe ist die wohl bekannteste Leistung der Organisation. Seit Gründung des Vereins wird mit und in Gruppen gearbeitet.

„Soziale Gruppenarbeit ist eine Methode der Sozialarbeit, die den Einzelnen durch sinnvolle Gruppenerlebnisse hilft, ihre soziale Funktionsfähigkeit zu steigern und ihren persönlichen Problemen, ihren Gruppenproblemen oder den Problemen des öffentlichen Lebens besser gewachsen zu sein" (Konopka, 1968, S. 35). In der Entstehungsgeschichte der Sozialen Gruppenarbeit waren emanzipatorische und demokratisierende Ideen analog zur Gruppendynamik von zentraler Bedeutung. Dieses Potenzial zu nutzen, ist gerade für die Soziale Arbeit und ihre Klientel sinnvoll. Darüber hinaus können abweichendes, schädigendes Verhalten und destruktive Einstellungen in Gruppen korrigiert werden (Schmidt-Grunert, 2009, S. 62). Im Sinne des Rangdynamik-Modells von Raoul Schindler (siehe Abschnitt 1.3 „Rangdynamik in Anwendung"; 1.4 „Das Spezifische der GD.DG"; 2.2 „Gruppenprozesse analysieren") ist vielen Klient*innen die Position des Omegas vertraut. Die Klientel erlebt es als hilfreich, dass sich andere in ähnlich schwierigen und randständigen Lebenssituationen befinden und möglicherweise Bewältigungsstrategien entwickelt haben, die erfolgreich sind und übernommen werden können. Yalom beschreibt dies als Universalität des Leidens (Yalom, 2010, S. 28 f.). Über Rückmeldungen und die damit einhergehende Selbstkonfrontation können unbewusste Verhaltensweisen erkannt werden, die bisher zu immer wiederkehrenden Problemen und Einschränkungen geführt haben. Die Verantwortungsübernahme für das eigene Handeln und die Wirkung auf andere zu begreifen, befähigt Klient*innen, Veränderungen anzugehen, die in (selbst-)wirksamere Verhaltensweisen münden.

### 4.3.2 Entwicklungsgeschichte der Gruppenarbeit bei NEUSTART

In den Nachkriegsjahren wurden steigende Kriminalität, Bandenbildungen, ablehnende bis maximal ambivalente gesellschaftliche Haltung zu Straffälligen und deren Unterstützung sichtbar. In der Bundesanstalt für Erziehungsbedürftige in Kaiser-Ebersdorf revoltierten 1952 Insassen gegen die autoritäre Führung. Der Verein für soziale Jugendarbeit etablierte sich daraufhin als gemeinsame Trägerorganisation für die Arbeitsgemeinschaft Bewährungshilfe und andere Initiativen. Die Arbeitsgemeinschaft Bewährungshilfe gründete einen Jugendclub und später Wohngemeinschaften, in denen mit Gruppen gearbeitet wurde. Ab den 1980er-Jahren orientierte sich die Gruppenarbeit am Modell der themenzentrierten Interaktion (TZI) nach Ruth Cohn. Ungefähr ab dem Jahr 2000 gab es bei NEU**START** erste Ideen für ein Anti-Gewalt-Training. Eine erste Leistungsbeschreibung folgte 2004. Zusätzlich zur Einzelfallhilfe war ein attraktives Angebot von NEU**START** für Zuweiser*innen und Geldgeber*innen erforderlich, um das Thema Gewalt zu bearbeiten. Zeitgleich wurden bei NEU**START** Konzepte aus der kognitiv-behavioralen Schule implementiert und bis dato verwendet, die die Entwicklung der Gruppenarbeit beeinflussen sollten (Bitter & Sulzer, 2012, S. 73 ff., VBSA, 1997, S. 5 ff.; Treibenreif, 2021, S. 241 ff.).

### 4.3.3 Beschreibung Anti-Gewalt-Training (AGT)

Im Qualitätshandbuch von NEU**START** werden Grundlegendes und Inhalte als Mindeststandards für die Durchführung der AGT geregelt. Bei gegebener Indikation (strafrechtlich relevantem gewalttätigem oder bedrohlichem Verhalten und Verurteilung) sprechen die zuweisenden Richter*innen parallel zur Anordnung der Bewährungshilfe eine Weisung zum AGT aus. Teilnehmende, die strafbare Handlungen gegen Leib und Leben vollzogen haben, sollen im AGT lernen, Konflikte ohne Gewalt zu lösen. Wesentliche Teilziele sind dabei die Übernahme von Verantwortung für das eigene Handeln sowie ein Erkennen und Reflektieren der jeweiligen Risikofaktoren. Die Verhinderung von Haft mithilfe eines sozialkonstruktiven und bestenfalls helfenden Instruments ist ein wichtiger Aspekt der Maßnahme. Über einen Zeitraum von mindestens einem halben Jahr und verbindlichen 40 Arbeitsstunden setzen sich die Klient*innen mit ihren üblichen Verhaltensweisen, Konflikten, Einschränkungen, aber auch Ressourcen auseinander. Die Gruppe besteht aus 10 bis maximal 16 Personen (meist Männer). Die Beschäftigung mit psychosozialen Grundlagen (Emotionen, Wahrnehmung, Theorien über Gewalt), den eigenen Delikten und den kognitiven Einstellungen zu Gewalt ist Inhalt des AGT (NEU**START**, 2021, internes Dokument).

### 4.3.4 Design und Inhalte

Nach Sichtung der Wartelisten werden die AGT an unserem Standort zeitlich geplant und Trainer*innenpaare gebildet. Dann folgt die Beauftragung der Einrichtungsleitung zur Konzepterarbeitung und zur anschließenden Durchführung. Die Konzeptarbeit muss zeitgerecht begonnen und das Training ausgeschrieben werden. Außerdem ist eine enge Kooperation zwischen Bewährungshelfer*innen und Gruppenleiter*innen nötig, um der Klientel genug Zeit für die Vor- und Entscheidungsarbeit zu geben: Die Sinnhaftigkeit und Möglichkeit der Teilnahme muss geprüft werden, um einem vorzeitigen Ausscheiden und einer (erneuten) Frustration vorzubeugen (Yalom, 2010, S. 149). Die zuständigen Bewährungshelfer*innen spielen dabei eine wichtige Rolle. Sie bereiten bestenfalls die Teilnehmenden sowohl inhaltlich als auch auf die Struktur des Trainings vor und schätzen ihre Eignung für das AGT ein. Wir erhalten von den Bewährungshelfer*innen das schriftliche Urteil des Gerichts, das zur Zuweisung zum AGT führt.

Der Ablauf der AGT (Gruppenphase) besteht aus einer dreistündigen Anfangssequenz. Danach findet fünfmal im Monat ein Gruppentag statt. Dieser orientiert sich in Planung und Durchführung am Prozess der Gruppe und an den im Qualitätshandbuch vorgeschriebenen Themenbereichen (konkretes Arbeiten am Delikt, Verantwortungsübernahme, Fördern von Opferempathie, alternative Bewältigungsstrategien etc.). Abgeschlossen wird das AGT mit einer dreistündigen Abschlusssequenz. Dabei sind zeitweise auch die zuständigen Bewährungshelfer*innen anwesend, um den Transfer der Erkenntnisse in die Einzelfallhilfe zu gewährleisten. Der erste Gruppentermin dient dem wechselseitigen Kennenlernen. Wir stellen den Rahmen des Trainings, erste Überlegungen zu Gewalt (entwickelt sich, hat eine Vorgeschichte, ist eine Entscheidung, hat etwas mit der eigenen Biografie und dem Umfeld zu tun, …) und mögliche Inhalte des AGT vor. Die Vorstellung der Gruppenmitglieder findet eher oberflächlich, meist in Form von Skalierungen, statt. Erste Kontakte, wechselseitige Einschätzungen und Offenlegungen sind darüber möglich. In der zweiten Hälfte des ersten Termins entscheiden sich die Teilnehmenden für oder gegen die Teilnahme. Sie beschäftigen sich damit, woran sie arbeiten möchten und was ihr Ziel sein könnte. Eine Abschlussrunde wird eingeführt, die Platz bietet, Gefühle und Eindrücke mitzuteilen und Rückmeldungen an andere zu geben. Erfahrungsgemäß sind die Teilnehmenden beim ersten Termin ruhig, nicht zu freundlich, aber angepasst und halten sich bedeckt. Häufig wird ausgesprochen, dass sie eigentlich kein Problem haben und nur wegen der Weisung teilnehmen. Die anderen Gruppenmitglieder seien für sie irrelevant; sie können kaum auf Erfahrungen mit Gruppenarbeit zurückgreifen. Tatsächlich am Thema Gewalt arbeiten zu wollen, würde möglicherweise bedeuten, einzugestehen, Fehler gemacht zu haben, schwach und verletzlich zu sein oder sich der Gefahr auszusetzen, (wieder) zu scheitern. Viele scheinen daher offenbar den ersten Termin auszusitzen, ohne etwas über sich preiszugeben. Häufig sichern fast alle Klient*innen zu, teilnehmen und sich mit dem Thema Gewalt auseinandersetzen zu wollen. Allerdings ist ihnen vermutlich nicht klar, wie ein Arbeiten am Thema aussehen kann. Beim zweiten Termin, dem ersten Ganztag, wird deutlich, dass einige entweder große strukturelle Probleme haben und es einfach nicht schaffen, um 9:00 Uhr da zu sein, oder die getroffene Vereinbarung, am Gewaltthema verbindlich zu arbeiten, (noch) nicht möglich ist. Für viele Teilnehmende ist es sehr anstrengend, von 9:00 bis 16:00 Uhr anwesend und aufmerksam zu sein, sich mit einem schwierigen, möglicherweise beschämenden und unlösbaren Problem zu befassen. Ein verspäteter Einstieg ins AGT ist bei Fehlen am ersten Termin trotz ärztlich bestätigter Krankheit nicht mehr möglich. Einige Teilnehmende kommen unpünktlich. Wir gehen darauf ein und bitten die Gruppe, sich zu äußern, was viele irritiert, nervt, aber auch überrascht (Yalom, 2010, S. 149). Viele haben das Bedürfnis, schnell weiterzutun und sich nicht mit Abweichungen zu beschäftigen. In manchen Gruppen sind wir über das gesamte AGT hinweg mit den Rahmenbedingungen beschäftigt, was bei dieser Zielgruppe nicht überrascht (siehe dazu auch 3.1 „Methodik der Gruppendynamik"). Am Beginn des zweiten Termins wird eine Anfangsrunde implementiert, in der die Teilnehmenden erzählen, wie es ihnen geht, insgesamt und im Hinblick auf den letzten Termin, oder ob etwas in Bezug auf (vermiedene) Gewalt vorgefallen ist. Diese Runden werden von den Gruppenmitgliedern meist rasch erledigt. Sie haben sich für die Teilnahme entschieden, nutzen aber eine vorsichtige, sich selbst gegenüber schonende Strategie. Die mitgeteilten Gefühle beschränken sich meist auf gut oder schlecht.

Zwei Fokusse kristallisieren sich heraus: das Kennenlernen der Teilnehmenden zu fördern und psychosoziale Grundlagen zu erarbeiten (z. B. Welche Gefühle gibt es abgesehen von gut und schlecht?). Bestenfalls gelingt es, eine Vertrauensbasis herzustellen, wechselseitig unter den Teilnehmenden und zu uns, sowohl im Sinne der Kompetenz als auch persönlich. Am ersten oder zweiten Ganztag beginnen wir mit der Biografiearbeit. Dabei bitten wir Teilnehmende, z. B. einen „Lebensfluss" zu zeichnen: einen Fluss auf einem großen Papierbogen von unten nach oben, in dem sie chronologisch wichtige Stationen ihres Lebens auch in Bezug auf Gewalt als Opfer, Zeug*in, Täter*in markieren. Diese Arbeit dient als diagnostisches Instrument, gibt Aufschluss darüber, wie sich die Gewalt bei den Teilnehmenden entwickelt hat, welche Umweltbedingungen (z. B. familiäre Situation, Freundeskreis, Schul- und Arbeitssituation) bestanden haben, als sie Täter*innen wurden, und ob es auch gewaltfreie Zeiten in ihrem Leben gab. Das Bild zeigt auch, dass der Fluss weitergeht, mit der Chance auf ein gewaltfreies Leben, das die Teilnehmenden mitgestalten können. Wir gehen davon aus, dass die meisten kritisches und explosives Gepäck in ihren fiktiven Rucksäcken mitschleppen. Erfahrungsgemäß gehen viele Teilnehmende am Beginn nur oberflächlich in Kontakt. Hier nicht forcierend, sondern achtsam zu arbeiten, ist uns im Sinne von Vertrauensbildung, Beziehungsaufbau und Sicherheit wichtig, um die Klient*innen nicht zu überfordern, abzuschrecken oder (neuerlich) zu provozieren. Wir kommen im weiteren Verlauf auf den Lebensfluss zurück, um etwas zu ergänzen oder zu verdeutlichen. Inhaltlich speisen wir Erklärungsmodelle zur Entstehung von Gewalt ein, arbeiten mit Skalierungen, angewandten gruppendynamischen Übungen, Körperarbeit (z. B. in unterschiedlichen Qualitäten und Geschwindigkeiten aufeinander zugehen, um Grenzen wahrzunehmen und zu zeigen) und Körperübungen (z. B. Atemregulierungsübungen), um Verhaltensweisen und Themen sichtbar zu machen und Hilfestellungen anzubieten. Darüber hinaus widmen wir uns den Deliktgeschichten, die von Teilnehmenden eingebracht und gemeinsam bearbeitet werden. Die Orientierung am Prozess als „Art der Beziehung zwischen interagierenden Einzelnen" (Yalom, 2010, S. 175) bezogen auf das Angstniveau, Widerstand, Konflikte, aktuelle Vorfälle etc. ist für unsere Arbeit zentral und lässt mitunter geplante Interventionen in den Hintergrund treten.

### 4.3.5 Gruppendynamische Arbeitsweise

„Da ist mir die Faust ausgekommen", „Der ist mir in die Faust gerannt", „Der hat es verlangt, gebraucht, darum gebettelt", „Bei dieser Provokation musste ich so (gewalttätig) reagieren" – das sind Sätze von Teilnehmenden, die uns im AGT immer wieder begegnen. Angewandte Gruppendynamik speist sich aus Wissen, Theorien, Methoden und Erfahrungen – all dies nutzen wir in der konkreten Arbeit in und mit Gruppen (Budziat & Kuhn, 2021, S. 168 f.). Wesentlich für entwicklungsorientierte und gelingende Arbeit mit Gruppen in der Sozialen Arbeit ist, die Teilnehmenden durch Partizipation zu Beteiligten zu machen (Heinetsberger, 2021, S. 97).

**Normen in der Gruppe und deren Veränderung**

Normen und Einstellungen, im Sinne von Richtschnur, Maßstab, Selbstverständlichkeiten (Budziat & Kuhn, 2021, S. 77), sind meist implizit. Sie entstehen über die Erwartungen Einzelner an die Gruppe sowie die Einflussnahme der Trainer*innen und wichtiger Teilnehmender (Yalom, 2010, S. 153). Im Kontext vom AGT zeigen sich Normen vor allem am Beginn in der Einigkeit der Gruppenmitglieder, nicht wirklich an der Gewaltthematik arbeiten zu wollen oder zu können. Die Gefahr, in einer randständigen Position zu landen, ist hoch, wenn sich Teilnehmende zu früh (verletzlich) zeigen und tatsächlich an ihrer Problematik arbeiten wollen. Wie bereits beschrieben, wollen viele das AGT anscheinend schnell hinter sich bringen, ohne Unangenehmes oder Schwieriges zu erleben. Die Thematisierung von Abweichungen durch die Trainer*innen wird als lästig empfunden. Es besteht hohe Toleranz gegenüber Teilnehmenden, die unpünktlich sind; schließlich könnte es auch sie selbst betreffen. Teilnehmende formulieren, respektvoll behandelt werden zu wollen, was hier bedeutet, sich wechselseitig absolut in Ruhe zu lassen und nicht zu kritisieren, auch keine Rückmeldungen zu geben oder zu erhalten, die Konflikte entstehen lassen könnten. Es scheint Konsens darüber zu bestehen, dass andere für ihre Gewalttaten verantwortlich sind. In der Beschreibung ihrer Delikte wurden sie von anderen so provoziert, dass es für sie nicht mehr möglich war, die Situation gewaltfrei zu klären. Über die Kulturen hinweg ist beispielsweise die Beleidigung der Familie (die meist wenig intakt war oder ist) der Schlüssel zur „legitimen" Gewaltausübung. In der Gruppe wird daher sehr vorsichtig im Hinblick auf Kontakt untereinander agiert. Die Gruppenzusammensetzungen sind stark heterogen bezüglich Alter, der Quantität der Verurteilungen und der kulturellen Hintergründe. Es gilt besonders zu beachten, dass einige Gruppenmitglieder Erfahrungen von Diskriminierung und Ausschluss mitbringen (Budziat & Kuhn, 2021, S. 149).

Pausen sind wichtig für die Teilnehmenden; sie fordern diese zum Teil vehement ein. Viele rauchen und erleben ein Aussteigen aus dem formalen Teil als entlastend und entspannend. Manchmal findet ein intensiver persönlicher Austausch statt oder die Teilnehmenden geben sich gegenseitig Tipps; manchmal entfernen sich Gruppenmitglieder aber auch, ohne es mitzuteilen. Gelegentlich kommt es allerdings auch zu (verbalen) Übergriffen, die bestenfalls in die Gruppe eingebracht werden.

„Regeln und Normen können Widerstandsfunktion haben" (Majce-Egger, 1999c, S. 263). Widerstand hat wiederum adaptive Funktion (ebd., S. 262). Das bedeutet in unserem Zusammenhang, auf die Veränderung von Normen im Gruppenprozess einzuwirken bzw. pathogene Normen anzusprechen und zu lösen – im Hinblick auf das Ziel, sich mit der eigenen Gewaltgeschichte und zukünftigen Gewaltfreiheit auseinanderzusetzen.

Es gilt zu bedenken, dass sich Normen, die sich im frühen Stadium der Gruppe etablieren, hartnäckig halten (Yalom, 2010, S. 154 f). Indem für den Prozess hinderliche Normen explizit gemacht werden, kann gemeinsam überprüft werden, ob sie tatsächlich weiterhin sinnvoll sind (vgl. Budziat & Kuhn, 2021, S. 79). Beobachtungen und Hypothesen dazu mitzuteilen bzw. ihre Wirkweise zu hinterfragen, könnte im Kontext der Gruppe und vielleicht auch im Leben „draußen" hilfreich sein. Wir sehen den Rahmen – speziell am Beginn – als zentrales Element im Zusammenhang mit der Entwicklung von Normen. Wir sprechen Abweichungen an und bearbeiten sie mehr oder weniger zeitintensiv. Über nonverbale Signale wie Nicken oder eine anerkennende Haltung den Pünktlichen gegenüber verstärken wir konstruktive Verhaltensweisen (Yalom, 2010, S. 156). Mit der Anfangs- und der Abschlussrunde versuchen wir ein Ritual zu etablieren, das Sicherheit gibt. Außerdem soll es ein Übungs- und Reflexionsort sein, Dinge auszusprechen und andere Menschen – wenn es nicht schon im Laufe des Tages gelungen ist – anzusprechen sowie Rückmeldung zu geben.

**Unfreiwilligkeit und Abwehr**

Ein für die Durchführung des AGT bestimmender Faktor ist, dass die Teilnehmenden es aufgrund einer gerichtlichen Weisung absolvieren müssen, also unfreiwillig teilnehmen. Sie können mit einem positiven Abschluss des AGT eine Haftstrafe vermeiden. Insofern könnte man als außenstehende Person annehmen, dass alle Gruppenmitglieder hohe intrinsische Motivation mitbringen – dem ist aber meist nicht so, da sie oftmals stark mit ihrem eigenen Widerstand gegen die Maßnahme des Gerichts und der Abwehr der eigenen Verantwortung für die Gewalttat beschäftigt sind. Für uns ist es daher herausfordernd, durch unsere wertschätzende, den Menschen auf Augenhöhe begegnende Haltung ein Klima in der Gruppe zu fördern, das den Teilnehmenden ermöglicht, sich auf das Thema Gewalt, die anderen Personen und uns Trainer*innen einzulassen. Ein Ziel ist, dass Teilnehmende erkennen, dass sie in der Gruppe etwas wollen und bekommen können. Eine Verführung für uns Trainer*innen liegt darin, dass wir (zu stark) Ziele für die Teilnehmenden formulieren oder voraussetzen und es unklar bleibt, was sie selbst in der Gruppe erreichen wollen. Von Beginn an liegt unser Schwerpunkt darauf, dass wir die Selbstverantwortung der einzelnen Gruppenmitglieder fördern: Wollen sie überhaupt am AGT teilnehmen? Was wollen sie im AGT erreichen? Woran wollen sie hier arbeiten? Beantwortet werden diese Fragen häufig mit einem Nein und dem Hinweis auf die Zuweisung durch das Gericht. Für eine Teilnahme braucht es am Beginn zumindest das Bekenntnis, dass die jeweilige Person die Gewalttat begangen hat, also nicht unschuldig verurteilt worden ist, und am AGT teilnehmen sowie in einem Mindestmaß mitarbeiten wird. Die Verantwortung für die Teilnahme muss der*die Teilnehmende aktiv übernehmen – sie kann von der betreffenden Person nicht an das Gericht, den*die Bewährungshelfer*in oder uns abgewälzt werden. Mit diesem ersten Appell zur Verantwortungsübernahme soll verdeutlicht werden, dass es im AGT darum geht, für sich, seine Handlungen und Werte einzustehen. Dies ist für einige Teilnehmende eine unüberwindbare Hürde.

**Rahmen geben und halten**

Ein wesentlicher Aspekt für die Arbeit in den AGT ist unsere Funktionsbewusstheit und Rollenflexibilität. Wir sind uns unserer Funktion als Trainer*innen mit all den darin enthaltenen Möglichkeiten der Macht und auch Begrenztheit bewusst und reflektieren diese. Sowohl Zusammenarbeit im Trainer*innen-Staff als auch mit den

Teilnehmenden erfordert von uns situationsangepasste und reflektierte Rollenflexibilität, um den Anforderungen der jeweiligen Gruppensituation gerecht zu werden sowie Entwicklung für die Gruppe und die einzelnen Personen zu ermöglichen. Wir wissen nicht, was die einzelnen Teilnehmenden für ihre Entwicklung brauchen und womit sie sich auseinandersetzen müssen, um die notwendigen Schritte einer Veränderung gehen zu können. Die Teilnehmenden müssen für sich selbst beschreiben, wohin sie sich entwickeln wollen und wen und was sie dafür brauchen. Ein klarer Rahmen – ähnlich wie in einem klassischen gruppendynamischen Training – mit viel freiem Raum für Gestaltung und Entwicklungen ist hier hilfreich und sinnvoll. Die verlässliche und pünktliche Teilnahme, der zeitliche Rahmen und das gemeinsame Thema sind darin klar beschrieben. Nüchternheit und Gewaltfreiheit sind Voraussetzungen für die Teilnahme. Den Rahmen vorher zu definieren, festzulegen und vor allem während der Gruppenphasen zu halten, ist für alle wichtig. Unsere Stabilität gibt den Teilnehmenden und uns Sicherheit. Die Teilnehmenden versuchen immer wieder, durch bewusste und unbewusste Verhaltensweisen den gesetzten Rahmen aufzuweichen, zu hintergehen oder zu erweitern. Diese Abweichungen können einerseits ihren Persönlichkeiten und Beziehungsgestaltungsmustern zugeschrieben werden, andererseits sind sie Teil ihrer Straftaten: sich nicht an gesellschaftliche Vereinbarungen zu halten und Grenzen zu überschreiten. So kommen Teilnehmende verspätet, wirken oder sind durch Substanzen beeinträchtigt, streiten dies jedoch ab, begehen leichte körperliche Übergriffe gegen andere Gruppenmitglieder (Boxer auf den Oberarm, heißes Feuerzeug auf die Haut drücken etc.), die von beiden Seiten als Kleinigkeit und Lächerlichkeit abgetan werden, im Training wird geblödelt und verspottet – unendliche Möglichkeiten, abzuweichen und Widerstand zu zeigen.

**Konstruktive Richtung im Gruppenprozess**

Wieder ist es der Rahmen, der uns hier als zentral erscheint. Ein Abarbeiten und Reiben an ihm und auch an uns Trainer*innen ist unumgänglich für den Verlauf der Gruppe. Erfahrungsgemäß beginnen viele Teilnehmende im Laufe des Prozesses, dieses Halten des Rahmens zu verstehen. Sie lernen unsere Transparenz zu schätzen. Wir schenken dem Kennenlernprozess viel Aufmerksamkeit. Es soll ein dichtes Interaktionsnetz unter den Gruppenmitgliedern etabliert werden. Was meinen die anderen Teilnehmenden zu Standpunkten, Themen und Problemen? Sie sollen sich wechselseitig Feedback zum erlebten Verhalten in der Gruppe geben, am Modell (wechselseitig und an uns) lernen und ihre Deliktgeschichten in der Gruppe analysieren und bearbeiten. Die Teilnehmenden sind speziell am Beginn stark an uns orientiert. Wir begegnen ihnen mit Interesse an ihren Geschichten, bestätigen ihre positiven Seiten, erkennen ihre Lebensgeschichten verbal und nonverbal an, ebenso wie die schwierigen Situationen, denen sie ausgesetzt waren, als die Delikte passierten. Wir ermutigen sie, sich verbal auszudrücken, möglichst aktiv mitzugestalten, sich selbst verstehen und sich verändern zu wollen (Yalom, 2010, S. 152 f.). Zentral erscheint uns, die Zuversicht zu vermitteln, dass es Hoffnung auf ein gewaltfreies Leben gibt. Die Teilnehmenden wünschen von uns Rezepte, die wir allerdings nur bedingt geben können. Durch unseren Umgang mit und in schwierigen, potenziell gefährlichen Situationen in der Gruppe stellen wir uns als Expert*innen persönlich zur Verfügung und halten im Prozess auch manches aus. Wir gewinnen bestenfalls das Vertrauen vieler Gruppenmitglieder, sie durch das AGT zu begleiten, um für ihr Problem Auswege zu finden und zu erarbeiten. Die Teilnehmenden sollen jedoch nicht auf uns Trainer*innen fixiert bleiben (Yalom, 2010, S. 155).

**Feedback geben und nehmen**

Im AGT besteht die Gefahr, dass Feedback schnell zu wechselseitigen Be- und Abwertungen verkommt. Es muss daher gut erklärt, angeleitet und geübt werden. Das Erlebte soll genau beobachtet und beschrieben werden, um zu erkennen, welche Emotionen ausgelöst werden und wie sich dies in der Beziehung zu der anderen Person auswirkt und darstellt. Als vorbereitende Übung sammeln die Klient*innen emotionale Zustände, die sie kennen, und schreiben sie auf Kärtchen. Gemeinsam ordnen sie diese dann in angenehme und unangenehme Gefühle. Ein Teil dieser Auseinandersetzung mit ihrer Innenwelt ist, dass die Teilnehmenden beschreiben (lernen), wie sich verschiedene Zustände anfühlen und aus welchen Situationen sie diese kennen. Erst wenn die Klient*innen einen differenzierteren Zugang zu ihren eigenen emotionalen Zuständen haben, ist es ihnen möglich, entsprechende, bewusste Handlungen folgen zu lassen. Wir Trainer*innen inszenieren eine Situation: Zum Beispiel zerknüllt ein*e Trainer*in einen leeren Kaffeebecher, wirft ihn auf den Boden, steht wortlos auf und geht aus dem Raum. Daraufhin erarbeiten wir mit den Teilnehmenden die verschiedenen Elemente von Feedback und üben dieses in aktuellen Situationen mit ihnen. Den Klient*innen kann es dadurch gelingen, ihre (konflikthaften) Beziehungen konstruktiver zu gestalten. Unserer Erfahrung nach reagieren viele Klient*innen in konflikt- und gewalthaften Situationen nicht auf die damit verbundene Angst oder Demütigung, sondern mit leichter zugänglichem Ärger bzw. biografisch vertrauter Wut. Angst, Trauer, Scham, Erniedrigung, Kränkung und Demütigung sind Gefühle, die Teilnehmende oft erst im Laufe des AGT erkennen und zulassen können. Ein weiterer Schritt ist die Regulierung ihrer Emotionen, um ihre Handlungen selbst bestimmen zu können. Besondere Bedeutung legen wir daher in die Interaktionen der Gruppenmitglieder. So sind sie untereinander potenzielle Kooperations-, aber auch Konflikt- bis hin zu Gewaltpartner*innen. Im Hier und Jetzt der Gruppe entwickeln sich konflikthafte Situationen unter den Klient*innen und uns, die einer Bearbeitung und Reflexion zugeführt werden können. Die Bedeutung, die Auswirkung und die notwendigen Veränderungsschritte für das Leben außerhalb der Gruppe müssen dabei mit bearbeitet werden. Dies erachten wir als Herzstück und wesentliches Instrument des AGT. Beispielsweise gab ein Teilnehmer (A) einem anderen (B) die Rückmeldung, dass er sich geärgert habe, von ihm in der Pause als Spitzel bezeichnet worden zu sein. B reagierte schroff mit Ablehnung und forderte A auf, den Mund zu halten. A schlug vor, es draußen zu regeln. Beide waren angespannt, neigten ihre Oberkörper vor und ballten die Fäuste. Die Gruppe wirkte alarmiert und fast alle redeten auf die beiden ein. Wir intervenierten mit einem lauten Stopp und der Aufforderung, durchzuatmen und sich zu beruhigen. In der Folge fragten wir die anderen Teilnehmenden, was sie nun erlebt hatten. Schlussendlich gab B an, in der Pause von A als „Warmer" bezeichnet worden zu sein und die Entschuldigung (A wollte ihm die Hand geben) abgelehnt zu haben. A fühlte sich dadurch gekränkt. Durch das gemeinsame Aufarbeiten war es beiden möglich, relativ versöhnlich aus dem Training hinauszugehen. Beim nächsten Termin wurde der Vorfall aufgegriffen und analysiert. Wir sprechen die Klient*innen auf ihr Verhalten an, konfrontieren sie und setzen uns mit ihnen als Personen auseinander. Dies geschieht über Rückmeldung und Konfrontation und nicht durch Bestrafung. Die Klient*innen sind sich ihrer Wirkungen auf die anderen und auf die Gesamtgruppe meist nicht bewusst. Diese Wirkungen zu identifizieren, aufzuzeigen und zu besprechen, ist eine wichtige Aufgabe unsererseits. Ganz im Sinne von Kurt Lewin (siehe Abschnitt 1.2 „Ausgangspunkte, Entwicklungslinien und Verknüpfungen"), der das Verhalten als eine Funktion von Person und Umwelt sieht, werden im Hier und Jetzt der jeweiligen Gruppensituation viele Verhaltensweisen der Teilnehmenden für alle sichtbar und erlebbar. Durch Geben und Nehmen von Feedback eröffnen sich ihnen neue Entwicklungschancen: Verhalten zu beschreiben, zu erkennen, mit Unterstützung der anderen zu reflektieren sowie bestenfalls neue Handlungsmöglichkeiten zu entdecken und zu entwickeln. Wesentlich ist dabei, die Teilnehmenden anzuleiten, zu befähigen und zu ermuntern, sich wechselseitig Rückmeldungen zu geben. Darin liegt unserer Erfahrung nach die größte Kraft und Wirkung für Veränderung von Verhaltensweisen. Unsere Haltung ist, die Gruppe als Resonanzraum und die einzelnen Teilnehmenden als Expert*innen zu nutzen, sodass sie von Betroffenen zu Beteiligten werden (können). Nicht wir als Trainer*innenpaar wissen die Lösung und den Weg für ein gewaltfreies Leben, sondern die Teilnehmenden sind selbst die Expert*innen dafür, wie ihr gewaltfreies Leben gelingen könnte. Durch diese Einbeziehung und durch Feedback als kontinuierliches Interventionsinstrument fördern wir reflexive Prozesse im Sinne der Selbsterforschung: Selbstbeobachtung – Selbstbeschreibung – Selbstreflexion – Selbstbestimmung. Die Teilnehmenden sollen lernen, ihre Handlungen und Haltungen zu erkennen, zu reflektieren, dafür Verantwortung zu übernehmen und dadurch auch selbstbestimmter leben zu können (Krainz, 2008, S. 18). Ihr Handlungsspielraum wird im Sinne eines gewaltfreien Lebens erweitert. Sie erkennen, dass sie es sind, die ihr Leben und ihre Handlungen aktiv gestalten und ihren Umgang mit konflikthaften Situationen steuern können. Im Kontext des AGT muss Feedback umsichtig und wiederholend eingeführt werden, da Teilnehmende Rückmeldungen rasch als Beleidigung und Abwertung verstehen und in einen Kampfmodus einsteigen, bedrohliche Verhaltensweisen wählen, sich verteidigen und abwehren.

**Konflikte bejahen**

Konflikte dienen der persönlichen und der gruppalen Entwicklung (Antons & Stützle-Hebel, 2015b, S. 239). Gewalt ist eine Möglichkeit der Konflikt- und Beziehungsgestaltung – wenngleich auch eine selbst- oder fremdgefährdende und destruktive. „Gewalttäter:innen wirken häufig überangepasst und wollen Konflikten aus dem Weg gehen" (Treibenreif, 2019, S. 264). Unsererseits gibt es grundsätzlich eine konfliktbejahende Haltung: In der Gruppe können und dürfen Konflikte sowohl zwischen Teilnehmenden als auch zwischen den Teilnehmenden und uns entstehen, denen Raum gegeben wird, um diese dann gewaltfrei zu bearbeiten und bestenfalls neue Handlungsalternativen zu erarbeiten. Wir stehen für die konstruktive Bearbeitung und auch als Gegenüber bei Konflikten zur Verfügung, bleiben im Kontakt und in Beziehung. Das ist für viele Klient*innen eine neue und bereichernde Erfahrung. Anstatt „alles in sich hineinzufressen" und irgendwann, wenn das Fass überläuft, mit Gewalt zu reagieren, werden Konflikte angesprochen und thematisiert. Dieses genaue Hinschauen ist für alle in der Gruppe mühsam und anstrengend – aber letztendlich lohnend und entwicklungsfördernd. Häufig entstehen Konflikte zwischen Teilnehmenden und den Trainer*innen, wenn es um die Einhaltung des vereinbarten Rahmens geht. Herausfordernd für uns sind Situationen, in denen Klient*innen schwer gegen die Rahmenvereinbarungen verstoßen und wir sie ausschließen müssen, sie aber weiterhin am AGT teilnehmen möchten. In einer emotional intensiven Auseinandersetzung eine klare Grenze zu setzen und gleichzeitig im wertschätzenden Kontakt zu bleiben, ist keine leichte Aufgabe, zumal manche Klient*innen gerade in solchen Situation beginnen, ihre alten Konflikt- und Gewaltmuster zu bedienen. Sie blieben sitzen, beschimpften uns und andere, traten auf dem Weg nach draußen gegen Dinge, boxten auf die Lifttür, … Im weiteren Verlauf bekommen wir aber auch von vielen Teilnehmenden wiederholt positive Rückmeldungen zu unserem Vorgehen. Manche können auch ihre Erleichterung darüber benennen, dass wir klar geblieben sind.

**Modell sein**

Als Trainer*innen stehen wir den Teilnehmenden in unserem Tun, unserer kooperativen Haltung, unserem Umgang mit konflikthaften Situationen sowie im Austarieren unserer Ambivalenzen bezüglich verschiedener Themen- und Fragestellungen immer wieder als Modell zur Verfügung. Wir sind verlässlich und stabil: in Bezug auf den Rahmen, in der Beziehung zu den Klient*innen und in der Auseinandersetzung mit ihren persönlichen Themen. Wir bieten uns als Personen mit unseren Emotionen und Beziehungsangeboten an und sind wenig abstinent. Dadurch sind wir für sie greif- und auch nahbar. Um entwicklungsorientiertes Lernen und positive Veränderungsschritte zu ermöglichen, sind differenzierte und geklärte Beziehungen wichtig.

Wir zeigen die Möglichkeit auf, Situationen unterschiedlich zu sehen, zu bewerten und erst dann entsprechende Handlungen zu setzen. Dafür eignet sich z.B. das

BRUI-Modell von Edgar H. Schein. „[W]ir beobachten (B), wir reagieren emotional auf das Beobachtete (R), wir analysieren, verarbeiten und urteilen aufgrund dieser Beobachtungen und Gefühle (U), und wir handeln nach außen, damit etwas passiert – wir intervenieren (I)" (Schein, 2003, S. 117). Dieses Modell ist hilfreich, da es den intrapsychischen Ablauf einer Handlung aufsplittet, die Gesamtsituation verlangsamt und dadurch auch erkennbar wird, aufgrund welcher Beobachtung, emotionalen Reaktion oder Beurteilung Gewalthandlungen gesetzt werden. Vielen Teilnehmenden wird bewusst, dass sie Verhaltensweisen (Mimik, Gestik) von anderen nicht beobachten, sondern schnell interpretieren und Worst-Case-Szenarien fantasieren.

**Psychoschnitt und Sozioschnitt**

Der Einstieg und die Teilnahme an einer Gruppe beschäftigen alle auf drei Ebenen: mit sich selbst (Ängste, Hoffnungen, Wünsche etc. in Bezug auf sich selbst und das Thema), mit der Gruppe („Wie ist es mit den anderen? Wie kann ich einen guten Platz finden?") und mit der Umwelt (Gericht, Rahmenbedingungen des AGT, drohende Haft, Freundeskreis, Beziehungen etc.). Die Teilnehmenden befinden sich in einem Spannungsbogen zwischen Innen (Person), Drinnen (Gruppe) und Draußen (Umwelt). Zu Beginn des AGT ist oft die Beschäftigung mit der Umwelt (dem Draußen, Dann und Dort) vorrangig und es fällt den Teilnehmenden schwer, sich auf das Hier und Jetzt der Gruppe einzulassen. Es werden diverse Versuche unternommen, dem AGT und der eigenen Auseinandersetzung mit dem Gewaltthema auszukommen. Die vereinbarten Arbeitszeiten werden infrage gestellt, scheinbar unveränderbare eigene Arbeitszeiten für das Nichtkommen vorgebracht, die eigenen Kinder sind plötzlich während der Trainingszeiten zu versorgen, fragwürdige Krankenstände werden angemeldet, das Handy kann nicht auf lautlos geschaltet werden etc. „Trotz aller Autonomie sind Gruppen nicht ohne ihre Umwelt, von der sie sich abgrenzen und zugleich in Beziehung setzen, zu verstehen" (Schattenhofer, 2015, S. 20). Die Anforderung an uns Trainer*innen ist, das Außen, das Dort und Dann, anzuerkennen und gleichzeitig die Aufmerksamkeit auf das Hier und Jetzt der Gruppe zu lenken. Denn nur im gemeinsam erlebten und gestalteten Gruppengeschehen sind (destruktive) Verhaltensweisen zu beobachten, besprech- und damit auch veränderbar. Die fachlichen Vorgaben (kognitiv-behaviorale Schule) der Organisation und die Verbindung mit unseren gruppendynamischen Haltungen beeinflussen unsere Vorgehensweisen und Interventionen. Zum Teil verwenden wir Manuale im Zusammenhang mit der Deliktbearbeitung. NEU**START** bekennt sich in seinen Arbeitsprinzipien zur Beziehungsarbeit, was hilfreich im Zusammenhang mit der gruppendynamischen Arbeitsweise ist. Gleichzeitig braucht es aber auch den Blick auf die einzelnen Personen, auf ihre persönliche Lebens- und Gewaltgeschichte mit ihren Ängsten, Sorgen und Hoffnungen. Insofern bedeutet die gruppendynamische Arbeit in den AGT eine Auseinandersetzung mit der Gruppe und den Schnittmengen zwischen Person und Gruppe (Psychoschnitt) sowie der Gruppe und der Umwelt (Sozioschnitt).

Unsere Zielsetzung ist es, den Fokus von der äußeren Umwelt (die anderen sind schuld: mein*e Partner*in, mein Freundeskreis, die Familie, das Gericht, die Religion, die Kultur etc.) auf die innere Umwelt, die Reflexion des eigenen Tuns und der Verantwortung dafür zu lenken (Schattenhofer, 2015, S. 20 f.). Schlussendlich geht es auch darum, zu klären, woran, wie und mit wem Einzelne ihr spezielles Gewaltthema weiterbearbeiten können und müssen (in der weiteren Betreuung durch die Bewährungshilfe und/oder eine Psychotherapie). Beim Sozioschnitt arbeiten wir im Sinne des Transfers mit der Gruppe daran, wie es möglich wird, mit Menschen im Umfeld gewaltfrei zu interagieren.

**Den gruppendynamischen Raum nutzen und gestalten**

Zugehörigkeit, Macht/Einfluss und Intimität (gruppendynamischer Raum; siehe Abschnitt 2.2 „Gruppenprozesse analysieren") werden – analog zu anderen Gruppen – auch in den AGT ausverhandelt und gestaltet. Dahinter stehen drei wesentliche Bedürfnisse: dazugehören, auf andere und die eigene Umwelt Einfluss nehmen (selbstwirksam sein) sowie geliebt und anerkennt werden (Nähe und Distanz; Antons, Ehrensperger & Milesi, 2019, S. 374 f.). Alle drei Kernanliegen sind in ihren unterschiedlichen Ausprägungen zu beachten: Die Teilnehmenden ringen um einen für sie passenden Platz in der Gruppe, wollen einerseits dazugehören und haben andererseits Angst, ihre Autonomie zu verlieren. Sie haben gerade in der Anfangsphase wenige Ideen und Vorstellungen, wie Einflussnahme und deren Gestaltung konstruktiv möglich sind. Viele haben ein eingeschränktes Bild von Macht und Einfluss und destruktive Kognitionen. „Sie missverstehen Macht insofern, als sich andere vor ihnen fürchten und dadurch Achtung vor ihnen haben sollen. […] Daher beachten wir in der Gruppe immer wieder, welchen Machtbegriff die Teilnehmer in sich tragen und wie und womit sie Macht und Einfluss im Hier und Jetzt ausüben" (Spatzenegger, 2013, S. 55). Beziehungsgestaltungen zu den anderen verursachen gerade zu Beginn des Trainings Unsicherheit und werden meist über Oberflächlichkeiten und Scheinanpassung geregelt. Im Laufe des AGT werden die Beziehungen zueinander und auch zu uns Trainer*innen zumeist differenzierter, substanzieller und belastbarer. Wer zu dieser Gruppe wie dazugehören will, wird unter anderem dadurch abgehandelt, wer ernsthaft etwas an sich und seinem Gewaltthema verändern möchte und bereit ist, etwas dafür zu tun. Dies bedeutet vor allem die verlässliche Teilnahme und die Bereitschaft, auch Heikles von sich herzuzeigen. Beim Einflussnehmen und Mitgestalten an „ihrem" AGT werden die Teilnehmenden zunehmend engagierter und verantwortungsvoller. Es geht dann nicht mehr nur um Ausagieren von Bedürfnissen oder Abwehr, sondern um aktives und konstruktives Gestalten des Gruppengeschehens. In der gruppendynamischen Herangehensweise gilt es, die beobachtbaren und erlebbaren Verhaltensweisen zu benennen, zu hinterfragen und die Reflexion darüber anzuregen, sodass Rollenflexibilität und Handlungsspielräume erweitert werden.

### 4.3.6 Resümee

Wünschenswert ist, dass das aktive Mittun und -gestalten der Teilnehmenden sinnvoll und die Arbeit in und mit der Gruppe erfolgreich war. Dies zeigt sich, wenn es ihnen im Laufe des AGT möglich wird, eigene Anteile des gewalttätigen Verhaltens anzuerkennen, diese situativ in Bezug zu setzen und sich ihre Haltung von „Da ist mir die Faust ausgekommen" hin zur Übernahme von Verantwortung entwickelt: „Ich kann entscheiden, wie ich auf eine konflikthafte Situation reagiere und ob ich zuschlage." Der Zwangskontext beschäftigt uns sehr zu Beginn des Gruppenprozesses, verliert allerdings daraufhin an Bedeutung. Die meisten Klient*innen wären ohne ihn für ein AGT nicht erreichbar. Wir erachten ihn als sinnvoll und hilfreich, um weitere Gewalttaten mithilfe eines sozialkonstruktiven Instruments zu verhindern. Viele Klient*innen beschäftigen sich zum ersten Mal intensiv mit dem Thema. Bisherige Interventionen oder die Androhung einer Haftstrafe haben keine Veränderung bewirkt. Neben der Beschäftigung mit von außen gesetzten Grenzen erachten wir es als zentrale Elemente unserer Arbeit, in und durch die Gruppe sowie die darin entstehenden Interaktionen zu lernen, wie Konflikte gewaltfrei gelöst werden können. Klient*innen schätzen darüber hinaus Erklärungsmodelle für Gewalt, lernen konstruktive Bewältigungsstrategien und Verhaltensweisen voneinander und erleben sich als wirksam. Die Erkenntnis, dass sie sich für ein gewaltfreies Leben entscheiden können, verlangt ihnen Schwerstarbeit ab. Einige werden rückfällig und erneut dem AGT zugewiesen. Die Bearbeitung der Gewaltthematik erfordert dann eine weitere Schleife, neuerliche Anstrengung und möglicherweise eine lebenslange Auseinandersetzung, um Entwicklung und Veränderung tatsächlich zu ermöglichen. Schlussendlich profitieren davon nicht nur die Teilnehmenden.

## 4.4 Gruppendynamik im pädagogischen Feld. Entwicklung sozialer Kompetenzen in Schule und Studium

Birgit Martini

### 4.4.1 Einleitung

Die Schule ist ein sozialer Ort, an dem gelernt werden soll. Hier begegnen sich Schüler*innen und Lehrkräfte und gestalten Beziehungen. Pädagog*innen sind beauftragt, neben fachlichen auch personale, methodische und soziale Kompetenzen zu vermitteln. Soziales Lernen ist eine zentrale Vorgabe des Lehrplans. Dieser Anspruch ist eine immense Herausforderung innerhalb der gegebenen schulischen Strukturen. Er kann jedoch als Lern- und Beziehungsprozess spannende und interessante Perspektiven für Schüler*innen, Lehramtsstudierende und Lehrkräfte eröffnen.

So selbstverständlich und vertraut die Begrifflichkeiten rund um das Thema des sozialen Lernens im Alltag sind, so schwierig ist die konkrete Umsetzung in der pädagogischen Praxis, wenn es darum geht, gezielt ins soziale Geschehen einer Schulklasse einzugreifen. Beobachtet man Lehrkräfte und Studierende beim Versuch, Interventionen in Richtung sozialer Prozesse zu setzen, liegt die Vermutung nahe, dass häufig zwei Annahmen handlungsleitend sind: zum einen, soziales Lernen finde im Unterricht quasi automatisch und beiläufig statt, weil dieser ja immer in Gruppen stattfindet; zum anderen, Schüler*innen hätten dann sozial gelernt, wenn sie ein sozial erwünschtes Verhalten zeigen, also eine geforderte Anpassungsleistung vollbringen (Schörghuber, 2007, S. 111–112).

Im vorliegenden Text wird die Frage untersucht, wie Pädagog*innen die Wahrscheinlichkeit erhöhen können, dass Schüler*innen im bzw. durch den Sportunterricht ihre sozialen Kompetenzen weiterentwickeln. Mit Kiper (2011, S. 34) wird das Augenmerk auf ein intentionales Verständnis sozialen Lernens gelegt, das über die beiläufige Aneignung von Verhalten durch Beobachtung oder die Übernahme von Werten durch Identifikationsprozesse hinausgeht und beabsichtigt, bewusst in soziale Lernprozesse einzugreifen.

Geht man davon aus, dass Schüler*innen und Klassen als psychische bzw. soziale Systeme auf Impulse von außen autonom reagieren, müssen Pädagog*innen mit dem Widerspruch leben, die Verantwortung für Lernprozesse mitzutragen, die eigentlich nur sehr begrenzt steuerbar sind (Simon, 2022, S. 9). In den folgenden Ausführungen wird erläutert, warum es trotzdem sinnvoll sein kann, es zu versuchen, mit welchen Problemen in der Praxis zu rechnen ist und welche theoretischen Positionen sinnvolle Handlungsanleitungen für soziales Lernen im System Schule bereitstellen.

In diesem Beitrag wird zu Beginn der schulische und universitäre Rahmen beschrieben, in dem soziales Lernen im Unterrichtsfach Bewegung und Sport stattfindet. So sollen wesentliche Bedingungen konkretisiert werden, die hier Lernprozesse beeinflussen. Danach werden anhand gruppendynamischer Modelle die Besonderheiten der Strukturen und Prozesse von Schulklassen aufgezeigt. Diese Darstellungen werden mit praktischen Erfahrungen in der Arbeit mit Schüler*innen und Studierenden verknüpft, um daraus Handlungsmöglichkeiten für Pädagog*innen aufzuzeigen.

### 4.4.2 Vorgaben in Curriculum und Lehrplänen

In schulischen Lehrplänen und Bildungsstandards hat die Entwicklung sozialer Kompetenzen einen hohen Stellenwert. Das Lehramtsstudium Bewegung und Sport soll den Studierenden laut Curriculum ermöglichen, ihre Fähigkeit weiterzuentwickeln, die Sozial- und Selbstkompetenz der Schüler*innen zu fördern. Dabei spielen Modelle zur Beschreibung sozialer Dynamiken in Gruppen und Klassen eine wichtige Rolle (Universität Wien, 2022).

Im Oberstufenlehrplan für Bewegung und Sport wird Sozialkompetenzentwicklung der Jugendlichen explizit als Bildungs- und Lehraufgabe genannt – mit dem Ziel, Fähigkeiten und Einstellungen zu erwerben, die gemeinsames und verantwortungsbewusstes Handeln ermöglichen (Lehrpläne für Bewegung und Sport, 2016). In den Beiträgen zu den Bildungsbereichen wird darauf hingewiesen, dass der Sportunterricht dazu beitragen kann, soziale Lernprozesse in Gang zu setzen, deren Inhalt Beziehungsthemen wie Kooperation, Integration Benachteiligter, Problemlösungsverhalten und Vorurteile sind (Lehrpläne für Bewegung und Sport, 2016). Soziale Kompetenzbereiche werden semesterweise angeführt und sind z. B.: „zielgerichtet Wahrnehmungen und Beobachtungen in Bewegung und Sport beschreiben und Feedback geben; Bedürfnisse, Interessen und Ziele in einer Sportgruppe wahrnehmen. [...] Rollen und Funktionen in einer Gruppe erfüllen und reflektieren" (Lehrpläne für Bewegung und Sport, 2016, S. 12–14).

Studierende absolvieren die Lehrveranstaltung „Unterrichtspraktische Studien 3" am Ende des Bachelorstudiums. Sie bauen daher auf bisher erworbenem Wissen und Können in Fachdidaktik und Sportwissenschaft auf. Der Schwerpunkt dieser Lehrveranstaltung liegt darin, den Erwerb von Fachkompetenz mit zentralen Inhalten der Selbst-, Sozial- und Methodenkompetenz zu verknüpfen. Zentrale Lernziele sind im Curriculum folgendermaßen formuliert:

Die Studierenden

- können die Sozial-, und Selbstkompetenz der Schüler*innen fördern, Bildungsprozesse zielgruppenspezifisch und kompetenzorientiert planen, durchführen, reflektieren und die Ergebnisse in persönliche Lernprozesse integrieren,
- können das Unterrichtsgeschehen theoriegeleitet beobachten und auswerten, kennen Modelle zur Beschreibung sozialer Dynamiken in Gruppen und Klassen

- und verfügen über relevantes Wissen, um Kommunikationsprozesse zu gestalten (Universität Wien, 2022, S. 13).

Die Ausführungen in Lehrplänen und Curricula verweisen auf die theoretischen Perspektiven des kompetenzorientierten Unterrichtens wie gruppendynamische Theorien und ein kognitivistisch-konstruktivistisches Lernverständnis. Inspiriert sind Lehrplan und Curriculum vom handlungsorientierten Ansatz der Integrativen Outdoor-Aktivitäten®. Diese Mischung macht es möglich, die Eigendynamik von Personen, Gruppen und Organisationen anzuerkennen und Eingriffspunkte für Interventionen zu finden. Lehrkräfte gehören einer Berufsgruppe an, die stark von Burn-out betroffen ist (Fasslabend & Dietrich, 2018, S. 18). Wenn es gelingt, die Aufmerksamkeit in der Arbeit öfter auf Bereiche zu richten, die man selbst beeinflussen kann, kann das zu mehr Zufriedenheit beitragen und Teil einer Strategie sein, einem Burn-out vorzubeugen.

### 4.4.3 Gruppendynamik und Sozialkompetenz

Schüler*innen, Studierende und Lehrkräfte sind gefordert, genau jene Fähigkeiten weiterzuentwickeln, die in der Gruppendynamik die Grundlage dafür sind, um Gruppenprozesse aktiv mitgestalten zu können. Aus Majce-Eggers Beschreibung der gruppendynamischen Arbeit lässt sich eine erste Definition sozialer Kompetenzen ableiten:

Die Arbeit mit und in Gruppen ist, mithilfe der Methoden der Gruppendynamik und der Gruppenpsychotherapie das, was in einer und mit einer Gruppe geschieht, wahrzunehmen, zu erkennen. Außerdem werden Probleme, Störungen, Behinderungen und Hemmungen im Beziehungsgeschehen, im Kommunikationsfluss zwischen Personen anhand von Modellen, Theorien, eigenen persönlichen Erfahrungen und daraus entstandenen bewussten, persönlichen Konzepten untersucht. Sie werden reflektiert, damit dann bewusst ins Geschehen eingegriffen, also interveniert werden kann (Majce-Egger, 1999d, S. 237).

Die Fähigkeiten, soziale Prozesse und das eigene Handeln darin bewusst wahrzunehmen, in den Wirkungen zu reflektieren und aktiv mitzugestalten, bezeichnet Schörghuber (2007, S. 110) in seinem Beitrag zur Fachdidaktik schulpraktischer Lehrveranstaltungen als „soziale Kompetenzen“. Er spricht nicht von „Gruppenprozessen“, sondern von „sozialen Prozessen“. Diese Unterscheidung ist im Hinblick auf Schulklassen deshalb passend, weil es aufgrund der Kontextbedingungen für Schüler*innen und Lehrkräfte ausgesprochen schwierig ist, Gruppen zu bilden. Nicht jede Ansammlung von Menschen ist eine Gruppe und die Bedeutung eines „sozialen Prozesses“ ist weiter gefasst. Sie verweist auf systemische Einflüsse und schließt jenes Geschehen ein, das sich in Klassen abspielt, die gerade nicht als Gruppe zusammenwirken.

Kanning (2002, S. 155) unterscheidet sozial kompetentes Verhalten von sozialer Kompetenz. Sozial kompetentes Verhalten trägt dazu bei, eigene Ziele in einer spezifischen Situation zu verwirklichen, wobei auch die soziale Akzeptanz des Verhaltens gewahrt wird. Hingegen bezeichnet „soziale Kompetenz“ die Gesamtheit des Wissens, der Fähigkeiten und Fertigkeiten, die sozial kompetentes Verhalten fördert. Die Kompetenz, einen sozialen Prozess wahrnehmen und reflektieren zu können, kann als Voraussetzung dafür gesehen werden, dass sich Personen und Gruppen mit Zielen auseinandersetzen können.

### 4.4.4 Eine Klasse als Gruppe verstehen

Schüler*innen entwickeln soziale Kompetenzen in ihrer Klasse, indem sie mit anderen Schüler*innen und Lehrkräften in Beziehung treten. Wenn eine Anzahl von Menschen miteinander in Beziehung geht, spricht man im Allgemeinen von einer „Gruppe“. Den Unterricht so zu gestalten, dass Schüler*innen soziale Kompetenzen entwickeln können, setzt voraus, eine Schulklasse als Gruppe verstehen zu können. Damit gruppendynamische Erkenntnisse für die pädagogische Arbeit fruchtbar gemacht werden können, wird zunächst der Begriff „Gruppe“ im Hinblick auf den Schulkontext analysiert. Daraus lassen sich Bedingungen ableiten, die es Schüler*innen und Lehrkräften ermöglichen, soziale Prozesse einer Klassengruppe konstruktiv mitzugestalten.

**Klasse und Gruppe: ein schwieriges Verhältnis**

Betrachtet man die Merkmale, mit denen das Phänomen „Gruppe“ im fachlichen Diskurs beschrieben wird, und bezieht diese Merkmale auf strukturelle Gegebenheiten sowie praktische Erfahrungen in der Arbeit mit Schulklassen, kommt man zu dem Schluss, dass Klassen nur mit Einschränkungen als „Gruppen“ bezeichnet werden können. Pechtl (2001, S. 90) versteht z. B. unter einer Gruppe eine Reihe von Personen, die häufig miteinander Umgang haben und deren Zahl so gering ist, dass jede Person mit jeder in Verbindung treten kann. In Bezug auf die Anzahl der Personen ist man sich darin einig, dass sich die Dynamik einer Gruppe deutlich von jener einer Paarbeziehung unterscheidet und man daher ab drei Personen von einer Gruppe sprechen kann (Bion, 1990, S. 19; Rechtien, 1995, S. 13). Die Angaben zu der Mitgliederzahl, ab der sich eine *Groß*gruppe bildet, schwanken zwischen 20 und 30 (König & Schattenhofer, 2007, S. 15; Rechtien, 1995, S. 19).

Foulkes (1977, S. 44–45), einer der Begründer der Gruppenanalyse, gibt zu bedenken, dass die Größe einer Gruppe einen wesentlichen Einfluss auf ihre Prozessmerkmale hat. Er meint, beim Versuch, Prozesse zu verstehen, trete eine große Veränderung auf, sobald sieben bis neun Personen zusammenkämen. Den nächsten relevanten Unterschied stellt er bei ca. 14 Personen fest. Für Gruppen in der Größe von Schulklassen kann Foulkes keine Erfahrungswerte nennen. Er ist aber der Meinung, dass sie andere Merkmale und Mechanismen aufweisen und andere Fragen aufwerfen als Klein- bzw. Großgruppen. Schindler (1964b, S. 177) meint, die stabilste Gruppengröße umfasse sieben Mitglieder und die disziplinären Schwierigkeiten mit Schulklassen steigerten sich in Schritten, die ein Vielfaches von 7 darstellen.

Für Schindler (1957a, S. 308) und Bion (1990, S. 18) ist ein gemeinsames Ziel eine notwendige Voraussetzung dafür, dass Personen eine Gruppe bilden können. Raoul Schindler hat das Modell der Personalisation der Gruppe und das Modell der dynamischen Rangstruktur entwickelt. Er fokussiert die Gruppe als ein Prozessgeschehen. Diese Perspektive ist in mehrfacher Hinsicht nützlich, um Gruppenbildungsprozesse in Schulklassen besser zu verstehen. Laut Schindler könne das Phänomen „Gruppe" entstehen, wenn sich „einzelne Menschen aus einer unverbundenen Menge gegenüber einem gemeinsamen Ziel in einer Aktion zusammenschließen" (Schindler, 1957a, S. 308). Wenn eine Menge eine begrenzte Zeit zusammenbleiben muss, entwickelt sich zwischen den Personen eine „prägruppale Bezogenheit", die durch eine Abgrenzung nach außen und das Fehlen einer Struktur im Inneren gekennzeichnet ist (Schindler, 1964b, S. 172). In dieser Phase erzeugt die Strukturlosigkeit viel freie Angst. Die Teilnehmenden ringen um ihre Position, sind in aggressiver Konkurrenz verstrickt oder ziehen sich zurück. Im Inneren herrscht Rivalität nach Anerkennung und im Außen wird ein gemeinsames Thema gesucht (Schindler, 1964b, S. 172). In diesem Modell wird davon ausgegangen, dass das Ziel bzw. die Aufgabe oder ein Thema als „Gegenüber" ein notwendiges Element der Gruppenbildung ist (Schindler, 1964b, S. 172). Findet sich nämlich aus der prägruppalen Bezogenheit heraus ein Ziel, ein Thema oder eine Aufgabe, löst dies eine Handlungsbewegung nach außen aus; gleichzeitig entsteht im Inneren eine Rangordnungsdynamik und es bildet sich eine Gruppe (Fliedl & Majce-Egger, 1999, S. 108). Die Rangordnungsdynamik wiederum führt zur Ausbildung von Rangstrukturen und diese haben die wichtige Funktion, Ängste zu binden (Schindler, 1964b, S. 172).

Die Rangstruktur beschreibt ein charakteristisches Verhältnis der einzelnen Positionen Alpha, Beta, Gamma und Omega zueinander (Schindler, 1964b, S. 173). Wenn man in eine Gruppe eintritt, nimmt man mehr oder weniger bewusst eine Position ein, wobei jede Position eine wichtige Funktion für die Gruppe erfüllt (Schindler, 1957a, S. 309). Aus der Alpha-Position wird ein Ziel vorgeschlagen und es entsteht eine Bewegung der Gruppe in eine bestimmte Richtung, wenn sich Personen aus der Gamma-Position der Bewegung anschließen. Aus der Omega-Position werden Bedenken geäußert und aus Beta macht man relativ unabhängig am Rande des Geschehens mit (Schindler, 1999, S. 272–273).

Strukturen und Prozesse in Schulklassen lassen sich nicht reibungslos in gängige Gruppendefinitionen einordnen. Die Schüler*innenzahl einer Klasse ist so groß, dass nicht jede Person mit jeder anderen in Verbindung treten kann oder muss. Zu große

Gruppen sind für die Mitglieder unübersichtlich und stets davon bedroht, in die prägruppale Bezogenheit zu regredieren oder in rivalisierende Untergruppen zu zerfallen (Schindler, 1964b, S. 172). Eine Schulklasse muss auch nicht notwendigerweise gemeinsam eine Aufgabe bearbeiten bzw. ein Ziel erreichen. Das Commitment zu einem gemeinsamen Ziel, einer Aufgabe oder einem Thema ist jedoch aus Schindlers Perspektive eine notwendige Voraussetzung dafür, dass sich dynamische Rangstrukturen bilden können und eine Gruppe entstehen kann (Schindler, 1964b, S. 172). Erfahrungsgemäß sind soziale Prozesse in Schulklassen eher durch prägruppales Geschehen oder starre Rangpositionen gekennzeichnet. Um im komplexen sozialen Geschehen einer Schulklasse handlungsfähig zu bleiben und Ängste zu binden, bilden Schüler*innen daher relativ stabile Untergruppen. Für Bion (1990, S. 18) ist es jedoch wichtig, dass sich keine exklusiven Untergruppen bilden, damit die Kohäsion einer Gruppe aufrechterhalten bleibt.

Es ist aus mehreren Gründen sinnvoll, in die Gruppenentwicklung von Klassen zu investieren. Geht man mit Bion davon aus, dass Menschen ihre Individualität im Verstandenwerden durch andere in Gruppen entwickeln, dann ermöglichen Gruppenerfahrungen Schüler*innen, ihre individuelle Persönlichkeit zu bilden (Fliedl, 2002, S. 27). Folgt man Main (1977, S. 50) in der Ansicht, dass eine realistische Erkenntnis des eigenen Selbst und die Aufrechterhaltung des Selbstgefühls auf eine Bestätigung in dauerhaften Beziehungen angewiesen sind, dann bekommt die Hinwendung zur Gruppenentwicklung eine existenzielle Bedeutung. Und letztendlich müssen soziale Prozesse bewusst gemacht werden, wenn es das Ziel ist, soziale Kompetenzentwicklung anzustoßen (Schörghuber, 2020, S. 2).

**Wie kann die Gruppenentwicklung einer Klasse unterstützt werden?**

Lehrpersonen können die Schindler'schen Modelle als Beobachtungs- und Interventionstool nutzen, wenn sie Positionen bewusst wechseln, um die Gruppenentwicklung anzuregen, oder um Schüler*innen in Omega- oder Alpha-Positionen zu schützen. Die Alpha-Position kann Personen belasten, da sie in dieser Position die Erwartungen und Zielerreichungsverantwortung der ganzen Gruppe tragen (Schindler, 1957a, S. 309). Die Omega-Position erfüllt eine wichtige Aufgabe, da sie Hindernisse, Ängste und Zweifel der Gruppe ausdrückt (Schindler, 1957a, S. 311). Schüler*innen in Omega sind daher häufig von einem Gruppenausschluss bedroht. Aus Schindlers Modellen lassen sich Interventionsmöglichkeiten für Pädagog*innen ableiten, um Exklusionsmechanismen zu begegnen.

Im vorigen Abschnitt wurde erläutert, dass ein prägruppales Geschehen für alle Beteiligten ausgesprochen anstrengend ist, viel Aufmerksamkeit und Energie bindet und unbewusste Ängste auslöst. Eine Gruppe hingegen ist arbeitsfähiger, bildet eine innere Struktur und Identität und vermittelt ein Gefühl von Zugehörigkeit, das Sicherheit gibt. Damit eine Klasse nach innen eine Struktur ausbilden kann, ist es notwendig, dass sie sich gegenüber einem gemeinsamen Ziel, einem Thema oder einer Aufgabe zusammenschließt. Im Schulkontext kann es z.B. über die Lehrperson als Gegenüber zur Gruppenbildung kommen, wenn sie als autoritäre Repräsentanz vorgegebener Leistungsanforderungen wahrgenommen wird. Diese Konstellation wird „autoritäre Schutzstellung" genannt, da Omega durch die Autorität des Gegenübers vor der Aggression der Personen in Alpha- und Gamma-Positionen geschützt wird (Schindler, 1959a, S. 129). Durch die Intervention, als Gegenüber der Klasse zu handeln, kann jedoch eine Dynamik entstehen, die die Entwicklung von Selbstständigkeit und Eigenverantwortung der Schüler*innen hemmt (Schindler, 1964b, S. 177). Auch forciert ein distanziert-autoritärer Führungsstil, vor allem in großen Gruppen, projektive Prozesse wie Idealisierung und Abwertung (Heltzel, 2019b, S. 102). Eine andere Möglichkeit, Schüler*innen in Omega zu entlasten, ist die „Omega-Rochade" (Schindler, 1999, S. 284). Wenn man als Pädagog*in selbst in die Omega-Position wechselt, können Schüler*innen, die zuvor in der Omega-Position gewesen sind, eine andere Position einnehmen. Dieser Positionswechsel entlastet die jeweiligen Schüler*innen und eröffnet ihnen neue Handlungsmöglichkeiten.

Lehrkräfte haben die Aufgabe, eine Klasse zu führen, und Führung wird im Alltag meist mit der Alpha-Position verknüpft. Das Streben nach Alpha entspringt einem mehr oder weniger bewussten Kontrollbedürfnis und kann die Übernahme der Gesamtverantwortung für die Zielerreichung einer Gruppe zur Folge haben (Schindler, 1999, S. 281). Studierende können lernen, diese Position gezielt zu nutzen. Wenn es z.B. aus einer Alpha-Position gelingt, Schüler*innen so in Zielvereinbarungsprozesse einzubinden, dass sie schulische Leistungsanforderungen als sinnvolle Aufgabe anerkennen, bilden diese Leistungsvorgaben als Gegenüber der Klassengruppe ein lohnenswertes Ziel. Im Sportunterricht lassen sich soziale Prozesse durch Gruppenaufgaben unterschiedlicher Art anstoßen. Dadurch können Schüler*innen sich aus unterschiedlichen rangdynamischen Positionen mit einem Lerngegenstand auseinandersetzen. Die Alpha-Position kann genutzt werden, um eine spannende Aufgabe als Rahmen zu stellen, um dann aus der Beta-Position als Berater*in zur Verfügung zu stehen. Eine Klasse bekommt z.B. die Aufgabe, sich in Kleingruppen auf eine Bewegungsabfolge beim Bewältigen eines Freerunning-Parkours zu einigen. Schüler*innen haben so die Möglichkeit, die Alpha-Position einzunehmen, und mit der Gefolgschaft der Gammas trägt die Klasse als Gruppe die Verantwortung für den Lernprozess mit.

In manchen Klassen gelingt es, die spezifische dynamische Rangstruktur, die sich in Auseinandersetzung mit einer Aufgabe entwickelt, anhand der Schindler'schen Modelle zu reflektieren. Die Reflexion auf der Metaebene hat zum Ziel, die Funktion zu verstehen und zu würdigen, die jedes einzelne Mitglied für die ganze Gruppe innehat. Dadurch können Emotionen, die mit Phasen und Positionen verbunden sind, besser eingeordnet werden. Ist es für eine Klasse nicht möglich, schulisches Lernen als Ziel anzuerkennen, liegt der Schlüssel zum Verständnis einer Klasse als Gruppe in der Identifikation des Gegenübers im Außen und in der Frage, was die Klasse im Inneren verbindet.

In einer gesunden Gruppenentwicklung können die Mitglieder ihre Positionen flexibel wechseln (Schindler, 1971, S. 233). Verfestigen sich Positionen in Schulklassen, kann mit der Veränderung der Aufgabenstruktur bewirkt werden, dass fixierte Positionsbesetzungen wieder in Bewegung kommen. Aus tiefenpsychologischer Sicht hat die Regression in die prägruppale Bezogenheit die Funktion, Ängste zu bewältigen. Also geht es in Interventionen darum, Sicherheit zu vermitteln. Schüler*innen sollen sich darauf verlassen können, dass Lehrkräfte den gemeinsamen Rahmen hüten, Abweichungen benennen sowie zu Mitbestimmung und Eigenverantwortung einladen.

Schulklassen sind große Gruppen und in großen Gruppen sind Beziehungsprozesse intensiver, d. h. emotionaler und diffuser, als in Kleingruppen. Daher gilt es, die Wirkung des Geschehens auf Schüler*innen verantwortungsbewusst im Blick zu behalten. Im nächsten Abschnitt werden Großgruppenphänomene erläutert, um ihr konstruktives Potenzial zu entdecken und Konsequenzen für den Umgang damit abzuleiten.

**Die Klasse als große Gruppe**

Die meisten Publikationen zu Konzepten der Arbeit mit Großgruppen beziehen sich auf Erfahrungen aus gruppenanalytischen Ausbildungszusammenhängen oder gruppentherapeutischen Settings. Mit Bion (1990, S. 140) gehe ich davon aus, dass die erforschten Phänomene in allen Gruppen vorkommen. Aus den Darstellungen, wie sich Teilnehmende einer analytisch geführten Großgruppe fühlen können, lässt sich darauf schließen, welche Phänomene auf einer Tiefenebene in einer Schulklasse wirksam sind. Im pädagogischen Setting gilt es, entsprechende Deutungsmuster für die Beziehungsgestaltung zu entwickeln. Im Folgenden wird auf die Beschreibung von Thor Kristian Island zurückgegriffen:

Die Teilnahme an Großgruppen wird oft als ängstigendes Erlebnis wahrgenommen, in dem die Einzelnen am Verlust eines vertrauten, bestätigenden, aufmerksamen Umfeldes leiden, was die Kohäsion des Selbst unterminiert. Das Gruppenmitglied fühlt sich hilflos, entfremdet, seiner Fähigkeiten beraubt und gefangen in einer Situation, die eine Bedrohung für die Identität des Individuums darstellen könnte (Island, 2010, S. 77).

Foulkes (1977, S. 46) spricht ebenfalls davon, dass große Gruppen die Identität und das Selbstgefühl von Individuen erschüttern können. Er erklärt es mit der Schwierigkeit, in großen Gruppen intime Beziehungen einzugehen. Um mit den Spannungen fertig zu werden, greift eine Gruppe auf psychotische Abwehrmechanismen wie Identifikation, Projektion und Spaltung zurück (Foulkes, 1977, S. 146). Diese Mechanismen treten in größeren Gruppen deutlicher in Erscheinung als in kleinen.

Wilke (2003, S. 98) und Island (2010, S. 84) benennen als konstruktives Potenzial großer Gruppen die Fähigkeit, ein gutes, nährendes Objekt zu sein. Im Hinblick auf die Entwicklung sozialer Kompetenzen ist der Aspekt „Perspektivenvielfalt" von Bedeutung, denn eine Großgruppe kann mit ihrer kollektiven Intelligenz tiefer und weiter denken als Paare oder kleinere Gruppen (Wilke 2010, S. 136). Foulkes (1977, S. 46) benennt auch die entlastende Wirkung großer Gruppen. Er beschreibt, wie es durch klare Aufgabenstellungen und selbstbestimmte Beteiligung gelingen kann, die Eigenaktivität und Selbstachtung der Personen zu fördern. Vierzig Jahre später zielt die Förderung von Eigenaktivität und Eigenverantwortung auf die Entfaltung des kreativen Potenzials großer Gruppen (Potthoff, 2017, S. 106).

Jüngere Ansätze der Großgruppenarbeit erweitern deren Anwendungsgebiet über das psychotherapeutische/analytische Feld hinaus und explizieren Konsequenzen für das Leiter*innenverhalten. Diese lassen sich auf die Anwendung im pädagogischen Bereich übertragen. Heltzel (2019b, S. 98) setzt Erkenntnisse der analytischen Großgruppe in der Beratung um, indem er sowohl die destruktiven als auch die kreativen Elemente in großen Gruppen wahrnimmt und nutzt. Er empfiehlt, regressiven Tendenzen einen Raum zu geben und sie so zu steuern, dass es die Arbeitsfähigkeit der Gruppe fördert. Damit dies gelingt, ist ein intersubjektives Leitungsverständnis erforderlich, das mentale und emotionale Begegnungen ermöglicht. Heltzel beschreibt, wie auf Basis einer Haltung der reflektierten Offenheit ein lebendiger Kontakt gelingen kann. Dabei gibt er zu bedenken, dass im Gegensatz dazu eine abstinente Gruppenleitung regressive und destruktive Tendenzen fördere.

Auch Potthoff (2017, S. 114) merkt an, dass der Charakter des Großgruppenprozesses wesentlich von der theoretischen Perspektive und den daraus resultierenden Interventionen der Gruppenleiter*innen abhängt. Die intersubjektive Perspektive äußert sich nach Potthoff (2017, S. 102) durch emotionale Berührbarkeit und persönliche Ansprache der Gruppenmitglieder. Ein intersubjektives Leitungsverständnis ermöglicht ein Zusammenwachsen der Gruppe sowie ein tiefsinniges, kreatives und bezogenes Zusammenarbeiten (Potthoff, 2017, S. 115).

Mit Bion (1990, S. 72) wird der Unterschied bzw. auch die Gleichzeitigkeit regressiver Tendenzen und guter Arbeitsfähigkeit in Gruppen erklärbar. Manchmal bekennen sich z. B. Klassen zum gemeinsam vereinbarten Rahmen, weichen jedoch in ihren Handlungsmustern laufend davon ab und reagieren in Reflexionen mit Verwunderung und Ratlosigkeit. Bion (1990, S. 72) unterscheidet in Gruppen die Sphäre der Grundannahmen, die durch unbewusste Abwehrmechanismen geprägt ist, von jener der differenzierten Arbeitsgruppe, die fähig ist, auf Basis eines Realitätsbezuges zusammenzuarbeiten. Einerseits wird eine Gruppe umso leichter von irrationalen Grundannahmen überflutet, je unorganisierter und unstrukturierter sie ist. Andererseits ist sie umso arbeitsfähiger, je eher es möglich ist, die Emotionen der Grundannahmen wahrzunehmen und auszudrücken (Fliedl, 2002, S. 39). Daher ist in Klassen ein reflektierter Wechsel zwischen strukturierten Aufgaben und offenen Räumen notwendig, in denen Affekte ausgedrückt und Projektionsinhalte auf ihren Realitätsgehalt überprüft werden können.

Gerät eine Grundannahmegruppe in einen Kreislauf der Projektionen von Aspekten des eigenen Selbst auf die Gruppe, kann es zum Verlust des Denkvermögens und zu Gefühlen persönlicher Unfähigkeit kommen. Dadurch sinkt das Energielevel durch die

Entleerung der Persönlichkeit (Main, 1977, S. 52–65). Somit lassen sich Situationen, in denen Schüler*innen Konzentrations- und Denkschwierigkeiten entwickeln, als Folge der Grundannahmegruppen erklären und nicht als individuelle Fehlleistung einzelner Schüler*innen.

Um Großgruppenprozesse (aus-)halten zu können und einen konstruktiven Umgang zu finden, benötigen Pädagog*innen meiner Ansicht nach eine Fähigkeit, die Giernalczyk (2013, S. 428) als „negative Kapazität" bezeichnet. Gemeint ist damit die Fähigkeit, eine geduldige Haltung einzunehmen, die dem Nichtwissen gegenüber tolerant ist sowie Stimmungen und Gefühle wahrnimmt, ohne das Geschehen vorschnell zu bewerten und zu beurteilen, damit die emotionale Beziehungserfahrung Gestalt annehmen kann.

In Bezug auf Schindlers Modelle wurden im vorherigen Abschnitt Interventionsmöglichkeiten aufgezeigt: z. B. das Gestalten von Zielvereinbarungsprozessen, Beteiligung von Schüler*innen, Sicherheitgeben und Prozessreflexionen. Dynamiken großer Gruppen können beängstigend sein, aber auch haltend, nährend und kreativitätsfördernd. Damit eine Klasse als Großgruppe ihr konstruktives Potenzial entfalten kann, benötigt sie weiters Stabilität, Zeit, klare Aufgabenstellungen sowie Lehrkräfte, die von einem intersubjektiven Leitungsverständnis ausgehen.

De Maré plädiert dafür, die Großgruppe nach ihren eigenen Gesetzen zu begreifen, „als ein sich selbst regulierendes und sich entwickelndes System" (De Maré, 1977, S. 142). Auch Island (2010, S. 77–79) unterstreicht die Bedeutung des Kontextes, damit ein konsolidiertes Gruppenselbst gebildet werden kann. Beide referieren auf die Gruppe als ein soziales System. Dieser Blickwinkel ermöglicht es, mit der Eigenwilligkeit der Dynamik einer Klasse zu rechnen, die Steuerungsproblematik besser zu verstehen, aber auch, auf das Entwicklungspotenzial zu vertrauen.

### 4.4.5 Eine Klassengruppe als soziales System

Mit der Aussage „Das Ganze ist etwas anderes als die Summe seiner Teile" modifiziert Lewin (1982, S. 203) das Statement der Gestaltpsychologie und nähert sich dem systemischen Denken an. Eine wichtige Grundannahme der Gruppendynamik ist, dass psychosoziale Problemlagen nicht der einzelnen Person zugeschrieben werden können, sondern als gesellschaftlich bedingt gesehen werden müssen und nur aus ihrem Kontext heraus verstanden werden können (Majce-Egger, 2014b, S. 1).

Eine Klasse als soziales System entsteht als Grenzziehung gegenüber ihrer inneren und äußeren Umwelt und den daraus resultierenden Spannungen (König 2012, S. 27). Mit der inneren Umwelt sind die Mitglieder mit ihren Gefühlen, Wünschen, Bedürfnissen, Wahrnehmungen, Fantasien und Verhaltensweisen gemeint. Die äußere Umwelt betrifft Bedingungen, unter denen die Gruppe stattfindet, wie Zeit, Ort, Raum, Teamdynamik, Organisation, Konzept, inhaltliche Vorgaben (König, 2012, S. 28).

Eine bedeutsame äußere Rahmenbedingung ist der Grad an Freiwilligkeit, mit dem die Zugehörigkeit zu einer Gruppe verbunden ist (König & Schattenhofer, 2007, S. 23). In Schulklassen ist der Zwang zur Teilnahme hoch; in solchen Gruppen entstehen Konflikte eher durch Abgrenzung gegenüber der äußeren Umwelt (König, 2012, S. 26). Der pädagogische Blick richtet sich jedoch eher auf Schüler*innen, also auf die innere Umwelt der Klasse. Interventionen haben das Ziel, Verhalten, Absichten und vermeintliche Persönlichkeitseigenschaften der Schüler*innen zu verändern. Die gruppendynamische Perspektive beschäftigt sich mit der Klasse als eigenständigem System zwischen den beiden Umwelten. Systemtheoretisch betrachtet ist eine Klasse als soziales System ein Ereignis, das durch Kommunikation entsteht (Kneer & Nassehi, 2000, S. 81; Simon, 2022, S. 88).

Nach der systemtheoretischen Annahme sind psychische Systeme (Schüler*innen) und soziale Systeme (Klassen) autopoietisch organisiert und verarbeiten Impulse von außen autonom, d.h. nach ihrer eigenen inneren Logik. Dies hat zur Folge, dass Interventionen immer nur indirekt, durch die Veränderung einer der System-Umwelten ihre Wirkung erzielen können (Maturana & Varela, 2012, S. 51; Simon, 2022, S. 17–21). Will man die Wahrscheinlichkeit erhöhen, dass Schüler*innen in und mit ihrer Klasse soziale Kompetenzen entwickeln, bestehen Handlungsmöglichkeiten von Pädagog*innen also darin, auf die Klasse als Umwelt und/oder auf die Umwelten der Klasse einzuwirken. Solche Umweltfaktoren sind im Sportunterricht z.B. Aufgabenstruktur, Gruppengröße, Gruppenzusammensetzung, man selbst als Pädagog*in mit den eigenen Kompetenzen und Haltungen, Art und Inhalt der Kommunikation bzw. Art und Weise der Beziehungsgestaltung.

Lernen kann also geschehen, wenn die Veränderung der Umweltbedingungen die innere Struktur der Schüler*innen bzw. der Klasse stört oder, positiver formuliert, „anregt“ (Simon, 2022, S. 20). Die Möglichkeiten, lernwirksam zu stören, sind begrenzt. Es ist damit zu rechnen, dass Interventionen im Sinne alter Erfahrungsmuster interpretiert werden und den jeweiligen Interventionen eine Bedeutung gegeben wird, die nicht stört (Simon, 2022, S. 24).

**Eine Klassengruppe als soziales System zu betrachten, bedeutet,** Wahrnehmungsgewohnheiten und Erklärungsmuster zu verändern und gemeinsam mit Schüler*innen einen Prozess zu reflektieren, an dem alle beteiligt und für den alle Beteiligten verantwortlich sind. Erfahrungsgemäß kann dies schon in der Sekundarstufe 1 gelingen, wenn die Aufmerksamkeit der Schüler*innen immer wieder auf die Art und Weise gerichtet wird, wie sie miteinander umgehen. Nach einem Spiel oder einer Gruppenaufgabe wird dann gemeinsam kurz zurückgeschaut. Schüler*innen setzen sich dabei in Kleingruppen mit einer Fragestellung auseinander, die zu Erkenntnissen über das Zusammenwirken führen kann (Schörghuber, 2007, S. 113). In Lernprozessen im Laufe eines Schuljahres lässt sich gut beobachten, wie sich der Fokus der Schüler*innen in Reflexionen weg von Schuldzuschreibungen hin zu der Frage verschiebt, wie man in dieser Klasse weiterhin miteinander umgehen möchte.

### 4.4.6 Zusammenfassung und Ausblick

Sozial kompetentes Verhalten bedeutet im pädagogischen Feld „Schule", dass Schüler*innen, Lehrkräfte und Studierende eigene Ziele so verwirklichen können, dass die soziale Akzeptanz des Verhaltens gewahrt bleibt (Kanning, 2002, S. 155). Kognitivistisch-konstruktivistische Lerntheorien gehen davon aus, dass Zielformulierungen eine entscheidende Rolle für gelingende Lernprozesse spielen. Gemeinsame Ziele sind in den Gruppenmodellen von Schindler und Bion für eine konstruktive Gruppenentwicklung von Bedeutung. In der praktischen Arbeit mit Schüler*innen und Klassen zeigt sich immer wieder, dass gelungene Zielvereinbarungsprozesse ein Schlüssel dafür sind, dass Klassen als große Gruppen ihr konstruktives Potenzial entfalten und sich zu einer optimalen Lernumgebung für Schüler*innen und Lehrkräfte entwickeln können. Immer wieder gelingt es aber auch nicht, auf Klassen so einzuwirken, dass Schüler*innen über die Wahrnehmung eigener Interessen und Bedürfnisse zu sinnvollen Zielen gelangen. Eine Klassengruppe als soziales System besser verstehen zu lernen ist hilfreich, um sich der Möglichkeiten und Grenzen des eigenen Einflusses bewusst zu sein, sich selbst als Teil des sozialen Prozesses zu verstehen und sich mit Neugier und Interesse dem sozialen Beziehungsgeschehen zuwenden zu können.

Die Fähigkeit, das eigene Handeln und soziale Prozesse wahrzunehmen und zu reflektieren, ist eine Grundlage dafür, sich mit eigenen und Gruppenzielen auseinandersetzen zu können. In der Ausbildung der Studierenden geht es darum, Unterrichtsbeobachtungen mit theoretischen Konzepten in Verbindung zu bringen und auf persönliche Konzepte zu beziehen. In der Arbeit mit Schulklassen sind hier systemtheoretische Überlegungen, Wissen über Großgruppenphänomene und die Modelle von Schindler und Bion nützlich. Bion und die Beschreibung von Großgruppenphänomenen unterstützten dabei, unverständliches Verhalten von Schüler*innen und diffuse Affekte in sozialen Prozessen besser einordnen zu können. Mithilfe der Schindler'schen Modelle lassen sich soziale Strukturen in Gruppenbildungsprozessen beobachten, Interventionen ableiten sowie die Themen „Führung" und „Exklusion" bearbeiten. Eine systemische Sichtweise ist nicht normativ. Aus dieser Perspektive wird das jeweilige Verhalten und Erleben von Schüler*innen, Studierenden und Lehrkräften als funktionale Anpassung an den aktuellen Kontext interpretiert. Dies fördert eine Haltung, auf deren Basis man als Pädagog*in für konstruktive Entwicklungen offen bleiben kann, da man von einem Ursache-Wirkungs-Denken abrückt und versucht, die Wechselwirkungen im jeweiligen Kontext besser zu verstehen.

## 4.5 Gruppendynamik und Kunst

Hannah Rieger

### 4.5.1 Kunst als Feld der Gruppendynamik?

„For me art is communication in the here and now and for generations to come" (Rieger, 2012, S. 76). Diese Kommunikationsfunktion im Hier und Jetzt und für Generationen bedeutet, dass bildende Kunst uns die Gegenwart erleben lässt und eine Verbindung zur Zukunft herstellt. Die Zukunft ist nicht vorgegeben, sondern wird im Miteinander in die Welt gebracht. Wer sind wir und wie wollen wir sein und werden? Als Personen, Gruppen, Organisationen und Gesellschaft? Durch ihre Kontinuitätswirkung über Gegenwart und Zukunft ist Kunst identitätsstiftend und bewusstseinsbildend. Die existenziellen Bedingungen des Menschseins werden durch Kunst reflektiert und kommuniziert. Und frei nach Joseph Beuys ist jeder Mensch ein*e Künstler*in.

Auf welche Weise unterstützt gruppendynamisches Know-how – in meinem Arbeitsfeld – Projekte der Kunst in und mit Organisationen? Das ist die Leitfrage. Gemeinsam ist den unterschiedlichen organisationalen Kontexten die Arbeit in und mit Teams, um Kunstprojekte zu begleiten sowie Ausstellungen und Publikationen umzusetzen. Das Anwendungsfeld Kunst für gruppendynamisches Lernen fand bisher wenig Eingang in die Literatur.

Mit einer Privatsammlung von rund 500 Arbeiten beeinflusst mich Art brut in meiner ganzen Identität. „Living in Art Brut" (Rieger & Dobner, 2017) als Positionierung verdeutlicht dies. Jean Dubuffet, ein französischer Künstler, bezeichnete nach dem Zweiten Weltkrieg mit Art brut eine nicht akademische, unverfälschte Kunst jenseits des Mainstreams. Mein Anliegen ist es, zur Gleichstellung dieses Genres mit der akademischen Kunst beizutragen (Rieger, 2020). Der prekäre Stellenwert der Künstlerinnen als „Außenseiterinnen in der Outsider Art" wurde weltweit wahrnehmbarer. Als Sammlerin setzte ich daher strategisch einen internationalen Frauen-Schwerpunkt. Projekte mit Künstlerinnen der Art brut als Kuratorin folgten. Die Verbindung zur zeitgenössischen akademischen Kunst war mir immer wichtig. So gelang es mir, die Kunstsammlung einer Spezialbank, in der ich lange tätig gewesen war, in meine Zuständigkeit als Managerin zu integrieren. Mein durch entsprechende Ausstellungsprojekte gelebtes Interesse für Wirtschaft und Kunst führte mich auch für fünf Jahre als Aufsichtsrätin ins Museumsquartier und für zehn Jahre als Universitätsrätin an die Angewandte in Wien.

Ohne gruppendynamisches Know-how hätte ich im Feld der Kunst unterschiedliche Vorhaben nicht oder nicht entsprechend üblichen Qualitätsstandards realisieren können. Diese These zu begründen und mit zwei Fallbeispielen zu verdeutlichen, ist Intention des Artikels. In ihrer Formulierung impliziert die These einen besonderen Blick auf Scheitern bzw. den schmalen Grat zwischen Ausgrenzungen und Außenseiterpositionen und damit zentral auf das Rangdynamik-Modell von Raoul Schindler, das er von 1957 bis 1999 entwickelte. Aber auch die klassische Trainingsruppe (T-Gruppe) bietet Basiskompetenzen für die Umsetzung von Kunstprojekten. Traditionell wird der Nutzen klassischer und angewandter Gruppendynamik zumeist für Führungskräfte oder interne und externe Berater*innen argumentiert. Im Feld der Kunst ist – über Leitungsfunktionen hinaus – eine erweiterte Anwendungsperspektive auf Fachfunktionen, beispielsweise Kurator*innen, sinnvoll. Soziale Kompetenzen, die in Kunstprojekten gefragt sind, können in gruppendynamischen Kontexten mit besonderer Betonung von Erfahrungslernen erworben werden.

### 4.5.2 Wahrnehmung und Kritik als Fokus auf Gesellschaft

Was Kunst und Gruppendynamik besonders verbindet, ist ihr Blick auf Wahrnehmung und Kritik. „Gruppendynamik hat und macht Geschichte. Wieso? Eigentlich ganz einfach: Weil sie die Gesellschaft ihrer Zeit mit sich selbst nicht nur widerspiegelt, sondern konfrontiert" (Schindler, 1994, S. 3). Gruppendynamik zeigt uns die Welt, in der wir leben und arbeiten. Das bedeutet, dass sie Beiträge zum Verständnis des globalen Kapitalismus und der in und für Organisationen tätigen Menschen leisten kann. Möglicherweise unterstützt sie dabei, zu akzeptieren, dass es nicht darum geht, die in ihrem inneren Zusammenhalt und ihrer äußeren Ordnung aus den Fugen geratene Welt zurechtrücken zu wollen. Vielmehr hilft sie, diese wahrzunehmen und zu reflektieren, wie sie ist. Voll mit Widersprüchen, die in unserem Denken und in der Kommunikation schwer lösbare Probleme bedeuten. Dieser Zugang über Wahrnehmung und Reflexion impliziert auch, sich konstruktiv mit den Konflikten auseinanderzusetzen, die aus den Widersprüchen resultieren. Als Methode kann Gruppendynamik dabei unterstützen, Halt und Orientierung in einer Gegenwart der permanenten Verwandlung zu finden. Das kann auch die Kunst.

Die Soziologie unterscheidet zwei wesentliche Ansätze zur Differenzierung gegenwärtiger Gesellschaften. Sie basieren entweder auf systemischen Modellen oder auf marxistischen Denktraditionen im weiteren Sinn. „Es steht außer Frage, dass es beiden Ansätzen gelingt, jeweils wichtige Merkmale der Moderne zu erfassen" (Reckwitz, 2021a, S. 29).

In der Tradition von Niklas Luhmann wird die Moderne als Prozess funktionaler Differenzierung betrachtet. In diesem Verständnis differenziert sich die Gesellschaft in spezialisierte Teilbereiche wie Wirtschaft, Recht, Politik, Kunst und Kultur, die jeweils eigenen Funktionslogiken folgen. Allerdings ist eine zunehmende Ökonomisierung aller Teilbereiche der Gesellschaft beobachtbar. „[D]ie Wirtschaft bearbeitet das Problem der Knappheit bzw. das der Zukunftsvorsorge durch die Bereitstellung von Gütern und Dienstleistungen, die über Zahlungen zugänglich gemacht werden" (Wimmer, 1995, S. 21). „Die Kunst will Wahrnehmungsusancen irritieren" (Baecker, 2012, S. 27). Wahrnehmungen sind für Personen, die Produzent*innen von Wahrnehmungen sind, oft routiniert geworden. Durch die Kunst werden Wahrnehmungen wieder erlebbar. In diesem Verständnis liefert die Kunst der Gesellschaft Wahrnehmungen, die diese wiederum reflektieren und aus denen sie lernen kann. Als Spiegel der Welt löst Kunst neue Sichtweisen aus. „Kunst macht die Gesellschaft und die Welt dieser Gesellschaft sichtbar" (Baecker, 2012, S. 27). Allerdings benötigt die Kunst dafür eine kulturelle Rezeption als Resonanz. Kunst unterscheidet sich von dem größeren Bereich Kultur. „Die moderne Gesellschaft braucht die Kultur, um ihre Sitten und Gebräuche vergleichend und kritisch beobachten zu können. Und sie braucht die Kunst, um ihrer Zurichtung auf bestimmte Formen der Wahrnehmung zu misstrauen" (Baecker & Hedinger, 2012, S. 5). Künstler*innen und den in diesem Feld Arbeitenden – beispielsweise Kurator*innen, Museumsdirektor*innen, Galerist*innen, Sammler*innen und Schätzmeister*innen in Auktionshäusern – wird eine besondere Kompetenz in der Wahrnehmung zugeschrieben.

Auf eine ganz andere Weise sensibilisiert und schärft Kunst die Wahrnehmungsfähigkeit für unsere Gesellschaft, gemäß marxistischen Ansätzen. Diese sehen den Kapitalismus mit Ausrichtung auf Kapitalakkumulation und ungleicher Verteilung als Erklärungsansätze der Gesellschaft der Moderne. Sozioökonomische Ausgrenzungen – mit mehr Armutsgefährdeten, Arbeitslosen und Obdachlosen – nehmen zu. Die Konkurrenz um Arbeitsplätze mit Auswirkungen auf die Höhe der Löhne, die Konkurrenz um Wohnraum mit Auswirkungen auf Mieten und die Konkurrenz um soziale Leistungen mit Auswirkungen auf öffentliche Sicherungssysteme zeigen die makroökonomische Dimension der Ausgrenzung. Für viele Menschen aus der klassischen Mittelschicht und der Arbeiter*innenschaft ist „nicht nur Armut, sondern auch ein Gefühl der Ausgrenzung, des Ausgeschlossenseins zur Normalität geworden" (Wagenknecht, 2021, S. 78). Die Kluft zwischen Arm und Reich steigt, verbunden mit einer Umverteilung zugunsten einer Elite von Superreichen und Krisenprofiteuren. Oskar Lafontaine (2022) bezeichnet diese Entwicklung als *Oligarchen-Kapitalismus*. Auch der globale Kunstmarkt ist durch wachsende Ungleichheiten polarisiert. Einige wenige Kunstschaffende profitieren vom „Überreichtum" (Schürz, 2019), die große Mehrheit kämpft mit Existenzängsten.

In ihrer Analyse der Dynamik des Kapitalismus untersuchen Luc Boltanski und Arnaud Esquerre dessen Verlagerung in Richtung einer Bereicherungsökonomie, in der sie auch die Kunst verorten (Boltanski & Esquerre, 2018). Vorstellbar ist die Bereicherungsökonomie als „kultureller Kapitalismus" (Reckwitz, 2021a, S. 8), um jenseits von Standardprodukten aus dem Handel mit anderen Produkten größtmöglichen Nutzen zu ziehen.

> „Unserer Ansicht nach wird das Ausmaß des Wandels nur sichtbar, wenn man Gebiete miteinander in Verbindung bringt, die sonst getrennt voneinander betrachtet werden, nämlich vor allem die Künste, und zwar besonders die bildenden Künste, die Kultur, den Antiquitätenhandel, [...] die Schaffung von Museen, die Luxusindustrie, die Patrimonialisierung und den Tourismus." (Boltanski & Esquerre, 2018, S. 15)

Diese Bereicherungsökonomie, „ [...] die ihre Substanz aus der Vergangenheit bezieht" (Boltanski & Esquerre, 2018, S. 99), beruht darauf, dass sie „ [...] bereits vorhandene Dinge vor allem dadurch reicher zu machen versucht, dass sie sie mit Geschichten verknüpft" (Boltanski & Esquerre, 2018, S. 16). Auch zeitgenössische Kunstwerke werden aus der Gegenwart herausgelöst. Ihnen wird „so etwas wie Unsterblichkeit verliehen [...], weil sie auf unbestimmte Zeit aufgehoben werden sollen – diese Rolle übernehmen die Museen" (Boltanski & Esquerre, 2018, S. 100). Hochpreisige Produkte werden mit speziellen Erzählungen in einzigartige Kulturgüter transformiert, die ihrer Kundschaft das Gefühl geben, selbst etwas Besonderes zu sein. „Im Modus der Singularisierung wird das Leben nicht einfach gelebt, es wird *kuratiert*" (Reckwitz, 2021a, S. 9). Singularisierung bedeutet das Streben nach dem Besonderen, dem Außergewöhnlichen. Die Bildung einer ökonomischen Bereicherungssphäre, also die Wertschöpfung der Bereicherungsökonomie, basiert auf einigen Faktoren. Die Luxusindustrie unterstützt beispielsweise die zeitgenössische Kunst, indem sie Verbindungen zwischen Künstler*innen und Luxusmarken fördert (vgl. Boltanski & Esquerre, 2018, S. 44). Weiters wird im Kontext des Kulturerbes in neuen Museen, Kultureinrichtungen oder auf Festivals Wertschöpfung generiert. Oft werden dazu ehemalige industrielle Produktionsstätten saniert, um künstlerische oder kulturelle Aktivitäten zu ermöglichen. Die frühere Industriestadt Bilbao mit dem Guggenheim-Museum ist ein Beispiel für eine gezielte Patrimonialisierung. Auch Arles steht für Prozesse der Erneuerung des Kulturerbes. Hier baute Frank Gehry anstelle einer Reparaturwerkstatt für Züge ein Museum (vgl. Boltanski & Esquerre, 2018, S. 53). Der Qualitätstourismus ist ein zusätzlicher Faktor der Wertschöpfung (vgl. Boltanski & Esquerre, 2018, S. 57). Insbesondere der Kulturtourismus durch seinen Fokus auf das Welterbe unterscheidet sich grundsätzlich vom standardisierten Massentourismus. Im Zusammenhang mit der Zunahme kultureller Aktivitäten erfahren die Player auch im Feld Kunst neue Bedeutungszusammenhänge. Oftmals mit Unterstützung der öffentlichen Hand werden „Kunstwerdungsprozesse" (Boltanski & Esquerre, 2018, S. 111) umgesetzt. Damit verbunden ist die Zunahme freiberuflicher Kurator*innen, die – meist projektbezogen – Ausstellungen in den neu entstandenen Kunst- und Kultureinrichtungen betreuen (vgl. Boltanski & Esquerre, 2018, S. 112). Die Projektkultur trägt zu einer zunehmenden Prekarisierung der überwiegend akademisch ausgebildeten Kunst- und Kulturarbeiter*innen bei (vgl. Boltanski & Esquerre, 2018, S. 120), die oft aus bürgerlichen Herkunftsmilieus der Mittelschichten stammen (vgl. Boltanski & Esquerre, 2018, S. 134). Sie zählen zu einer neu entstandenen *creative class* (vgl. Reckwitz, 2021b).

In den letzten Jahren beobachten wir eine zunehmende Annäherung von Kunst und Wirtschaft. Dadurch wird die Kritikfähigkeit der Kunst gegenüber der Industriegesellschaft radikal infrage gestellt. „Als Ausdruck individueller Einzigartigkeit galt die Kunst als wichtigstes Bollwerk gegen eine allumfassende Standardisierung" (Boltanski & Esquerre, 2018, S. 76). Der Markt für Kunst ist global geworden, der Sekundärmarkt mit weltweit tätigen Auktionshäusern hat sich entwickelt und die Bedeutung der Künstler*innen bemisst sich an veröffentlichten Rankinglisten (vgl. Boltanski & Esquerre, 2018, S. 73 ff.). „In der Kunstwelt stehen [...] eine kleine Zahl von extrem Begünstigten – die Stars – einer großen Zahl von Abgehängten gegenüber" (Boltanski & Esquerre, 2018, S. 76). Der globale Kapitalismus entwickelt sich auch weiter, indem er wesentliche Kritiken zunehmend inkorporiert – beispielsweise die Künstlerkritik mit Fokus auf Emanzipation und Authentizität (Boltanski & Chiapello, 2003). Dies gilt vermutlich analog für Professionen, in deren Zentrum Reflexion steht, und kann daher auch für die Gruppendynamik angedacht werden. Gesellschaftskritik in Form von Widerspruch und eines differenzierten medialen Diskurses ist derzeit öffentlich immer weniger gefragt. Denn gerade in Krisenzeiten, die unseren Alltag kennzeichnen, ist die Sehnsucht nach Eindeutigkeit und einfachen Lösungen bei Verleugnung der Komplexität groß. Die gesellschaftskritischen Dimensionen der Gruppendynamik sind im Laufe ihrer historischen Entpolitisierung zunehmend aus dem Blick geraten. Vor dem Hintergrund von Krisen als Dauerzustand von Normalität in unserem gegenwärtigen Wirtschafts- und Gesellschaftssystem erscheint die ursprüngliche demokratiepolitische und emanzipatorische Ausrichtung der Gruppendynamik wieder hochaktuell. Der absolute Glaube an Markt und Globalisierung wird gegenwärtig erschüttert. Mit den sozioökonomischen Ausgrenzungen ist auch eine Erosion der Demokratie verbunden. In seinem Artikel „Jenseits des Marktprinzips" (Krainz, 2020) erinnert Ulrich Krainz an den ursprünglichen politischen Anspruch und Sinn gruppendynamischen Lernens in Gruppen, Organisationen und der Gesellschaft. Es geht „um die Ermöglichung von Mitgestaltung [...] in einem den Menschen unmittelbar betreffenden sozialen Kontext" (Krainz, 2020, S. 489).

### 4.5.3 Die Zukunftsfähigkeit der Gruppendynamik

Über die Jahrzehnte der Geschichte hinweg – insbesondere seit ihren Hochphasen in den 1970er- und 1980er-Jahren – wird Gruppendynamik in der Fachliteratur mit dem Fokus auf ihre Zukunftsfähigkeit wiederentdeckt. Es handelt sich dabei sowohl um die klassische T-Gruppe als Lernsetting vor allem für Führungskräfte und Berater*innen als auch um alle Spielarten der angewandten Gruppendynamik unter sich rasch verändernden wirtschaftlichen Umfeldbedingungen. Rudolf Wimmer betonte bereits in den 1990er-Jahren eine „Renaissance" der Gruppendynamik (Wimmer, 1993). Über 20

Jahre später besinnt er sich gemeinsam mit Roswita Königswieser und Fritz B. Simon auf ihre Wurzeln mit der Frage „Back To The Roots?" (Königswieser et al., 2013). Mit der „systemischen Gruppendynamik" schaffen die Autor*innen eine zeitgemäße Begrifflichkeit und Marke. Wenngleich in der Tradition von Niklas Luhmann die Dimension Gruppe – übrigens ebenso wie das Konzept Geschlecht – ausgelassen wird (vgl. Flicker, 2021, S. 277), leistet diese Denkschule wesentliche Beiträge zum Verständnis von Organisationen. Unsere moderne Gesellschaft verdankt ihre Funktionsfähigkeit zum großen Teil Organisationen. Diese sind infolge von Globalisierung, verschärften Konkurrenzbedingungen und Digitalisierungserfordernissen einem dramatischen Wandel unterworfen. Prinzipien funktionsorientierter Organisationslogiken wurden von stärker unternehmerisch und an Kundenerfordernissen orientierten Reorganisationen, beispielsweise über Geschäftsfelder, abgelöst. Damit sind Steuerungskonzepte jenseits der klassischen Hierarchie verbunden. Die Dienstleistung Führung erfolgt zumeist in Teams, erfordert die Fähigkeit zur Gestaltung von Veränderungsprozessen, Strategieentwicklungen, neue Formen der Zusammenarbeit und Spielregeln für die Handhabung von Konflikten. Die Gruppendynamik verfügt nicht über eine eigene Organisationstheorie (siehe 2.4.1 „Organisation als Lernfeld"). Einzelarbeit und Gruppenkompetenz sind in der therapeutischen Tradition des ÖAGG ein Zukunftsthema. Diese gruppendynamische Schule betont viel deutlicher als orthodoxe systemische Konzeptionen, dass über die Entwicklung von Personen auch Entwicklungen von Organisationen möglich werden (Pechtl, 1989; Dolleschka, 2002c; Rieger & Tippe, 2002). Personen werden in diesen Ansätzen nicht nur als Funktionsträger und damit nicht als austauschbar verstanden.

Um Genderaspekte zeitgemäß zu verorten, wird Gruppendynamik um das Konzept „Diversity" (Vater, 2008) ergänzt. Eva Flicker (2021) analysiert die T-Gruppe aus geschlechtertheoretischer Perspektive und bildet eine Brücke zwischen Gruppendynamik, Genderstudies und Organisationssoziologie. Damit wird die feministische Arbeit weitergeführt, die die Genderthematik im Blickpunkt von Macht und politischen Haltungen untersucht (Majce-Egger & Trotz, 2000). Manchmal geht es um neue Verbindungen, beispielsweise mit Innovation (Warta & Zajec, 2013). Großgruppenforschung in Fortsetzung der langjährigen Alpbach-Tradition des ÖAGG wird wieder als zukunftsfähig gesehen (Fliedl et al., 2020).

„Anwendungsorientierte Sozialwissenschaften zeichnen sich per Definition durch einen Praxisbezug aus. [...] So verhält es sich auch mit der Gruppendynamik. Ihre Erkenntnisse haben mittlerweile Eingang in die unterschiedlichsten gesellschaftlichen Handlungsfelder und Organisationen gefunden" (Krainz, 2020, S. 490). Kunst ist eines dieser Felder.

### 4.5.4 Das Besondere der Gruppendynamik

Gruppendynamik ist eine Fachdisziplin in der Sozialpsychologie. Kurt Lewin forschte nach dem Zweiten Weltkrieg am Research Center for Group Dynamics, das am MIT in Boston beheimatet war, an demokratiepolitischen Themen wie autoritären Führungsstrukturen und Diskriminierungen im Kontext sich selbst steuernder Gruppen. Die Ergebnisse der experimentellen Feldforschungen konzentrierten sich auf Selbstreflexion in sozialen Systemen, konkret auf die Wirkungen, die ausgelöst werden, wenn Gruppen ihr Geschehen beobachten und das Beobachtete miteinander reflektieren. Die Entdeckung, dass es sinnvoll ist, Forschung mit und nicht ohne die Beforschten zu betreiben, verdankt sich – ebenso wie die Entdeckung des emanzipatorischen Potenzials der Gruppendynamik – einem Trainingsprogramm, das unter der Leitung von Kurt Lewin und anderen 1946 in Connecticut umgesetzt wurde (Lesjak, 2009b, S. 9).

**T-Gruppe versus Teams in Organisationen**

Die gruppendynamische T-Gruppe folgte auf die sozialwissenschaftlichen Experimente von Kurt Lewin. Die T-Gruppe fand als Laboratoriumsmethode im angloamerikanischen Raum, in Skandinavien, in deutschsprachigen Ländern jeweils unterschiedliche Ausprägungen und Weiterentwicklungen. Im Kern geht es bei diesem klassischen gruppendynamischen Erfahrungslernen darum, dass sich eine Kleingruppe von untereinander möglichst „fremden" Teilnehmenden mit Begleitung eines*einer Trainer*in über mehrere Tage selbst zum Forschungsgegenstand macht. Der Selbsterforschungsprozess der Personen, Subsysteme und Systeme bezieht sich auf deren Betroffenheiten, Wirkungen und Interdependenzen. „Es handelt sich dabei um zentrale Problemlagen des sozialen Systems Gruppe, in deren Meisterung letztlich das Lernpotenzial für jeden Einzelnen, aber auch für die Gruppe als Ganzes liegt" (Wimmer, 2008, S. 39). Der Schwerpunkt liegt jenseits der Sachthemen auf all jenen Phänomenen und Dynamiken, die gerade auch im Alltag unterschwellig in der Wahrnehmung mitlaufen und kommunikativ schwer zu fassen sind. Sie betreffen Störungen in Arbeitsprozessen, beispielsweise persönliche Konflikte, Autoritätsauseinandersetzungen, Außenseiterkonstellationen, Positionierungsbemühungen etc. Das chaotisch erscheinende Gruppengeschehen folgt Gesetzmäßigkeiten. Diese durch gruppendynamische Lernerfahrungen differenzierter wahrzunehmen, kann die Arbeit in vielen Feldern – auch in Kunstkontexten – unterstützen, wo Gruppen, Teams und Organisationen Fokus der beruflichen Bemühungen sind. Ziel dieser Anwendung ist es, „die Erfahrung aus der T-Gruppe […] im persönlichen Transfer in die Arbeitspraxis mit Gruppen oder Teams (z. B. in Organisationen […]) zu verknüpfen und so den eigenen Handlungsspielraum zu erweitern und in komplexen Situationen nicht auf (unreflektierte) Reaktionsschemata angewiesen zu sein" (Flicker, 2021, S. 272). Natürlich unterscheiden sich aus gruppendynamischer Perspektive T-Gruppen von Teams und anderen Gruppen. Teams haben im Zusammenhang mit dem Strukturwandel von Organisationen vor allem in Hinblick auf deren Zukunftssicherung neue Funktionen erhalten. Klassische hierarchische Führungslogiken, die wenig Kommunikation in und zwischen Teams benötigen, gehören der Vergangenheit an. In der Arbeit mit und in Organisationen sind wir auf die Zusammenarbeit mit anderen angewiesen, um die wachsenden Herausforderungen für die Überlebensfähigkeit von Organisationen im Wege kommunikativer Lösungen zu bewältigen. Teams sind Gruppen in Organisationen, die eine Aufgabe haben, die durch Kooperation gelöst werden soll. „Diese Aufgabe gibt dem Team seine Existenzberechtigung" (Budziat & Kuhn, 2021, S. 56). Das Thema „Steuerung sozialer Systeme" ist Anliegen gruppendynamischer Lernprozesse. Führungskräfte sollen einerseits die Leistungsfähigkeit von Teams stärken, indem sie vor allem hinsichtlich ihres Handelns bewusster werden. Es bedeutet Qualifikationszuwächse für Führungskräfte, wenn sie beobachten lernen, sich in ihrem sozialen Handeln bewusster werden, eigene Stärken und Schwächen erkennen sowie ihre Kompetenzen im Umgang mit anderen Personen erweitern und verfeinern. Andererseits sehen sie sich durch gruppendynamisches Lernen dabei unterstützt, mit kritischen sozialen Situationen adäquater umgehen zu können – beispielsweise mit Konflikten oder der Steuerung von Entscheidungsfindungen in Teams. Allerdings war sowohl theoretisch als auch anwendungsorientiert lange nicht deutlich, dass sich mit der Entwicklung einzelner Führungskräfte die Organisation nicht von selbst in die gleiche Richtung verändert. Die zunehmende Selbstentwicklung von Personen verbunden mit deren vermehrter Sozialkompetenz beinhaltet keineswegs automatisch eine höhere Problemlösungsfähigkeit von Organisationen. Zu Recht wird in systemischen Ansätzen betont, dass es sich bei Gruppen und Organisationen um zwei unterschiedliche Typen sozialer Systeme handelt. Wesentlich ist, „dass beide Systemtypen in ihrer Eigenart jeweils zu ihrem Recht kommen" (Wimmer, 2008, S. 37). Jedenfalls haben frühe partizipative Organisationsentwicklungsansätze, die Personen und Teams als Ausgangspunkt für Entwicklungen in Organisationen annahmen (z. B. Betroffene zu Beteiligten machen), wesentliche Beiträge zur Wiedereinführung der Kommunikation in Organisationen geleistet (vgl. Wimmer & Gebauer, 2008, S. 241).

### 4.5.5 Die Omega-Position in der Gruppe

Raoul Schindler konstruiert in seinem Rangdynamik-Modell (Schindler, 1999; Spaller et al., 2016) die Gruppe als primär psychologisches Phänomen (Schindler, 1957b, S. 105). Aus der „Komplexität einer chaotischen Weltgesamtheit" (Schindler, 1991, S. 287) löst eine entstehende Gruppe ihr Thema heraus. Dadurch wird sie in ständiger Interaktion „Welt in Umwelt verwandeln" (Schindler, 1991, S. 287). Das Thema, mit dem sich die Gruppe formt, bezieht sich auf eine gemeinsame Handlungsbewegung hinsichtlich eines Gegenübers. Dieses Gegenüber hat die Autorität, der gemeinsamen

Gruppenbemühung entgegenzustehen. Die nach außen gehende Dynamik eint die Gruppe und regt sie an. Nach innen bildet die Gruppe infolge ihres dynamischen Aufbruchs eine Rangordnung als Struktur. In jeder Gruppe wird eine von vier Rangpositionen – Alpha, Beta, Gamma und Omega – eingenommen. Diese werden durch Gruppenbeobachtung bestimmt (Schindler, 1969, S. 215). Solange sie lebendig ist, wird die Gruppe von einer dynamischen Rangstruktur getragen, in der die Mitglieder zwischen den unterschiedlichen Rangpositionen wechseln. Die Gruppendynamik überformt die Persönlichkeitsdynamik. Alpha und Gegenüber definieren ihre Macht aneinander. Als Repräsentant der Gruppeninitiative bestimmt Alpha die Richtung und geht voran. Alpha argumentiert nicht, sondern agiert und zieht die meisten Sympathien auf sich. Seine Ziele sind die Ziele der Gruppe.

Die Gamma-Individuen identifizieren sich als einfache Mitglieder unbewusst mit Alpha. Sie tragen die Bewegungsrichtung von Alpha durch ihre Resonanz mit und machen sie so zur gemeinsamen. Eine Gamma-Position ermöglicht die anonyme Mitgliedschaft mit dem Eintauchen in eine Kollektivität, die das Persönliche verdeckt. Gamma trägt die manifeste Leistung der Gruppe, ohne mit der Willensbildung dazu belastet zu sein.

Beta ist randständig definiert und legitimiert sich durch beratende oder spezialisierte Leistungen, vor allem durch Sachkenntnisse im Bereich der Interessen der Gruppe. Die Bindung von Beta an die Gruppe erfolgt über Alpha, der Beta anerkennen muss.

Besondere Aufmerksamkeit gilt Omega, dem Letzten, dem in der Bewegungsrichtung Zurückbleibenden, der am gefährdetsten ist, aus der Gruppe ausgeschlossen zu werden. Ausgrenzung bedeutet den tatsächlichen Ausschluss aus der Gruppe. Omega repräsentiert die Gegenkräfte in der Gruppe. Durch sein relativ langsames Mitgehen scheint Omega die Gruppe zu bremsen und wird in die Identifikation mit dem abwesenden Gegenüber gedrängt. Wer zurückbleibt, bremst, außer er kann dies als berechtigtes Misstrauen gegen die Gruppenrichtung rechtfertigen, die Alpha als „Führer" vorgibt. Omega zeigt die potenzielle Gegenbewegung in Form des Widerstands des Gegenübers, den Feind in der Gruppe, die Ohnmacht und Schwäche der Gruppe. Omega ist die Personifizierung der entgegenwirkenden, rückläufigen Kräfte und löst als Angstträger die Ambivalenz der Gefühle aus. Omega, verbunden mit dem Sündenbock-Prinzip, ist ins Alltagsverständnis der Dynamik in Gruppen eingegangen. Im Alten Testament wird der Sündenbock symbolisch mit den schlechten Eigenschaften der Gemeinschaft beladen und in die Wüste geschickt. Im Hier und Jetzt belastet die Gruppe den Sündenbock mit ihrer negativen Identität und versucht sich von dieser mit ihm zu trennen (Schindler, 1970, S. 225). Das Zurückbleiben von Omega, dessen Randständigkeit, Ambivalenz und Angst sowie das Bedürfnis, sich mit dem Gegner zu identifizieren, belastet die Identität der Gruppe und wird daher in ihm bekämpft. Sein ständiges Infragestellen der Gruppe hält sie lebendig.

Das Ausstoßen des Omegas dient der vorübergehenden Entlastung der Gruppe von ihren inneren Widerständen. Obwohl in und für Kleingruppen entwickelt, verwendet Raoul Schindler das Modell auch zum Verständnis von Großgruppenprozessen und gesellschaftlichen Phänomenen. Für ihn ist die Gruppe der dynamische Kern der Gesellschaft.

### 4.5.6 Fallbeispiele

Die folgenden Fallbeispiele betreffen die Umsetzung von zwei Kunstprojekten in zwei unterschiedlichen Organisationen – einer Bankengruppe und einem Museum. Der Fokus liegt auf herausfordernden Teamdynamiken an Wendepunkten der Projektarbeit. Die funktionale Perspektive ist jene einer Fachberatung im Feld Kunst.

Das gruppendynamische Know-how, das hier unterstützend wirkte, bezieht sich vor allem auf Lernerfahrungen aus der T-Gruppe und dem Rangdynamik-Modell von Raoul Schindler mit besonderem Blick auf Ausgrenzungen und Außenseiterpositionen.

**Fallbeispiel: Ein Künstler sieht schwarz**
Als Leiterin Corporate Communications betreute ich einige Jahre die zeitgenössische Kunstsammlung einer Spezialbank. Die Sammlung wurde wie die Bank selbst in deren neue Eigentümerbank integriert, die es mittlerweile nicht mehr gibt. Kernstück des neuen Bankgebäudes des Eigentümerkonzerns war ein 22 Meter hoher Raum. Otto Zitko ging als Gewinner eines Kunstwettbewerbs hervor, den ich mitinitiiert hatte und in dessen Jury ich Mitglied war. Da es sich um ein „Kunst am Bau"-Projekt handelte, war ich nicht verantwortlich, aber eingebunden. Die funktionale Unklarheit war mir bewusst. Mein Bestreben war es, einen professionellen Entscheidungsprozess für anerkannte Künstler*innen zu ermöglichen. Es gelang mir auch, einen Kunstberater für die fachliche Begleitung des Wettbewerbs einzubinden, mit dem ich bereits erfolgreich Projekte umgesetzt hatte. Otto Zitkos Arbeit sollte eine Symbiose mit der Architektur dieses Atriums bilden. „Mit seinen Raumzeichnungen hat Zitko die Vorstellung dessen, was noch ein Bild zu nennen wäre, an die Grenzen getrieben. […] Man steht nicht mehr vor einer Zeichnung, sondern in einer Zeichnung" (Spiegl, 2007, S. 106). In allen Konzepten war die Buntheit seines Schaffens ersichtlich. Er testete auch auf sehr großen Folien unterschiedliche Farbqualitäten aus. Die Herausforderung für den Künstler bestand in der technischen Umsetzung. Er arbeitete mit einem eigenen Hubsteiger, um die Raumhöhe zu bewältigen.

Das fertige Kunstwerk ist schwarz. Andere Farben hatte der Künstler sukzessive ausgeschieden. Blau als Konzernfarbe. Rot als zu kräftig. Silber war aus Nachhaltigkeitsaspekten inkompatibel etc. Otto Zitko erzählte mir später, dass die Verantwortlichen seine Arbeit als Künstler wie jene eines Malers und Anstreichers auffassten. Das schwarze Kunstwerk war ein Schock und wurde von den Mitarbeiter*innen, von den wechselnden Vorständen, den Besucher*innen und den Kund*innen mit großen Emotionen abgelehnt. Untergruppen des Jury-Teams trafen sich vor Ort, und auch ich wurde zu Meetings der am Projekt Beteiligten in den Konzern zitiert. Der Künstler wurde nicht eingeladen. Nach dem Rangdynamik-Modell von Raoul Schindler fordert das Gegenüber – das Kunstwerk – zu einer Auseinandersetzung auf. Die Auseinandersetzung mit dem Künstler über das Kunstwerk wurde abgelehnt. Obwohl bereits freigestellt, war ich mit dem Konzern noch vertragsmäßig verbunden, prädestiniert für Schuldzuweisungen und plötzlich nun doch verantwortlich. Abwertungen von zeitgenössischer Kunst im Allgemeinen und diesem Werk im Besonderen folgten, ebenso wie Überlegungen für finanzielle Implikationen, insbesondere das Honorar des Künstlers betreffend. Meine Weigerung, hier beratend zu unterstützen oder sogar zu verhandeln, fanden die anderen im Team inakzeptabel. Ich blieb bei meiner Haltung, dass es irrelevant ist, ob Kunst gefällt oder nicht. Die Kräfte, die mich von einer anfänglichen Beta-Position nun in eine Omega-Position zu drängen vermochten, wirkten in jedem Gespräch. Zentral ist auch die inhaltliche Gestaltung der Rangposition. Ich befand mich in einer für Omega typischen Haltung, die als „ängstlich-ambivalent-zögernd" (Wirnschimmel & Spaller, 2016, S. 51) beschrieben wird. Unabhängig von diesem Projekt war mein Ausscheiden aus dem Konzern ein Lehrbuchbeispiel einer Omega-Positionierung gewesen. In Hinblick auf meine berufliche Zukunft außerhalb des Konzerns dachte ich fälschlicherweise, dass mir gewissermaßen als Nachtrag eine projektbezogene Omega-Position nicht so viel ausmachen würde. In dem schwarzen Kunstwerk sah ich unmissverständlich den nahenden Untergang der Bankengruppe. Kunst als Spiegel der Organisation. Möglicherweise unbewusst bildete der Künstler mit der Farbe Schwarz die von ihm erlebte Unternehmenskultur ab. Meine Sichtweise war beeinflusst durch die Kunstmetapher von Otto Scharmer (2009, S. 45). Demnach gibt es das fertige Kunstwerk, den Schaffensprozess und die Perspektive der leeren (Lein-)Wand. Dieser letzte Aspekt erfasst all das, was beim Künstler emergent da ist, bevor sein kreativer Prozess einsetzt. Es geht um den „inneren Ort", aus dem der Künstler wahrnimmt und handelt. Meine Deutung war selbst für die kunstaffinen Beteiligten an dem Projekt nicht akzeptabel und vermutlich zu bedrohlich. „Konflikten und Emotionen standhalten – [e]motionale Stabilität und Belastbarkeit" bezeichnen Oliver König und Karl Schattenhofer (2010, S. 107) schon in ihrem gruppendynamischen Einführungsbuch als wichtige Kompetenzen. Die Autoren sehen in Anlehnung an Kurt Lewin die Fähigkeit, in schwierigen Situationen – hinsichtlich Überzeugungen und Widerständen – nicht „aus dem Felde zu gehen", als grundlegendes Lernziel der Gruppendynamik. Ohne gruppendynamische Erfahrungen hätte ich die Eskalationen rund um dieses Kunstprojekt als ausschließlich persönliches Versagen gesehen. Heute wird das Gebäude universitär genutzt. Möglicherweise kann das Werk im Hier und Jetzt als Kunst wahrgenommen werden, denn „Zitkos Architekturen […] sind das Haus und die Institution losgeworden, die sie zu beherbergen scheinen" (Spiegl, 2007, S. 107).

**Fallbeispiel: Der passende Mann für ein emanzipatorisches Opening**

Im Jahr 2019 kuratierte ich gemeinsam mit der Direktorin eines privatwirtschaftlich geführten Ausstellungshauses die weltweit erste Ausstellung, die sich umfassend dem Thema von Frauen in der Art brut widmete. Die Emanzipationsgeschichte der Frauen gestaltet sich in diesem Genre zeitgenössischer Kunst dramatischer als in anderen Feldern weiblicher Emanzipation. Denn die Ausgrenzungsmechanismen hinsichtlich Teilhabe und Marktbewertung reproduzieren sich auf besondere Weise. Die Künstlerinnen der Art brut sind „Außenseiterinnen in der Outsider Art". Trotz ihres Aufholprozesses hat die Art brut bis heute keinen gleichberechtigten Status neben der akademischen Kunst. Frauen müssen daher ihren Platz sowohl innerhalb der Art brut als auch jenseits der feministischen Kunst erobern. Mit der hinsichtlich Qualität, Vielfalt und Anzahl der Werke einzigartigen Schau wurden wir gestaltender Teil der Emanzipationsgeschichte der Künstlerinnen der Art brut. Die Direktorin schätzte meine internationale Expertise, die ich mir in drei Jahrzehnten als Sammlerin erarbeitet hatte. Meine Aufgaben als Kuratorin waren die inhaltliche Konzeption der Ausstellung und des Katalogs, die Kontakte zu Museen, Galerien, Privatsammlungen, entsprechende Verhandlungen mit den Leihgeber*innen, Pressetermine sowie Führungen. Bei der Vernissage sollte ich nicht sprechen, da dies traditionellerweise der Direktorin vorbehalten war. Eine bekannte Persönlichkeit würde für eine Rede eingeladen werden. Ich fand dies nachvollziehbar und war dankbar, eine Pionier-Ausstellung für die Art-brut-Künstlerinnen in einem renommierten Haus in die Welt zu bringen. In regelmäßigen Abständen traf sich ein Team, um den Stand der Vorbereitungen und nächste Schritte zu besprechen. Das Team arbeitete zielorientiert und professionell unter der Leitung der Direktorin. Mit Fortschreiten des Projekts schien meine Teilnahme relativ zu den Anfängen an Bedeutung zu verlieren. Wir befanden uns in einer Phase der Umsetzung, in der meine Beiträge zu einem Großteil geleistet waren. Es mussten immer mehr Routine-Aufgaben des Ausstellungshauses geklärt werden. Als externe Kuratorin sah ich mich zunehmend am Rand. Da die Initiative für die Ausstellung ursprünglich von mir ausgegangen war, hatte ich mich zu Beginn gemäß Rangdynamik-Modell in einer Alpha-Position erlebt, die dann allmählich aufgrund meiner Fachexpertise in eine Beta-Position überging. Unsere Ausstellung deutete ich als das Gegenüber. In den dynamischen Bewegungen des Teams konnten wechselnde Omega-Positionierungen seitens unterschiedlicher Funktionsträger*innen beobachtet werden. Rund drei Monate vor der Eröffnung schien es Zeit, über deren Ablauf zu sprechen. Ein Meeting des Arbeitsteams wurde für einen späten Nachmittag angesetzt. Ich hätte einen anderen Termin vorgezogen, sollte ich doch an diesem Abend aus den unveröffentlichten Aufzeichnungen meines Vaters anlässlich der Veranstaltung „80 Jahre Novemberpogrom" lesen. Mein Vater war 1938 in jener Novemberpogromnacht verhaftet und ins Konzentrationslager Dachau deportiert worden. Es war das erste Mal, dass ich mit seinen Aufzeichnungen in der Öffentlichkeit auftrat. Das Psychosoziale Zentrum ESRA, das dieses Gedenken am Ort des einstigen Leopoldstädter Tempels in Anwesenheit des Bundespräsidenten und rund 600 Teilnehmender veranstaltete, hatte mich überzeugt, zu reden. Die Teambesprechung an jenem Nachmittag im Ausstellungshaus fand in größerer Runde statt, geleitet von der Direktorin. Anwesend waren die Assistenzkuratorin, der Pressesprecher, die Marketingleiterin, der Ausstellungsarchitekt, die Leiterin des Ausstellungsmanagements, die Verantwortliche für das Besucherservice und ich als gleichberechtigte Co-Kuratorin mit der Direktorin. Es ging um die Klärung der Rede bei der Eröffnung. Vorschläge aus der Runde waren gefragt. Ich nannte die wissenschaftlich kompetenteste Frau in der Art brut, die wir in Paris getroffen hatten und die unsere Ausstellung in vielfältiger Weise unterstützt hatte. Diese Idee – am Ausstellungsthema und der internationalen kunsttheoretischen Qualität orientiert – wurde von der Direktorin sofort abgelehnt. Als privatwirtschaftlich ausgerichtete Organisation war das Ausstellungshaus – mit Wirtschaftsunternehmen als Sponsoren – mit herausfordernden Überlebensbedingungen konfrontiert. Museen müssen sich in Konkurrenz mit den anderen Häusern am Standort bewähren. Die Eröffnung der Ausstellung war daher wettbewerbstechnisch komplex. Der Pressesprecher erklärte mir, dass es ein Mann sein müsse, neben der Direktorin und wegen des feministischen Kontextes. Wie hatte ich dieses Konkurrenzthema von Frauen außer Acht lassen können? Es war nicht von mir angezeigt, die fachliche Art-brut-Kompetenz der Direktorin durch diesen Vorschlag zu hinterfragen. Ein Mann würde hier für Ausgewogenheit bei einem Thema Sorge tragen, zu dem ausschließlich Künstlerinnen präsentiert werden, und außerdem die Direktorin als qualifizierte Frau beim Thema weiblicher Art brut auf der Bühne stärken. Kritisiert wurden wir von Männern für „Reverse Discrimination" und von Leihgebern aus der LGBTQIA+-Community für ein veraltetes Genderkonzept. „Die Diskriminierung ist erst dann vorbei, wenn Kompetenzzuschreibungen nicht von gesellschaftlich aktuellen Geschlechterbildern abhängen" (Rieger & Tippe, 2000, S. 100). Der Pressesprecher hatte schon den passenden Mann recherchiert. Es war ein Mann, der eine medienwirksame Marke als Philosoph verkörperte. Er war mir aus meiner ehemaligen Funktion als Universitätsrätin der Angewandten bekannt, aber der Direktorin nicht. Wegen der Vertraulichkeitsvereinbarung konnte ich meine emotionale Ablehnung nicht begründen. In meiner zunehmenden Argumentationsenge drohte ich schließlich mit einem „Nur ohne mich". Die Direktorin meinte, sie entscheidet, und wenn mir etwas nicht passt, könne ich sofort gehen. Ich hatte die Situation unterschätzt. Zusammenarbeit und Konkurrenz prägen die „singularistische Arbeitskultur" (Reckwitz, 2021a, S. 216) auch im hoch qualifizierten Feld der Kunst. „Einerseits fördern die Teamkultur der Projekte sowie die sozialen Netzwerke […] eine […] Kooperation, zugleich jedoch herrscht zwischen den Arbeitssubjekten ein mitunter gnadenloser Profilierungswettbewerb" (Reckwitz, 2021a, S. 217). Meine Arbeit der Konzeption von Ausstellung und Katalog sowie der Verhandlungen der Leihgaben war abgeschlossen und meine internationalen Kontakte waren eingebracht. Das gesamte anwesende Team könnte das Projekt ohne mich zu Ende bringen. Ich fantasierte schon eine kleine Erwähnung des Dankes für meine anfänglichen Leistungen im Impressum des Katalogs. Ganz rasch könnte ich ausgeschlossen werden, wenn es mir nicht gelänge, die Situation umzukehren. Wie komme ich aus dieser Omega-Position wieder heraus? Das gesamte Projekt behandelte eine Außenseiterinnen-Thematik. Ich sah die über 90 Künstlerinnen gefährdet, auf der Bühne der Eröffnung unserer Ausstellung an den Rand gedrängt zu werden. Am Abend würde ich mich bewusst meinem persönlichen Ausgrenzungstrauma als Mitglied der „Second Generation" von Holocaust-Überlebenden stellen. Und nun diese unnötige Eskalation. Ich war von einer heroischen Haltung in Omega getragen, die einen baldigen Umschlag der Gruppe erwarten lässt. Nur der Direktorin, dem Pressesprecher und mir war die Person des Redners wichtig, den anderen Anwesenden nicht. Ich begann darum zu kämpfen, im Team und im Projekt zu bleiben. Mit Tränen in den Augen holte ich die Einladung zur Abendveranstaltung aus meiner Handtasche heraus, platzierte sie schwungvoll auf dem Tisch vor der Direktorin und sagte: „Ich habe heute noch etwas Wichtigeres vor. Deshalb sammle ich Art brut. Der Bundespräsident wird vor mir sprechen." Die Intervention war wirksam. Die Direktorin las den Titel der Veranstaltung vor. Betroffenheit wurde spürbar. Sowohl der von mir intendierte Richtungswechsel von Omega in eine andere Position als auch der beabsichtigte Wechsel der Ebenen auf die emotionale persönliche Ebene war gelungen. Die Erwähnung des Bundespräsidenten drehte die Machtverhältnisse in diesem Moment. Die Direktorin lud mich sogleich ein, wieder konstruktiv mitzuwirken, und fragte mich, welche anderen männlichen Redner mir für die Ausstellungseröffnung einfielen. Ich kam aus dem Omega offenbar ganz kurz in eine Alpha-Position, die von der Direktorin bestätigt wurde, und dann in eine beratende, lösungsorientierte Beta-Position. Ausgelöst durch diese Intervention folgte das Team in der Suche nach passenden Rednern mit Bezug zu unserer Ausstellungsthematik. „Erst durch die Integration von Omega kommt es zur Innovation" (Fliedl, 2013, S. 32). Wir fanden eine Lösung. Bei der Vernissage schließlich las ein bekannter Schauspieler aus Originaltexten einiger ausgestellter Künstlerinnen vor.

### 4.5.7 Ausblick

Gruppendynamik und Kunst können die Reflexion über unsere Gegenwart erleichtern und die Kraft der Gemeinschaft spiegeln, in der sich das Ich mit dem Wir verbindet. Ob Gruppendynamik und Kunst die Welt für jene Menschen verbessern, die am gefährdetsten sind, in Gruppen und Teams, in Organisationen und in der Gesellschaft zurückzubleiben, wissen wir nicht. Wenn jeder Mensch – zurückkommend auf Joseph Beuys – ein*e Künstler*in ist, gibt es auch für die Verbindungen von bildender Kunst und Gruppendynamik einen großen Horizont für weiteres Nachdenken und künftiges Forschen. Gerade für die Kunst vom Rande der Gesellschaft und für die vielfach ausgegrenzten Künstler*innen, insbesondere der Art brut, erscheint Joseph Beuys' Zugang anwendbar. „Menschen erfinden sich in jeder Beziehung und in jeder Gruppe neu" (Fliedl, 2013, S. 29). Das wissen wir. Reflexion und Perspektivenerweiterung sind für alle Menschen wichtig, die in Gruppen und Teams, in Organisationen und in der Gesellschaft wirksam werden, um eine bewusst gestaltete Zukunft im Miteinander in die Welt zu bringen.

## 4.6 Gruppendynamische Supervision im Gesundheitswesen

Michael Burger, Silvia Korlath

### 4.6.1 Begriff Supervision

Um sich der gruppendynamischen Perspektive auf Supervision zu nähern, erscheint zunächst ein Blick auf die Begrifflichkeit und die Entwicklung hilfreich.

Die Wurzeln von Supervision, wie sie heute im deutschsprachigen Raum in der psychosozialen Kommunität verstanden wird, liegen in der amerikanischen Sozialarbeit. Dort wurde Supervision, dem Wortstamm nach folgerichtig, als Aufsicht verstanden. Staatliche Stellen koordinierten und überwachten die Einrichtungen und Programme der damaligen Sozialarbeiter*innen. Der erste Fachbeitrag aus dem Gebiet der Sozialarbeit wurde von Jeffrey R. Brackett („Supervision and Education in Charity", 1904) publiziert. Darin beschrieb er die „Supervision" von Wohlfahrtseinrichtungen und ähnlichen Organisationen durch staatliche Institutionen. Erst später wurde aus der „case work", die als Kontrolle und Aufsicht konzipiert war, die „social case-work", die vermehrt auf das professionelle Beziehungsgeschehen fokussiert war (Kadushin, 1990). Im angloamerikanischen Raum war also „Supervision" ein Begriff für Aufsicht und Kontrolle durch Vorgesetzte. Diese Nomenklatur gilt noch heute in wirtschaftlich orientierten Organisationen. Aus dieser historischen Entwicklung ist es nachvollziehbar, dass Supervision weiterhin gelegentlich auch im psychosozialen oder medizinischen Feld mit Kontrolle assoziiert wird.

In Europa hatte die Sozialarbeit, und damit die Supervision, gänzlich andere Wurzeln. Laut Weigand (Federn, 1990, S. 25 f.) entstand sie in Europa im 16. Jahrhundert mit der katholischen Soziallehre und Vinzenz von Paul (1581–1660, dem Begründer der neuzeitlichen Caritas). Als „Geburtsstunde der Supervision in Österreich" bezeichnete Rosa Dworschak ihre 1961 und 1962 geleiteten Studientagungen „Casework und Supervision" sowie „Casework und Praxis", die vom Bundesministerium für soziale Verantwortung und von der Gemeinde Wien in Zusammenarbeit mit der UNO veranstaltet wurden (Sauer, 1997).

Aus der Fachsektion Gruppendynamik und Dynamische Gruppenpsychotherapie des ÖAGG heraus wurde Anfang der 1990er-Jahre die Sektion Supervision gegründet und mit Ausbildungen begonnen. Der ÖAGG war auch Gründungsmitglied der Österreichischen Vereinigung für Supervision (ÖVS) im Jahr 1994, ein entscheidender Schritt zur Professionalisierung und Profilierung von Supervision in Österreich. Die Gruppendynamik war also schon von Anfang an ein wesentliches Fundament von Supervision.

Zur Begriffsdefinition von Supervision gibt es unterschiedliche Zugänge. Hier sei aber auf die Definitionen verwiesen, die von der ÖVS und der Association of National Organisations for Supervision in Europe (ANSE) auf den jeweiligen Websites publiziert worden sind:

> „Supervision ist die professionelle Beratungsmethode für alle beruflichen Herausforderungen von Einzelpersonen, Teams bzw. Gruppen und Organisationen. Die Supervisorin/der Supervisor unterstützt Sie dabei, berufliche Handlungen zielgerichtet, effizient und erfolgreich zu gestalten. Ziel von Supervision ist es, im Einzelgespräch, im Team oder in der Gruppe berufliche Situationen zu reflektieren und die Teilnehmer und Teilnehmerinnen zu befähigen, die damit verbundenen Probleme und Herausforderungen konstruktiv zu bewältigen, Konflikte zu lösen und Veränderungsprozesse aktiv zu steuern." (www.oevs.or.at)

„Supervision […] ist ein eigenständiges methodenpluralistisches Beratungsformat, das die Reflexion des beruflichen Handelns zum Thema hat, um gegebenenfalls neue Handlungsoptionen und eventuelle eigene Verhaltensänderungen erarbeiten zu können" (Burger, 2012, S. 5). Dieses „eigenständige" Beratungsformat benötigt folgerichtig eine eigene Ausbildung. In der praktischen Anwendung von Supervision ist die Gruppendynamik ein essenzieller Bestandteil der professionellen Funktions- und Strukturgestaltung des Raumes, der einen Reflexionsprozess der Supervisand*innen ermöglicht.

Wir sehen die Methode Gruppendynamik als eine für Supervision essenzielle Arbeits-, Sichtweise und Haltung. Im Supervisions- und Coachingprozess ist ein umfassendes Verständnis für Gruppen und Teams erforderlich (Dallüge, 2015, S. 98). In allen anerkannten Supervisionsausbildungen wird den Studierenden Gruppendynamik als Methode in Theoriemodulen und in Selbsterfahrungsseminaren vermittelt. Supervisor*innen kommen unseres Erachtens ohne gruppendynamischen Kompetenzerwerb nicht aus.

Die Gruppendynamik, wie sie im ÖAGG verstanden wird, verbindet sozial- und tiefenpsychologische Theorien. Gruppendynamik bedeutet, Gesetzmäßigkeiten und Wechselwirkungen im Prozess zu erkennen und zu benennen, um soziales Lernen zu fördern.

Ziel ist es, Widerstände und Störungen deutlich zu machen (Situationsanalyse), die Kommunikation zu verbessern sowie Entwicklungen in Richtung persönliche Reifung und Arbeitsfähigkeit der Gruppe anzuregen.

Das zu supervidierende Arbeitsteam – das gilt auch für Einzelsupervision eines Teammitglieds („Jede Person ist eine Gruppe") – ist einerseits Arbeitsinstrument zur Erfüllung von Aufgaben, andererseits ein Ort sozialer Begegnung von Menschen mit individueller Charakteristik und Dynamik (König & Schattenhofer, 2015, S. 18–19). Viele in der Teamarbeit auftretende Phänomene lassen sich nicht durch Eigenschaften, Motivation oder die Kompetenzen einzelner Mitglieder vollständig erklären. Weigand (2000) beschreibt das Prinzip der Selbstreflexivität, der Intersubjektivität, die zielgerichtete Prozessorientierung, die Selbstreferentialität als gemeinsame Merkmale von Gruppendynamiker*innen und Supervisor*innen. In Supervisionsprozessen, bei denen die Dynamiken der Gruppe explizit berücksichtigt werden, haben die Teammitglieder mehr Möglichkeiten, ein „Wirgefühl" zu entwickeln sowie gruppenspezifische Rollen, Normen und Werte im Hier und Jetzt auszubilden. Nur die Summe von Informationsweitergaben ergibt per se noch keinen Mehrwert – so wie eine Ansammlung von Personen in einem Raum noch keine Arbeitsgruppe darstellt. Erst beim gemeinsamen Tun im Sinne einer Zielerreichung kann von einer funktionalen Gruppe gesprochen werden (Schindler, 1957; 2016, S. 105).

König (2006) beschreibt vier für die Supervision relevante gruppendynamische Arbeitsprinzipien: das Hier-und-Jetzt-Prinzip, die Initiierung von Feedbackprozessen zur Untersuchung der sozialen Wahrnehmung von Individuen und der Gruppe, die Orientierung an Struktur und Prozess sowie die professionelle Rollen- und Beziehungsgestaltung im Arbeitsteam.

### 4.6.2 Supervision im Gesundheitswesen

Das Gesundheitssystem hat in Österreich eine komplexe, für viele Menschen unüberschaubare Struktur. Diese soll im Folgenden anhand der Organisationsstruktur Krankenhaus stellvertretend für andere Gesundheitseinrichtungen wie Rehabilitationsanstalten, Kurwesen, Pflegeheime, mobile Dienste, niedergelassene ärztliche oder therapeutische Versorgungsbereiche kurz beleuchtet werden.

Die Frage, was die primäre Aufgabe eines Krankenhauses ist, würden die meisten Befragten vermutlich schnell mit der stationären und ambulanten Betreuung von Patient*innen beantworten. Dies lässt weiten Interpretationsspielraum sowohl für die verschiedenen verantwortlichen Berufsgruppen als auch für die Betroffenen zu. Erstaunlicherweise gibt es keine allgemeingültige Definition der Primäraufgabe eines Krankenhauses. Bei näherer Betrachtung ist das nicht weiter verwunderlich, da viele verschiedene Interessen einzelner Berufsgruppen und Betroffener aufeinandertreffen und in Einklang gebracht werden müssen. Die ökonomische Seite ist auf möglichst große Effizienz fokussiert, die Betreuenden mehr auf Effektivität im medizinischen Sinn. Die sogenannte „kollegiale Führung", bestehend aus den Leitungspersonen von Verwaltung, Pflege, ärztlichem Bereich und oftmals auch Technik, hat unterschiedliche Interessen zu vertreten. Dieses Konstrukt impliziert schon per se Konflikte. In der Praxis setzt sich meist der ökonomisch geprägte Standpunkt der Verwaltungsdirektion durch. In Privatspitälern übernimmt die Aufgabe der kollegialen Führung folgerichtig eine (ökonomisch orientierte) Geschäftsführung. Alle Institutionen sind ihren Trägerorganisationen aus dem öffentlichen Bereich (finanziert aus Sozialversicherungsbeiträgen und Steuern) oder dem privaten Bereich (meist finanziert aus Versicherungen) verpflichtet. Diese haben naturgemäß wieder unterschiedliche gesellschaftliche, gesundheitspolitische und wirtschaftliche Interessen und Ziele.

Das Ziel einer „Betreuung" ist daher oft auch im individuellen Fall unklar und reicht in den einzelnen Berufsgruppen von „Heilung" bis „Palliativversorgung". Welche „Beschwerden" werden in welchen Institutionen behandelt, soll überall „alles" angeboten werden oder wie viele Kilometer Anreise sind gerechtfertigt oder zumutbar? Was ist (gesellschaftspolitisch) privat, was öffentlich?

Dieser kurze Abriss macht auch deutlich: Supervision und Coaching benötigt im Gesundheitsbereich den erweiterten Blickwinkel der Gruppendynamik in der Arbeit mit den jeweiligen Teams, Arbeitsgruppen und Organisationen, unter Beachtung des strukturellen Umfelds, der relevanten Interessensgruppen und der dadurch wirksamen Rahmenbedingungen.

Supervision und Coaching als berufsbegleitende Reflexionsmöglichkeit und dadurch Unterstützung von Mitarbeitenden hat sich im Gesundheitsbereich im Laufe der letzten Jahrzehnte als „State of the Art" etabliert, wenn auch von den Berufsgruppen unterschiedlich genutzt.

Supervision im Krankenhauswesen begann in organisierter Weise in Österreich bereits mit Pionierprojekten 1975 an der Christian-Doppler-Klinik in der Stadt Salzburg und 1983 in St. Johann im Bundesland Salzburg. Diese Projekte waren hilf- und erfolgreich, konnten sich damals allerdings nicht flächendeckend etablieren. So blieb die berufliche Unterstützung und Reflexion durch Supervision weiterhin der Privatinitiative einzelner Personen und Teams überlassen.

Nach den Vorfällen in Lainz, einer großen geriatrischen Einrichtung der Stadt Wien, in der zwischen 1983 und 1989 vier Pflegerinnen 41 Patient*innen ermordet haben, weil sie laut Anklage „das Leiden nicht mehr ertragen haben", wurde den Verantwortlichen klar, dass sich „etwas ändern muss".

In weiterer Folge entstand 2002 ein Projekt zur Neuordnung der Supervision im damaligen Wiener Krankenanstaltenverbund (KAV), heute Wiener Gesundheitsverbund (WiGev). Der ÖAGG erhielt nach öffentlicher Ausschreibung den Auftrag zur Koordination der Supervision, wobei in den Verhandlungen großer Wert auf gruppendynamische Kompetenz und Expertise gelegt wurde.

Der KAV erkannte, dass diese gruppendynamische Expertise und die daraus folgenden Interventionsrichtungen ermöglichen, die Vielschichtigkeit der Professionen, Interessen, Arbeitsweisen und Bedürfnisse von Personen, Teams, Gruppen und Organisationseinheiten sowie deren Zusammenspiel zu bearbeiten. Die Gruppendynamik bezieht sich in ihren sozialpsychologischen Ursprüngen auf die Feldtheorie von Kurt Lewin, der jedwedes Verhalten, Erleben und jedwede Entwicklungen durch Feldkräfte erklärt (Soff & Stützle-Hebel, 2015, S. 65). Somit kann das menschliche Verhalten nur in der Gesamtheit von Person und Umwelt erfasst werden (Majce-Egger, 2014, S. 1).

### 4.6.3 Umgang mit Konflikten in der Supervision

Gruppendynamisch erfahrene Supervisor*innen wenden sich konflikthaften Gruppenphänomenen prozessorientiert zu, um diese zu nutzen. Das beinhaltet, dass sie sich zutrauen, ihre Wahrnehmung im Hier und Jetzt der gemeinsamen Situation anzusprechen. Durch dieses Vorgehen wird eine aktive Auseinandersetzung mit den durch Feedback sichtbar gewordenen Themen und Konflikten induziert. Wann sich das Supervisionssystem diesen Themen zuwenden kann, hängt von den vorantreibenden und zurückhaltenden Kräften der Gruppe ab. Die Gruppe kann als stützendes Kraftfeld wirken, sich aber auch widerständig gegen die Erkundung und Reflexion im Arbeitsfeld zeigen.

Falls konflikthaftes Geschehen im Vordergrund steht, ist das Konzept des Fokalkonflikts (Withman & Stock, 1958) hilfreich. Das Modell des Gruppenfokalkonflikts hilft außenstehenden Supervisor*innen, inhaltlich komplizierte oder unverständlich erscheinende Gesprächsbeiträge zu reduzieren und sich auf Lösungserarbeitung und Konsensphänomene im konflikthaften Geschehen zu fokussieren. Gruppendynamische Supervisor*innen interpretieren Konflikte als gesamtgruppales Geschehen und nicht als individuelles „Fehlverhalten" einzelner Mitglieder. Für die Supervisand*innen kann dadurch eine Erweiterung ihrer Sichtweisen erreicht werden. Sie bekommen die Möglichkeit, individuelles Verhalten mit den Affekten der gesamten Gruppe in Beziehung zu setzen und nicht mehr als davon abgekoppelt zu erleben.

Um die Wirksamkeit gruppendynamischer Interventionen zu gewährleisten, gilt es, die Dosierung und den Zeitpunkt gut zu wählen. Themen wie Macht und Einfluss, Autorität und Führung sowie Konkurrenz können benannt und durch eine Enttabuisierung einer Bearbeitung durch die Gruppe zugänglich gemacht werden. Auch wenn keine sofortige Wirkung oder Reaktion der Supervisand*innen erkennbar wäre, sind diese Themen „im Raum" und damit wirksam.

Eine gewisse Gelassenheit gruppendynamisch ausgebildeter und geübter Supervisor*innen gibt den Supervisand*innen Sicherheit in von ihnen als schwierig oder bedrohlich empfundenen Prozessphasen. In solchen Situationen sollte dem Impuls, in Richtung einer „Befriedung" zu intervenieren, sich möglicherweise sogar in Aktionismus zu flüchten, nicht nachgegeben werden. Der Gruppe würde damit zu diesem Zeitpunkt des Prozesses eine Form der Konfliktbewältigung – und damit Weiterentwicklung bzw. Erweiterung ihrer Handlungsoptionen – genommen. Eine Gruppe greift von ihr als heikel empfundene Themen nur auf, wenn sie dem*der Supervisor*in auch zutraut, einen sicheren Raum für die Bearbeitung und Begleitung zu schaffen.

#### 4.6.4 Die gruppendynamische Position der Supervisor*innen

König beschreibt die Position der Supervisor*innen wie folgt:

> „Diese Rollengestaltung ist auf Flexibilität gegenüber dem Klientensystem angelegt. Die Position des Gruppendynamikers ist angesiedelt auf der Grenze zwischen drinnen und draußen, von der aus ich jeweils in das Klientensystem hinein- und auch wieder hinausgehen kann. Um diesen Positionswechsel im Sinne des Klientensystems einsetzen zu können und nicht den eigenen Machtvorstellungen und Gegenübertragungen aufzusitzen, bedarf es einer doppelten Betrachtungsweise: Einerseits schaue ich auf das Klientensystem und seine Dynamik, andererseits auf die Wechselwirkung, die sich zwischen mir bzw. Beratersystem und Klientensystem ergeben [sic]." (König, 2008, S. 23)

Das Halten dieser Position ermöglicht es, sich nicht inhaltlich ins Geschehen einzubringen, sondern den Fokus darauf zu legen, eine Atmosphäre zu schaffen, in der die Supervisand*innen ermuntert sind, selbstständig Lösungen und Änderungen in ihren Handlungsstrategien mit den Klient*innensystemen zu entwickeln.

König (2006, S. 24) warnt folgerichtig Supervisor*innen davor, der Versuchung zu erliegen, sich als Machtträger*innen im Feld zu positionieren, statt die Machtdynamik des Feldes zu untersuchen. Tippe und Spaller (2022) beschreiben das Verhältnis zu Autorität als zentral in der Gruppendynamik. Autorität ist eine Beziehungsform und keine Eigenschaft einer Person. Auf Supervision angewandt kann davon ausgegangen werden, dass die Supervisand*innen Anerkennung der Supervisor*innen suchen. Gleichzeitig besteht eine Ambivalenz zwischen Zustimmung und Widerspruch der Supervisand*innen in der Beziehung zum*zur Supervisor*in (vgl. auch Phasenmodell Bennis & Shepard, 1972). Dieses Phänomen erzeugt und verstärkt Bindung. Es gilt, Gegenübertragungen nicht durch Macht, Autorität und Einfluss auszuagieren, sondern zu nutzen, um Entwicklung der Gruppe zu fördern. Nicht die Person soll im Zentrum des Geschehens stehen, sondern die dynamischen und prozessualen Machtbeziehungen. Supervisor*innen, die an einer zu stark Einfluss nehmenden Rolle festhalten, würden – vermutlich oft unbeabsichtigt – Konkurrenz zu einer in der Supervision anwesenden Leitungsperson induzieren. Dass damit die vorhandenen Funktionen infrage gestellt oder aufgeweicht werden, ist „dysfunktional" und stört den Supervisionsprozess nachhaltig. Eine zentrale Aufgabe von Supervisor*innen besteht darin – bei aller Berücksichtigung der vorhandenen gruppendynamischen Phänomene und Strömungen –, Funktionen und die Prozesse im Hier und Jetzt zu verdeutlichen.

Im Zuge dessen müssen, dürfen und sollen Organisationsstrukturen auch hinterfragt werden. Die Anforderungen für Supervision im Gesundheitsbereich ergeben sich aus der Rückbindung des Supervisionsthemas an die Institution. Die Bedeutung und der Einfluss der jeweiligen Organisation auf den operativen Alltag der Mitarbeitenden müssen im Auge behalten werden, da das Teamgeschehen als verlagerter Ausdruck institutioneller Konflikte begriffen werden kann. Auch in Einzelsupervisionen nimmt das Umfeld gleichsam als dritte Person am Prozess teil (Möller, 2001, S. 72). Gruppendynamische Supervision impliziert in diesem Sinn eine zumindest triangulierende Herangehensweise – den gruppendynamischen Raum nutzend.

Die gruppendynamische Arbeitsweise wird Geschehnisse außerhalb des Gruppenprozesses – also im „Dort und Dann" – im „Hier und Jetzt" bearbeiten, da diese Ebenen miteinander verschränkt sind. Der inter- und der intrapersonelle Prozess stehen nach Lewin in direkter Beziehung zum Umfeld und werden daher folgerichtig im aktuellen Geschehen durch die anwesenden Personen repräsentiert. Damit ist auch die Möglichkeit für den nötigen Transfer aus der Supervision ins (Arbeits-)Umfeld gegeben.

### 4.6.5 Vom Nutzen der Lewin'schen Formel für die Supervision

Der gruppendynamische Ansatz in der Supervision ist nur umsetzbar, wenn auf Lewins Untersuchungen von Gruppenprozessen Bezug genommen wird. König versteht Gruppendynamik „als spezifische Forschungsperspektive in den Sozialwissenschaften, vor allem der Sozialpsychologie, die entscheidende Anregungen Lewin und seinen Schülern verdankt" (König, 2008, S. 21). Die Entstehung der Gruppendynamik blickt auf eine Tradition des Experimentierens mit Gruppenprozessen zurück.

Mit der Lewin'schen Formel V = f (P, U) ist das Verhalten von Personen im Hier und Jetzt bestimmt, sowohl durch die innerpsychischen Merkmale der Person selbst als auch durch die Kräfte, die aus dem Umfeld auf die Person wirken. Personen verhalten sich in verschiedenen Arbeitssituationen, Teams und Gruppen unterschiedlich. Zum Beispiel werden sich Pflegepersonen in einer monodisziplinären Supervisionsgruppe im Gesundheitsbereich aller Wahrscheinlichkeit nach anders verhalten als in einem multiprofessionell zusammengesetzten Team. Da Person und Umfeld in direkter Wechselwirkung zueinander stehen, muss die Zusammensetzung der Supervisionsgruppe im Prozess Beachtung finden.

Lewin selbst fasst den Gruppenbegriff weiter als die Summe handelnder Personen. Als Gruppendynamik werden die Zug- (Lokomotion/fördernd) und Schubkräfte (Widerstand/hemmend) in einem überschaubaren sozialen Gebilde beschrieben (Antons, 2015, S. 337). Die in Wechselwirkung stehenden positiven und negativen Wertigkeiten strukturieren das Feld für die Person und können in weiterer Folge zu Konflikten führen.

In diesem Zusammenhang bietet sich die Kraftfeldanalyse als Diagnoseinstrument an, das fördernde und hemmende Kräfte in einer Grafik darstellbar macht und identifiziert.

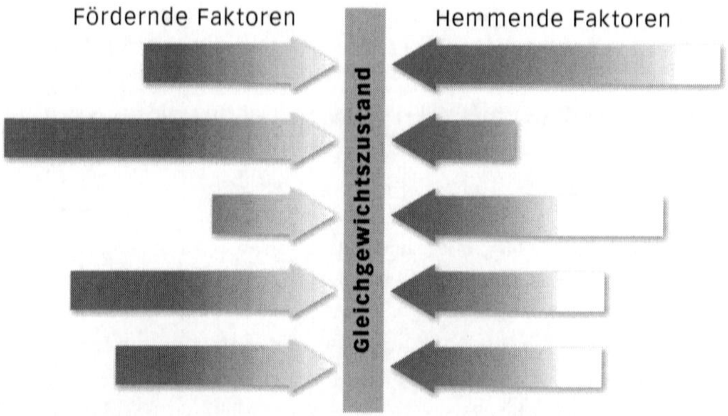


**Abb. 27:** Kraftfeldanalyse

Wenn über Differenzierung und Bewusstmachung das Gleichgewicht der Kräfte dargestellt werden kann, ist es möglich, eine Veränderung anzustoßen.

Eigenschaften der Gesamtgruppe unterscheiden sich von denen der Teilgruppen oder ihrer Einzelmitglieder (Lewin, 1947). Interventionen im Supervisionsprozess beziehen sich nicht ausschließlich auf die individuellen Themen, Konflikte und Problemlagen der einzelnen Mitglieder und deren Umfeld, sondern auf Beziehungsmuster in der gesamten Gruppe (gruppale Intervention).

### 4.6.6 Feldzusammenhänge und Interdependenzen in der gruppendynamischen Supervision

Gruppendynamisch orientierte Supervisor*innen setzen im Sinne der Feldtheorie die innerpsychische Dimension der Supervisand*innen in Kontext mit der äußeren Umwelt, also den Rahmenbedingungen, unter denen der Supervisionsprozess geschieht. Im nachfolgenden Beispiel (vgl. Burger, 2011) bestanden im Arbeitskontext Konflikte, belastende Situationen und Fragestellungen, die nicht eigenständig von den Betroffenen gelöst werden konnten. Der Pflegedienstleitung waren die Probleme mit dieser Abteilung aus Gesprächen mit Mitarbeitenden bekannt. Sie bot berufsbegleitende Supervision an und sagte die Finanzierung der notwendigen Ressourcen zu. In weiterer Folge wurde auf Initiative des unzufriedenen Teils der Mitarbeitenden Supervision als begleitendes Reflexionstool angefragt.

In diesem Fallbeispiel werden gruppendynamische Vorgehensweisen beschrieben, die die Zeitdimension, Feldzusammenhänge und Interdependenzen berücksichtigen.

Außerdem machen sie im Sinne einer prozessorientierten Herangehensweise die unbewussten Anteile der Beteiligten am Geschehen dem bewussten Erleben zugänglich.

> Ein Pflegeteam eines Krankenhauses beklagt eine seit Jahren schlechte Arbeitsatmosphäre. Diese Abteilung gibt es in dieser Form seit über zehn Jahren. Damals wurde das Krankenhaus A geschlossen. Die Mitarbeitenden wurden ins benachbarte Krankenhaus B in eine Abteilung des gleichen Fachgebietes, aber mit anderen Traditionen und Zugängen übernommen. Die Krankenhäuser waren bis zur Zusammenführung auch durch die geografische Nähe und unterschiedliche Trägerschaften in Konkurrenz, wobei sich A gegenüber B subjektiv benachteiligt, B gegenüber A überlegen fühlte.
> Als neue Leitung wurde jene Person, die das Team B damals schon seit Jahren führte, in dieser Funktion bestätigt. Damals wurde bei der Zusammenführung der beiden Abteilungen auf ein begleitetes Format verzichtet, da aus Sicht der Stationsleitung „ohnehin alle fachlich kompetent sind und daher die beiden Gruppen voneinander profitieren können". In der Realität erwartete die Leitungsperson von den „Neuen", sich an die vorhandenen Strukturen anzupassen – diese „haben sich ja seit Jahren bewährt". Es gab nie einen formalen Austausch über eine Form der notwendigen Kooperation. Mit der Zeit entwickelte sich in Ermangelung von Arbeitsvereinbarungen die Gewohnheit, dass eigene Bedürfnisse der Mitarbeitenden gegenüber dem Arbeitsauftrag dieser Abteilung im Vordergrund standen. Die Leitungsperson war froh und zufrieden, dass diese Phase der Zusammenführung aus ihrer Sicht ruhig ohne Konflikte ablief, und sah auch keine Veranlassung, die Struktur in den folgenden Jahren zu verändern. „Es war ja schon immer so" …

Beide Teams konnten keinen Abschluss der „alten Zeiten" schaffen – auch weil ihnen keine Gelegenheit dazu gegeben wurde, in der Annahme, eine fantasiert-ersehnte Harmonie könnte gefährdet werden. Daher war auch die Entwicklung zu einer „funktionierenden Gruppe" blockiert. Die künstlich zusammengebrachten Teams blieben nach Schindler in einer „vor-gruppalen Phase" stehen. Die allgemeine Unzufriedenheit – letztlich auch der „Privilegierten" – lässt sich durch das strukturlose Nebeneinander ohne Vernetzung mit allgemeinem Alpha-Anspruch erklären (siehe auch Abschnitt 1.4 „Das Spezifische der GD.DG"; 2.2 „Gruppenprozesse analysieren").

Es existierte zwar bereits eine durch die Organisation vorgegebene Grenzziehung nach außen, aber keine Struktur nach innen. Die Suche nach einem Thema oder Ziel als Ausgangspunkt zur Auflösung dieser Komplexität entspricht nach innen der Rivalität um Anerkennung in einer erhofften kommenden gemeinsamen Initiative. Über diese Einigung hätte eine arbeitsfähige Gruppe entstehen können.

Ein Team, das diese „vor-gruppale Phase" überwinden kann, arbeitet an seinen Themen, erschafft sich gleichzeitig seine informelle soziale Struktur mit Rollen und Normen sowie eine eigene spezifische Kultur, Identität und realitätsnahe Wirklichkeit.

> Im Team stieg die Unzufriedenheit über die mangelnde Struktur, gestützt durch die Annahme, der Leitungsperson sei ohnehin alles egal und sie wolle nur keine Schwierigkeiten in Form

von Beschäftigung mit den Mitarbeitenden und in weiterer Folge vielleicht sogar mit den vorgesetzten Stellen haben.

Diese Leitungsperson hat sich entschlossen, nicht zu leiten oder zu führen, sondern im Sinne eines*einer Sachbearbeiter*in die Abteilung möglichst unauffällig zu verwalten. Die Probleme bei Neubesetzungen von Leitungsposten und die Art der Entscheidungen der Krankenhausbetreiber in den letzten Jahren lassen vermuten, dass diese Interpretation von Leitung durchaus im Sinne mancher Trägerorganisationen von Gesundheitseinrichtungen ist.

Einige im Team suchten die Nähe zur Leitungsperson, bestärkten sie in ihrem Tun und konnten sich viele Vorteile und Freiheiten herausnehmen. Das waren in der Wahrnehmung anderer Mitarbeitender die „privilegierten Opportunisten, die alles durften".

Pechtl postulierte: „Mitglieder, die nicht bereit sind, Ziele zu formulieren und diese anzustreben, haben das unbewusste Ziel, unzufrieden und bedürftig zu bleiben" (Pechtl, 1995, S. 211). Wenn also Mitarbeitende sich nicht über Wesen und Struktur ihrer Zusammenarbeit verständigen und einigen (wollen), dient ihnen der Arbeitsplatz als Ort der Befriedigung ihrer Bedürfnisse, in diesem Fall auch der Unverbindlichkeit und einer (fantasierten) Freiheit.

In der Supervision des Teams, an der die Leitungsperson – in der Annahme, sie habe mit den Fragestellungen nichts zu tun und sei nicht notwendig – zunächst nicht teilnahm, zeigte sich, dass die Teammitglieder noch immer an die Wurzeln ihrer Herkunftsabteilungen gebunden waren. Teammitglieder, die nach der Zusammenführung neu dazukamen, sollten sich unausgesprochen im Sinne eines Antretens dieser Erbschaften für Tradition A oder B entscheiden. Die Kränkung der gefühlten „feindlichen Übernahme" beim ehemaligen Team A saß tief und wurde konsequent weitergegeben. Erst als die Vorgangsweise der Zusammenführung aus dem „Dort und Dann" mit ihren Konsequenzen im „Hier und Jetzt" für das Team an- und besprechbar und im weiteren Schritt bearbeitbar wurde, konnte die Leitungsperson ihr ängstliches Verharren in einer vermeintlich beruhigten und befriedeten Starre vorsichtig hinterfragen. Daraufhin war das Überdenken eingefahrener Strukturen ohne historische Ideologien eher möglich, das fixierte System wurde behutsam aufgeweicht und langsame Veränderungsprozesse wurden angedacht.

In diesem Beispiel zeigen sich mehrere Problemebenen. Aus gruppendynamischer Sicht scheinen die fehlende Leitungsfunktion, die nicht verarbeitete und begleitete Zusammenführung der Abteilungen sowie die nicht gelebten funktionalen Strukturen im Arbeitsalltag vorrangig zu sein. In der Supervisionsarbeit wurde zunächst versucht, kränkende und enttäuschende Erlebnisse der Mitarbeitenden aus der Vergangenheit im Hier und Jetzt bewusst zu machen und zu verdeutlichen.

Lewin würde als Gestaltpsychologe diese Erlebnisse auch als unvollständige Gestalten bezeichnen, die Personen oder Teams prolongiert beschäftigen und nicht abgeschlossen werden können. Erst nach dem Abschied beider Teams vom Zustand davor ist es möglich, zu versuchen, sich eine neue gemeinsame Kultur zu erarbeiten. Diese Prozesse wurden auch schon von Tuckman (1965) in seinem Phasenmodell der Teamentwicklung beschrieben (siehe Abschnitt 2.2 „Gruppenprozesse analysieren").

Weiters konnte auch die Sichtweise eingeführt werden, dass Konflikte und Konfrontationen Einzelner – „Du darfst dir ja alles erlauben, dafür würdest du ja der Leitungsperson auch jederzeit das Auto waschen ..." – nicht nur auf der persönlichen Ebene abzuhandeln sind, sondern das gesamte Team betreffen. In solchen Situationen, in denen Reflexion und Diskussion notwendig gewesen wären, folgten als Erwiderung und Vermeidung eines Diskurses klassische „Killerphrasen" wie „Man darf das nicht so emotional sehen, wir sind ja alle professionell". Diese Einstellung vertraten diejenigen, die vermeintlich die Situation zu befrieden versuchten, auch um sich selbst nicht dem Gruppenkonflikt ausliefern zu müssen. Als Diagnosehilfe für die Gruppensituation hat sich zu diesem Zeitpunkt die interpersonale Situationsanalyse angeboten, wobei die Protagonist*innen für Wunsch, Angst und Kompromissbildung in der Gruppe ausfindig gemacht werden. Diese Positionen bilden sich in der dynamischen Rangstruktur ab.

Auffällig war in diesem Fall auch, dass sich die Leitungsperson dieser Station zu diesem Zeitpunkt noch demonstrativ passiv verhielt und die Initiative zur Supervision (Veränderung) von unzufriedenen kritischen Mitarbeitenden kam, also rangdynamisch aus der Omega-Position. Die Initiative zur Supervision und damit auch zu einer möglichen Zustandsveränderung brachte diese Mitarbeitenden in eine Alpha-Position.

### 4.6.7 Changeprozesse in Organisationen

In der Feldtheorie betrachten wir eine Organisation als ein Feld, das einer Vielzahl von Kräften ausgesetzt ist. Jede Aktion in der Gruppe wird damit als Resultat der in der Gruppe wirksamen Kräfte betrachtet. Bewegende und erhaltende Kräfte sind im Gleichgewicht. Daraus folgt, dass über jede gestaltende Aktion in der Gruppe Konsens herrscht, der allerdings in vielen Fällen unbewusst entsteht. Das System ist durch die Verteilung der wirkenden Kräfte stabil und die Gruppe befindet sich in einem Zustand des Gleichgewichts. Das sagt freilich noch nichts über die Arbeitszufriedenheit, Arbeitsfähigkeit oder Leistungsbereitschaft aus.

Um Veränderungsprozesse zu initiieren, machen Supervisor*innen im ersten Schritt über Reflexion und Feedback gemeinsame Beobachtungen in der Gruppe und durch die Gruppe bewusst. Diese Analyse zum Bestimmen eines Istzustandes geschieht in einem kreativen Prozess als gemeinsames Sinnverstehen, um davon ausgehend gewohnte Verhaltensweisen infrage stellen zu können (Unfreezing). Hier muss mit Unsicherheit, Angst und Widerstand aufseiten der Supervisand*innen gerechnet werden. Supervisor*innen sind gefordert, eine entspannte und Sicherheit gebende Haltung zu wahren, ohne sofort Lösungen anzubieten. Die Gruppe wird für sie heikel erscheinende Themen nur für eine Bearbeitung aufgreifen, wenn sie dem*der Supervisor*in auch zutraut, in dieser beängstigten Situation der Destabilisierung sicher und gelassen begleitet zu werden.

In einer nun möglichen Phase der Veränderung (Change) kann die Gruppe neue Verhaltensweisen in der Supervisionssituation erproben. Über weiteres Feedback und Gegenüberstellung alter und neuer Verhaltensweisen kommt es zu einer Wirksamkeitsüberprüfung. Widerstände müssen angesprochen, zu einem gemeinsamen Gruppenthema gemacht und nicht an einzelnen Personen abgearbeitet werden. Die aufkommenden und sichtbaren Dynamiken in der Gruppe werden genutzt, um positive veränderungswillige Kräfte zu unterstützen und zu fördern, ohne die bremsenden oder zögerlichen Kräfte außer Acht zu lassen.

Im weiteren Schritt erfolgt der Transfer in die Handlungsrealität, um die erarbeiteten Inhalte in die Praxis zu integrieren. Wenn Supervisand*innen für sich einen differenzierten Blick der Denk- und Handlungsperspektiven im beruflichen Feld erarbeiten, kann – felddynamisch folgerichtig – diese Erkenntnis in der praktischen Arbeit umgesetzt werden. Mit dem Balance-Modell hat Kurt Lewin ein wesentliches Werkzeug zur Initiierung und Stabilisierung von Veränderung zur Verfügung gestellt.

Die unterschiedlichen Rahmenbedingungen von Organisationen oder Einrichtungen sind im Supervisionsprozess zu berücksichtigen, da sie die Grenzen der sozialen Interaktion bestimmen (Gepard, 2015, S. 210).

Im Fall von Veränderungen, die für ein Arbeitsteam einschneidend sind und von außen eingebracht werden, reagieren Mitarbeitende emotional. Rappe-Giesecke (2000) bezieht sich auf Chapman und Jupp, wenn sie in der „Landkarte des emotionellen Verlaufs eines Veränderungsprozesses" typisch ablaufende Emotionsmuster beschreibt. Diese Kurve beschreibt die zu erwartenden emotionalen Reaktionen auf Veränderungen. Entscheidend für das Gelingen des Veränderungsprozesses ist Phase 4, in der sich sowohl Personen individuell als auch das Team erlauben, Emotionen (z. B. Ängste) zu äußern und ins Experimentieren (Phase 5) zu kommen, um letztlich möglicherweise in Phase 6 einen Erfolg erkennen zu können.

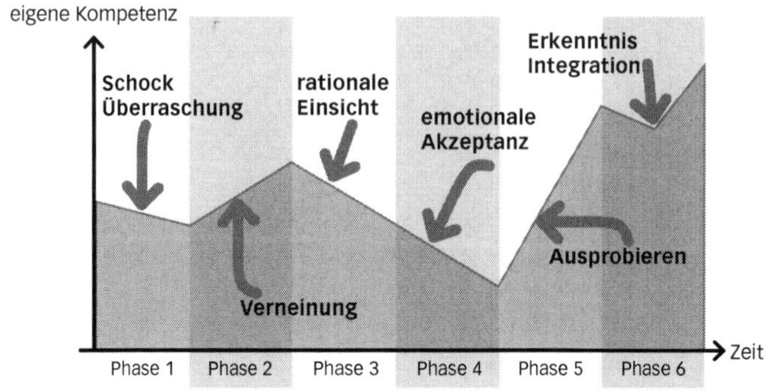


**Abb. 28:** Phasenmodell von Veränderung

Beispiele für Reaktionen in den einzelnen Phasen sind:
Phase 1: „Kommt gar nicht infrage", „Jetzt erst recht" à alte Muster werden verstärkt
Phase 2: „Es wird nicht so heiß gegessen wie gekocht", „Es wird sich eh nichts ändern"
Phase 3: „Irgendwas muss sich ändern, aber nicht bei uns" à viele „Ja, aber"-Schleifen
Phase 4: „Widerstand ist zwecklos" à Ängste, Wut, Unsicherheit, Verlust ausleben
Phase 5: Einstellungsänderung erlaubt Kreativität, Erfolge und Misserfolge
Phase 6: Lerneffekte, Anpassung des Verhaltens, Differenzierung „alt/neu" schafft neue Kompetenzen

### 4.6.8 Dynamische Rangstruktur

Oft präsentieren sich diese Phasen mit ihren Ambivalenzen durch das Verhalten von Supervisand*innen im Prozess im Sinne der Rangdynamik. Ängstliche, Veränderungen gegenüber sehr zweifelnde und zurückhaltende Mitarbeitende tendieren eher dazu, so lange wie möglich in den ersten beiden Phasen zu verharren. Aus rangdynamischer Sicht entspricht das der Omega-Position, wenn das Ziel (G) die Umsetzung und der erfolgreiche Abschluss des Veränderungsprozesses ist. In der Alpha-Position wären dann diejenigen, die rational und emotional die Veränderung akzeptieren, prinzipiell optimistisch auf sie zugehen und sie dadurch auch aktiv mitgestalten wollen.

Raoul Schindlers Rangdynamik beinhaltet zwei wesentliche Aspekte, die im Supervisionsprozess hilfreich angewandt werden können. Zunächst das Konzept der stufenweisen Personalisation von Gruppierungen. Es beschreibt einen phasenhaften Verlauf: Menge – prägruppal – Gruppe – Institution. Aus einer Ansammlung von Menschen, die örtlich nahe sind und damit in unstrukturierter Beziehung stehen (Menge), bildet sich eine nach außen abgegrenzte Wir-Beziehung (prägruppale Phase). Dabei ist der allgemeine Alpha-Anspruch nach innen noch unstrukturiert, d.h., es wird nach einem gemeinsamen Thema gesucht. In einem weiteren Reifungsschritt übernehmen die

Gruppenmitglieder die in der Rangdynamik beschriebenen Positionen und strukturieren sich in einer voll entwickelten Rangordnung (Gruppe).

In (interdisziplinären) Arbeitsgruppen, wie sie typischerweise im Gesundheitssystem repräsentiert sind, wird zunächst – auch bei klar vorgegebenen organisatorischen Aufgaben und hierarchischen Strukturen – die prägruppale Phase zu beobachten sein. Es existiert bereits eine durch die Organisation vorgegebene Grenzziehung nach außen, aber keine Struktur nach innen. Die Suche nach einem (äußeren) Thema oder Ziel als Angriffspunkt zur Auflösung der Komplexität entspricht nach innen der Rivalität um Anerkennung in einer erhofften kommenden gemeinsamen Initiative, die dann dem Gegenüber einer lebendigen Gruppe entspräche.

Ein Team, das diese „vorgruppale Phase“ überwinden kann, arbeitet an seinen Themen, erschafft sich gleichzeitig seine informelle soziale Struktur mit Rollen und Normen sowie eine eigene spezifische Kultur, Identität und realitätsnahe Wirklichkeit.

Der zweite Aspekt „betrifft die dynamischen Beziehungen der Rangpositionen im Personalisationszustand Gruppe“ (Schindler, 1969; 2016, S. 214). Schindler beschreibt die Gruppe als primär psychologisches Phänomen, das aus einer verbindenden Aktivität entsteht. Die Gruppe konstituiert sich über die Herstellung einer Rangordnungsdynamik, wenn die Gruppenmitglieder eine der vier Positionen einnehmen: Die Alpha-Position repräsentiert die Gruppe in ihrer Dynamik nach außen, führt die Gruppe; die Beta-Position berät die Gruppe und leitet sie sachlich an; die Gamma-Position ermöglicht anonyme Mitgliedschaft und das Eintauchen ins Kollektiv ohne eigene Verantwortungsübernahme; die Omega-Position repräsentiert die Ambivalenzen in der Gruppe.

Alle Supervisand*innen nehmen eine dieser Positionen ein, wobei der spezifische Charakter der Position mit dem individuellen Charakter der Person in Verbindung steht. Einzig die Beta-Position kann vorübergehend unbesetzt bleiben. In diesem, von der Supervision unterstützten Prozess entwickelt die Gruppe parallel zur Erfüllung der Aufgaben ihre gruppenspezifische Identität. In einem gruppendynamisch geprägten Supervisionsprozess können die Supervisand*innen auch die Differenzierung von Funktion, Rolle und Position erleben.

Waldefried Pechtl hat für die gruppendynamisch orientierte Arbeit nützliche Definitionen für die Begriffe „Rolle“ und „Funktion“ entwickelt (Pechtl, 1995). „Funktion“ definiert sich laut Pechtl als eine erworbene, vereinbarte oder festgelegte und veröffentliche Position, die an abgesprochene Tätigkeiten gebunden ist. Die Rolle hingegen ist ein freiwillig und eigenständig eingenommenes Verhaltensmuster, das abgesprochen oder unabgesprochen ausgeübt wird und jederzeit wechseln kann.

Die Funktion bleibt konstant, die Rollen können (und dürfen) sich ändern – solange sie im funktionalen Rahmen bleiben. In interdisziplinären Teams, die auf intensive Zusammenarbeit zur Erfüllung ihrer Aufgaben angewiesen sind, ist eine durch die Supervision erarbeitete Klärung und Reflexion dieser Unterschiede entlastend. Parallel dazu können eigene Rollen in den jeweiligen Funktionen mit den dazu vereinbarten Aufgaben neu reflektiert werden.

Nach Schindler ist es unabdingbar für eine lebendige und funktionierende Gruppe, dass die Positionen wechseln können und sich nicht fixieren – Letzteres würde der Charakteristik einer erstarrten Institution entsprechen, im Gegensatz zu einer lernenden Organisation. Es ergibt sich kein Widerspruch, wenn eine Führungskraft z. B. in einem Projekt – auch in multiprofessionellen Teams im Gesundheitssystem – nicht den Führungsanspruch (Alpha) fordert, sondern beratend (Beta) oder mitwirkend (Gamma) teilnimmt. Sogar eine vorsichtige, ambivalente und zurückhaltenden Position (Omega) wäre theoretisch denkbar, wenn sie transparent und konstruktiv eingenommen wird, um das Projekt nicht a priori zu blockieren. All diese Positionen ändern nichts an der im Organigramm festgelegten Funktion Führungskraft, die für diese Organisationseinheit die Verantwortung trägt. Schindler selbst weist mehrfach darauf hin, dass es sich bei den Positionen der Rangdynamik nicht um eine geradlinige Rangreihe von Alpha, Beta, Gamma bis Omega handelt, sondern um ein interaktionistisches Konzept.

Aus gruppendynamischer Sicht ist die Position des Omegas die gruppendiagnostisch relevanteste, da sich in ihr die Ambivalenz der Gruppe zeigt. Omega repräsentiert, wovon sich die anderen ängstlich abgrenzen oder was sie verdrängen wollen. Falls sich eine Organisation wie eine Krankenhausabteilung entschließt, die Omega repräsentierende Person zu entfernen, wird trotzdem diese Position im dynamischen Geschehen nachbesetzt. Auch um solche Verfestigungen zu verhindern – also „unfreeze“ zu ermöglichen –, ist „Dynamik in den Positionen“ ein notwendiges und wesentliches Kennzeichen eines funktionierenden Arbeitsteams. Supervisor*innen sprechen jede Art von Erstarrung oder Fixierung in den Positionen oder Rollen an, um die Dynamik der Gruppe aufrechtzuerhalten und Institutionalisierung vorzubeugen. Positionen und Rollen in Gruppen sind verhandelbar und veränderbar. Die Supervisand*innen erleben, dass es ihnen möglich ist, neue Handlungsoptionen und Sichtweisen zu erarbeiten und den Prozess der Entwicklung der Gruppe voranzubringen.

### 4.6.9 Zusammenfassung

Gruppendynamische Supervision berücksichtigt die politischen, ökonomischen und gesellschaftlichen Rahmenbedingungen, Strukturen und die dort handelnden Personen. Hilfreich sind dafür Interventionen, die aufgrund der Phänomene, die sich im Hier und Jetzt darstellen, zielorientiert angewandt werden. Grundlage eines für die Supervisand*innen mit Mehrwert verbundenen Supervisionsprozesses ist das gemeinsame reflexive Denken. Die Wahrnehmung und Benennung von Befindlichkeit sowie die Beziehungen im Arbeitsteam oder der Arbeitsgruppe werden mit organisationalen und berufsrollenspezifischen Elementen in Verbindung gebracht. Interpersonelle Konflikte werden in Relation zum Gruppengeschehen gebracht und auf eine Stellvertreterfunktion hin überprüft. Gruppendynamische Kompetenz allein genügt nicht für die Durchführung und Leitung von Supervisionen. Allerdings sind Ergebnisse aus Supervisionsprozessen ohne Einbeziehung der gruppendynamischen Theorien kaum erfolgreich in die Arbeitspraxis umsetzbar. Supervision ist ein kreativer Prozess des gemeinsamen praxisorientierten Sinnverstehens von gruppendynamischen Sichtweisen wie jenen von Lewin und Schindler.

Am Beginn eines Supervisionsprozesses stehen Wünsche und Bedürfnisse (Lokomotion) sowie Ängste und Befürchtungen (Widerstand) im Vordergrund. Lokomotion und Widerstandskräfte halten sich mit großer Wahrscheinlichkeit zu diesem Zeitpunkt in etwa die Waage. Gruppendynamische Supervision hat die Aufgabe, die beteiligten Personen „aus dem Gleichgewicht" zu bringen und Sicherheit im Prozessrahmen zu geben mit dem Ziel, Neugierde zu wecken sowie reflektierendes Denken über bewusste und unbewusste Handlungsmuster im Arbeitskontext anzuregen. Die Supervisor*innen verhelfen auch mit den hier beschriebenen Modellen zu einer Komplexitätsreduktion und ermöglichen eine Erfassung der gesamten Situation im wirkenden Feld. Gruppenmodelle sind methodische Hilfen bei der Beobachtung des komplexen Gruppengeschehens und der Analyse des Prozesses. Es werden „Gesetzmäßigkeiten [beschrieben], die in der Entwicklung und/oder in der Reaktion von Gruppen auftreten" (Fliedl & Majce-Egger, 1999, S. 95).

Die Umsetzung dieser gruppendynamischen Haltung und Anwendung im supervisorischen Prozess erfordert von Supervisor*innen neben der Kenntnis von Gruppenphänomenen auch eine hohe Selbstreflexion der eigenen Fähigkeiten in Beratung und Diagnose (Subjektkompetenz), ein breites Handlungsrepertoire (Beratungskompetenz) und die Wahrnehmung der spezifischen Felddynamik (Feldkompetenz).

## 4.7 Gruppendynamische und feldtheoretische Überlegungen im Arbeitsfeld der Kinder- und Jugendpsychiatrie

Karin Zajec, Elisabeth Dauda

In diesem Artikel wird eine Abteilung für Kinder- und Jugendpsychiatrie und Psychotherapie (KJPP) dargestellt, die in ihrem konzeptualisierten Grundaufbau gruppendynamischen und milieutherapeutischen Prinzipien folgt (vgl. Fliedl, 2009; Zajec, 2017). Wir unternehmen das Experiment, diesen „Lebensraum Institution" nach gruppendynamischen Gesichtspunkten zu beschreiben sowie unterschiedliche Ebenen dieses institutionellen Kräftefelds unter Zuhilfenahme des feldtheoretischen Konzepts des *psychologischen Lebensraums* zu beleuchten (siehe Abschnitt 1.2 „Ausgangspunkte, Entwicklungslinien und Verknüpfungen"). Auf Basis feldtheoretischer Überlegungen werden Behandlungssequenzen beschrieben und Entwicklungsmöglichkeiten der Kinder und Jugendlichen aus dieser Blickrichtung erforscht.

### 4.7.1 Prämissen und Haltung

Eine Einrichtung wie eine kinder- und jugendpsychiatrische Abteilung ist wie eine eigene Welt, die betreten und verlassen werden kann. Bevor wir diese *Welt* unter Zuhilfenahme feldtheoretischer Konzepte näher beleuchten, scheint es uns wesentlich, Überlegungen zu einigen grundlegenden und damit spezifisch wirksamen Aspekten dieses Arbeitsfeldes voranzustellen.

*Wir haben es mit Kindern und Jugendlichen zu tun.* Diese sind in hohem Maße auf unterschiedlichen Ebenen von Erwachsenen abhängig und befinden sich in einem dynamischen Entwicklungsprozess. In der Begleitung der Kinder und Jugendlichen bedarf es

> „eines an Entwicklungsprozessen orientierten Verständnisses von Störungen, um mit Entwicklungsmöglichkeiten (Ressourcen), Entwicklungsrisiken (Risikofaktoren) und Entwicklungshindernissen (Widerstand) umgehen zu können. An diesem Prozessverständnis muss sich nicht nur Diagnose, sondern auch Behandlung und Betreuung des Kindes und seiner Familie orientieren." (Fliedl, 2009, S. 231)

Wir haben es mit Kindern und Jugendlichen zu tun, die aus unterschiedlichen Gründen *nicht an der gesellschaftlichen Normalität teilnehmen können* bzw. deren Neurose sich von jener der Gesellschaft unterscheidet (Trigant Burrow, 2015 [1926]). Auf individueller Ebene führt dies zu Isolation, auf gesellschaftlicher Ebene zu Beunruhigung bis Bedrohung. Es zeigen sich gesellschaftlich Schwierigkeiten, damit umgehen zu können – bei gleichzeitiger Notwendigkeit, damit umgehen zu müssen. Dabei kann man die Sichtweise einnehmen, dass wir es mit einer Minderheit im „doppelten Sinn“ zu tun haben: Kindern und Jugendlichen *in* einer Außenseiterposition. Kurt Lewin beschreibt bereits 1946, dass „die sogenannten Minderheitenprobleme in Wirklichkeit Probleme der Mehrheit sind“ (1975 [1946], S. 295). Die Mehrheit bzw. die Gesellschaft hat für den Umgang damit unterschiedliche Institutionen entwickelt, unter anderem die Kinder- und Jugendpsychiatrie. Dabei werden rasch Ambivalenzen deutlich: Einerseits wird ein gesellschaftlicher Ausgrenzungsprozess realisiert, andererseits geht es um Fürsorge, Schutz, Behandlung, Betreuung, Rehabilitation und (Re-)Integration. „Psychiatrie als Institution hat damit zwei Aufgaben gleichzeitig zu erfüllen: einerseits die Behandlung der Patienten, andererseits den Schutz der Gesellschaft vor bestimmten Außenseitern“ (Fliedl, 2008, S. 133).

Neben geeigneten Maßnahmen auf psychoedukativer und psychopharmakologischer Ebene sowie dem Erlernen geeigneter Skills ist *die therapeutische Beziehung* mit dem interdisziplinären Team ein wesentlicher Kern des Behandlungsangebots. Kinder und Jugendliche sowie deren Familien bringen ungelöste Probleme mit, damit wird eine hohe Spannung ins Team aufgenommen (siehe 2.4.2 „Psychodynamik in und zwischen Organisationen“). Mit der Aufnahme in eine *Gruppe* im tagesklinischen wie stationären Bereich stören sie mit ihren Schwierigkeiten deren inneren Zusammenhalt und sind damit eine Herausforderung für das Team sowie für die Organisation.

Jede Einrichtung, und somit auch jene, die wir hier beschreiben, *entwickelt eine ihr eigene Art, diese Aufgaben zu erfüllen.* Die aus der Orientierung an den Entwicklungsprozessen der Kinder und Jugendlichen abgeleiteten idealtypischen Behandlungskonzepte werden in ihrer realen Umsetzung an gesellschaftliche, wirtschaftliche und institutionelle Rahmenbedingungen angepasst.

Behandlung von Kindern und Jugendlichen bedeutet auch immer eine *Arbeit in und mit ihrem Bezugssystem*, also Familie, Freundeskreis, Schule, Arbeit sowie dazugehörigen Institutionen. Dadurch wird es notwendig, an den Schnittstellen zu kooperieren und schlussendlich darin eine Klarheit, aber auch Wendigkeit zu entwickeln.

### 4.7.2 Einbettung der Abteilung und innerer Aufbau

Das *Arbeitsfeld der Kinder- und Jugendpsychiatrie* ist Teil des Gesundheitssystems und somit strukturell und juristisch in diesem eingebettet (siehe genauer dazu: Fliedl & Sevecke, 2017). Dadurch ergeben sich unterschiedliche Einflussebenen.

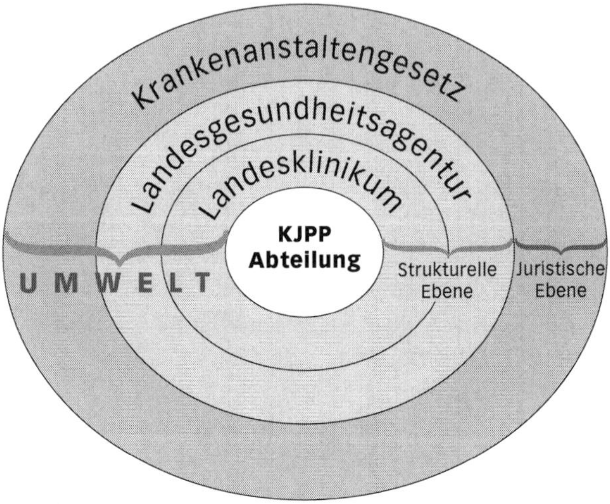


**Abb. 29:** Strukturelle und juristische Einbettung der KJPP

Die *Abteilung* befindet sich an einem dislozierten Standort und somit nicht im Hauptgebäude des Klinikums, sondern in einem parkähnlichen Areal in unmittelbarer Nachbarschaft zu stationären Einrichtungen der Kinder- und Jugendhilfe sowie einer Landessonderschule. Es gibt Büros, Behandlungs- sowie spezifisch ausgestattete Therapieräume. Die tagesklinischen wie stationären Räumlichkeiten gleichen großen Wohnungen mit Küche, Wohnraum, Essraum, Bad und WCs, Einzel- und Zweibettzimmern für die Kinder und Jugendlichen. Schüler*innen werden während eines stationären oder tagesklinischen Aufenthalts im Rahmen der Landessonderschule in heilpädagogischen Kleinklassen oder im Rahmen der Höheren Schule im Landesklinikum (HILK) beschult. Nicht mehr schulpflichtige Jugendliche werden vormittags im Rahmen der „Werkstatt" (Beschäftigungsgruppe) betreut.

Neben diesem Hauptstandort (HS) gibt es einen der Abteilung zugehörigen weiteren dislozierten Außenstandort (AS) mit Ambulanz und Tagesklinik in einer 50 Kilometer entfernten Stadt. Dies alles hat Auswirkungen. Dies erzeugt andere Möglichkeiten, aber auch Anforderungen als bei Abteilungen, die sich räumlich *im* Gebäude einer Klinik befinden.

So viel sei an dieser Stelle als begleitendes Hintergrundbild gereicht, da eine genauere Darstellung über den Rahmen dieser Arbeit hinausgehen würde.

Die *innere Struktur der Abteilung* weist unterschiedliche Bereiche auf. Neben der Ambulanz (AMB) gibt es tagesklinische (TK) sowie stationäre (STAT, AKUT) Bereiche, die wiederum verschiedene Gruppen in sich vereinen, in denen eine nochmalige Differenzierung bezüglich des Alters besteht.

**Tab. 19:** Innere Struktur der Abteilung (Hauptstandort HS und Außenstandort AS)

| **Hauptstandort – HS** | | | |
|---|---|---|---|
| Stationen | Gruppen | Altersbereich | Aufgabenbereich |
| Ambulanz – AMB HS | | 0–18 Jahre | Abklärung, Weitervermittlung, ambulante Behandlung |
| Tagesklinik –TK HS | Kleinkindertagesklinik | 3–6 Jahre | geplante diagnostische oder therapeutische Aufenthalte |
| | Kooperative Tagesklinik | 6–10 Jahre | |
| | Tagesstruktur Adoleszenz | 10–18 Jahre | |
| Stationär – STAT offen geführt | Kindergruppe | 6–10 Jahre | geplante diagnostische oder therapeutische Aufenthalte |
| | Präadoleszenz-Gruppe | 11–13 Jahre | |
| | Jugendgruppe | 14–18 Jahre | |
| Stationär – AKUT Akut 1 kann bei Bedarf geschlossen geführt werden | Akutgruppe 1 | 13–18 Jahre* | stationäre Krisenintervention von kurzer Dauer; längere Aufenthalte bei besonders intensivpflichtigen Ki/Ju |
| | Akutgruppe 2 | 13–18 Jahre* | |
| **Außenstandort – AS** | | | |
| Ambulanz – AMB AS | | 0–18 Jahre | Abklärung, Weitervermittlung, ambulante Behandlung |
| Tagesklinik – TK AS | Kindergruppe | 6–13 Jahre | geplante diagnostische oder therapeutische Aufenthalte |
| | Jugendgruppe | 14–18 Jahre | |

* Der Akutbereich ist grundsätzlich für den gesamten Altersbereich von 6 bis 18 Jahren zuständig. Wenn möglich, werden jüngere Kinder aus entwicklungspsychologischen Überlegungen möglichst rasch auf die offen geführte Kinder- bzw. Präadoleszenzgruppe verlegt.

**Ebenen der Leitung und des Teams unter Berücksichtigung des gruppendynamischen Raums** (siehe Abschnitt 2.2 „Gruppenprozesse analysieren"; 2.5 „Identität und Zugehörigkeit")
Neben der abteilungsübergreifenden Leitung gibt es in allen Bereichen eine fachärztliche Bereichsleitung (samt klinisch-psychologischer Vertretung). Diese steht in enger Abstimmung mit den Teamleitungen (klinischen Psycholog*innen) sowie der milieutherapeutischen Koordination (Mitarbeitenden aus Pflege und Sozialpädagogik). Hier sind die *fachliche Letztverantwortung sowie die organisatorische Steuerung (Macht und Einfluss)* angesiedelt.

Die jeweiligen Teams der Gruppen sind multidisziplinär aus den Berufsgruppen Medizin, Psychologie, Therapie, Sozialarbeit, Pflege und Pädagogik zusammengestellt, woraus ein *Gefühl der Zugehörigkeit (drinnen – draußen)* resultiert. Durch die interdisziplinäre Zusammenarbeit entsteht unterschiedlich intensiver Kontakt auf formell geregelter Ebene wie beispielsweise in Teambesprechungen, Supervision, Intervision, aber auch auf informeller Ebene (Begegnungen am Gang, am Areal, beim Mittagessen, im Sekretariat, bei Pausen, im Zimmer, das man sich teilt). Damit entsteht auch unterschiedliche *Nähe und Distanz (Intimität)*. Es liegt eine klar festgeschriebene *Funktionsverteilung im Sinne Pechtls* vor (2001; vgl. Fliedl, 2009; siehe Abschnitt 3.1 „Methodik der Gruppendynamik"). Dabei kann das Bild eines Kernteams von Fallführenden (ärztlich/psychologisch) und Betreuer*innen (pflegerisch/sozialpädagogisch) mit dazugehörigen Satelliten (Therapeut*innen, Sozialarbeiter*innen, Lehrkräften, Pädagog*innen der außerschulischen Tagesstruktur/Werkstatt) bemüht werden, bei denen teils Mehrfachzugehörigkeiten bestehen. Der Vollständigkeit halber sei hier ergänzt, dass bei allen Mitarbeitenden Mehrfachzugehörigkeiten bestehen. So gehören beispielsweise alle auch einer Berufsgruppe an. Zudem ergibt sich spezifische Zugehörigkeit durch die zwei verschiedenen Standorte, durch Mitwirkung in Arbeitsgruppen oder Zugehörigkeit zum Leitungsteam der Abteilung.

Trotz des gleichen Grundaufbaus der Teams, einer abteilungsübergreifenden gemeinsamen psychodynamischen Grundhaltung und eines gemeinsam gestalteten Milieus entwickeln die unterschiedlichen Teams in ihrem Mikrokosmos Gruppe „ihr eigenes Milieu, das wirkt und somit auch Auswirkungen auf die in diesem Feld und Milieu stattfindende Behandlung" (Zajec, 2017, S. 38) hat.

*Grenzüberschreitungen* der Mitarbeitenden zwischen den oben genannten Bereichen können aus unterschiedlichen Gründen notwendig werden, z. B. zum Erhalt von Beziehungskontinuität zu den Kindern und Jugendlichen, durch Ressourcen- oder strukturellen Mangel oder aufgrund konzeptueller Überlegungen. Sie erzeugen, feldtheoretisch gedacht und benannt, meist *Spannung*, die – je nachdem, welche *Valenzen* entstehen – zu Entspannung oder Diskussion führt.

*Beispiel:* Die Fallführenden sind jeweils verschiedenen Bereichen der Abteilung zugeordnet. Neben der Koordination und Leitung der Behandlung umfasst ihre Tätigkeit die Arbeit mit den relevanten Bezugspersonen und Systemen sowie regelmäßige Gespräche mit den Kindern und Jugendlichen, die anleitenden, beratenden oder reflexiven Charakter haben können. Auch die Mitteilung der mit dem Team abgestimmten Entscheidungen zu Beurlaubungen, Ausgängen oder Behandlungsplanung und -dauer liegt in ihrem Bereich. Dadurch nehmen sie insgesamt eine wichtige und mächtige Position gegenüber dem Kind und seiner Familie ein und stellen im Team häufig eine Repräsentanz elterlicher Funktionen dar. Eine stationäre Aufnahme bisher ambulant betreuter Kinder bzw. Jugendlicher geht üblicherweise mit einem Wechsel der Fallführenden einher. Bleibt die*der ambulante Fallführende jedoch weiterhin fallführend, kann dies im Gesamtteam

- zu Irritation (negative Valenz) und Diskussion führen, da es Abweichungen mit sich bringt – so ist der*die Fallführende nicht in der üblichen Besprechungsstruktur eingebunden, was den Austausch erschweren kann.
- Entspannung herbeiführen, wenn die gemeinsame Einschätzung besteht (positive Valenz), dass sich die Aufrechterhaltung einer kontinuierlichen Beziehung zwischen dem Kind mit seinem Bezugssystem und der*dem Fallführenden im Behandlungsverlauf positiv auswirkt. Auch kann der Umstand, dass die*der Fallführende damit bis zu einem gewissen Grad „außenstehend" bleibt, die Beziehungen im Team entlasten.

**Die Ebene der Organisation – die Institution als Lebensraum – die Innenwelt**

Mit der Sichtweise der Feldtheorie begreifen wir die Abteilung als Lebensraum, der in seinem Binnenraum eine innere Differenzierung in verschiedene Bereiche aufweist (Abb. 30). Diese Bereiche kann man sich als grundsätzlich abgegrenzt voneinander vorstellen. Mitarbeitende sowie Kinder und Jugendliche befinden sich durch Zuordnung und Zuständigkeit in einem bestimmten Bereich.

Doch auch dieser Binnenraum ist als *dynamisches psychologisches Feld* miteinander in Verbindungen stehender und sich gegenseitig beeinflussender einzelner Tatsachen bzw. Aspekte zu verstehen. So kann es beispielsweise notwendig werden, dass eine Jugendliche, die in der offen geführten Jugendgruppe aufgenommen ist, aufgrund akut selbstgefährdenden Verhaltens vorübergehend auf der Akutstation aufgenommen wird. Oder es kann dazu kommen, dass bei einem Kind, das stationär in der Kindergruppe aufgenommen ist, der Wechsel in ein tagesklinisches Setting indiziert ist – im Sinne eines schrittweisen angepassten Prozesses. Dabei können bisherige Entwicklungen zusehends an der „Realität im Außen" erprobt werden, damit ein sicherer Übergang in ein rein ambulantes Setting gelingen kann.

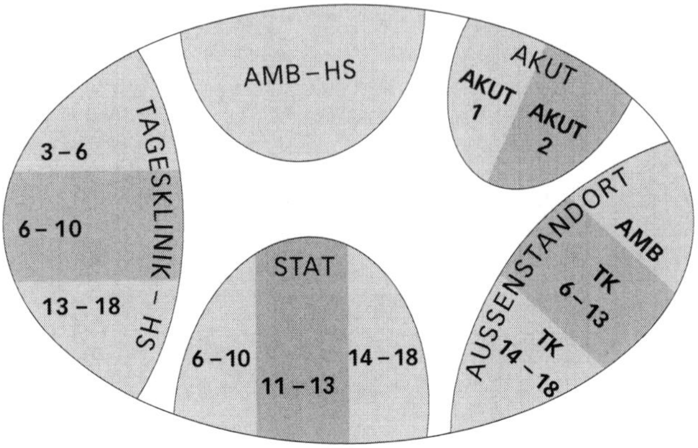


**Abb. 30:** Binnenraum KJPP in seiner inneren Differenzierung von Bereichen/Stationen und Gruppen mit jeweiligen Altersbereichen

Die These der Abgegrenztheit ist somit nicht aufrechtzuerhalten. Grenzen müssen durchlässig werden, damit Verbindungen und Übergänge entstehen können (siehe Abb. 31).

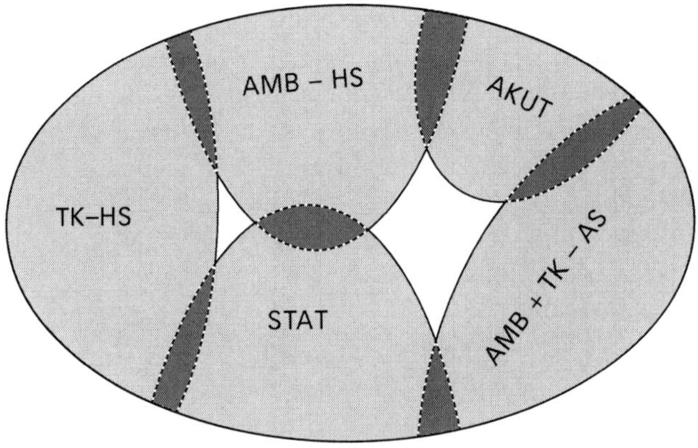


**Abb. 31:** Lebensraum KJPP mit Zonen des Übergangs und Durchlässigkeit von Grenzen (gestrichelte Linien)

Häufig wird an diesen Schnittstellen Konflikthaftes sichtbar und erlebbar, dessen Bearbeitung einen Entwicklungsraum eröffnen kann. So löst beispielsweise das selbstverletzende Verhalten der Jugendlichen – als eingehender Reiz verstanden – eine Spannung im Team aus, die sich in der Intention oder im Wunsch nach einer Verlegung in den Akutbereich manifestiert, der an die entsprechende Leitung herangetragen wird. Im Team der Jugendgruppe entsteht also eine negative Valenz und durch das selbstverletzende Verhalten eine Barriere. Dadurch kommt es zur Forderung, die Betreuung der Jugendlichen unter diesen Umständen nicht fortzusetzen. Infolge der konkreten Anfrage durch die Leitungsperson der Jugendgruppe entsteht im Team der Akutgruppe eine Spannung. Sieht das Team des Akutbereichs die Verlegung ebenfalls als notwendig (bzw. kann dies akzeptieren) und die Übernahme der Jugendlichen bei selbstverletzendem Verhalten als „seine Aufgabe" an, entsteht im Team der Akutgruppe eine positive Valenz. Dann wird die Übernahme der Jugendlichen (bei ausreichenden Kapazitäten) recht konfliktfrei vonstattengehen. Wird jedoch die Notwendigkeit hinterfragt, das selbstverletzende Verhalten als nicht ausreichend „akut selbstgefährdend" eingeschätzt oder besteht keine ausreichende Platz- oder Personalkapazität, entwickelt sich ebenfalls eine negative Valenz und Barriere, die Jugendlichen zu übernehmen. An dieser Stelle ist meist eine rasche Klärung und Umsetzung erforderlich. Häufig kommt den Leitungspersonen die Ausverhandlung und Entscheidung zu – im Sinne einer strukturellen Intervention und des Modells der Personalisationsphasen von Raoul Schindler als „Abruf" der Leitung als institutionalisiertes Alpha. Im weiteren Verlauf ist eine baldige Besprechung im Team und zwischen den Teams erforderlich, um Klarheit über die (Aus-)Wirkung dieser Intervention im Rahmen der weiteren Behandlung der Jugendlichen zu gewinnen und zu überlegen, wie ein entwicklungsförderlicher Prozess in Gang gebracht werden kann (Ebene der therapeutischen Beziehung). Dadurch soll eine baldige Rückkehr in die Jugendgruppe möglich werden.

Bei geplanten Übergängen zwischen den Bereichen (z. B. ambulant ↔ stationär, stationär ↔ tagesklinisch, tagesklinisch ↔ ambulant, akuter ↔ offener Bereich) müssen bisherige Entwicklungsverläufe und Ziele der Behandlung ausgetauscht und besprochen werden. Neue Sicht- und Verständnisweisen müssen integriert werden und verschiedene Teams müssen eine gemeinsame Idee und Haltung entwickeln, damit ein „roter Faden" in der Behandlung aufrechterhalten werden kann. Dies kann zu intensiven Diskussionen über Teamgrenzen hinweg führen. Dieser Grenzverkehr – und damit die Zonen des Übergangs – muss geregelt werden. Auf Ebene der Organisation ist es notwendig, auf unterschiedlichen Ebenen klare Räume hierfür zu schaffen, die einen übergreifenden Austausch zwischen den Bereichen erlauben.

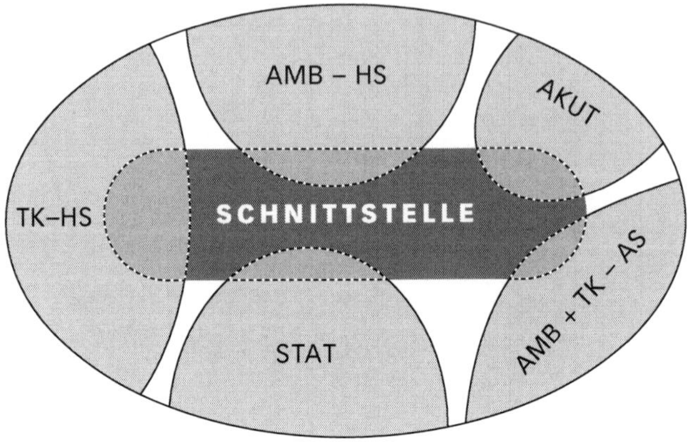


**Abb. 32:** Schnittstellenbesprechung zur generellen Klärung und Ausverhandlung von Rahmenbedingungen

Die Aufgabe der abteilungsübergreifenden generellen Klärung von Übernahmen und ggf. des Ausverhandelns von Rahmenbedingungen ist beim Leitungsteam angesiedelt, das sich in einer regelmäßigen wöchentlichen Schnittstellenbesprechung (siehe Abb. 32) dazu bespricht und Entscheidungen trifft. Konflikthaftes wird hier bearbeitet und muss dadurch nicht (oder zumindest in geringerem Ausmaß) zwischen einzelnen Mitgliedern der jeweiligen Teams ausgetragen werden. In bereichsübergreifenden Konstellationen können nach dieser generellen Klärung direkte Übergaben zwischen Mitarbeitenden erfolgen. Dabei widmen sie sich der konkreten Behandlungsplanung und stimmen wichtige Prozesse und Entscheidungen für die Kinder und Jugendlichen konkret ab.

**Innen - Außen**

In der Auseinandersetzung mit den Entwicklungsprozessen der Kinder und Jugendlichen müssen nicht nur ihre Grundlagen, sondern auch die Rahmenbedingungen ständig berücksichtigt werden, innerhalb derer sie stattfinden. Kinder und Jugendliche mit psychosozialen Schwierigkeiten kommen gemeinsam mit ihrem Bezugssystem häufig mit vielen unterschiedlichen Institutionen und damit Systemen in Kontakt. „Im Längsschnitt zeigt sich bei vielen Kindern mit komplexen Störungen, dass Behandlungsverläufe oft an den Schnittstellen der verschiedenen Institutionen scheitern" (Fliedl, 2017, S. 10). Dies kann als Überforderung und damit einhergehendes Kommunikationsunvermögen der betreffenden Familien verstanden werden, sich im „Feld" mit ihren Anliegen und Befindlichkeiten passend auszudrücken (Dolleschka, 1999). Dies wiederum führt zu einer Einschränkung des Lebensraums im Sinne Lewins und in diesem Verständnis zu regressiven Entwicklungen (Lewin, 1941) in den Bereichen Familie, Peergroup, Tagesstruktur, Ausbildung und Wohnen. Um diesen regressiven Entwicklungen entgegenzuwirken, bedeutet Behandlung von Kindern und Jugendlichen immer auch eine *Arbeit im und mit dem Bezugssystem* des Kindes. Dadurch wird die Kooperation an den Schnittstellen notwendig. Im Rahmen der fallführenden Tätigkeit gilt es, mit Unterstützung von Sozialarbeit, ggf. Betreuer*innen und Lehrkräften interinstitutionelle Verbindungen herzustellen, den Kontakt zu konkreten anderen Personen aus diesen Systemen aufzubauen und dadurch Barrieren abzubauen. Berührungen finden daher nicht nur innerhalb der Institution statt, sondern auch in verschiedener Art und Weise mit dem Außen, der *psychologischen Umwelt* der Abteilung.

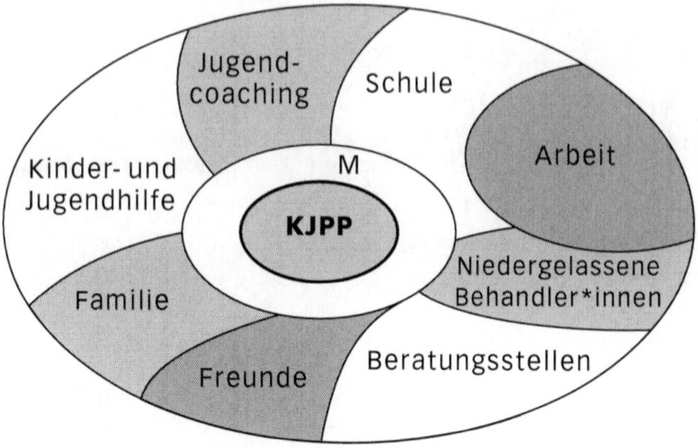


**Abb. 33:** Umwelt der Abteilung

Dabei kann man die Abteilung (KJPP) als abgeschlossenen psychischen Binnenraum mit inneren Feldern oder Schichten verstehen, der mittels der Außenlinie von seiner Umwelt (U) getrennt ist (Abb. 33). Die Sphäre M markiert die Grenzzone, die zwischen den inneren Bereichen der Abteilung und jenen der Umwelt vermittelt. Die Linien symbolisieren Barrieren und Grenzen zwischen den psychischen Kräftefeldern, deren dynamische Interaktion das Verhalten und Erleben der Institutionen bestimmt.

Während des stationären Aufenthaltes in der Kindergruppe kann sich die Aufgabe stellen, ein Kind in eine neue Schule einzubegleiten, da aufgrund eines erhöhten Betreuungs- und Therapiebedarfs bei einer Rückkehr in bisherige schulische Strukturen ein Scheitern droht, was insgesamt nicht entwicklungsförderlich wäre. Erscheint die Aufgabe für das Kind, die Familie und die Institution Schule bewältigbar, entsteht eine positive Valenz (+) und der Übergang kann gemeinsam abgestimmt, geplant und durchgeführt werden (Abb. 34).

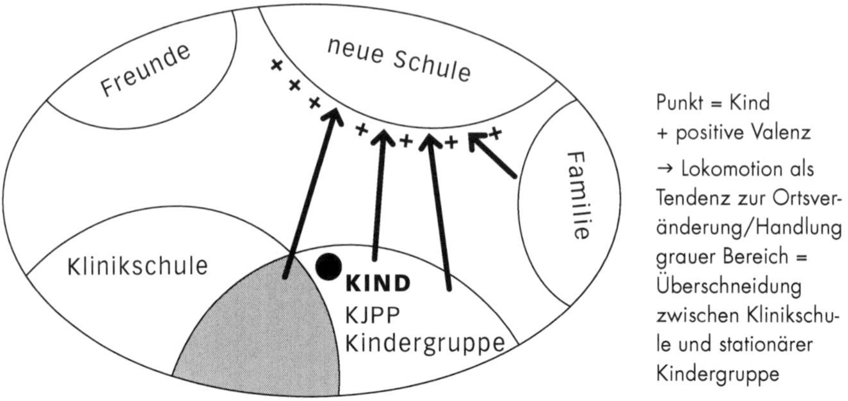


**Abb. 34:** Einbegleitung in eine neue Schule als bewältigbare Aufgabe

Stellt die Aufgabe einer geeigneten Beschulung aufgrund des erhöhten Betreuungs- und Therapiebedarfs bzw. der Intensität der gezeigten Schwierigkeiten (als Barriere) eine Überforderung dar, entstehen scheinbar nicht auflösbare innere Spannungen und zusätzlich negative Valenz (Abb. 35). Der Übergang in die Institution Schule scheint unmöglich.

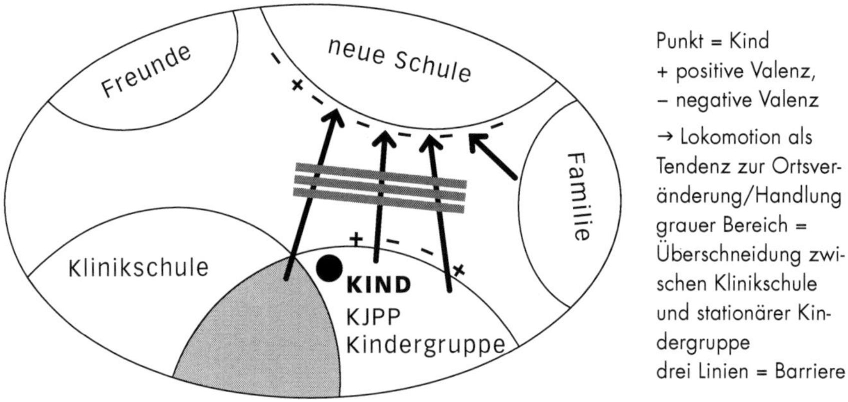


**Abb. 35:** Einbegleitung in eine neue Schule als nicht bewältigbare Aufgabe

Jede Institution versucht diese durch Überforderung entstehende innere Spannung mittels primitiver Mechanismen zu regulieren. Es kommt zur gegenseitigen Idealisierung oder Entwertung, zur Überzeugung, dass die jeweils andere Institution zuständig sei, und zur Verstärkung von Ausstoßungstendenzen (Ghanim, 2013; Fliedl & Sevecke, 2017; siehe 2.4.2 „Psychodynamik in und zwischen Organisationen“).

Die grafische Veranschaulichung dieser Dynamik, im Sinne eines psychologischen Lebensraums des Kindes und der Institution, kann dabei helfen, bestehende Schwellen oder Barrieren zu identifizieren sowie damit einhergehende Kräftefelder zu bestimmen. Zudem liefert sie uns Hinweise darauf, welche Interventionen und Prozesse benötigt werden – z. B. die Bereitstellung zusätzlicher Stützkräfte im schulischen Setting oder therapeutischer Ressourcen über die Ambulanz. Ziel ist es, dass Barrieren sich lösen oder im Sinne eines notwendigen Umwegs zur Zielerreichung umgangen werden können, damit eine konstruktive Entwicklung herbeigeführt werden kann.

### 4.7.3 Entwicklungsverlauf, Symptomentwicklung und Behandlung – feldtheoretisch betrachtet

**Fallbeschreibung – Sarah (14 Jahre, w)**
Der Erstkontakt mit der Abteilung findet im Rahmen einer Akutvorstellung auf Empfehlung der Schulärztin aufgrund eines geringen Körpergewichts statt. Im Rahmen der Begutachtung zeigt sich das Vorliegen einer Essstörung in Form einer Anorexia nervosa mit intendiertem Gewichtsverlust über einige Monate. Zum Zeitpunkt der Vorstellung befindet sich Sarah bereits an der 3. BMI-Perzentile und damit im Grenzbereich der Indikation für eine stationäre Behandlung nach Anorexiekonzept. Mit den Begrifflichkeiten der Feldtheorie kann die vorangegangene Entwicklung wie folgt beschrieben werden:

*Reiz und Spannung:* Mit 14 Jahren sieht sich Sarah mit der altersgemäßen Entwicklungsaufgabe der zusehenden Ablösung von der Kindesmutter konfrontiert. Dies wird zwar nicht von den Eltern eingefordert, aber gesellschaftlich vertreten und durch die Peergroup deutlich. Diese Entwicklungsanforderung kann als eingehender Reiz verstanden werden, der Sarah in eine Spannung versetzt, die sich im Wunsch manifestiert, noch Kind zu bleiben. Dies erzeugt eine negative Valenz gegenüber der Entwicklungsanforderung, und es erfolgt eine Bindung dieses Wunsches an die Mutter als spezifisches Objekt.
*Valenz – Feldkraft:* Die Mutter schafft von sich aus ebenfalls keine ausreichende Trennung (negative Valenz). Die gesellschaftliche Anforderung bleibt bestehen, die Spannung bleibt aufrecht und verstärkt sich zusehends, weswegen es zur Symptomentwicklung kommt.
*Lokomotion als Tendenz, in eine Richtung zu handeln:*
Durch das Einsetzen einer verringerten Nahrungsaufnahme wird die Mutter noch stärker gebunden. Die Alltagsanforderungen des Ablösungsprozesses treten in den Hintergrund. Es tritt eine erhöhte Fürsorgetätigkeit der Mutter ein, wodurch Sarahs Wunsch bzw. Ziel, ein Kind zu bleiben, erreicht wird.

*Kraftfelder:*
Dadurch senkt sich die Spannung, bis die körperlich zusehends lebensbedrohliche Gewichtsabnahme im Außensystem der Familie auffällt bzw. bemerkt wird und es durch die Schulärztin zu einer Akutvorstellung auf der KJPP kommt.

Sarah kann sich mit der Familie zumindest auf eine ambulante Behandlung einlassen. Damit will sie eine indizierte stationäre Aufnahme vermeiden. Über mehrere Monate finden regelmäßige Kontrolltermine statt. Eine Gewichtszunahme stellt sich ein, begleitend beginnt eine ambulante Psychotherapie im niedergelassenen Bereich. Im weiteren Verlauf kommt es jedoch zur Stagnation der Zunahme und zu einer erneuten Gewichtsabnahme. Es erfolgt eine Vernetzung der ärztlichen Fallführung mit der niedergelassenen Psychotherapeutin. Dabei besteht Einigkeit über eine zunehmend depressive Symptomatik. Es wird eine Anorexievereinbarung für die ambulante Behandlung erstellt. Infolgedessen kommt es zu mehreren kurzen stationären Aufnahmen zur Gewichtsstabilisierung bis hin zu dem Punkt, wo eine ambulante Behandlung nicht mehr ausreichend erscheint.

*Konfliktfeld:*
Durch die fachliche Konfrontation wird deutlich, dass der Zustand entwicklungshemmend bis lebensgefährdend ist. Es entstehen zwei entgegengesetzte Kräftekonstellationen – es wird konflikthaft.

Sarah lehnt eine stationäre Behandlung zunächst ab. Die Mutter schafft auch nun noch keine ausreichende Trennung zu ihrer Tochter. Erst die Involvierung des Vaters, der sich schlussendlich klar für eine stationäre Aufnahme ausspricht, ermöglicht eine neue Dynamik.

Sarah wird auf der Warteliste für einen geplanten stationären therapeutischen Aufenthalt vorgemerkt und vorerst in der offenen Jugendgruppe aufgenommen. Im Verlauf der stationären Behandlung wird bei zwischenzeitlich deutlicher suizidaler Einengung eine Verlegung in den geschlossenen Akutbereich notwendig. Nach medikamentöser Einstellung und einer intensiven psychotherapeutischen Begleitung ist zunächst der Übergang in die offene Jugendgruppe und anschließend die Entlassung in die weitere ambulante Behandlung möglich.

**Behandlung unter Berücksichtigung von Entwicklungsprozessen**
Kinder und Jugendliche, die in einer Kinder- und Jugendpsychiatrie behandelt werden, sind in ihrer Entwicklung in Schwierigkeiten geraten. Die Behandlung erfordert ein an Entwicklungsprozessen orientiertes Verständnis von Störungen, um mit einhergehenden Entwicklungsmöglichkeiten, -risiken und -hindernissen umgehen zu können. In unserem Verständnis vollzieht sich Entwicklung „im Wechselspiel zwischen progres-

siven und regressiven Dynamiken, für die es einen Raum und ein Gegenüber braucht" (Noske & Zajec, 2021, S. 195). Immer gleiche Beziehungsräume und -gestaltungen schränken Entwicklungsräume ein und erschweren neue Beziehungserfahrungen. Deswegen differenzieren wir in unserer Arbeit zwischen aufgabenorientierten, zielorientierten und reflexiven Behandlungsräumen. Um regressiven Dynamiken entgegenzuwirken, ist ein bewusstes sowie ausgewogenes Angebot dieser unterschiedlichen sozialen Dimensionen notwendig (Abb. 36).

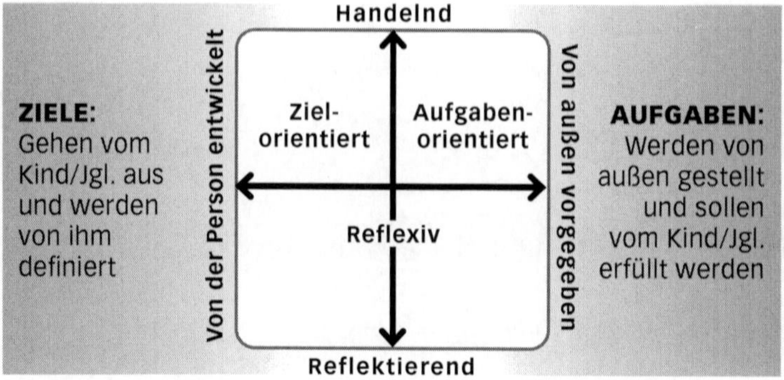


**Abb. 36:** Soziale Dimensionen: aufgabenorientiert, zielorientiert, reflexiv (nach Noske & Zajec, 2021)

Dabei sind Schule, Beschäftigungsgruppe bzw. Werkstatt, diagnostische Untersuchungen und funktionelles Training *aufgabenorientierte Bereiche*, in denen Anleitung geschieht und Aufträge gegeben und umgesetzt werden. Eine Rückmeldung über Erfolg und Misserfolg kann stattfinden und die Kinder und Jugendlichen können in der Bewältigung konkreter Anforderungen unterstützt werden.

Milieutherapeutische stationäre und tagesklinische (Wohn-)Gruppen sowie Gruppenangebote mit kreativem Charakter repräsentieren *zielorientierte Räume.* Hier erfolgen Anleitung, Beratung, Unterstützung in der Klärung von Wünschen und Zielen sowie Beratung hinsichtlich ihrer Umsetzbarkeit. Ziel dabei ist, soziale Beziehungen (wieder) befriedigend gestalten zu können.

In *reflexiven Räumen* wie Einzel- oder Gruppenpsychotherapie besteht das Angebot, die soziale Inszenierung zu verdeutlichen, dadurch zu konfrontieren sowie deren Bedeutung zu verstehen und über Alternativen nachzudenken. Ziel ist dabei, über Prozesse der Mentalisierung Ich-Funktionen sowie Reflexionsfähigkeit zu fördern, wodurch Erkennen, Verstehen und Erkenntnis möglich werden (vgl. Fliedl, 2009; Noske & Zajec, 2020).

Dabei ist die hohe Dichte von Gruppensituationen, in denen sich die Kinder und Jugendlichen im Laufe eines Tages bewegen, konzeptuelle Absicht. Jene Schwierigkeiten, die sich gerade im sozialen Kontakt mit anderen zeigen, sollen sichtbar und damit bearbeitbar werden. Weiters birgt es die Möglichkeit, dass Kinder und Jugendliche je nach Gruppe und Raum unterschiedliche Rollen und Positionen einnehmen und damit auch neue oder korrigierende Gruppenerfahrungen machen.

Obige Ausführungen skizzieren das grundlegende Konzept der Behandlung und können im psychologischen Lebensraum der Kinder und Jugendlichen wie folgt dargestellt werden:

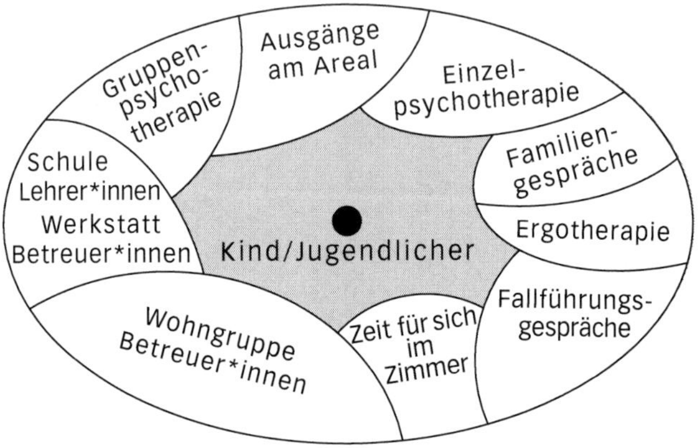


**Abb. 37:** Unterschiedliche Räume und Gegenüber im Rahmen eines tagesklinischen oder stationären Aufenthalts.
Neben Ergotherapie besteht die Möglichkeit zu Physiotherapie, Logopädie und Musiktherapie. Weitere Bestandteile sind klinisch-psychologische sowie medizinische Diagnostik.

### Fallbeschreibung – Sophia (16 Jahre, w)

Sophia wird anamnestisch als seit jeher herausfordernd beschrieben und erhielt vom Kleinkindalter an eine umfassende Förderung. Rückblickend habe sich ihr psychischer Zustand vor etwa einem halben Jahr verschlechtert. Sie wird nach ambulanten Vorkontakten aufgrund einer zusehends depressiven Symptomatik mit fallweiser suizidaler Einengung sowie selbstverletzendem Verhalten geplant für einen diagnostischen Aufenthalt in der offenen Jugendgruppe aufgenommen. Folgende Fixpunkte im Behandlungskonzept werden neben der milieutherapeutischen Betreuung in der Wohngruppe vereinbart: die Beschulung im Rahmen der höheren Schule im Landesklinikum (HILK, die sich im Nachbargebäude befindet), die Teilnahme an einer wöchentlichen psychodynamischen Gruppenpsychotherapie, Termine zur physiotherapeutischen und klinisch-psychologischen Diagnostik, Gespräche mit der Fallführung, Ausgänge am Areal sowie begleitende Elternarbeit und Beurlaubungen über das Wochenende. All dies wird Teil des psychologischen Lebensraums von Sophia.

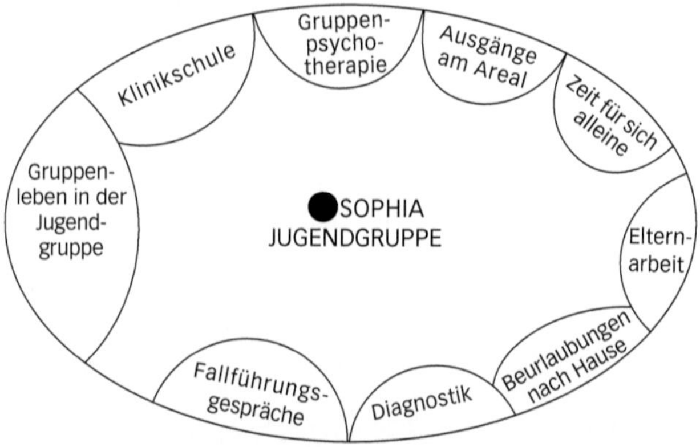


**Abb. 38:** Sophias psychologischer Lebensraum zu Beginn des stationären Aufenthalts

Im Zuge des Aufenthalts gerät Sophia rasch und häufig in enorme Anspannungszustände, in deren Rahmen es zu impulsiv-ausagierendem Verhalten mit Selbstverletzungen und fremdaggressivem Verhalten kommt. In solchen Krisen scheint sich die „Phänomenologie der Landschaft" für Sophia vollkommen zu verändern. Betreuer*innen sowie andere Teammitglieder werden zu Feind*innen, Dinge des Alltags zu „Gefährdungsdingen" (vgl. Lewin, 1917). So benutzt sie beispielsweise einen Rasierer, aber auch ein Lineal zur Selbstverletzung, und Einrichtungsgegenstände werden zu Geschossen gegen Mitarbeitende.

Weiters kommt es zu Abgängigkeiten, im Zuge derer sie hoch riskante sowie suizidale Verhaltensweisen zeigt und meist mit Polizeieinsatzkräften in die Abteilung zurückkehrt. Sophia wird in den Akutbereich verlegt und muss wiederholt räumlich beschränkt werden, auch durch fallweise räumliche Isolierung im Auszeitraum.

Der Auszeitraum ist ein 30 m$^2$ großer, reizarmer Bewegungsraum, in dem sich bei Bedarf Schaumstoffelemente wie weiche Matten, weiche Würfel und weiche Bälle befinden, um ein körperliches Ausagieren mit geringem Verletzungsrisiko zu ermöglichen.

Dies dient dazu, sie vor sich selbst und andere vor ihr zu schützen, beim gleichzeitigen Bemühen, durch Gesprächsangebote wieder in Kontakt mit ihr zu kommen und die Situation im Sinne der Krisenintervention zu beruhigen. Aufgrund der gezeigten Verhaltensweisen entstehen massive Barrieren, durch die Teile der Behandlung eine gewisse Zeit nicht wie ursprünglich gedacht umgesetzt werden können. Einerseits ist Sophia nach solchen Krisen teils tagelang enorm erschöpft und kaum in der Lage, die Anforderungen von Schule, Diagnostik und Gruppentherapie zu bewältigen. Andererseits wird im Team infrage gestellt, ob der Schulbesuch im Nachbargebäude oder Beurlaubungen nach Hause bei einem so krisenhaften und riskanten Verhalten zu verantworten sind. Beides wird vorübergehend ausgesetzt. Somit erfolgt ein massiver Wechsel im realen Feld und in Sophias psychologischem Lebensraum.

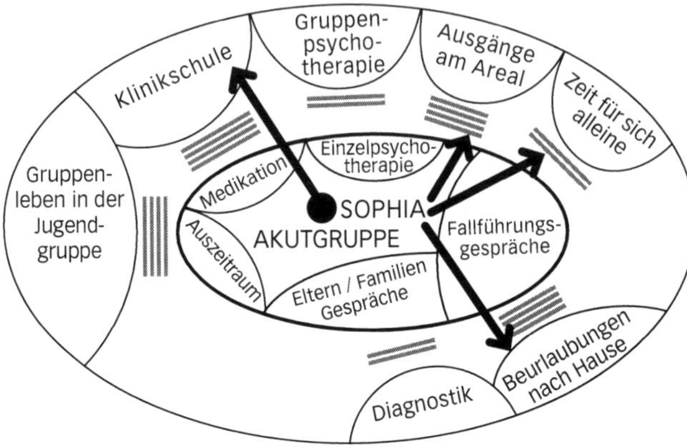


**Abb. 39:** Sophias eingeschränkter psychologischer Lebensraum

Sophias Lebensraum schrumpft förmlich zusammen. Gleichzeitig besteht der starke Wunsch (Lokomotion) nach Schulbesuch, Ausgängen, Beurlaubungen und mehr Zeit für sich selbst. Die Gespräche mit der Fallführenden nehmen zu und die Elternarbeit wird intensiviert, um krisenhafte Situationen nachzubesprechen sowie Überlegungen anzustellen, wie wieder ein förderlicher Entwicklungsraum geschaffen werden kann. Auf Teamebene zeigen sich parallel dazu Spaltungsdynamiken und intensive Diskussionen über die Sinnhaftigkeit der Behandlung. Es entsteht eine Einigung, durch die eine erneute gemeinsame Konstruktion des Feldes durch die Fallführung und das Team sowie danach mit Sophia und ihren Eltern bewerkstelligt wird. Mit Sophia werden klare Regeln und Pläne erarbeitet, die verdeutlichen, welche Entwicklungsschritte notwendig sind, damit gewisse Bereiche wieder für sie zugänglich werden können.

Dabei muss berücksichtigt werden, dass diverse Reize die Jugendliche in eine Spannung versetzen, die meist diffus bleibt. Es scheint häufig nicht zu gelingen, dass sich daraus ein Wunsch entwickelt, der sich im Sinne Lewins an ein spezifisches Objekt bindet, weswegen es zu offenbar „wildem Ausagieren" kommt. Hier muss das Team bedeutungsgebend sein. So ist es notwendig, mit der Jugendlichen zu klären, dass unser Ziel nicht in einer räumlichen Beschränkung besteht. Wir sagen ihr jedoch, dass wir „besonders gut auf dich aufpassen müssen, wenn du dich selbst gefährdest", und es nur unter bestimmten Bedingungen möglich ist, dass sie in die Schule geht oder nach Hause beurlaubt wird.

Gleichzeitig wird das Behandlungskonzept um eine hochfrequente Einzelpsychotherapie ergänzt und die medikamentöse Therapie angepasst. Dies bringt vorerst Beruhigung, wodurch eine Rückkehr zum ursprünglichen Konzept und eine Rückverlegung auf die Jugendgruppe umsetzbar erscheinen und durchgeführt werden. Infolgedessen kommt es jedoch wieder zu einem massiven Anstieg schwieriger Verhaltensweisen, die mit einer starken Symptomverschlechterung einhergehen. Der Wechsel der Felder und der damit einhergehende Wechsel der Gegenüber in der Abteilung versetzen Sophia offenbar in eine enorme Spannung.

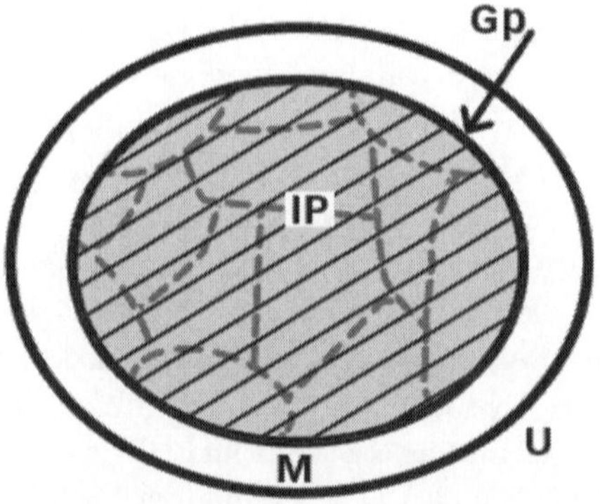


**Abb. 40:** Sophia im Zustand höchster Anspannung

Die innere Differenzierung des innerpsychischen Bereichs (IP) ist aufgebrochen, die Persönlichkeit zu einem einzigen Kräftefeld verschmolzen. Zentrale *und* periphere Anteile der Persönlichkeit können die dick markierte Grenze (Gp) zum sensumotorischen Bereich (M), der zwischen den inneren Bereichen der Persönlichkeit und der Umwelt vermittelt, nicht mehr überschreiten. Vielschichtigkeit und Komplexität des Fühlens und Handelns gehen verloren, differenzierte Handlungen oder Reflexion sind Sophia nicht mehr möglich (siehe Abschnitt 1.2 „Ausgangspunkte, Entwicklungslinien und Verknüpfungen").

Es kommt erneut zu Polizeieinsätzen und zur Verlegung auf die Akutgruppe. Im Umgang mit Sophia wird zusehends reagiert, aber nicht mehr gezielt interveniert. Sophias Agieren spiegelt sich im zunehmendem Agieren des Teams wider. Gleichzeitig steigt der Druck von außen. Die Polizei hinterfragt die Regeln und Behandlungsplanung der Abteilung, wendet sich an die Abteilungsleitung, kontaktiert sogar die Landesgesundheitsagentur, womit bisherige Systemgrenzen überschritten werden. Die gesamte Behandlung droht chaotisch zu werden. Differenzierte Handlungen oder Reflexion erscheinen erneut immer weniger möglich. Sophia scheint die Systeme innerhalb und außerhalb der Abteilung zu sprengen. Auch die Institution kommt in einen Zustand höchster Anspannung.

Es wird der Versuch eines tagesklinischen Settings unternommen. Die Idee dabei ist, dass Sophia weiterhin eine durchgängige Behandlung erhält, wenn sie täglich zwischen der Abteilung und zu Hause wechseln kann, aber gleichzeitig auch zu Hause ausreichend zur Ruhe kommen kann und nicht davonlaufen muss. Diese Intervention erscheint zunächst paradox und kann einerseits als Ausagieren des Teamwunsches interpretiert werden, sich damit selbst Pausen in der energiefordernden Begleitung von Sophia zu verschaffen. Andererseits kann so die Behandlung aufrechterhalten und einer kompletten Ausstoßung entgegengewirkt werden.

Mit Beginn des tagesklinischen Settings geht ein erneuter Wechsel der Fallführung einher. Dieses Setting führt nur für kurze Zeit zur Beruhigung, bis sich bald wieder hoch schwierige Situationen einstellen. Erneut kommt es zu einer Aufnahme in den Akutbereich, allerdings unter Beibehaltung der Fallführung sowie der zuständigen Therapeutinnen, um Wechsel der Gegenüber in Grenzen zu halten. Damit wird die Erkenntnis berücksichtigt, dass der bisherige Wechsel der Gegenüber bei Sophia wiederholt eine Steigerung der Spannung verursacht hat.

Innerhalb des Teams und durch Gespräche mit Sophia und ihren Eltern entsteht eine intensive Auseinandersetzung darüber, wie viel und welche Bewegung zwischen den einzelnen Feldern der Behandlung sowie zwischen Abteilung und Zuhause entwicklungsförderlich oder hemmend bis gefährdend ist. Dies geht mit intensiver Beziehungsarbeit einher, in deren Rahmen Kontakt, Konfrontation und Containing wesentliche Aspekte sind. Dadurch können Hindernisse oder Barrieren klarer benannt und es kann ein Umgang damit entwickelt werden.

So stellt sich heraus, dass Sophia keine weitere Ausbildung in einer höheren Schule anstrebt, sondern eher einen Lehrberuf ergreifen möchte. Diesem Umstand bringen die Eltern zwar Verständnis entgegen, sie möchten aber die Idee einer höheren Schulausbildung noch nicht ganz aufgeben. Erst als es durch die vermittelnde Aktivität der Fallführenden gelingt, dass die Eltern dies wirklich akzeptieren können, und ein Wechsel von der Schulklasse in die Werkstatt stattfindet, reduziert sich offenbar Stress. Im Zuge der Vormittagsstruktur stellt sich eine deutliche Stabilisierung ein und dissoziativ anmutende Zustände verringern sich in diesem Zeitraum des Tages sichtlich. Bezüglich der Ausgänge und Beurlaubungen nach Hause kann erarbeitet werden, dass diese möglich sind, wenn Sophia sich nicht planvoll in akute Gefahr begibt, telefonisch erreichbar bleibt und sich bei krisenhafter Entwicklung eigenständig meldet, um mit Unterstützung des Teams ohne Polizei zurückkehren zu können. Dadurch wird ihr „Drang nach draußen" berücksichtigt. Zudem gelingt die Umwandlung eines zuvor hoch problematischen Verhaltens mit Abgängigkeiten zu einer Entwicklungsaufgabe selbstverantwortlicher Autonomie.

Die Beibehaltung der Fallführung ermöglicht ein „Dranbleiben", ein hohes Ausmaß von Kontinuität, und eine Begleitung in dem Sinn, dass sich Sophia nicht in jedem Lebensraum neu (er-)finden muss. Die Fallführende wird damit zu einem Objekt, das Sophia folgt und sich ihr auch gegenüberstellt (mittleres psychisches Strukturvniveau, siehe Abschnitt 3.2 „Interventionstechniken"), aber auch zu einem Objekt, dem sie folgen kann (niedriges Strukturniveau) und an das sie ihre Wünsche binden kann.

In der Abteilung kommt es damit zu einer Abweichung vom Konzept. Nicht Sophia muss mit bzw. für jeden Entwicklungsschritt das Feld innerhalb der Abteilung wechseln, sondern im Rahmen der Akutgruppe erfolgt eine Anpassung. Möglichkeiten, wie sie im offenen Bereich der Jugendgruppe üblich sind, werden installiert, dadurch entsteht ein Entwicklungsraum, in dem weitere Schritte gelingen. Anders formuliert: Das Team setzt sich damit auseinander, welche Veränderung im Feld notwendig ist, damit die Patientin Entwicklungsschritte schafft.

### 4.7.4 Wie kann Feldtheorie beim Verstehen helfen, wie werden Entwicklungsräume möglich?

Eine Abteilung für Kinder- und Jugendpsychiatrie und Psychotherapie ist in erster Linie eine Institution, die eine spezifische Aufgabe zu erfüllen hat. Man kann sie jedoch im Sinne der Autopoiese auch als lebendiges System betrachten, das danach strebt, sein Gleichgewicht zu erhalten, und mit Sichtweise der Feldtheorie als psychologischen Lebensraum begreifen.

In Krisenzeiten oder ganz allgemein in Zeiten der Veränderung kommt es zu einer stärkeren Abgrenzung unterschiedlicher Bereiche innerhalb der Institution, aber auch interinstitutionell, um den jeweils eigenen Fokus nicht zu verlieren. Eine Überforderung durch Übernahme zusätzlicher Aufgaben, die nicht im eigentlichen Zuständigkeitsbereich liegen, soll vermieden werden. Bei Mitarbeitenden löst die stärkere Abgrenzung Verunsicherung aus und resultiert in einem größeren Selbstbezug. Die Kinder und Jugendlichen reagieren auf diese Veränderungen ihrerseits mit einer stärker ausgeprägten Symptomatik. Diese Prozesse laufen weder in der Institution noch bei den Mitarbeitenden noch bei den Kindern und Jugendlichen auf einer bewussten oder gesteuerten Ebene ab.

Die Feldtheorie unter Zuhilfenahme der bildhaften Darstellung mittels Diagramm kann auf institutioneller Ebene eine diagnostische Hilfestellung leisten. Es wird erforscht, in welchem Zustand sich die Institution oder einzelne Teile davon befinden, wie also der aktuelle Lebensraum gestaltet ist, und wie leicht oder schwer es gelingt, mit der Umwelt (also anderen Bereichen der Abteilung oder anderen Institutionen) in Kontakt und Austausch zu treten. Ebenso wird sichtbar, welche Interventionen eingesetzt werden müssen, um Barrieren zu identifizieren und abzubauen, gleichzeitig aber auch klare Grenzen zu etablieren. So kann das notwendige Gleichgewicht aufrechterhalten oder wiedergewonnen werden, um die gestellte Aufgabe – die Behandlung von Kindern und Jugendlichen – gut bewältigen zu können.

In der täglichen Arbeit mit Kindern und Jugendlichen leistet die Feldtheorie sowie die Visualisierung von Lebensräumen einen Beitrag, um Dynamiken im Zuge der Behandlung zu verdeutlichen und diese sichtbar zu machen.

Durch die Skizzierung der verschiedenen Lebensräume anhand der Diagramme findet eine Benennung statt, können Barrieren und Grenzen konkret aufgezeigt werden und als Hinweis im diagnostischen Prozess dienen.

In der Teamarbeit kann dadurch ein Reflexionsprozess angestoßen oder unterstützt werden, wodurch eine Differenzierung in Bezug auf den individuellen Behandlungsansatz aller Kinder und Jugendlichen möglich wird, denn Barrieren und Grenzen können im Prozess nützlich oder hinderlich sein. Außerdem kann überlegt werden, welche Veränderungen im Feld notwendig sind, damit Entwicklungsschritte ermöglicht und erreicht werden.

Entwicklung kann einerseits in innerpsychischen Räumen Beschränkung erfahren, andererseits im sozialen Raum zugelassen werden – oder nicht. Es geht darum, dies in beiden Räumen wahrzunehmen und Wege zu finden, die Entwicklung ermöglichen. Mit der Feldtheorie und dem Einsatz des Diagramms können wir innerpsychische und soziale Räume darstellen, psychodynamisch wie soziodynamisch betrachten und verstehen.

## 4.8 Dynamische Gruppenpsychotherapie im ambulanten Versorgungsbereich

Eva S. Adler, Silvia Korlath

### 4.8.1 Einleitung

Der Österreichische Arbeitskreis für Gruppentherapie und Gruppendynamik (ÖAGG) gründete im März 2015 – in Kooperation mit der Österreichischen Gesundheitskasse Wien (vormals WGKK) – die ÖAGG-psychotherapeutische Ambulanz gGmbH (pta), in der Psychotherapie im Gruppensetting angeboten wird. Auch eine Lehr- und Forschungsambulanz (LFA) wurde implementiert. Dort werden Einzel-, Paar-, Familien- und Gruppentherapie von Psychotherapeut*innen in Ausbildung unter Supervision angeboten (Psychotherapeutische Ambulanz, 2021). Die Gruppen werden störungs- bzw. zielgruppenspezifisch angeboten und dauern bis zu vier Jahren, mit zwei wöchentlichen Gruppentherapieeinheiten à 45 Minuten. Bei den angebotenen Gruppen handelt es sich um eine voll kassenfinanzierte Leistung für Menschen mit – im Sinne der Verrechnungsberechtigung der Österreichischen Gesundheitskasse (ÖGK) – krankheitswertigen Störungen. Psychotherapie wird häufig als Teil eines Rehabilitationsprogrammes verordnet. Folglich werden in der pta die Teilnehmenden als Patient*innen bezeichnet.

Die nachfolgende Beschreibung der therapeutischen Arbeit im ambulanten Kontext der Versorgungsambulanz gibt über Anwendungsbeispiele Einblick in unsere Vorgangsweise, basierend auf der Methode Dynamische Gruppenpsychotherapie (DG). Dazu greifen wir exemplarisch Szenen aus unserer psychotherapeutischen Gruppenarbeit auf, um unsere Haltung und Herangehensweise in der pta nachvollziehbar darzustellen.

### 4.8.2 Grundsätzliches zu unserer Herangehensweise

Dynamische Gruppentherapeut*innen nutzen die Gruppe nicht nur als Setting (Rahmen) in Ergänzung zu Einzel-, Paar- oder Familiensetting, sondern im Sinne eines eigenen Therapieinstrumentes als „Therapie durch die Gruppe" (Majce-Egger, 2014a, S. 1). Damit steht die Gruppe als dynamisches Organisationsgeschehen im Fokus. Die therapeutischen Interventionen fördern die Bezugnahmen der Gruppenmitglieder im Hier und Jetzt. Es wird davon ausgegangen, dass interpersonelle Erfahrungen, die in Primär- und Sekundärgruppen gemacht worden sind, im Gruppenprozess wirksam werden. In der Interaktion spielen bewusste und unbewusste Anteile eine Rolle. Durch vielfältige Beziehungsangebote in der Gruppe kommt es zu einer Wiederinszenierung einschränkender bzw. destruktiver, aber auch entwicklungsförderlicher Kommunikation. Ziel der Therapie ist in vielen Fällen eine schärfere Wahrnehmung der eigenen Verhaltensmuster, ein Erkennen der Beziehungsmuster sowie die Befähigung zur Perspektivenänderung. Neue Handlungsräume können entstehen, wenn es gelingt, die Widerstände und Abwehrmechanismen der inter- und intrapersonellen Konfliktinszenierungen sowie die Übertragungs- und Gegenübertragungsphänomene im Gruppenprozess zu benennen und für die Teilnehmenden verständlich zu machen (Majce-Egger, 2014a). Durch Gruppentherapie profitieren die von der pta versorgten Patient*innen in besonderer Weise, da die Möglichkeit gegeben ist, persönliche Kontakte auch über die Behandlungsdauer hinaus zu erhalten. Über das Angebot einer Stützgruppe für ehemalige Patient*innen, einmal monatlich, kann die erworbene Beziehungs- und Kommunikationsfähigkeit gefestigt und Rollenflexibilität weiter ausgebaut werden. Beide Komponenten sind für Menschen, die an Vereinsamung und sozialer Isolation leiden, ein großer Vorteil. Viele Patient*innen melden sich auch nach Jahren bei neuerlichem Bedarf wieder in der pta, um erneut Gruppentherapie in Anspruch zu nehmen.

### 4.8.3 Aufnahme- und Zuweisungsprozedere

Die Patient*innen werden von Psycholog*innen im Clearing störungs- bzw. zielgruppenorientiert folgenden Behandlungssettings zugeordnet: Adoleszente; Angst – Depression – Überforderung; Integration psychotischer Konflikte; Bearbeitung von Abhängigkeitskonflikten; Frauengruppe; Männergruppe; Gruppe mit Schwerpunkt Psychosomatik; Persönlichkeitsstörungen; Frauen und Trauma; gemischte Traumagruppe: Burn-out; Long Covid.

Derzeit könnte man von einer Kombination aus störungsspezifischer und methodenorientierter Zuweisung sprechen. Viele Patient*innen entscheiden sich bewusst für eine ambulante Gruppentherapie. Oftmals lassen familiäre Versorgungsverpflichtungen stationäre Aufenthalte nicht zu, oder die Patient*innen kommen nach stationären Aufenthalten in die Ambulanz und möchten ihre Psychotherapie fortsetzen. Manchmal unterbrechen mehrwöchige Rehabilitationsaufenthalte die Gruppentherapie in der pta und die ambulante wöchentliche Therapie wird nach einer Unterbrechung neu aufgenommen. Abschied und Neubeginn werden affektiv aufgeladen thematisiert. Starke Emotionen wie Trauer, Wut, Neid, Enttäuschung und Erleichterung bekommen Raum. Sie beschäftigen die gesamte Gruppe und erfordern ein hohes Maß an Reflexions- und Integrationsarbeit von allen.

### 4.8.4 Gruppenprozess

Die Betrachtung der Eingangsphase, des Ankommens der Patient*innen in ihrer Therapie und in der Gruppe, hat für einen gelingenden Therapieprozess eine entscheidende Bedeutung (Strauß, 2020; Yalom & Leszcz, 2020). Eckert (2010) nennt Motivation, ein Mindestmaß an interpersonellen Fähigkeiten und keine aktuellen gruppenbezogenen Ängste als vielversprechende Kriterien für eine gelingende Therapie in der Gruppe.

Aus gruppendynamischer Sicht machen erst die verbindende Dynamik sowie die Einnahme von Positionen und Rollenübernahmen das Wesen einer Gruppe aus (Schindler, 1957b, S. 110). Jeder Neueintritt einer Person in die Gruppe hat im Verständnis der DG Auswirkungen auf essenzielle Aspekte der Gruppe. Normen und Regeln werden neu verhandelt, das Gefühl der Zugehörigkeit wird erneut etabliert (König, 2012). Die gemeinsame Identifikation mit der Aufgabe, die persönliche Entwicklung zu reflektieren, kann hergestellt werden.

In der DG ist auch Ziel der Therapie, die Rollenflexibilität zu fördern und elastisch zwischen Positionierungen wechseln zu können. *Slow-open groups* beugen einer Rollenerstarrung und kontraproduktiver Harmonisierungstendenz vor. Unsere vorrangige Aufmerksamkeit gilt der Schaffung einer lebendigen Gruppenkultur, die eine effiziente Gruppeninteraktion erst ermöglicht (Yalom, 2003, S. 130). Direkte Interaktion muss ausdrücklich gefördert und Interesse an persönlichem Kontakt und Beziehungsaufnahme geweckt werden.

> Beispiel:
> Im Zuge eines Neueinstiegs stellt sich heraus, dass Frau H., die schon mehr als sechs Monate an der Gruppe teilnimmt, immer noch nicht alle anderen Mitglieder mit korrekten Vornamen ansprechen kann. „Ich kann mir Namen nicht merken!" Auf die Frage in die Gruppe, ob es anderen auch so gehe, stellt sich heraus, dass auch die anderen zwischen den Sitzungen die Namen vergessen. Dies wird mit Konzentrationsschwäche und kognitiven Defiziten begründet und ein emotionaler Effekt auf die Gruppe verneint: „Ist egal." Die Vermeidung verweist auch auf dahinterliegende Annahmen, z. B. das Gefühl, austauschbar und nicht wichtig zu sein oder andere nicht nahe an sich heranzulassen, um nicht gekränkt zu werden. Nach weiterer Aufforderung wird dann aber miteinander überlegt, wie es möglich wäre, sich doch aneinander oder auch an frühere Gruppenteilnehmende zu erinnern. Es kommen auch Personen in der Gruppe zu Wort, denen es wichtig ist, mit richtigem Namen angesprochen zu werden. Plötzlich wird die Gruppe lebendig.

Die Gruppenmitglieder erzählen die Geschichten zu ihren Namen und reflektieren ihre Bedeutungszuschreibung. Über das Zulassen von Affekten wie Scham und Schuld kann verstanden werden, dass über die unausgesprochene Vereinbarung ein vermeidendes Verhalten etabliert wurde, das den derzeitigen Gruppenprozess bestimmt. Die Gruppe kann erkennen, dass es möglich ist, offen über Befürchtungen und Bedürfnisse zu sprechen. In den nächsten Sitzungen verändern die Teilnehmenden ihren Umgang miteinander, indem sie sich vermehrt mit Namen ansprechen, konzentrierter zuhören und darüber ihre Fähigkeit zur Beziehungsklärung stärken.

### 4.8.5 Patient*innen-Charakteristika in der pta

Die Versorgungsambulanz wird großteils von Patient*innen mit erheblichen subjektiven Beschwerden und hohen Beeinträchtigungen in der selbstbestimmten Alltagsgestaltung und gesellschaftlichen Teilhabe aufgesucht. Diese Personen profitieren von den niederschwelligen Einstiegsbedingungen in die Gruppentherapie.

Eine sozialanamnestische Erhebung in der pta ergab 2019, dass nur 13 % der Patient*innen zu Behandlungsbeginn berufstätig sind und nur 21 % in einer Partnerschaft leben, bei einem Altersdurchschnitt von 44 Jahren. Zudem sind 60 % der Patient*innen mehrfach diagnostiziert. Nach ICD-10 sind bis zu fünf F-Diagnosen dokumentiert (ÖAGG, Psychotherapeutische Ambulanz GmbH, 2019).

Die sozialen Umwelten der Gruppenteilnehmenden prägen unsere therapeutische Herangehensweise und die Beziehungsgestaltung innerhalb der Gruppe. Bindungen und Individuationsbestrebungen, Macht und Ohnmacht inszenieren sich sowohl im Kontext Gruppe als auch in der Auseinandersetzung mit dem Gegenüber pta, Pensionsversicherung, Österreichische Gesundheitskasse, Arbeitsmarktservice und anderen beteiligten staatlichen sowie privaten Wohlfahrtseinrichtungen. Die existenzielle Absicherung über sozialstaatliche Einrichtungen erlebt die Gruppe als verbindendes gemeinsames Schicksal. Gleichzeitig werden das System und dessen Protagonist*innen als bedrohlich und verfolgend erlebt. Daher müssen diese Szenen genauer betrachtet werden, um zu einem gemeinsamen Verstehensprozess zu gelangen.

> Beispiel:
> Frau H. beginnt bei Gruppenbeginn sofort zu erzählen, was sie tags davor beim Arbeitsmarktservice (AMS) erlebt hat. Sie erzählt aufgeregt, dass sie einen von einem Weinkrampf begleiteten Nervenzusammenbruch hatte, als die Beraterin ihr einen Job vermitteln wollte, obwohl sie in Therapie sei. Die Beraterin habe sich nicht für ihren Gesundheitszustand interessiert und aus ihrer Sicht völlig unangemessen reagiert, als sie ihren Zustand erklären wollte. In den Stunden danach, zu Hause, grübelte sie über den Gesprächsverlauf und bekam verstärkt Kopfschmerzen und Schwindel. Auch jetzt geht es ihr schlecht, und sie musste sich überwinden, überhaupt in die Gruppe zu kommen. Die Stimmung in der Gruppe wird lebhaft und aufgeregt. Mehrere berichten über ihre Erfahrungen, einerseits über Inkompetenz und Unmenschlichkeit, andererseits auch über positive Erlebnisse und unterstützende Begegnungen in Institutionen. Eine Teilnehmerin traut sich sogar, von der Arbeitssituation ihrer Schwester beim AMS und deren hohem Arbeitsdruck zu berichten. Es entsteht ein gemeinsamer Reflexionsprozess. Motive und Strategien können verglichen werden. Einfühlung in die Situation der anderen, Distanzierung und Differenzierung werden möglich. Frau H. entspannt sich sichtlich.

Die Gruppe begegnet Frau H. zugewandt, nimmt ihre Wahrnehmungen ernst und schaut gemeinsam auf die Erfahrungen von Frau H. Das ermöglicht eine intensive Analyse der Situation. Über Erzählen und Nachfragen entsteht ein gemeinsamer Nachdenkprozess, der eine Distanzierung und Relativierung der starken Emotionen aller Gruppenteilnehmenden ermöglicht. Es geht nicht primär darum, das Verhalten von Frau H. am AMS zu verändern. Es gelingt der Gruppe, aktuelle Erlebnisse mit biografischen Beziehungserfahrungen zu verknüpfen und darüber zu reflektieren. Die Fähigkeit des Mentalisierens wird gestärkt. „Mentalisieren bedeutet, sich auf die eigenen inneren, ‚mentalen' Zustände (Gedanken, Gefühle, Wünsche, Bedürfnisse, Hoffnungen, Überzeugungen etc.) und die Anderer zu beziehen, sie als dem Verhalten zugrunde liegend zu begreifen und darüber nachdenken zu können" (Schultz-Venrath & Felsberger, 2016, S. 49).

### 4.8.6 Das Problem der vorzeitigen Ausstiege

Yalom (2003) sieht durch klinische Studien bestätigt, dass vorzeitige Ausstiege für die Person und die Gruppe schädlich sind. Sie werden von den verbliebenen Gruppenmitgliedern als demoralisierend und kränkend wahrgenommen. In der von der pta durchgeführten Pilotstudie zur Eingangsphase (Bischof et al., 2021), bestätigen die Therapeut*innen die bedeutende Rolle der Gruppe bei der Integration neuer Teilnehmender. Es kann Personen, die in der Gruppentherapie unerfahren sind, schwerfallen, im Interaktionsgeschehen der Gruppe für sich Sinn herauszufinden. Erfahrene Gruppenmitglieder können über diese Unsicherheit hinweghelfen.

### 4.8.7 Berücksichtigung struktureller Beeinträchtigung in der Gruppe

Strukturelle Funktionen sind unter anderem die Fähigkeit zu Selbstreflexion und Affektdifferenzierung, realistischer Objektwahrnehmung und Differenzierung, Impulssteuerung und reifer Abwehr, zu Affekttoleranz und emotionaler Kommunikation sowie zur Internalisierung von Beziehungen. Wenn sie mäßig bis gering integriert sind, muss das inhaltliche Vorgehen in der Therapie klar geregelt und in eine therapeutische Beziehung eingebettet werden (Arbeitskreis zur Operationalisierung Psychodynamischer Diagnostik, 2014, S. 338–342). Vulnerabilitäten und Einschränkungen der Teilnehmenden, z. B. geringe Aufgabenorientiertheit oder Rückzug und übertriebenes Kontrollbedürfnis, erfordern vor allem am Beginn der Sitzungen aktives Gestalten von therapeutischer Seite. Im Aufbau der Gruppenstruktur sind ähnliche Phänomene festzustellen, wie sie Raoul Schindler in der Arbeit mit schizophrenen Patient*innen beschreibt: Die dynamische Rangstruktur mit klaren Positionierungen lässt sich nicht leicht und vor allem nicht durchgängig beobachten (Schindler, 1966, S. 203). Die Gruppe verharrt länger in den Übergangsphasen und im prägruppalen Stadium. Es gibt bereits eine Abgrenzung nach außen, aber nach innen weist die Gruppe keine Rangstruktur auf (siehe Abschnitt 1.3 „Rangdynamik in Anwendung").

Die Themen der Gruppe werden viel mehr durch Verhalten als durch Sprache zum Ausdruck gebracht. Yalom empfiehlt die Unterstützung der Gruppentherapie durch kombinierte Einzeltherapie bei demselben*derselben Therapeut*in. Es bewähre sich in dieser Phase, weil unverständliches Geschehen in der Gruppe noch einmal nachgefragt und reflektiert werden kann (Yalom, 2003). In der DG nutzen wir die Gruppe selbst als den Ort, Gruppenprozesse zu verstehen und zu begreifen. Auch innerhalb der Gruppe kann mit entsprechender Unterstützung der anderen ein Reflexionsprozess angeregt werden. Durch Nachfragen und damit Verlangsamen der kommunikativen Selbstläufer, durch aktives Einbeziehen anderer Gruppenmitglieder, die zur Entwicklung der Person bzw. des Gruppenprozesses beitragen können, wird ein veränderter Umgang mit Krisen angeregt. Spaltungs- und Ausschließungsprozesse wie auch ein hohes Erregungspotenzial weisen auf krisenhafte Entwicklungen in der Gesamtgruppe hin, die eine Intervention der Gruppentherapeut*innen auf Gruppenebene notwendig machen. Besonders verwiesen sei hier auf die Omega-Rochade nach Schindler (siehe Abschnitt 1.3 „Rangdynamik in Anwendung"), die explizit der Entlastung der vom Ausschluss bedrohten Person dient.

> Beispiel:
> Frau X. wird in der Gruppe von einer anderen Teilnehmerin, Frau A., konfrontativ darauf angesprochen, dass sie sich selbst als Opfer darstelle, was sie aber nicht sei, denn sie könne ja „ihr Leben selbst in die Hand nehmen". Drei andere Teilnehmende schließen sich dieser Meinung an und reden laut und bestimmt auf Frau X. ein. Sie verteidigt sich und ist nun selbst zunehmend erregt. Die Atmosphäre in der Gruppe ist spürbar angespannt. Eine Teilnehmerin hält sich die Augen zu.

Therapeutisches Ziel ist, bewusst zu machen, dass das Problem von Frau X. ein gemeinsames Problem ist, das in seiner Komplexität nur als gesamte Gruppe bewältigt werden kann. Rangdynamisch liegt hier ein Sündenbock-Prinzip vor. Die Gruppe vermeint stärker zu sein, „wenn sie mit Omega das Symbol ihrer Schwäche abstößt" (Schindler, 1999, S. 274). Frau X. wird von den anderen Gruppenmitgliedern zur Außenseiterin der Gruppe gemacht und im rangdynamischen Sinn mit dem Gegenüber identifiziert. Da sie ihre Angst und Ambivalenz ausdrückt, belastet dies die Identität der Gruppe und wird von dieser abgewehrt. Die Gruppe definiert sich über diesen Kampf und bildet darüber ihre Gruppenidentität aus. Die therapeutische Herausforderung besteht darin, die Möglichkeiten der Gruppe zu nutzen, die Bewältigungskompetenzen der Mitglieder hervortreten zu lassen, um dann zu verdeutlichen, dass die Beziehungswünsche unter den gegebenen Umständen nicht verwirklicht werden können. Es weist auf eine „kritische Entwicklung der Gruppe“ hin (Majce-Egger, 1999c, S. 256), wenn ein Mitglied mit Ausschluss bedroht wird. Ein Wechsel der Therapeutin in die Alpha-Position (siehe Abschnitt 1.3 „Rangdynamik in Anwendung“), ein Stoppen der Diskussion verschafft der Gruppe eine Atempause. Nun kann auch die Person, die sich die Augen zugehalten hat, wieder hinschauen. Die Gruppe reflektiert die Interaktionen des gemeinsam erlebten Prozesses. Frau A. muss erkennen, dass sie für die Erlebniswelt von Frau X. keine Einfühlung aufbringen kann und damit ihr Ziel, in der Gruppe für andere da zu sein, so nicht erreichen kann. Frau X. fühlt sich gekränkt und wütend, scheint nicht aus dem Gruppengeschehen zu profitieren und findet sich wieder in der Rolle des „Opfers“ (Position Omega). Sie erkennt, dass sie mit ihrem destruktiven negativen Selbstbild bei den anderen Frust und Ärger auslöst. Der Konflikt in der Gruppe wird reflektiert und ermöglicht allen Teilnehmenden Einsichten und Erweiterung ihres Rollenrepertoires sowie Neupositionierungen im Sinne der dynamischen Rangstrukturierung.

> Beispiel:
> Herr R. hat bereits einen gescheiterten Therapieversuch in einer anderen Gruppe der pta hinter sich. Nach der Aufforderung, sich kurz vorzustellen, spricht er lange unter Verwendung medizinischer Fachterminologie distanziert und detailliert über seine Morbus-Crohn-Erkrankung und alle damit verbundenen Lebensumstände. Er monologisiert beinahe 30 Minuten. In der Gruppe verbreitet sich atmosphärisch „genervte“ Langeweile. Als er endet, wirkt die Gruppe leer und unentschlossen.

Herr R. isoliert sich über sein Verhalten von der Gruppe. Therapeutisch ist es notwendig, eine wohlwollende Haltung zu bewahren und dem Gruppenmitglied nicht kritisierend oder moralisierend gegenüberzutreten. Im beschriebenen Fall wird ein supportiver Schwerpunkt im Hier und Jetzt gesetzt, der die therapeutischen Faktoren „Hoffnung einflößen“ und „Universalität des Leidens“ stärkt (Yalom, 2003). Der Verlust von Gesundheit und die Enttäuschung darüber werden vonseiten der Therapeutin als gemeinsames Thema in der Gruppe benannt und dadurch der Reflexion zugänglich. Über das gemeinsame Schicksal kann sich der neue Teilnehmer mit den anderen verbinden. Atmosphärisch werden Hoffnung und Zuversicht spürbar.

Mit jedem Einstieg eines neuen Gruppenmitglieds im Vorstellungsprozess werden Selbstreflexion und Reflexion des Gruppenprozesses neu angestoßen: Wie wurde der eigene Einstieg in die Gruppe erlebt? Welche Ängste löste er aus? Wie geht es mir heute in der Gruppe? Im Vordergrund stehen Interventionen, die die Gruppenkohäsion stützen. Verstärkt und konkretisiert werden stützende, erklärende, beruhigende und entlastende Äußerungen aus der Gruppe.

Hilfreich zur Förderung freier Interaktion unter den Gruppenmitgliedern ist der wiederholte Hinweis darauf, dass alles, was in der Gruppe geschieht, nicht das Produkt einer einzelnen Person ist, sondern von allen Beteiligten gemeinsam kreiert wird. Den Gruppenmitgliedern muss ihre einzigartige Verbindung bewusst gemacht werden. Aus Angst vor Konsequenzen wird andernfalls jegliche Einflussnahme auf den Prozess abgestritten. So erschließt sich der Sinn einzelner Sätze und Handlungen nur im Kontext der Gruppe.

> Beispiel:
> In einer Gruppe achten die Teilnehmenden penibel darauf, dass nacheinander gesprochen wird, damit die Redezeitzeit gerecht aufgeteilt wird. Das Konzept „funktioniert" so lange, bis Frau C. neu hinzukommt und sich nicht an die Gruppennorm hält, sondern einen langen Monolog über ihre Erlebnisse am letzten Wochenende hält und von der Gruppe scharf zurechtgewiesen wird.

Die Teilnehmerin stellt durch ihr Verhalten ein Interaktionsmuster in der Gruppe infrage. Therapeutisch wird eine gemeinsame Analyse der Geschehnisse initiiert. Darüber kommt die Gruppe zu der Einsicht, dass sich Gruppennormen etabliert haben, die ein Kompromiss aus Unsicherheit und Angst vor Sichtbarkeit und Teilhabe sowie der Befürchtung sind, zu viel zu wollen und dafür zurechtgewiesen zu werden. Es kann erkannt werden, dass diese Gruppennorm die freie interessensgeleitete Interaktion und den lebendigen Kontakt untereinander erschwert. Die therapeutische Intervention umfasst hier didaktische Unterweisung, Erklärung und Vermittlung zwischen den einzelnen Teilnehmenden, in Kombination mit gruppenbezogenem Feedback. Ziel ist, die Gruppenentwicklung zu fördern und implizite, wenig förderliche Normen infrage zu stellen.

### 4.8.8 Kontinuität und langfristiger Behandlungsbedarf

Patient*innen mit mäßig integriertem Strukturniveau benötigen langfristige und konstante wöchentliche Gruppenpsychotherapie. Wie wichtig dies für manche Patient*innen ist, zeigte sich während des ersten Lockdowns. Es fanden einige Wochen keine physischen Gruppensitzungen statt. Alternativ sollten die Gruppentherapeut*innen mit jenen Gruppenmitgliedern, die dies wünschten, telefonisch Kontakt halten und auch längere telefonische Gespräche anbieten. Eine kleine Gruppe nahm dies in Anspruch, viele andere jedoch nicht, begründet mit der Aussage, dass sie kein Einzelgespräch benötigten, da dieses nicht den Austausch in der Gesamtgruppe ersetzen könne. Dieser fehle ihnen.

> Herr F., der seit vielen Jahren alkoholabstinent lebt, schon längere Zeit regelmäßig an der Gruppe „Bearbeitung von Abhängigkeitskonflikten" teilnimmt und keine Telefonkontakte wünscht, berichtet nach Wiedereröffnung der pta-Gruppe Folgendes: Der Lockdown sei für

> ihn sehr schlimm gewesen, weil sowohl der Boxverein als auch die pta geschlossen hatten. Die wöchentlichen Sitzungen gehörten zu seinem Wochenritual, seien ein wichtiger Teil seiner Sozialkontakte geworden und dann über Nacht weggebrochen. In der ersten Zeit sei ihm nicht bewusst gewesen, wie sehr ihm die Gruppe fehle, aber nach einiger Zeit doch. Dieses Vakuum habe er durch einen heftigen Rückfall in die Alkoholabhängigkeit „gefüllt". Bereits nach kurzer Zeit habe sein Alkoholkonsum wieder ein hohes Niveau erreicht.

Seit dem neuerlichen Beginn der Gruppenpsychotherapie-Sitzungen verringert sich seine Abhängigkeit rasch wieder, weil ihm die regelmäßigen Gruppentherapiesitzungen einen wichtigen inneren Halt geben, um gut auf sich selbst aufpassen zu können. Nur zweimal versäumte er in der auf den ersten Lockdown folgenden Zeit die Sitzungen durch „Unpässlichkeit wegen Alkoholkonsums", obwohl sein Boxverein weiterhin geschlossen blieb. Herr F. nimmt seither kontinuierlich an den Gruppensitzungen teil und es gelingt ihm, durchgehend abstinent zu bleiben.

Bei somatoformen Störungen liegt ebenfalls ein langfristiger Behandlungsbedarf vor, weil die Patient*innen Zeit benötigen, um den Zusammenhang zwischen körperlichen Beschwerden sowie Stress- und Belastungsfaktoren zu erkennen und eine andere Einstellung zu ihrem Körper zu entwickeln. Diese Gruppe von Patient*innen tendiert zu sozialer Isolation, da oft die Erfahrung vorliegt, nicht verstanden zu werden und mit den Symptomen allein zu sein. In der Gruppe erfahren sie große Erleichterung über das Teilen eines gemeinsamen Schicksals, z. B. dass ihre Erkrankung oft lange nicht erkannt und nicht ernst genommen worden ist.

Der Vorteil des gruppenpsychotherapeutischen Settings für Gruppenteilnehmende mit somatoformen Störungen, die häufig über schwierige soziale Beziehungen und interpersonelle Konflikte klagen, liegt darin, dass die Gruppe neue korrigierende Erfahrungen im sozialen Miteinander ermöglicht (Adler, 2000; Majce-Egger, 1999b; Yalom, 2005). Diese defizitären Beziehungsmuster ergeben sich aus negativen Objektbeziehungen mit den primären Bezugspersonen und konkreten sozialen Einschränkungen durch die körperliche Symptomatik. Je stärker die Feedback-Aktivität der Gruppenleitung ist, desto mehr Feedback geben sich die Gruppenmitglieder auch untereinander. Untersuchungen von Tschuschke (2020) zeigen, dass der gruppenspezifische Wirkfaktor Feedback-Aktivität mit Körperbild-Veränderungen bei Patient*innen mit somatoformen Störungen einhergeht. Indem Gruppentherapeut*innen im Feedback die konkrete Hinführung zum Körpererleben und zu den nicht erkannten Affekten beachten, können sie die Entwicklung ihrer Gruppenmitglieder gezielt fördern.

> Beispiel:
> Frau H. wird von ihrem Hausarzt und einigen Fachärzten an die pta überwiesen, weil sie seit Jahren an wechselnden Gelenk- und Muskelschmerzen, Migräne, Atemschwierigkeiten sowie Magen- und Darmproblemen ohne explizite medizinische Befunde leidet. Im Erstgespräch

berichtet sie der Gruppentherapeutin, dass es ihr manchmal so schlecht gehe, dass sie das Haus nicht verlassen könne. Dies vergehe nach einigen Tagen wieder, allerdings trete dann ein anderes Krankheitsbild auf, das neuerlich arge Schmerzen verursache.

Sie bringt sich selten verbal in die Gruppe ein, aber wenn sie sich meldet, ist sie den anderen gegenüber sehr verständnisvoll und wird zu einem geschätzten Gruppenmitglied. Über ihr eigenes Befinden spricht sie wenig, aber wenn, dann sehr sachlich, indem sie ausführlich ihre aktuellen Schmerzen schildert.

Bei offenen Konfliktgesprächen der Gruppenmitglieder untereinander ist sie in der ersten Zeit schweigsam und fehlt in den nächsten Gruppeneinheiten öfter wegen starker Schmerzen unterschiedlicher Art. Sie wird darauf angesprochen, dass es verständlich ist, falls bei ihr in einer bestimmten Gruppensituation Gefühle auftreten, die sie sich selbst nicht zugesteht. Anschließend denkt sie kurz nach und bestätigt diese Vermutung. Dies stellt für sie offensichtlich den Durchbruch dar, dass sie sich ab nun erlauben darf, sich mit ihren diffusen Affekten wie Wut, Angst, Selbstabwertung, Neid, Ekel, Hass auseinanderzusetzen. Dieser hier beschriebene antwortende Modus (Heigl-Evers, 1994) der Intervention zeichnet sich durch ausgewähltes nicht abstinentes Verhalten vonseiten der Gruppentherapeut*innen aus. Sie stellen ihr eigenes Erleben der Interaktion mit der Patientin selektiv zur Verfügung (Streeck & Leichsenring, 2015). Bei Frau H. hat dies dazu beigetragen, Aspekte ihrer bisherigen Beziehungserfahrungen zu durchschauen und zu verstehen.

In konflikthaften Gruppensituationen ist es Frau H. später möglich, ihre Meinung, basierend auf ihren aktuell wahrgenommenen Gefühlen, zu äußern. Sie nimmt ihre eigenen Gefühle differenzierter wahr und hat ein stimmigeres Körpergefühl, obwohl sie immer noch lokal wechselnde starke Schmerzen verspürt, aber kürzer als früher. Sie ist besser in der Lage, Schmerzen mit kränkenden oder konflikthaften Beziehungssituationen in Zusammenhang zu bringen. Frau H. konnte sich erlauben, aus ihrer still leidenden Opferhaltung auszutreten, ihre Gefühle deutlicher wahrzunehmen und auszudrücken. Damit konnte sie den Mechanismus des Nichtwahrnehmens von Anspannung, Angst, Scham, Ärger oder Traurigkeit, die sich dann als psychosomatischer Schmerz ausdrücken, unterbrechen. Das Bild der Patientin von ihrem Körper, der früher von ihr vorrangig als Riesenschmerz wahrgenommen wurde, verändert sich. Sie erlebt bestimmte Schmerzzustände als unterschiedlich und die Gleichzeitigkeit – Körper ist gleich Schmerz – reduziert sich.

### 4.8.9 Anwendung der psychoanalytisch interaktionellen Methode in der pta

In der Dynamischen Gruppentherapie arbeiten wir konfliktorientiert. Das impliziert, dass wir uns auch als Gegenüber zur Verfügung stellen. Die Gruppentherapeut*innen der DG verhalten sich weniger abstinent. Sie regen das interpersonelle Lernen an, antworten auf das Verhalten der Gruppenmitglieder und fördern die differenzierte Wahrnehmung von Affekten. Sie unterlassen Deutungen und dadurch wird die Regression der Gruppe verringert. Damit besteht die Chance, Kompromisse zu erleben und diese als Erfolgserlebnis im Hier und Jetzt zu integrieren. Wie die Gruppenmitglieder im Hier und Jetzt kommunizieren, lässt Rückschlüsse darauf zu, welche interpersonellen Schwierigkeiten sie im Dann und Dort haben und wie sie ihre Alltagsbeziehungen gestalten.

Zur Förderung der psychosozialen Fertigkeiten eignen sich nach Streeck (2018) antwortende Interventionen:

> „Stattdessen bringt der Therapeut in einer auf den jeweiligen Patienten abgestimmten Weise zum Ausdruck, wie es ihm im interaktiven Austausch mit dem Patienten ergeht, wie er es aufgenommen hat, als der Patient dieses oder jenes gesagt oder unterlassen hat, wie er sich in der Folge gefühlt und was er in einer Alltagssituation vielleicht getan hätte." (Streeck, 2018, S. 54)

Die Antworten der Psychotherapeut*innen werden so formuliert, dass sie die aktuelle psychische Verfassung eines Gruppenmitglieds und der Gesamtgruppe beachten, ohne zu überfordern.

> Beispiel:
> Gruppenmitglied Herr S. leidet darunter, dass sich seine Frau nach 20-jähriger Ehe von ihm getrennt hat. Er versteht nicht, warum sie die Beziehung beendet hat, weil er doch immer ein vorbildlicher Familienvater gewesen sei. Manchmal sei er ungeduldig und etwas laut gewesen, aber er habe sich nach einem Wutausbruch bald wieder beruhigt. Seine Frau habe ihm das nach einem heftigen Streit nicht mehr verziehen, die gemeinsamen Kinder gegen ihn aufgebracht sowie die Scheidung eingereicht.
> In der Gruppe schweigt er lang, aber wenn er zu sprechen beginnt, spricht er sehr laut und ergeht sich langatmig in Klagen und Abwertungen über seine Ex-Frau und die gemeinsamen Kinder. Die nonverbalen Reaktionen der anderen Gruppenmitglieder auf seine Darstellung nimmt er nicht wahr und er gibt ihnen keine Gelegenheit, Stellung zu beziehen. Einige Gruppenteilnehmerinnen erleben sein Verhalten als äußerst belastend, weil sie in ihren Partnerschaftsbeziehungen ähnliche männlich-patriarchale Verhaltensmuster erfahren und erduldet haben.

Im Hier und Jetzt der Gruppe, die das interpersonale Verhalten außerhalb der Gruppe abbildet, finden somit Rollenzuschreibung und Rollenübernahme statt (Majce-Egger, 1999d).

Eine hier hilfreiche therapeutische Intervention ist das Benennen des aktuellen Geschehens durch die Therapeutin. Im aktuellen Fall wird angesprochen, wie sie Herrn S. und die Reaktion der Gruppe auf seine Schilderungen im Hier und Jetzt erlebt. Durch diese Intervention sehen sich auch Gruppenmitglieder ermutigt, ihre Sichtweise zu äußern, einander Feedback zu geben und sich mit ihren aktuellen Verhaltensmustern auseinanderzusetzen. Einige Wochen lang konstellieren sich ähnliche Gruppensituationen. Langsam verändert sich die Dynamik in der Gruppe und diese wird „beweglicher". Die antwortende Intervention und der Hinweis auf das Geschehen im Hier und Jetzt durch die Gruppenpsychotherapeutin fördern einen Gruppenprozess, der erstmals ermöglicht, dass Herr S. über die Wiederholung seiner Situation unter Beteiligung der Gruppenmitglieder mögliche Auslöser für seine familiären Schwierigkeiten erkennt.

### 4.8.10 Übertragung und Gegenübertragung

Die DG als tiefenpsychologische Therapiemethode bezieht sich auf das Konzept der Übertragung und Gegenübertragung. Aktuelle Sichtweisen lassen darauf schließen, dass neben einer inneren Objektrepräsentation auch affektvolle frühe Erfahrungen in der Interaktion mit Bezugspersonen in der psychischen Struktur abgebildet werden. Diese Interaktionsrepräsentanzen bestimmen weiterhin die Interaktionen, die Wahrnehmungs- und Kommunikationsmuster einer Person. Die inneren Schemata der Patient*innen werden in der Übertragung aktualisiert. Es wird nunmehr als hilfreich empfunden, wenn die Teilnehmer*innen darauf reagieren. Dadurch wird eine gemeinsame Inszenierung erschaffen, die einen zirkulären Prozess ergibt (Bettighofer, 2010).

Gruppenteilnehmerin Frau K., eine 26-jährige Frau, beginnt die Gruppentherapie in der pta wegen ihrer Probleme mit Abhängigkeiten in Form von Ecstasy und Cannabis auf Basis einer Borderline-Persönlichkeitsstörung. Der Drogenabusus bewirkt zusätzlich, dass sie in bestimmten Situationen Impuls- und Gewaltdurchbrüche zeigt. Sie überreagiert dann als Mutter und Partnerin und verhält sich gegenüber ihren Kindern gewalttätig. Diese wurden schließlich auf Anordnung der Kinder- und Jugendhilfe in eine außerfamiliäre Einrichtung überstellt. Frau K. sollte sie erst wiedersehen können, sobald sie ihre Drogenproblematik dauerhaft unter Kontrolle gebracht habe. Die Partnerschaft mit dem Kindesvater ging ebenfalls in Brüche. Ihr Partner und sie beschuldigten einander, ihre Impulsdurchbrüche den Kindern gegenüber durch die Konflikte auf Paarebene verursacht zu haben. Im Laufe der Therapie erzählt sie immer wieder von spontan beginnenden und rasch endenden Paarbeziehungen, deren Scheitern sie nur den Männern anlastet, ohne ihre Eigenbeteiligung zu sehen. Kritik an ihrem Verhalten durch die Gruppenmitglieder ist schwierig, weil sie heftig und uneinsichtig reagiert. Es zeigt sich, dass sich Frau K. weder von ihren Sichtweisen distanzieren noch ihre Probleme differenziert wahrnehmen kann. Durch ihr Verhalten manipuliert sie die Gruppe derart, dass diese ihr kein direktes Feedback gibt, um keine Zurückweisung zu riskieren.

Als sie eines Tages von einer neuen Traumpartnerschaft mit dem Plan, sofort zusammenzuziehen, zu erzählen beginnt, interveniert die Therapeutin. Sie weist darauf hin, dass es günstig sei, wenn sich ein Paar vor dem Zusammenziehen eine längere Kennenlernphase gönne.

> Die Partner*innen können so herausfinden, ob sie wirklich harmonieren. So können Enttäuschungen ohne viel Mühe verhindert werden. Frau K. explodiert sofort: „Sie missgönnen mir meine neue Beziehung! Sie sind nicht meine Mutter, dass Sie so mit mir reden! Das lasse ich mir nicht gefallen! Ich beende diese Gruppentherapie sofort. Sie haben mir nichts vorzuschreiben!" Sie packt ihre Sachen zusammen und läuft aus dem Raum. Eine andere Gruppenteilnehmerin geht ihr nach und tröstet sie.

Frau K. bemerkt ihre Übertragung von der Mutter auf die Gruppenpsychotherapeutin, aber sie reagiert „mit der missgünstigen Stimme der Mutter in sich" (Hirsch, 2008, S. 255). Die Patientin will nichts verändern und mit der Mutter im Clinch bleiben.

Die von der Gruppentherapeutin gesetzten Übertragungsauslöser gehen in die Übertragungsfantasien der Gruppenteilnehmerin ein. Ihre affektvollen frühen Interaktionserfahrungen mit ihrer Mutter führen zur Ablehnung der hilfreich gemeinten Intervention der Therapeutin. Sie kann die neue Erfahrung noch nicht an die vorhandenen inneren Schemata anpassen und es kommt zu objektiven Verzerrungen (vgl. Grawe in Bettighofer, 2010). Die Gruppentherapeutin erkennt, dass Frau K. aktuell überfordert ist und ihr Aus-dem-Feld-Gehen für sie hilfreich ist. Sie gibt der Patientin Zeit, sich in Ruhe mit dem Erlebten auseinanderzusetzen. Nach der emotionalen Abkühlung ist ihr der Wiedereintritt in die Gruppe möglich, und sie kann die andere Sichtweise der Therapeutin zu der von ihr nun gewählten Beziehungsform aushalten. Erst Monate später und nach dem neuerlichen Scheitern ihrer Beziehung kommt es bei ihr zu einer Verhaltensänderung in der Form, dass sie plant, neue Beziehungen vorsichtiger einzugehen.

Bei Betrachtung der Konfliktsituation auf Gruppenebene zeigt sich: Frau K. fühlt Spannungen, die sie nicht benennen, aber ausagieren kann. Im Unterschied zu ihren Kindheitserfahrungen erfährt sie, dass sie von der Gruppe nicht zurückgewiesen wird, sondern die Gruppenmitglieder ihr zuhören und versuchen, sie zu verstehen. Nach Bion nimmt die Gruppe ihre Spannungsgefühle wahr und stellt sich als Container zur Verfügung, der unerträgliche Zustände aufnimmt und hält (Hirsch, 2008).

Die Gruppe gibt Frau K. Halt und Sicherheit. Die klaren Rahmenbedingungen der psychotherapeutischen Gruppe fördern deren Containingfunktion. Die wöchentlichen Sitzungen über einen begrenzten Zeitraum (90 Minuten), die Gruppenmitglieder und die Therapeutin, die die Emotion von Frau K. aushalten und zugewandt bleiben, geben genug Zeit (auch zwischen den Sitzungen), die Gruppenerfahrungen zu „verdauen". Frau K. kann unter diesen Bedingungen einen kontinuierlichen engen Kontakt mit anderen Menschen aufrechterhalten. Diese Dauerhaftigkeit fehlt in ihren sonstigen sozialen Kontakten, weil diese rasch zu nahe und konflikthaft werden und dann abbrechen. Die Gruppe empfängt Frau K. bei ihrem Wiederkommen nach zwei Wochen freundlich. Eine Beziehungsklärung ist möglich und löst die Spannung in der Gruppe. Die gesamte Gruppe ist zugänglicher für Feedback, entwickelt ein Verständnis für die

Denk- und Verhaltensweisen von Frau K. und auch den Mut, Verhaltensänderungen umzusetzen.

### 4.8.11 Zusammenfassung, Herausforderung und Chance

Der Gruppenraum kann als Container wirken, in dem beunruhigende Gefühle aufgenommen und bearbeitbar gemacht werden, um sie ertragen und verstehen zu können. Der zentrale Schwerpunkt der therapeutischen Arbeit liegt immer in der Aufrechterhaltung, Regulation und Gestaltung der interpersonellen Beziehungen in der Gruppe. Sie dient der Herstellung von Bewegung (Dynamik) und innerer Struktur (Rangordnung). Das Gefühl der Gemeinsamkeit gehört zum Wesen der Gruppe. Schindler beschreibt diesbezüglich zwei Ansätze. „Dieses Gefühl leitet sich aus zwei Ansätzen her: 1. aus der Gemeinsamkeit des Strebens und Wollens des als Aufgabe empfundenen Zieles, also aus der Empfindung eines gemeinsamen Gegners oder Gegenstands, 2. aus der Gemeinsamkeit der Erscheinung“ (Schindler, 1964a, S. 71). Gruppen verlangen nach einer Aufgabe sowie einem gemeinsamen Stil. Dieser entwickelt sich über das Entstehen einer dynamischen Rangordnung mit der Übernahme von Rollen sowie einer gemeinsamen Bewegung und Entwicklung einer inneren Struktur. Die Gruppenstruktur prägt die individuelle Arbeitsweise, wodurch jede Gruppe ihren eigenen Stil entwickelt. Die Schaffung des gemeinsamen Stils fördert die Gruppenkohäsion und ein Wirgefühl kann entstehen.

Eine lebendige Gruppe interagiert vielfältig. Das therapeutische Ziel ist, Rollenflexibilität zu fördern und Ganzheit herzustellen. Die Gruppen in der pta haben ein hohes Regressionspotenzial. Die Gruppe gibt z. B. ihre Mündigkeit zugunsten der wachsenden Autorität des Alphas auf, findet keine Strukturierung oder fällt in prägruppale Entwicklungsphasen zurück (Majce-Egger, 1999c, S. 257). Es ist therapeutische Aufgabe, solchen Entwicklungen Beachtung zu schenken, diese zu benennen und entsprechend zu intervenieren. Die halb offene Gruppenstruktur beugt Erstarrung und Institutionalisierung der Gruppe vor (siehe Abschnitt 2.2 „Gruppenprozesse analysieren“), weil die Gruppenstruktur, die Rollenübernahme und die gemeinsame Aufgabe mit allen neuen Teilnehmenden neu verhandelt werden müssen. Mit Blick auf die Gestaltung und Regulierung der interpersonellen Beziehungen entwickeln die Patient*innen über die Zeit ein Verständnis von sozialen Realitäten. Sie erleben sich im Kontext des Verhaltens anderer Personen und machen „Erfahrungen des In-Beziehung-zu-anderen-Seins“ (Streeck, 2018, S. 178).

# 4.9 Einzeltherapie – Beziehung und Prozess

Susanna Schenk

## 4.9.1 Einleitung

Dieser Artikel konzentriert sich auf Merkmale und Spezialitäten der Einzelarbeit mit der Methode der Dynamischen Gruppenpsychotherapie (DG). Grundlagen dazu sind vor allem in den Abschnitten 2.1 „Entwicklung in Beziehung", 3.1 „Methodik der Gruppendynamik" und 3.2 „Interventionstechniken" beschrieben.

Im Folgenden verwende ich (als selbstständige Psychotherapeutin) das Wort „Klient*in" anstelle von „Patient*in" und beschreibe damit eine Voraussetzung für die Beziehungsarbeit im Einzelsetting Dynamischer Gruppenpsychotherapie. Das Wort „Patient*in" suggeriert bereits ein Gefälle. Hier die Kranken, zu Heilenden, dort die Gesunden, Behandler*innen, Wissenden. Die Praxisräume der selbstständigen Psychotherapeut*innen werden zum „Kranken"haus. Was für ein Paradox! Damit erzeugen wir Krankheitsrollen auf einer nicht wünschenswerten Bühne. Hier geht es nicht darum, die Krankheitswertigkeit von Störungen zu verleugnen, sondern um die Gestaltung der Arbeit mit der Beziehung in der DG, dialogisch, auf Augenhöhe. (Zum Krankheitsbegriff der DG siehe Abschnitt 3.1 „Methodik der Gruppendynamik".)

## 4.9.2 Der Mensch ist kein Einzelwesen

> „Der Einzelne ist immer Mitglied einer Gruppe, selbst wenn seine Zugehörigkeit sich in einem Verhalten äußert, das der Vorstellung, er gehöre überhaupt keiner Gruppe an, Realität verleiht. Der Einzelne ist ein Gruppengeschöpf, das sowohl mit der Gruppe als auch mit denjenigen Aspekten seiner Persönlichkeit, die seine Vergangenheit ausmachen, im Kampf liegt." (Bion, 1961, S. 124)

Wir leben und entwickeln uns in Gruppen, arbeiten, existieren in einer Vielfalt von Beziehungen, die unterschiedliche Rollen von uns fordern und erwarten. Als Kinder gehen wir nahezu selbstverständlich von der Primärgruppe, die mehr oder weniger groß war, zu den ersten sozialen Gruppen (Kindergarten, Schule etc.) über. Wir wechseln zu Jugendgruppen (Peers), leiten später vielleicht Gruppen. Im Erwachsenenleben kommen wir mit einer Vielzahl von Gruppenerfahrungen an, die uns geprägt haben, woraufhin wir die gemachten Erfahrungen wiederholen, bestätigen, erweitern, entwickeln und infrage stellen. Zu diesem Zeitpunkt existiert in unserer Psyche ein Netz von Repräsentanzen dieser gemachten Erfahrungen zu diesen Gruppen und zu einzelnen Personen in den Gruppen, zu denen eine spezielle Beziehung bestand.

Die einzeltherapeutische Situation beschreibt also das Aufeinandertreffen zweier Menschen, die Gruppenwesen sind, „ihre“ Gruppen in sich mittragen, als Ressource, als Last, gehasst oder geliebt, auf jeden Fall emotional hoch besetzt. Einzeltherapie ist also immer auch die Arbeit mit den „abwesenden Gruppen“ (Dolleschka, 2002a, S. 63).

Insofern ist jede Beziehungsaussage auch als Gruppenaussage zu verstehen, weil die Wechselwirkungen zwischen Einzelperson und Gruppierung manifest sind. Die Einzelnen können sich nur so weit entwickeln und bewegen, wie die Entwicklung ihrer äußeren und inneren Gruppen es zulässt. Die Gruppe wiederum braucht die Einzelnen und ihre Handlungsmöglichkeiten, um weiterzukommen. So könnte man auch die Beziehung zwischen Klient*in und Therapeut*in beschreiben. Die Klient*innen tragen ihre inneren Gruppen mit sich zu ihren Therapeut*innen, deren Aufgabe es ist, ein tiefes Verstehen dafür zu entwickeln, wie diese die Person prägen und geprägt haben. Es gibt einen Pakt (Arbeitsvereinbarung), sich gemeinsam dem Verstehen des*der Klient*in zu widmen, der einschließt, dass auch der*die Therapeut*in vielleicht etwas Neues an sich verstehen muss. So werden beide zu bedeutsamen anderen in der Beziehung.

Dieses Verstehen, das Erkennen des Ist, ist die notwendige Voraussetzung für Entwicklung bzw. Veränderung (Pechtl, 1989, S. 231–238). Waldefried Pechtl beschreibt die Schritte einer gründlichen Situationsanalyse, die immer wieder neu zu erfolgen hat und eine abgesprochene Wirklichkeit mit den Klient*innen schafft, die Verstehen, Verständnis erst ermöglicht.

Die Ebenen des Verstehens betreffen das Hier und Jetzt, die Umwelten, das So-geworden-Sein und beinhalten Diagnose, Theragnose (die begleitende Prozessdiagnose) und Prognose. Die verschiedenen Denkweisen und Modelle des therapeutischen Handelns sind als Nebeneinander in der Gleichzeitigkeit zu betrachten.

Die folgenden Therapieausschnitte entsprechen keinen Fallgeschichten, die konkreten Personen zuzuordnen sind, sondern sind aus verschiedenen Stundenfragmenten gesammelt.

### 4.9.3 Das Hier und Jetzt in der Beziehung

> Klientin: Heute betrete ich die Praxis meiner Therapeutin mit einem seltsamen Gefühl der Aufregung, das ich mir selbst nicht erklären kann. Eigentlich habe ich nichts Spezielles vor, weiß gar nicht, was ich besprechen mag. Da gibt es ein Problem auf der Arbeit, das sich aufdrängt. Mein „Lieblingskollege“ nervt. Bin schon ungeduldig, will mich nicht mehr damit beschäftigen. Nach einigen Minuten Stille, die mir peinlich sind, fragt sie mich, wie es mir heute geht. Unterbricht mein Zögern. Ich vermute, ihr ist langweilig, gleichzeitig bin ich froh über diese Hilfe. Ob sie meine Aufregung spürt? Als Erstes erzähle ich dann, dass ich nicht weiß, was ich heute arbeiten will.

> Therapeutin: Die Klientin rauscht herein, eilig. Sie sucht in der Begrüßung keinen Blickkontakt. Was soll ich nicht sehen? Im Sitzen nehme ich bei mir selbst Unruhe wahr, die ich vorher nicht hatte, muss also etwas mit dem Eintreten der Person zu tun haben, die jetzt schweigt. Ich registriere häufige Sitzwechsel. Die Anspannung wächst und um sie zu unterbrechen, stelle ich eine Frage nach ihrem Befinden. Daraufhin bekomme ich einen scharfen Blick, den ich aufs Erste nicht deuten kann. Aus Erfahrung weiß ich, dass Menschen, die kommen und sagen, dass sie nicht wissen, was sie arbeiten wollen, meist sehr viel zu sagen haben.

In dieser kurzen, in der Praxis alltäglichen Sequenz steckt enormes Beziehungsgeschehen. Der teilweise nonverbal geführte Dialog mit der Klientin beinhaltet Resonanzphänomene, Übertragungsgeschehen und Beziehung im Hier und Jetzt, erzählt auch von den mitgebrachten Erfahrungen beider. Er ist emotional und bietet viele Anhaltspunkte, sich aufeinander zu beziehen.

Die Arbeit im Hier und Jetzt macht die Personen zu Beteiligten im Prozessgeschehen. „Die Konzentration auf das Hier und Jetzt stellt nicht nur jedem Patienten eine unschätzbare Quelle an Informationen zur Verfügung, sondern bietet ihm auch eine sichere Bühne, um mit neuen Verhaltensweisen zu experimentieren" (Yalom, 2005, S. 217). Die Methode der DG verlangt von ihren Therapeut*innen in der Arbeit im Hier und Jetzt ausgeprägte Kompetenz zur Resonanz, Wahrnehmung, Beziehungs- und Rollengestaltung.

**Resonanz** ist Mitschwingen mit dem Gegenüber – sowohl als Spiegelung (die mitgebrachte Unruhe der Klientin wird auch für die Therapeutin spürbar) als auch als sich fortsetzender, Antwort gebender Dialog, als Interaktion (vgl. Rosa, 2017, S. 14 ff.). Resonanz beschreibt die Art und Weise, wie sich eine Person in Beziehung setzt – zu sich selbst, zum Gegenüber, zu ihrer Umwelt. Die Person erfährt Verstärkung oder Ignoranz durch soziale Umweltresonanz.

> „Ist der Mensch in responsive, resonante Weltbeziehungen eingebettet, vermag er eine gelingende Selbstwirksamkeit zu erfahren. Umgekehrt entspricht fehlende Resonanz bzw. Desynchronisierung der Hirnrhythmen einer unzureichenden Umweltkohäsion. Kann der Mensch nicht mit der Welt mitschwingen, bleibt sie ihm verschlossen, stumm und er sich selbst unverständlich, fremd." (Scheuerle, 2017, S. 45)

Die DG arbeitet sowohl in Gruppen als auch mit Einzelnen mit dem Prinzip der **relativen Unstrukturiertheit**, d. h., der therapeutische Raum ist geprägt von verbalem und nonverbalem interaktionellem Geschehen. Relative Unstrukturiertheit ist im Rahmen der Gruppendynamik als methodisches Vorgehen in Trainingsgruppen (T-Gruppen) beschrieben, in denen die Teilnehmenden ungeleitet, aber nicht unbegleitet Erfahrungen machen können (siehe Abschnitt 3.1 „Methodik der Gruppendynamik"; 3.2 „Interventionstechniken"). Es ist der Moment des Eintretens in die Unsicherheit, der einen Lernraum schafft. „Gruppendynamisch inspiriertes soziales Lernen ist vor allem ein Lernen an und in der Erfahrung“ (König & Schattenhofer, 2006, S. 77). Auf Einzeltherapie übertragen bedeutet relative Unstrukturiertheit, dass der Gestaltungsprozess der Klient*innen im Mittelpunkt steht (nicht die guten, oft vorauseilenden Ideen der Therapeut*innen). Das heißt, Interventionen dann zu setzen, wenn uns die Klient*innen angedeutet haben, dass die guten Ideen von ihnen selbst kommen, sie sich selbst als Gestaltende des therapeutischen Raums erleben können.

> „Das soziale Vakuum der relativen Unstrukturiertheit erzeugt Spannung, das Gewohnte wird unterbrochen und damit Erwartungen frustriert. Dadurch wird eigenes Handeln in einem neuen Handlungszusammenhang gesehen und persönliche Möglichkeiten im sozialen Kontext als lebensgeschichtlicher Zusammenhang erkannt.“ (Majce-Egger, 1999d, S. 245)

Klient*innen betreten diesen Raum in ihrer je einzigartigen Weise, erzählen dabei verbal eine Geschichte und gestalten unbewusst auch eine Szene bzw. Geschichte im Hier und Jetzt. Diese Erzählungen auf mehreren Ebenen können kongruent oder widersprüchlich sein. Beispielsweise erzählte ein Klient von seiner ihn beherrschenden Chefin. Gleichzeitig ist bei ihm in der Beziehung zur Therapeutin ein dominantes, aggressives Auftreten wahrnehmbar.

Im vorher beschriebenen Dialog inszeniert die Klientin ihr ambivalentes Verhalten, will sich nicht festlegen und nimmt die damit verbundene Aufregung und Zerrissenheit in Kauf. Die gleichzeitig vorhandenen Impulse gegenüber der Therapeutin – die Hoffnung auf Hilfe und das Abwerten der Hilfe als Langeweile – werden nicht angesprochen, sind auch zu diesem Zeitpunkt weder von der Klientin noch von der Therapeutin verbal fassbar, aber deutlich spürbar.

Die therapeutische Beziehung im Hier und Jetzt erschafft sich im Hier und Jetzt und ist gleichzeitig Reflexionsgegenstand. Erlebens- und Verständnisebene gehen ineinander über und die unangepassten Verhaltensmuster der Klient*innen können zutage treten, werden dadurch bearbeitbar (vgl. Yalom, 2005, S. 216–217).

Die **Beziehung** zwischen Therapeut*innen und Klient*innen ist von der ersten Kontaktaufnahme an vorhanden und bedeutsam. Schon am Telefon oder per Mail entwickeln Therapeut*innen ein Gefühl zu den Menschen, die in ihr Leben treten, vielleicht um eine Zeit lang zu bleiben, immer wiederzukommen. Und die Klient*innen brauchen ein Gefühl dafür, ob diese Person sie begleiten kann. Neben theoretischem Wissen ist die entstehende und sich entwickelnde Beziehung das wesentlichste Diagnose-Instrumentarium. Die Beziehung gibt uns beispielsweise Auskunft über die Fähigkeit, sich einlassen zu können, sie erzählt von den Erfahrungen. Sie ist der Ort des Erlebens im Hier und Jetzt, verbunden mit Wünschen, Hoffnungen und Sehnsüchten sowie Ängsten und Unsicherheiten, Widerständen und Abwehr. Bereits im Erstgespräch geht es als Therapeut*in darum, durch Selbstbeobachtung und geschärfte Wahrnehmungsfähigkeit festzustellen, ob und wie die Klient*innen die Beziehung gestalten bzw. wie sie auf beziehungsgestaltende Interventionen reagieren. Schon hier kann sich zeigen, ob es möglich ist, diese spezielle Person zu verstehen, dieses Verstehen mit ihr zu teilen, eine Grundvoraussetzung für die gemeinsame Arbeit (vgl. Fliedl, 1999, S. 167).

Beziehungsgestaltung im Hier und Jetzt fordert von den Therapeut*innen hohe Rollenflexibilität. Ob z. B. aktiv eingreifendes oder rein begleitendes Verhalten für die jeweiligen Klient*innen nützlich ist, muss der Situation und der Persönlichkeitsstruktur angepasst entschieden werden. Welches Gegenüber braucht die Person?

Welche Rollen bietet sie mir in den Konfliktinszenierungen an? Trete ich in die Szene des*der Klient*in ein oder bleibe ich beobachtend, wahrnehmend? Welches Verhalten hilft der Person, sich der eigenen Rollen, deren Möglichkeiten und Beschränkungen bewusst zu werden, die Fixierungen zu begreifen? „Zentraler Wirkfaktor ist das Bewusstwerden von Widerständen, Abwehrmechanismen und inter- und intrapersonalen Konfliktinszenierungen, die zu jenen Störungen geführt haben, die als Barrieren seelischer Gesundung entgegenwirken" (Goldmann & Lehner, 2005a, S. 79). Durch das eigene „Miterleben" der Szenen und die Rollenübernahmen kann ein tieferes Verständnis erworben sowie mittels Beziehungsanalyse und Feedback bearbeitet werden.

Einen Spezialfall **therapeutischer Beziehung** finden wir in Ausbildungszusammenhängen, in der **Lehrtherapie**. Einerseits Eigentherapie im klassischen Fall: Die Ausbildungskandidat*innen sollen mittels innerer Erkenntnis genügend Kompetenz über die eigene Person entwickeln. Andererseits Psychotherapie mit hohem Anspruch (Lehre), weil es auch möglich ist, dass die Ausbildungsziele nicht erreicht werden. Ist es möglich, eine Psychotherapie nach einer Besserung der Symptomatik oder dem Erlangen von Zufriedenheit abzuschließen, so ist die Forderung bei Lehrtherapien eine andere: Die Kandidat*innen erleben eine Annäherung an die Bearbeitung tieferer Persönlichkeitsanteile, weil es ihnen ja möglich sein soll, die eigenen Klient*innen unvoreingenommen zu erkennen und zu verstehen. Das Thema der Beurteilung und der Autorität (gruppendynamische Kernthemen) spielt also eine andere Rolle als in Psychotherapien. Kann die Beziehung in der therapeutischen Arbeit sonst als Übertragungsgeschehen gesehen werden, das die Erfahrung mit Autoritäten erzählt, enthält es in Lehrtherapien auch ein Körnchen mehr Realität der Beziehung im Hier und Jetzt. Zwar wird die lehrende Person nicht bei der Graduierung Stellung nehmen, aber sie entscheidet mit den Auszubildenden, ob die Lehrtherapie abgeschlossen werden kann oder nicht. In Lehrtherapien ist also die Differenzierung zwischen aktuellem Geschehen und Übertragungsanteilen besonders bedeutsam.

Im Prozess einer Therapie wird in der therapeutischen Beziehung das Thema der Autonomieentwicklung zwischen Anpassung und Widerstand sichtbar. In einer Lehrtherapie entscheidet die Bearbeitung dieses Bereichs über die Qualität der zukünftigen Arbeit der Therapeut*innen und ist unterstützend in der Entwicklung der Berufsidentität.

### 4.9.4 Diagnose ist Beziehung

> Therapeutin: Ich betrete den Raum für ein Erstgespräch mit einem jungen (22-jährigen) Mann nach einem Mailkontakt. Er kommt auf Empfehlung. Die Begrüßung war flüchtig, wenig Augenkontakt. Mein erster Eindruck: Schaut jünger aus als angegeben, eher alternativ, sehr unruhig, gewinnendes Lächeln. Bei seinen ersten Worten ergreift mich bleierne Schwere, die gar nicht zu seiner Hibbeligkeit passt. Als er vom Drogentod seines Bruders erzählt, denke ich mir: „Schrecklich!", aber ich spüre so wenig, werde eher müde. Langsam begreife ich, dass ich es mit einer strukturschwachen Person zu tun habe, die frühe Verletzungen ihrer Integrität erfahren hat, stelle Fragen zur Organisation seines Lebens, höre viel Brüchiges, Zerfahrenes. Dann erzählt er, dass er Elektriker sei und mit den Leitungen im Haus seiner Kunden auch noch viele andere Dinge in die Behausungen „mitverlegt" und damit den Menschen „hilft", das Böse bekämpft. Jetzt werde ich sehr wach!
> Klient: Meine Tante meinte, ich soll mal zu einer Therapeutin gehen, und hat mir diesen Namen gegeben. Na gut, schau ich halt. Ich weiß ja, dass ich anders bin als andere. Ich muss vorsichtig sein, darf nicht zu viel von den gestrigen Joints erzählen. Hier sieht es ganz nett aus, aber die Elektrik gehört erneuert. Das wäre eine Chance! Sie stellt viele Fragen zu meiner Kindheit. Ich kann mich schlecht erinnern. Ich erzähle lieber über meine Jugendjahre. Die Drogen, meinen Bruder. Ihr Gesichtsausdruck ist ernst. Ob es ihr gut geht? Nein, wie ich wohne, mag ich nicht erzählen, aber dass ich Elektriker gelernt habe und über meine geheime Leidenschaft, Gedanken, Wünsche und anderes in Leitungen zu verlegen. So tue ich Gutes! Wieso spricht sie von Angst?

Ich beschränke mich hier auf das Beziehungsgeschehen im Diagnoseprozess. Das komplette Prozedere des Diagnoseprozesses mit der Methode DG finden Sie unter den Abschnitten 2.2 „Gruppenprozesse analysieren"; 3.1 „Methodik der Gruppendynamik"; 3.2 „Interventionstechniken".

Das Erstgespräch in der Dynamischen Gruppenpsychotherapie enthält Fragen auf verschiedenen Ebenen. Neben den ersten Eindrücken sammeln wir Informationen, die uns wesentlich erscheinen (vgl. dazu Fliedl, 1999, S. 166–167). Beispielsweise: Was ist das Anliegen, die Motivation, was sind die Symptome? Wie stellt sich die Person dar, wie inszeniert sie sich? Was wird dadurch über Einstellungen und Haltungen zu ihrem Leben deutlich? Was erzählt die Person über ihre Geschichte? Was vermeidet sie, lässt sie aus? Welches Umfeld hat die Person – beruflich, privat? Sowie natürlich: Welche Wirkung erzielt die Person bei mir? Welches Verhalten, welche Gedanken, Gefühle werden bei mir ausgelöst? Gibt es Sympathie oder möchte ich flüchten? „Auch aus der Art, wie auf Fragen reagiert wird, ergeben sich zusätzliche Hinweise auf Introspektionsfähigkeit, Ich-Entwicklung und Abwehrmodi, die Qualität der Objektbeziehungen und die Realitätsprüfung" (Goldmann & Lehner, 2005a, S. 81). Erst durch die emotionale Beteiligung der Therapeut*innen erhält die Sammlung eine Fassung, eine Möglichkeit der Interpretation. Aus Fakten werden Geschichten!

Im obigen Beispiel erhalte ich bereits in kurzer Zeit sehr viel, fast überfordernde Information. Das Auftreten des jungen Mannes ist gewollt lässig, cool. Sein Blick oft weit weg, zeitweise fanatisch auf mich fixiert. Die Erzählung beinhaltet hochemotionale Anteile (Verlust des Bruders, extreme Einsamkeit, desinteressiertes Elternhaus), ist jedoch trocken, affektlos. Auf konkrete Fragen antwortet er mit fantasievollen Beschreibungen, aber nicht konkret. Der Klient wirkt hochintelligent und begabt (was mich interessiert), er benutzt dies, um zu verschleiern, auszuweichen, mich zu verwirren. Am auffälligsten ist meine eigene emotionale Unbeteiligtheit, meine Tendenz, zu theoretisieren, mir sein Auftreten rational zu erklären, um dadurch Kontrolle über das Geschehen zu gewinnen. Die ersten diagnostischen Hypothesen liegen nahe. Hier sitzt ein junger Mann mit (vielleicht durch Drogen ausgelösten) schizoiden Abwehrstrukturen, der sicher auch schon Erfahrungen mit psychotischen Episoden hatte (das Verlegen von Emotionen in elektrische Leitungen zeigt das Ausmaß der Externalisierung von Gefühlen). Aber was heißt das auf der therapeutischen Beziehungsebene? Was braucht diese Person? Kann ich diesen jungen Mann genügend verstehen, um in der freien Praxis mit ihm zu arbeiten? Seine Bindungsfähigkeit ist brüchig, die Beziehungs- und Wahrnehmungsfähigkeit, die Persönlichkeitsorganisation sind niedrig strukturiert (vgl. Gandras, 2021, S. 25). Die Einschätzung des **Strukturniveaus** der **Persönlichkeitsorganisation** entscheidet über die Planung der therapeutischen Beziehung (vgl. Clarkin et al., 2013, S. 12).

Schon nach dem Erstgespräch weiß ich, dass im obigen Fall eine haltende, fördernde therapeutische Beziehungsgestaltung wesentlich sein wird. Es werden immer wieder konkrete Hilfestellungen, aktive, Distanz verringernde Interventionen notwendig sein, d. h., dass die relative Unstrukturiertheit eine zu hohe Forderung für den Klienten darstellen wird. „Konfrontative Behandlungstechniken sind nicht ratsam, da sie zu einer Intensivierung der ohnehin schweren Ängste führen" (Clarkin et al., 2013, S. 169).

Ein ähnliches beziehungsdiagnostisches Vorgehen wird in der DG in jeder einzelnen Stunde angewandt – die Theragnose, eine begleitende Diagnose, die es ermöglicht, auch Prognosen für die nächste Einheit (oder den gesamten Prozess) zu erstellen. Beziehungsorientiertes Arbeiten ist auch prozessorientiert.

### 4.9.5 Das So-geworden-Sein in der Beziehung

Klient: Ich erzähle zum wiederholten Mal über meine Beziehung, über das Gefühl, dass meine Partnerin nicht anerkennt, was ich alles leiste, sondern sofort neue Forderungen stellt. Ständig streiten wir. Ich soll mich mehr um sie, das kleine Kind, die Wohnung, die Katze kümmern. Immer ist es zu wenig, was ich tue! Niemanden interessiert, wie es mir geht! Ja, ich habe gestern vergessen, die Katze zu füttern, das Tier war dann ganz verhungert! Aber das ist doch kein Grund, so aggressiv zu mir zu sein, mir Verantwortungslosigkeit vorzuwerfen! Meine Therapeutin stellt Fragen zu dem Streit, und ich habe den

> Verdacht, dass sie meiner Frau zustimmt. Sie meint, ich soll nachdenken, ob ich diese Gefühle der Überforderung und der Ungerechtigkeit kenne, auch aus meiner Kindheit. Ich versuche nachzudenken, und in meinem Kopf wird es leer. Nichts fällt mir mehr ein dazu.
> Therapeutin: Herr F. beklagt sich heute wieder ausgiebig über die Aggressivität seiner Frau, über die Ungerechtigkeit ihrer Forderungen. Er spricht leise, fast verhalten. Ist weit von seiner eigenen Aggression entfernt (außer der Katze gegenüber). Ich würde ihn gerne schütteln, beginne die Frau und deren angebliche Lautstärke zu verstehen, wo ich doch ihn verstehen soll! Werde innerlich also selbst zur fordernden Frau oder Mutter. Ich versuche durch einen Ebenenwechsel in die Kindheit des Klienten die festgefahrene Situation zu lockern, weil ich ihn als so verzweifelt wahrnehme – und bin verblüfft von der Heftigkeit der Reaktion, die mir entgegenschlägt. Der Klient verstummt, wird hilflos. Jetzt viel Zeit lassen!

„Gelingendes Erinnern ist ein Grunderlebnis der Resonanz" (Scheuerle, 2017, S. 46).

In der DG wird davon ausgegangen, dass sich wiederholende Erfahrungen, Erlebnisse und Gefühle sowie dramatische Einzelerfahrungen (Traumen) in Kindheit und Jugend (tiefenpsychologischer Ansatz) prägend auf die Person auswirken. Diese Prägungen begegnen uns in Verhaltensmustern (z.B. die Vermeidung von Nähe), in Sinnesempfindungen (z.B. das Erstarren bei Angstgefühlen), in Gefühlen und Wünschen (z.B. sehnsüchtig zu bleiben statt zuzugreifen). Das heißt, diese Erfahrungen aktualisieren sich in den gegenwärtigen Beziehungen oder in den zu bewältigenden Situationen der erwachsenen Person. Dieses Phänomen der **Übertragung** hilft Psychotherapeut*innen, ihre Klient*innen zu verstehen, und auch dabei, in der therapeutischen Situation gemeinsam zu überprüfen, ob die Beziehungsmuster noch angebracht oder notwendig sind.

> „Mit Übertragung bezeichnen wir Gefühlsreaktionen auf Personen der Gegenwart, die ihnen nicht angemessen sind und der Beziehung zu wichtigen Personen aus der frühen Kindheit entstammen. Es handelt sich dabei um eine besondere Art der Beziehung, die neben den realen Beziehungen zu Personen der Gegenwart einherlaufen und die eine Wiederholung von früheren Beziehungen und ihre Verschiebung auf Personen der Gegenwart darstellen." (Shaked, 1983, S. 1)

Dieser Beziehungsanteil soll also nicht vermieden werden. Vielmehr soll die therapeutische Beziehung dafür genutzt werden, die Übertragungsanteile zu erkennen und dort, wo sie hinderlich erscheinen, neues Verhalten auszuprobieren, sich den ängstigenden, einschränkenden Gefühlen zu stellen. So wird es möglich, Unbewusstes bewusst zu machen und in der Gegenwart – im besonderen Rahmen einer Psychotherapie – Neues zu erfahren. „Das Erkennen, Erleben und Verstehen historischer Zusammenhänge ermöglicht ein Unterscheiden zwischen neurotischer Wiederholung und aktuellen Konflikten" (Fliedl, Krafft-Ebing, 1999, S. 56).

Die Gefühle und das Verhalten der Klient*innen lösen im Gegenüber, den Therapeut*innen, Regungen, Bilder, Fantasien, emotionale Reaktionen aus. Sie sind an der

Beziehung beteiligt! Diese Reaktionen sind wichtige diagnostische Hinweise. Oft laufen vollständige Szenen zwischen den Handelnden ab, die die eigentlich problematischen Szenen der Kindheit in sich tragen – spiegelnd, vermeidend, verdreht etc. Die Therapeut*innen erleben sich als Teil der Szenen, schlüpfen in ihnen zugewiesene, verschiedene Rollen, spüren die damit verbundenen Körperempfindungen, die Gefühle, deren Konsequenz für das Handeln – die **Gegenübertragung** entfaltet sich.

So erhalten die Therapeut*innen ein tieferes Verständnis für das, was den Klient*innen widerfahren ist. Durch permanente Selbstreflexion gelingt es ihnen, zwischen eigener Übertragung und Gegenübertragung zu unterscheiden – im besten Fall – und die Gegenübertragungsanteile im Prozess zur Verfügung zu stellen (der Grund für eine sehr lange Eigentherapie-Erfahrung!). Therapeut*innen haben die Aufgabe, dadurch das Nichtdenkbare, die diffusen Affekte der Situation in Fantasierbares, Träumbares und Denkbares umzuwandeln (vgl. Fliedl, 2002, S. 44).

Dabei ist die Bereitschaft wesentlich, neben der eigenen Subjektivität von Therapeut*in und Klient*in als eigenständigen Personen mit eigenem Unbewussten auch Intersubjektivität als das von beiden erzeugte Unbewusste wahrzunehmen (vgl. Ogden, 2006, S. 35).

Die vorher beschriebene Szene enthält zu Beginn viele Unklarheiten. Der Klient ist aggressiv geladen, die aggressiven Impulse sind ihm selbst jedoch nicht bewusst. Im Gegenteil, sie sind beschönigt. Man kann also annehmen, dass aus einem wie immer gearteten Grund diese nicht erlaubt waren und sind. Symbolisch lässt er die Katze „verhungern", und nicht nur diese. Seine Umgebung erhält keine Rückmeldung über seine Aggression, sondern erfährt für sie unverständlichen Rückzug (das Verhungern in der Beziehung). Ich weiß aus früheren Stunden, dass es eine fordernde, auch erpressende Mutter in seiner Kindheit gab, und nehme deutlich diese Gegenübertragungsanteile wahr. Ich möchte den Klienten schütteln, damit er endlich spürt, wie aggressiv er ist, und aufhört, sich als Opfer seiner Frau darzustellen und zu erwarten, dass ich ihm das bestätige. Das zu erkennen ist einfach, es liegt als Szene vor mir, mit klar zugewiesener Rollenverteilung und heftigem Widerstand gegen das Erkennen. Aber da ist noch etwas anderes. Der Klient rührt mich in seiner Verzweiflung, in dem Versuch, Bestätigung für sein Tun zu erhalten. Das „Ich mache doch alles richtig!" zeigt sein verzweifeltes Bemühen um die Liebe seiner Frau bzw. Mutter bzw. Therapeutin. In Resonanz gehend mit diesen weicheren Gefühlen, beschließe ich, nicht mit dem starren Widerstand zu arbeiten, sondern der Verzweiflung zu folgen. Zuerst entsteht eine heftige Abwehrreaktion, der Klient verstummt, verweigert auch auf Nachfragen den Kontakt zu mir. Nach auch für mich langen fünf Minuten des Schweigens erzählt er eine bisher verdrängte Szene, in der sich ein Erwachsener sexuell missbräuchlich dem 7-Jährigen gegenüber verhalten hat. Er hat darüber noch nie mit jemandem gesprochen. Das zu bearbeiten, wird länger dauern.

Diese therapeutische Beziehungssituation zeigt, wie eine scheinbar offensichtliche Übertragungs- und Gegenübertragungskonstellation sich nur mithilfe einer tieferen

Resonanz verstehen lässt bzw. sich entwickeln kann. Ein zu frühes „Ich weiß schon" der Therapeutin hätte verhindert, sich der Szene dahinter zu widmen. Seine Selbstdarstellung als „Opfer" in der Auseinandersetzung wäre als **Widerstand** gedeutet worden, statt als Realität anerkannt zu werden. Der besondere Moment des Erinnerns wäre vorbei gewesen. Erst das Einlassen von beiden auf die Beziehung und die Resonanzen ermöglicht den Zugang zu verdrängten Inhalten.

„Die Übertragung ist beides: Widerstand und Abgewehrtes. Der Patient wiederholt infantile Abwehrmechanismen (‚Übertragungswiderstände'), weil er sich dagegen sträubt, Angst- und Unlustsituationen aus der Kindheit, deren Wiedererleben ihm in der Übertragung bevorsteht, bewusst werden zu lassen" (Racker, 2002, S. 59).

Die Arbeit mit Übertragung, Gegenübertragung und Widerstand ist ein wesentliches Handwerkszeug in der Einzelarbeit in der Dynamischen Gruppenpsychotherapie. Diesem wird auch in der Ausbildung viel Zeit, Liebe und Theorie gewidmet. Therapeut*innen müssen lernen, den Prozessen zu folgen, diese sich entwickeln zu lassen, ein hohes Ausmaß an Selbstreflexion erwerben, bereit sein, selbst beziehungsorientiert zu arbeiten, Beziehung und Gefühle an sich heranlassen. Gisela Gandras (2021, S. 95–126) beschreibt in ihrem Buch über die therapeutische Beziehung verschiedene Gegenübertragungsaffekte (Scham, Wut, Ungeduld, Furcht, Ekel etc.) und mögliche Umgangsformen. Besonders wesentlich ist es für Psychotherapeut*innen, sich mit der erotischen Übertragung auseinanderzusetzen. Einerseits ist sie eine starke, auch verändernde Kraft, andererseits verleitet sie zu Wertungen wie selten ein Thema. Sich dem Thema unvoreingenommen zu stellen, ermöglicht, Zugang zu einer Kraft in der therapeutischen Arbeit zu bekommen, die Grundlage unbewussten Fantasielebens ist und Bindung schafft (vgl. Mann, 1999, S. 15).

### 4.9.6 Prozessverlauf und Beziehungsgestaltung

Die DG arbeitet sowohl in Gruppen als auch in der Einzelpsychotherapie **prozessorientiert**. Das Prozessgeschehen entwickelt sich phasenhaft, zyklisch, manchmal auch linear – manchmal wie von selbst –, enthält aber auch aktiv steuernde, gestaltende Elemente.

> Klientin: Jetzt habe ich wieder die ganze Stunde geredet, und was ändert sich dadurch? Nichts! Sie sagt, es geht darum, Verständnis für mich selbst zu haben, aber ich hasse meine Unfähigkeit, meine Angst, wenn ich in sozialen Situationen bin! Ich will das nicht verstehen, ich will es weghaben! Deswegen gehe ich ja in Therapie. Gestern in der Teamsitzung haben wieder alle dumm geschaut, wie ich zu leise gesprochen habe. Da muss es doch Tipps geben, irgendwelche Atemübungen, wie ich damit umgehen kann! Sie versteht das nicht! Heute wollte sie, dass ich mich von außen bei meiner Sprechhemmung betrachte. Da habe ich so eine Wut auf mich bekommen, auf dieses unfähige Wesen. Jetzt geht es mir noch schlechter als zuvor. Ich geh da nicht mehr her. Das nächste Mal sag ich ihr, dass ich aufhöre mit der Therapie.

Therapeutin: Puh, so viel Selbstabwertung. Ich komm und komm nicht ran an sie. Jeder Versuch, ihre Verachtung ihrer Schwäche zu reduzieren, landet wieder in der Beschämung. Wenn ich sie bestätige, findet sie, ich nehme sie nicht wahr, sonst würde ich erkennen, dass sie wirklich unfähig sei. Vielleicht bin ich nicht die richtige Therapeutin für sie? Jede Stunde Kampf und Krampf. Vielleicht sollte ich mit einer paradoxen Intervention arbeiten, sie in ihrer Unfähigkeit bestätigen?
Sehr riskant, könnte aber etwas ermöglichen. Wahrscheinlich geht es darum, dass ich es aushalte.

Therapieverläufe sind sehr unterschiedlich, und die Beziehungsgestaltung verändert sich auch mit der Phase der Therapie. Manchmal ist ein Therapieprozess fast reibungslos: Die Person kommt mit klaren Zielen und Fragestellungen, bearbeitet diese, nutzt die Ressourcen, klärt, hinterfragt, setzt um und löst sich wieder. Meist aber treten, wie in allen Beziehungen, **Krisen** im Prozess auf.

Starke **Widerstände**, heftiges Abwehrverhalten, ungewollte, schmerzhafte Erkenntnisse stellen die Fortsetzung der Therapie infrage. Oder auch mangelndes Verständnis, Mangel an Bindung, Brüchigkeit in der Beziehung. Natürlich sind Abbruchgedanken immer Schlüsselmomente in einer Therapie: Was will die Person vermeiden, was ist so unaushaltbar? Welcher nächste Schritt ist eine so große Herausforderung, dass die Person flüchten möchte, zurückkehren zum altbekannten Leid?

Im vorliegenden inneren Dialog nach einer Therapiestunde wird der Druck auf alle Beteiligten spürbar. Die Klientin zeigt eine ausgeprägte Unzufriedenheit mit sich selbst, ein stark verletztes Selbstwerterleben. Um das Gefühl der Selbstentwertung und der Autoaggression nicht immer aushalten zu müssen, wird es auf andere verschoben. Die Therapeutin wird zur Ungenügenden, zur Nichtverstehenden. Diese Verschiebung trifft den gesamten Berufsstand und alle Ärzt*innen, „die nichts taugen", ihr nicht helfen können. Gleichzeitig werden alle konkreten Angebote ausgeschlagen, nicht angenommen, „da das ohnehin nichts bringe". Ihr verletzter Selbstwert verhindert, dass sich die Klientin selbstwirksam erlebt, ihre Umgebung wird in das negative Wertsystem einbezogen. Es ist keine innere Instanz vorhanden, die unterstützend ist, die bleibt, wenn es schwierig ist, die ein Gegenüber ist, was zu einer Persönlichkeitsorganisation mit mittlerem Strukturniveau geführt hat. Die Übertragung ist nach einer anfänglichen Begeisterung meist negativ und auch für die Therapeutin auf Dauer schwer aushaltbar. In solchen Therapien ist der **Rahmen** der Therapie oft der einzige Halt (vgl. Schenk, 1999c, S. 293–295). Die sichere Zeit und der immer gleichbleibende Ort verkörpern die Grenzen für das Aushalten negativer Gefühle. Eine ruhige, sichere, mitschwingende Haltung der Therapeutin (Containing) ist unverzichtbar, der einzige Anker gegen die Abbruchtendenzen. Das Mentalisieren – „die Fähigkeit, sich selbst und andere in Bezug auf subjektive Zustände und mentale Prozesse implizit und explizit zu begreifen" (Clarkin et al., 2013, S. 203) – ist oft die einzige Interventionsform, die nicht sofort bekämpft werden muss.

Solche **Therapieprozesse** dauern lange. Der Aufbau innerer gewährender Repräsentanzen und Empathieentwicklung sind keine Themen für Kurzzeittherapien. Die Beziehungsarbeit ist Kleinarbeit. Therapieabbrüche sowie krisenhafte Verläufe sind in solchen Phasen keine Seltenheit. Die Therapeutin kann die Gegenübertragungsgefühle zwar für Diagnose und Selbsterkenntnis nutzen, der Klientin aber nicht zur Verfügung stellen, da diese das als feindselig erleben würde. Was ihr bleibt, sind die Arbeitsvereinbarung, die eigene (Berufs-)Identität und das Wissen um unterschiedliche Therapieverläufe sowie das prozessorientierte Denken. Ebenfalls Halt bei der Arbeit gibt der vereinbarte Rahmen, der auch gemeinsam erarbeitete **Ziele** enthält. Diese miteinander zu verfolgen, gibt der therapeutischen Arbeit Richtung und Struktur.

Prozessorientiert zu arbeiten bedeutet, sich gemeinsam mit den Klient*innen auf das Unbekannte einzulassen, anstatt vorher zu wissen, was passieren wird oder passieren soll. Personen finden ihre eigenen Wege aus den Krisen und Problemen. Kein individueller Weg gleicht dem anderen.

Wir Therapeut*innen haben viel Wissen, theoretisches Rüstzeug, Hypothesen über das menschliche Verhalten. Trotzdem werden wir hoffentlich überrascht sein, z. B. von einer unerwarteten Frage, einer Wendung im Geschehen, einer plötzlich gezeigten Kompetenz, einem Angriff. Prozessorientiert heißt, durchaus menschenfreundlich auf das Geschehen, die Beziehung zu vertrauen, auch wenn oft Schmerzhaftes, Unangenehmes zu verarbeiten ist.

Schwierige Phasen in der Therapie – Gandras (2021, S. 74–79) nennt das die „Krisenbeziehung“ – stellen Therapeut*innen vor die Aufgabe, die eigene Kränkbarkeit, das Sich-selbst-infrage-Stellen zu kontrollieren und zu reflektieren. Jede Form der Beziehung, sei sie stark bewundernd, hochaggressiv, sehr abhängig oder bloß sachlich etc., kann zur quälenden Herausforderung werden, wenn die Bewegung ausbleibt, sich die Haltung fixiert. Bemerken die Therapeut*innen eine solche Fixierung bei sich selbst, geht es darum, das kollegiale Gespräch, Supervision oder Eigentherapie zu suchen, um sich zu entlasten.

### 4.9.7 Lebens-Um-Welten der Klientel

Die Feldtheorie (Kurt Lewin) – ein sozialpsychologischer Pfeiler in der Entwicklung der Gruppendynamik – beschreibt die Bedeutung des **Person-Umwelt-Bezuges**, sowohl für das Verhalten einer Person als auch für die Bildung von Störungen und für die Entwicklung entgegenstehender Barrieren im Lebensraum (vgl. Teutsch, 1999, S. 60–65). Person und Umwelt bilden das „Feld“, in dem Kräfte (Dynamiken) das Verhalten bedingen. „Person und Umwelt bilden einen interdependenten, unauflöslichen Systemzusammenhang, in welchem der Zustand jedes Teiles von jedem anderen Teil abhängig ist“ (Teutsch & Pölzl, 1999, S. 24). Daher heißt Entwicklung der Person auch

Entwicklung des **Lebensraums** der Person. Umweltfaktoren wie Werte, Einstellungen, Ideologien, Mangel und Fülle bestimmen (fördern und beschränken) die Entwicklung einer Person. Gleichzeitig erlebt die Person ihre Umwelt entsprechend dieser Entwicklung. Jede Veränderung von Person oder Umwelt zieht eine Veränderung der Kräftekonstellation nach sich, die das Verhalten reguliert.

Deswegen betrachtet die DG psychische Krankheit nicht als individuelles Problem (das individuell zu bearbeiten ist), sondern als Pathologie des Umfelds und der damit verbundenen Beziehungs- und Kommunikationsstrukturen. „Diese jeweils spezielle Symptombildung des Individuums wird bezogen auf Zusammenhang und Wechselwirkung von Umwelt und Individuum untersucht" (Majce-Egger, 2011, S. 136).

Die Klient*innen bringen also ihre Umwelten mit in die Einzelpsychotherapie-Räume der Dynamischen Gruppenpsychotherapeut*innen. Zajec (2017) widmet ihr Buch „Gruppenpsychotherapie mit Kindern und Jugendlichen" dem „Wir in uns", das dem gruppendynamischen Prinzip der Pluralität entspricht (jeder Mensch ist eine Gruppe).

> Klient: Den familiären Abend gestern möchte ich unbedingt in der Therapie besprechen! Ich war wieder fertig, jedes Zusammentreffen eine Katastrophe. Ich habe wirklich nichts gemeinsam mit meinen drei Geschwistern. Alle mauern, wenn ich etwas aus unserer Kindheit ansprechen möchte. Die Eltern sowieso. Ich würde so gerne mehr über die Umstände meiner Geburt und die Situation damals wissen, ist ja nichts Unwesentliches für mich. Ich weiß von meiner Tante, dass beide Eltern damals auch Außenbeziehungen hatten und sich eigentlich scheiden lassen wollten, dann kam der Nachzügler – ich – als Frühgeburt! Das Narrativ ist, dass alle zusammengerückt seien, um mich zu fördern. Keine Rede vom Fremdgehen, keine Rede von der Frage, ob ich eigentlich einen anderen Vater habe! Wenn ich etwas anspreche, so wie gestern – eisiges Schweigen, und sie erklären mich für verrückt, dass ich so etwas überhaupt denke. Was ich ja beinahe auch geworden wäre. Ich weiß inzwischen ja durch die Therapie, dass ich alles denken darf. Aber ich hätte so ein Bedürfnis, es auch mit den anderen Betroffenen zu teilen. So treiben sie mich weg, entweder ich teile das Tabu oder ich bin ausgestoßen. Ich werde diesen Weg ohne meine Familie gehen müssen. Das macht mir Angst, und ich fühle mich alleine auf dieser Welt.

Der Klient erlebt eine Primärgruppen-Umwelt mit einschneidender Realitätsverschiebung. Seine Funktion in diesem Umfeld ist, die Familie zusammenzuhalten und das gemeinsame Narrativ als sichtbaren Beweis zu stützen. Seine Schwierigkeiten im Leben sind der zu bezahlende Preis (schnell wechselnde Beziehungen, sich nicht in sozialen Zusammenhängen einfügen können, hohe Versagensängste). Einzig von seiner Tante erhält er Unterstützung in der Realitätskonstruktion. Seine Einschränkungen im Lebensraum zeigen sich in der therapeutischen Situation. Er schwankt in seiner Einschätzung der Situation stark zwischen „Es ist eh egal, wer mein Vater ist" (Primärgruppen-Haltung) und „Es ist alles bestimmend, wer mein Vater ist". Die Therapeutin wird für die Realitätsbildung instrumentalisiert. Sie soll eines von beiden bestätigen.

Das **Kräftefeld** der Primärgruppe, das keine Kompromissbildung zulässt, greift auf den therapeutischen Raum über, und langsam wird deutlich, wie diese Dynamik auf das Bindungsverhalten des Klienten wirkt. Die Therapeutin scheint ihm manchmal nahe zu sein (eine bedeutsame andere), dann wieder weit weg, eine kalte Expertin („eh egal“). Mit Fortdauer der Therapie kann der Klient die Zusammentreffen mit seiner Familie als Prüfstein für seine innere Kohärenz sehen. Gerät er in der Konfrontation „außer sich“, bricht die Verbindung zu seiner Realität? Die Therapie ist jener Raum, wo sich das „So-geworden-Sein“ des Klienten im Hier und Jetzt repräsentiert und dadurch Veränderung, Kompromissbildung passieren kann.

Das Umfeld (und seine Kräfte) verändert sich hinsichtlich einer Ausweitung des eigenen Lebensraums, seiner Starre bzw. Flüssigkeit, seiner Differenzierung und seiner Organisation (vgl. Teutsch, 2002, S. 20). Die abwesenden Gruppen der Klient*innen werden im Therapie-Lebens-Raum zu anwesenden Gruppen. Ihre Haltungen und Einstellungen, ihre Kommunikationsstrukturen, Hemmungen, Verbote, Stärken und Dynamiken verdeutlichen sich in der sozialen Beziehung zum*zur Therapeut*in. In der Interaktion organisiert sich, wie Schindler sagt, soziale Realität (vgl. Dolleschka, 2002b, S. 54).

Entscheidend ist die Haltung der Therapeut*innen: Sehen sie die Hilfe suchende Person als einzige*n Verursacher*in des inneren Leids, so bestätigen sie vielleicht die Klient*innen darin, sich selbst als „gestört“ zu erleben. Damit wird der Sinn, die entwickelte Fähigkeit hinter der Störung, verdeckt, und es geht darum, das unerwünschte Verhalten, Gefühl wegzumachen. Wird der*die andere als Teil eines eventuell gestörten Feldes begriffen, sind die Entwicklungsmöglichkeiten mannigfaltig, wie das Feld selbst. Um Menschen in ihrem gesunden oder kranken Verhalten verstehen zu können, reicht die individuelle Sichtweise nicht aus.

### 4.9.8 Und die Therapeut*innen?

Beziehungsorientierte Psychotherapie – das Angebot der DG – bewegt sich zwischen interaktionellem Geschehen mit allen dazugehörigen Gefühlen und einer professionellen Distanz. Paradoxerweise muss man sich auf die Beziehung einlassen, um andererseits reflektierend auf das Geschehen zu blicken, es mit Theorie und Methodik in Zusammenhang zu bringen. Diese **Haltung** beschreibt Hilgers (2018, vgl. S. 1–19), wenn er den „authentischen Therapeuten“ beschreibt, der sich den Klient*innen gegenüber „normal, menschlich“ verhält. Die Fähigkeit und die Aufgabe, sich jederzeit vom vielleicht enorm dichten Geschehen in eine reflexive Position zu versetzen, unterscheidet Klient*in und Therapeut*in in der Beziehungserfahrung. Für Psychotherapeut*innen gelten dieselben methodischen Ansätze: Sie achten auf ihre Beziehungen im Hier und Jetzt, gestalten ihre Entwicklungsprozesse, halten den Austausch mit Kolleg*innen aufrecht, um sich in der Interaktion selbst reflektieren zu können. Sie sind ihrer Umwelt ausgesetzt, gestalten diese (z. B. die eigene Fachgesellschaft, die Vernetzung) und sind sich ihres So-geworden-Sein gewahr.

> Therapeutin: Was für ein Tag heute! Sechs Therapiestunden und keine einfache darunter. Ich sollte heute noch dokumentieren, aber mein Gehirn wirkt wie leer gefegt. Ich bin einerseits müde, andererseits seltsam aufgekratzt, habe jede Menge Bilder im Kopf. Besonders eine Frau, die gerade ihren Partner an eine Krebserkrankung verliert, hat mich tief berührt. Wie würde es mir an ihrer Stelle gehen? Immer wieder erstaunt mich die Tapferkeit einzelner Menschen. Da kann ich ohnehin nur da sein, tröstende Worte werden rasch zu Floskeln. Ob ihr das wirklich hilft, zu mir zu kommen? Ich glaube, Weinen würde mir guttun. Andererseits freue ich mich, dass diese langfristige Intervention bei dem Klienten mit der Missbrauchserfahrung jetzt langsam aufgeht. Heute hat er zum ersten Mal „Ich bin ärgerlich" gesagt, und sein Gesicht war entspannt dabei, sein Blick offen. Ich sehe schon, heute kann ich nicht gleich nach Hause gehen und daheim ankommen wie ein übervoller Kochtopf. Ich werde noch etwas trinken gehen mit meiner Kollegin, damit ich die Dinge für mich noch ordnen kann und die unmittelbaren Gefühle verorte.

Wie kommen Therapeut*innen tagtäglich damit zurecht, sich in ihrer Arbeit als Person zur Verfügung zu stellen, in teils intensive Beziehung zu treten, ohne sich zu verstricken? Wie lässt man diese Beziehungen abends hinter sich, um die eigenen leben zu können? Was schützt davor, die Therapiebeziehungen als Ersatz für im eigenen Leben Fehlendes zu sehen? Wie ist es aushaltbar, so viel Abschied zu üben, sich unnötig zu machen, eine Übergangsbeziehung zu sein? Auf all diese Fragen gibt es kaum allgemeingültig Aussagen. Jede*r Therapeut*in hat in der Ausbildung einige Jahre Zeit, durch Selbsterfahrung Techniken der Abgrenzung zu entwickeln, die Beziehung nicht behindern, sondern das Einlassen ermöglichen. Zu wenig tiefe Eigentherapie führt unweigerlich zu Störungen in den professionellen Beziehungen: Das Manipulierende, das Missbräuchliche, das Abwertende, das Aufdringliche, die fixierte Helfer*innen-Rolle, das Abweichende (z. B. die Sitzungen ständig zu überziehen) vonseiten der Therapeut*innen sind Kennzeichen ungelöster, nicht bearbeiteter Eigenproblematiken, die ausagiert werden.

Der Beruf Psychotherapeut*in, diese Berufsidentität, stellt enorme Anforderungen. Kriterien für die Entwicklung dieser Identität finden sich bei Kernberg (2006, S. 3–5): Kontinuität, ein emotionales Sich-verpflichtet-Fühlen gegenüber der eigenen Selbstdefinition, Rollenbeziehungen, zentrale Wertvorstellungen, Anerkennung des eigenen Platzes in der Welt durch bedeutsame andere.

> „Die persönlichen Möglichkeiten, Fähigkeiten und Einschränkungen, das So-geworden-Sein sind zu erarbeiten. Außerdem ist das Selbstverständnis herzustellen, bewusst in Kontakt treten zu können und sich bewusst in Beziehungen einzulassen. Das alles, ohne auszubrennen,

> ohne zu benutzen, sondern mit dem Anspruch, sich zur Verfügung zu stellen als Gegenüber, als Person mit Fachwissen und Lebenserfahrung. Weiters sollen eigene Wertvorstellungen und Ziele formuliert und deklariert werden können." (Majce-Egger, 1999d, S. 51)

Die höchste Berufsanforderung ist wohl, sich selbst lebendig halten zu können, in Kommunikation mit anderen – im Grunde unabhängig davon, wie es einem selbst geht – das Interesse für andere aufrechterhalten zu können. Die in der Ausbildung erlernte Selbstorganisation (psychisch, physisch und interpersonell) sollte helfen, die Situation für sich und das eigene Umfeld so zu gestalten, dass es möglich ist, Beziehung sowohl berufsbezogen als auch privat zu leben. (Deswegen ist in der DG die Selbstorganisation sowohl strukturell als auch inhaltlich als klares Lehr- und Lernziel enthalten.) Nach langjähriger Lehrtherapie sollte man die Fähigkeit gewonnen haben, sich laufend selbst zu diagnostizieren und einen wertschätzenden inneren Dialog zu gestalten, der auch Fehler akzeptiert. Der eigene Prozess der Entwicklung ist mit den Prozessen der Klient*innen im Gleichgewicht zu halten, wenn nötig mithilfe von Supervision, Eigentherapie, Intervision. Neben Burn-out-Symptomen gibt es noch andere Warnhinweise, dass dieses Gleichgewicht verlassen wurde. Wenn man die eigene Arbeit nicht mehr herzeigen möchte, Ausreden benutzt, um vereinbarte Intervisionen auszulassen, zunehmend verweigert, die eigene Arbeit auch kontrollieren zu lassen, droht Erstarrung in der Anwendung von Methoden statt lebendiges Beziehungsgeschehen. Sitzt man öfters unberührt in Therapiestunden, wird man zum*zur „Behandler*in", die Klient*innen werden zu „Gestörten", „Störenden". Dann ist es Zeit für eine längere Pause oder eine Ergänzung der Eigentherapie.

Solange Psychotherapieausbildung viel Freiheit hatte, war es unkompliziert, die Entwicklungsmöglichkeiten auszuschöpfen und Wege der Bewältigung für das Berufsleben zu finden. Verschulte, universitäre Formen müssen sich in dieser Hinsicht erst beweisen!

Das Ende dieses Artikels bedeutet für mich ein Heraussteigen aus vielen eingenommenen Rollen, so wie am Ende eines langen Arbeitstages. Es genügt nicht, nur der*die „gute" Therapeut*in zu sein. Manchmal ist es eben nötig, beharrlich, vielleicht streng, auffordernd usw. zu intervenieren. Ich hoffe, es ist mir mit den „Dialogen" gelungen, aufzuzeigen, wie wichtig es ist, in der Funktion des*der Psychotherapeut*in tatsächlich bedeutsame*r andere*r, ein antwortendes Gegenüber zu sein.

# 5 Ausbildungen in der Fachsektion GD.DG – Gruppendynamik und Dynamische Gruppenpsychotherapie

Christine Pechtl

Im Jahr 1959 wurde der Österreichische Arbeitskreis für Gruppendynamik und Gruppentherapie gegründet. Wesentliches Interesse war von Beginn an, die Anwendung der Gruppendynamik in unterschiedlichen Arbeitsfeldern zu unterstützen und Personen auszubilden. Im Laufe der Zeit haben sich im wachsenden Verein sechs Fachsektionen ausdifferenziert. In der Fachsektion Gruppendynamik und Dynamische Gruppenpsychotherapie werden seit ihrer Gründung im Jahr 1982 Gruppendynamiker*innen (früher Groupworker genannt), Gruppendynamiktrainer*innen und Gruppentherapeut*innen (allerdings nur Mediziner*innen) ausgebildet. Seit Inkrafttreten des Psychotherapiegesetzes in Österreich 1991 gibt es auch die Ausbildung zum*zur Dynamischen Gruppenpsychotherapeut*in. Seit 2014 wird auch eine Weiterbildung in Dynamischer Gruppenpsychotherapie für Psychotherapeut*innen angeboten, die ihre Gruppenkompetenz entwickeln möchten (siehe Kapitel 1 „Geschichte – eine Theorie in Bewegung").

„Experimentelles, spielerisches, forschendes Tun und wissenschaftsorientierte Reflexion in Arbeitskreisen zeichneten den ÖAGG aus und bildeten die Grundlage für einen Pool an Trainer_innen und Fachleuten" (Lamatsch & Tippe, 2016, S. 21). Dieser Entwicklungstradition fühlt sich die Fachsektion weiterhin verpflichtet und versucht Möglichkeiten dafür zu schaffen. Die aktive Mitgestaltung des eigenen Lernumfelds statt der Konsumation einer Ausbildung ist wesentlich und verändert den Lernprozess.

> „Die Wirkungen des eigenen Mittuns nach innen und nach außen für die einzelne Person, für die Organisation [sic] Fachsektion und in Bezug zu Gesellschaft und Politik sollten erkennbar werden. […] Die TeilnehmerInnen sollen den Bezug zwischen innen und außen herstellen können, den Mehrwert einer Fachsektions-Mitgliedschaft erkennen und Zugehörigkeit erleben können, sich zu Themen positionieren, sie ergänzen und weiterentwickeln können." (Majce-Egger & Sanz, 2006, S. 45)

Eine Möglichkeit ist die Konzipierung der jährlichen Gruppendynamiktage durch Ausbildungskandidat*innen, mit einem großen Freiraum bezüglich der inhaltlichen Ausgestaltung.

Die Weiterentwicklung der beiden Ausbildungs- und Berufsidentitäten in einer Verschränkung, d. h. in, für alle Auszubildenden gemeinsam angebotenen, Seminaren, war der Fachsektion immer ein großes Anliegen, ist aber in einer immer differenzierteren Bildungslandschaft zugleich eine große Herausforderung. Ausbildung für Psychotherapeut*innen ist gesetzlich streng geregelt, muss einem eingereichten Curriculum folgen und darf nur von Psychotherapeut*innen vermittelt werden. Gruppendynamiker*innen kommen aus einem bestimmten Handlungsfeld. Die Ausbildung hat nicht den Anspruch, den Kandidat*innen eine von außen anerkannte, gesetzliche Berufsidentität mitzugeben, sondern Personen in der Weiterentwicklung innerhalb ihrer bestehenden Arbeitsfelder zu unterstützen.

Gemeinsam sind der GD.DG der Anspruch und die Überzeugung, dass dies in größtmöglicher Selbstverantwortung und der aktiven Auseinandersetzung mit Autorität und gesellschaftlichen Normen geschehen soll, um größtmöglichen Freiraum (innen und außen) zu entwickeln. In der Ausbildung zum*zur Dynamischen Gruppenpsychotherapeut*in wird die Teilnahme an einem methodenfremden Seminar verlangt, um einen kritisch, hinterfragenden Blick auf die eigene Methode zu unterstützen.

Die Legalisierung der Psychotherapieausbildung hat zu einer weitreichenden Verschulung geführt, die die offene Auseinandersetzung mit anderen nicht fördert. Gleichzeitig erscheint uns gerade dieser Einfluss auf die Persönlichkeitsentwicklung wesentlich (Majce-Egger, 1999e). Die Ausbildung zum*zur Psychotherapeut*in, wie sie in der Fachsektion gelebt wird, gerät in diesem Zusammenhang immer wieder an die Grenzen des Möglichen, nötigt Ausbildner*innen, Kandidat*innen und die gesamte Fachsektion aber auch zur Beschäftigung mit den gesellschaftlichen Bildern und Rahmenbedingungen in Bezug auf Bildung und Ausbildung. Der Anspruch, sich nicht nur mit den Innenwelten der Klientel zu beschäftigen, sondern Verhalten auch als Funktion der Umwelt zu sehen, zeichnet die Dynamische Gruppenpsychotherapie unter anderen Therapieausbildungen aus. Die kritische Infragestellung der eigenen Berufsidentität gelingt im Kontakt mit anderen Zugängen leichter. Identitätsentwicklung braucht das Pendeln zwischen Irritation und der Entwicklung neuer Sicherheiten.

Weiterhin finden die genannten Ausbildungen daher so verschränkt wie möglich statt. Dem Menschenbild der GD.DG entsprechend geht es in der Erforschung um die Beschäftigung mit Relationen, mit dem, was zwischen Personen und sozialen Systemen passiert. Person und Umwelt stehen in einem interdependenten, unauflöslichen Systemzusammenhang, in dem der Zustand jedes Teils von den anderen Teilen abhängig ist. Die unterschiedlichen Zugänge und Entwicklungsperspektiven unterstützen die Identitätsentwicklung. In der Spätmoderne sind stabile Identitätskonstruktionen vielfältig unter Druck.

„Wenn der operative Modus dynamischer Stabilisierung zu einer permanenten Beschleunigung der materiellen, sozialen und kulturellen Reproduktionsmechanismen von Gesellschaft führt, kann das nicht ohne Folgen für die psychische Konstitution, aber auch für den Körper und den Charakter der Subjekte bleiben" (Rosa, 2021, S. 212).

Gruppendynamische Ausbildungen leisten in Bezug auf die identitätsstiftenden Fragen von Macht und Zugehörigkeit einen Beitrag zu Beweglichkeit und Veränderungsbereitschaft, der Personen ermöglicht, sich trotz aller Stressfaktoren ausreichend zu stabilisieren (siehe Abschnitt 2.5 „Identität und Zugehörigkeit").

Wenn möglich, werden die Ausbildungsveranstaltungen der GD.DG offen ausgeschrieben. Es finden sich dann Personen ganz unterschiedlicher Herkünfte und Interessenslagen in den Seminaren *(stranger groups)*: Mitarbeitende aus unterschiedlichen Organisationen, Beamt*innen, Auszubildende unterschiedlicher Curricula, Klient*innen, Führungskräfte und andere an Fortbildung und Persönlichkeitsentwicklung Interessierte. Wir lernen voneinander und über die Auseinandersetzung mit dem „Fremden".

Die Ausbildungskandidat*innen werden nicht in eine Ausbildungsgruppe eingefügt, sondern wählen im Bausteinsystem Ausbildungsschritte, die ihrem Stand und der Eigeneinschätzung entsprechen. Sie stehen vor der Aufgabe, sich ihr soziales und wissenschaftliches Leben in der Fachsektion zu organisieren, „in Austausch mit und in Abgrenzung zu" (Schenk, 1999, S. 373).

Einige Selbsterfahrungs- und Theorieseminare werden für alle Auszubildenden von Gruppendynamiktrainer*innen und Lehrtherapeut*innen gemeinsam angeboten. Erfahrungen mit den angrenzenden Berufsidentitäten, Arbeitsfeldern und Wissensbereichen verbreitern die vermittelten Inhalte. So wird es möglich, dass Gruppendynamiker*innen mehr über psychotherapeutische Inhalte lernen und Psychotherapeut*innen organisationale Zusammenhänge ganz im Sinne Lewins – V = f (P, U) – mitdenken können. Gesundheit und Krankheit werden in ihrer gesellschaftlichen Bedingtheit und als Rollendefinition (Parsons) erfahrbar.

Das vorliegende Buch ist Folge und Ausdruck dieser gemeinsamen und doch unterschiedlichen Identität, der Befruchtung durch unterschiedliche Zugänge.

In der Fachsektion GD.DG gibt es aktuell vier Aus- bzw. Fortbildungsangebote.

### 1. Gruppendynamiker*in

Zweck der Ausbildung ist es, gruppendynamische Kompetenzen und Fertigkeiten zur Diagnose und zur wirksamen Gestaltung von Gruppenprozessen sowie zur Steuerung von Führungs-, Beratungs- und Entwicklungsarbeit zu erlangen.

Ziel ist die Integration dieser gruppendynamischen Kenntnisse und Erfahrungen in das eigene Arbeitsfeld mit Gruppen und Organisationen.

Inhalte und Lernfelder der Ausbildung umfassen folgende Ebenen:

- die differenzierte Selbst- und Fremdwahrnehmung sowie deren Reflexion in Gruppenprozessen im Hier und Jetzt
- die Vermittlung kognitiver Konzepte und gruppendynamischer Theorie, die Gruppenerfahrungen strukturieren helfen
- die Auswertung und Anwendung von Gruppenerfahrungen in den eigenen Arbeitskontexten
- das Trainieren von Design- und Interventionskompetenzen

**2. Gruppendynamiktrainer*in**

Die Ausbildung baut auf der Qualifizierung als Gruppendynamiker*in auf.

Ziel ist die Entwicklung eines eigenständigen gruppendynamischen Arbeitsfeldes. Die Graduierung zum*zur Gruppendynamiktrainer*in ist die Voraussetzung, um Ausbildungsveranstaltungen für Gruppendynamik im ÖAGG anzubieten.

Die Ausbildung bietet eine umfassende Qualifizierung in der Trainings- und Beratungskompetenz nach Schwerpunktsetzung in den gruppendynamischen Arbeitsfeldern:

- gruppendynamische Trainings und Laboratorien
- Gruppensupervision und kollegiale Beratung
- Teamentwicklung und Teamtraining
- Aktionsforschung und Organisationsentwicklung
- Gruppenpädagogik

Im Rahmen der Ausbildung sind sowohl die eigene Teilnahme an gruppendynamischen Trainingsformaten als auch deren Co- und eigenverantwortliche Leitung begleitet durch Supervision vorgesehen. Die Ausbildungskandidat*innen organisieren sich in verbindlichen Peergroups. Ein klinisches Praktikum ist ebenfalls vorgesehen.

Absolvent*innen können Gruppendynamische Trainings eigenverantwortlich leiten und an den Ausbildungen der Fachsektion GD.DG fachlich und didaktisch verantwortlich mitwirken. Sie sind funktional tätig als Leiter*in, Begleiter*in und Berater*in von Personen, Teams und Organisationen, können Trainings-, Beratungs-, Supervisions- und Organisationsberatungskonzepte entwickeln, durchführen und auswerten. Es wird erlernt, in gruppen- und organisationsdynamischen Prozessen zu intervenieren, diese zielorientiert zu steuern und Entwicklungen zu fördern.

Gruppendynamische Kenntnisse (Theorie und Praxis) vermitteln, d. h. konzipieren, didaktisch aufbereiten, angewandte Techniken und Modelle transparent machen und evaluieren, ist Teil des Repertoires. Beziehungs- und Teamfähigkeit, Krisenstabilität und Selbstreflexion werden in der Ausbildung weiterentwickelt. Die Phänomene Widerstand, Übertragung/Gegenübertragung und Projektion können erkannt, bearbeitet und entwicklungsfördernd genutzt werden.

Zum Abschluss der Ausbildung ist eine Abschlussarbeit zu verfassen und innerhalb der Fachsektion zur Diskussion zu stellen. Der Artikel soll gruppendynamische Theorien und Konzepte sowie deren Anwendung anhand von Fallbeschreibungen aus eigener Praxis enthalten.

**3. Fachspezifikum Dynamische Gruppenpsychotherapie**

Dynamische Gruppenpsychotherapeut*innen verfügen über eine Ausbildung, die es ihnen ermöglicht, Psychotherapie in der Gruppe, mit Paaren und Einzelpersonen durchzuführen. Als wesentlich erachten wir das Denken mit gruppendynamischem

Hintergrund. Das Verhalten und damit die Symptome der Person werden als nur im Systemzusammenhang verstehbar gesehen, ganz im Sinne Lewins. Krankheit wird damit zur sozialen Rolle (Parsons), die im gesamtgesellschaftlichen Zusammenhang ausgeübt und verstanden wird. Auch die Veränderungsmöglichkeiten einer Person sehen wir als sozial mitbedingt und Veränderung in den Bezugsgruppen nach sich ziehend. Dies geschieht mit einem psychodynamischen Hintergrund und Verständnis der Beziehung.

Die Voraussetzungen für den Beginn der Ausbildung sind im Psychotherapiegesetz geregelt. Ebenso sind Inhalt und Umfang der Ausbildung jeweils vom Ministerium zu genehmigen. Die Verschränkung der Ausbildungen (wie oben beschrieben) ermöglicht den uns wichtigen Blick über den fachspezifischen Tellerrand und trainiert die Fähigkeit zur Selbstorganisation.

Absolvent*innen verfügen über einen für Gruppentherapeut*innen erforderlichen persönlichen Entwicklungsstand und eine hohe Reflexionsfähigkeit. Theoretische und methodische Kenntnisse können persönlichkeits- und interaktionsfördernd eingesetzt werden. Die Ausbildung vermittelt psycho- und organisationsdiagnostisches Wissen. Gesundheitsfördernde Entwicklungen können aktiviert und begleitet werden. Auch die Fähigkeit, therapeutische Designs zu entwickeln und umzusetzen, konnte erlernt werden.

Hohe Kreativität, Empathie-, Krisen- und Konfliktfähigkeit sowie die Bereitschaft, sich bewusst auf (Gruppen-)Dynamiken einzulassen und sie mitzugestalten, sind ein Ziel.

Kurz vor ihrer Graduierung hat die ausgebildete Person ihr Wissen durch eine wissenschaftliche Arbeit (z. B. Falldarstellung, Darstellung eines Gruppenverlaufs, Theorieerarbeitung nach eigenen Fragestellungen) nachzuweisen.

**4. Weiterbildung zum*zur Gruppenpsychotherapeut*in**

Die Gruppe wird zu einem eigenständigen Therapieinstrument durch die vielfältigen Prozesse und Dynamiken, die Menschen in therapeutischen Gruppen erleben und gestalten, Phasen der Gruppe in Wechselwirkung mit Entwicklungsschritten von Einzelpersonen und das Erleben eigener sozialer Wirksamkeit. Um das entwicklungsfördernde Potenzial zu nutzen, das die Gruppe bietet, sind Wissen und Erfahrung darüber notwendig, wie sich die Gruppendynamik im Therapieprozess entfalten kann. Im Fokus steht Therapie mit und durch die Gruppe.

Die Weiterbildung richtet sich sowohl an Psychotherapeut*innen mit abgeschlossenem Fachspezifikum als auch an Psychotherapeut*innen in Ausbildung unter Supervision, die mit Gruppen arbeiten wollen oder bereits arbeiten und ihre gruppenpsychotherapeutische Kompetenz erweitern möchten.

Weiterbildungsziel ist die Integration gruppenbezogener Lerninhalte in die eigene Praxis mit den Schwerpunkten Gruppendiagnose und Intervention.

Die Weiterbildung basiert auf Selbsterfahrung in der Gruppenmethode, dem Erarbeiten klientelbezogener Anwendungsmodelle und der Umsetzung in der eigenen Gruppenpraxis unter Supervision.

Lerninhalte:

- Entwicklungsprozesse von Gruppen und Personen, inter- und intrapsychische Dynamiken in ihrer Wechselwirkung verstehen und analysieren
- krisenhafte Entwicklungen rechtzeitig erkennen
- interaktionelles Interventionsrepertoire zielorientiert einsetzen
- Reflexions- und Feedbackprozesse installieren
- methodisch-technische Kenntnisse zu Konzept, Design und Intervention prozessorientiert handhaben
- Dynamiken in Institutionen wie die Wechselwirkungen zwischen Team, Klientel und Organisation erkennen und funktional damit umgehen

Weitere Informationen über den Ablauf der Ausbildung, die aktuellen Curricula und unsere Ausbildungsberater*innen finden sich unter gddg.oeagg.at.

# Autor*innenverzeichnis

**Adler, Eva S.,** Dr. phil., Klinische Psychologin und Gesundheitspsychologin, Kinder-, Jugend- und Familienpsychologin, Psychotherapeutin Dynamische Gruppenpsychotherapie und Gruppenanalyse/Psychoanalytische Psychotherapie, Lehrtherapeutin DG im ÖAGG, Säuglings-, Kinder- und Jugendlichenpsychotherapeutin, Gruppendynamikerin, Gruppendynamiktrainerin, Supervisorin, Lehrsupervisorin im BÖP, Mitarbeit als Gruppenpsychotherapeutin in der Psychotherapeutischen Ambulanz des ÖAGG in Wien. Arbeit in freier Praxis, Wien und Niederösterreich.
Kontakt: dr.eva.adler@a1.net

**Baumann, Heinz,** Diplomsozialarbeiter, Gruppendynamiker, Gruppendynamiktrainer im ÖAGG, Supervisor und Berater, Schwerpunkte: Politik, Gender und Diversität, Teamentwicklung, Kommunikation. Lehrbeauftragter an der FH Joanneum Graz, ehemaliger Gemeinderat in Graz.
Kontakt: heinz.baumann@fh-joanneum.at

**Burger, Michael,** MedR Dr., MSc, Oberarzt, Supervisor und Coach, Gruppendynamiker, Gruppendynamiktrainer, Balintgruppenleiter, Lebens- und Sozialberater, Lehrsupervisor, div. Lehraufträge, tätig in freier Praxis.
Kontakt: kontakt@michaelburger.at

**Dauda, Elisabeth,** Fachärztin für Kinder- und Jugendpsychiatrie, Ausbildungskandidatin DG im ÖAGG.
Kontakt: elisabethdauda@gmail.com

**Eckert, Gwendolin,** Psychotherapeutin DG, Gruppendynamikerin, Supervisorin, Mediatorin, Gruppendynamiktrainerin, Lehrtherapeutin DG im ÖAGG. Arbeit in freier Praxis, Baden.
Kontakt: praxis@psychotherapie-eckert.at

**Ettl, Peter,** Unternehmensberater, Gruppendynamiker, Gruppendynamiktrainer.
Kontakt: peter.ettl@enable.cc

**Faber, Claus,** Dr., Gruppendynamiker und Gruppendynamischer Organisationsentwickler (DGGO), akademischer Coach, Supervisor und Organisationsentwickler (SFU Wien, osb-i), Unternehmensberater, Wirtschaftswissenschaftler, Journalist, Lehrbeauftragter an der FH Salzburg. Mitgründer von Attac Österreich und Gründer des Beratungsnetzwerks coachesforfuture.org.
Kontakt: office@clausfaber.net

**Fliedl, Rainer,** Dr., Facharzt Kinder- und Jugendpsychiatrie und Psychotherapeutische Medizin, FA Psychiatrie und Psychotherapeutische Medizin, Psychoanalytiker. Gruppen-

dynamiker, Gruppendynamiktrainer, Psychotherapeut PA, DG, KP, Lehrtherapeut Dynamische Gruppenpsychotherapie im ÖAGG, Supervisor.
Von 2005 bis 2019 Leiter der Abteilung für Kinder- und Jugendpsychiatrie und Psychotherapie des Landesklinikums Baden-Mödling, Standort Hinterbrühl.
Kontakt: rainer.fliedl@hotmail.com

**Korlath, Silvia,** DSA, Diplom-Sozialarbeiterin, Psychotherapeutin DG, Supervisorin ÖVS, Lehrtherapeutin DG im ÖAGG, Arbeit in freier Praxis, Wien.
Kontakt: korlathsilvia@yahoo.com

**Majce-Egger, Maria,** Klinische Psychologin und Gesundheitspsychologin, Gruppendynamikerin, Gruppendynamiktrainerin, Psychotherapeutin DG, KP, Supervisorin und Coach, Lehrtherapeutin Dynamische Psychotherapie im ÖAGG, Bioenergetische Analytikerin, Lehrende für Bioenergetische Analyse DÖK, Certified Bioenergetic Therapist, IIBA.
Generalsekretärin des ÖAGG 2004–2010. Arbeit in freier Praxis, Wien.
Kontakt: maria.majce-egger@utanet.at

**Martini, Birgit,** Mag.ª, MEd., Sportwissenschafterin, Lehrerin für Philosophie, Psychologie, Bewegung und Sport, Lehrbeauftragte an der Universität Wien, Gruppendynamikerin im ÖAGG, Lehrtrainerin für Integrative Outdoor-Aktivitäten®, Wien.
Kontakt: birgit.martini@univie.ac.at

**Pechtl, Christine,** DSA, Diplom-Sozialarbeiterin, Psychotherapeutin DG, Supervisorin ÖVS, Lehrtherapeutin DG im ÖAGG, Bioenergetische Analytikerin, Lehrende für Bioenergetische Analyse DÖK, Certified Bioenergetic Therapist, IIBA, Lebens- und Sozialberaterin, Fachsektionsleiterin DG, Wolf-Aull-Preisträgerin. Arbeit in freier Praxis, Innsbruck.
Kontakt: c.pechtl@koerper-psychotherapie.at

**Pesendorfer, Dominik,** Mag., Studium der Sportwissenschaften, Organisationsberater, Gruppendynamiker, Gruppendynamiktrainer im ÖAGG, Bioenergetischer Analytiker, Lehrender für Bioenergetische Analyse DÖK, für Integrative Outdoor-Aktivitäten IOA sowie Qigong und Martial Arts. Gründungsmitglied und Berater der berater*innengruppe naschmarkt.
Kontakt: pesendorfer@naschmarkt.co.at

**Rappich, Julia,** Mag.ª, MSc, Pädagogin (Psychoanalytische Pädagogik, Inklusive Pädagogik), Gruppendynamikerin, Trainerin für Personal-, Team- und Organisationsentwicklung nach dem Konzept der IOA, selbstständige Trainerin und Beraterin. Gründungsmitglied Netzwerk für handlungsorientierte Beratung und Entwicklung.
Kontakt: julia.rappich@nhbe.at

**Rieger, Hannah,** Mag.[a], Ökonomin, Gruppendynamikerin, Gruppendynamiktrainerin, Supervisorin und Coachin im ÖAGG, Supervisorin und Coach in der ÖVS, freiberufliche Kunstprojekte als Vortragende, Kuratorin und Autorin, Sammlerin von Art brut seit 1991.
Kontakt: hannah.rieger@livinginartbrut.com
www.livinginartbrut.com

**Schenk, Susanna,** Mag.[a], Studium Germanistik und Sport, Gruppendynamikerin, Gruppendynamiktrainerin, Psychotherapeutin DG, Lehrtherapeutin DG im ÖAGG, Supervisorin, Bioenergetische Analytikerin, Lehrende für Bioenergetische Analyse in der DÖK, Certified Bioenergetic Therapist im IIBA, Arbeit in freier Praxis, Wien.
Kontakt: susanna.schenk@a1.net

**Schermann, Alexandra,** Ing., Geschäftsführerin tickmark Consulting KG, Unternehmensberaterin, Gruppendynamikerin, zertifizierte Projektmanagerin IPMA Level C, Professional Scrum Master II, Erwachsenentrainerin.
Kontakt: a.schermann@tickmark.at

**Schulze, Michael Karsten,** Politikwissenschaftler, Gruppendynamiker, Gruppendynamiktrainer in Ausbildung, Organisationsentwickler, Facilitator, selbstständiger Berater in Veränderungsprozessen.
Kontakt: schulze@mutundklarheit.at

**Spatzenegger, Wolfgang,** DSA, Diplom-Sozialarbeiter, Gruppendynamiker, Gruppendynamiktrainer, ausbildungsberechtigter Trainer für Gruppendynamik in der DGGO, Supervisor und Coach bei ÖVS, Lehrsupervisor im ÖAGG, Wolf-Aull-Preisträger, selbstständiger Berater für Menschen, Gruppen und Organisationen in Enns.
Kontakt: kontakt@kreisquadrat.at

**Treibenreif, Gudrun,** DSA, Mag.[a] (FH), Diplom-Sozialarbeiterin, Gruppendynamikerin, Gruppendynamiktrainerin, Mediatorin, Supervisorin ÖVS, Bioenergetische Analytikerin, Lehrende für Bioenergetische Analyse DÖK, Wolf-Aull-Preisträgerin.
Sozialarbeiterin bei NEU**START**, Lehrende an den Fachhochschulen Linz und St. Pölten, Arbeit in freier Praxis, Linz.
Kontakt: treibgud@hotmail.com

**Zajec, Karin,** Mag.[a], Klinische Psychologin und Gesundheitspsychologin, Psychotherapeutin DG, Ausbildungsleiterin DG, Lehrtherapeutin DG im ÖAGG, Kinder- und Jugendlichenpsychotherapeutin, leitende Psychologin und Leitung der Tagesklinik Hinterbrühl an der Abteilung für Kinder- und Jugendpsychiatrie und Psychotherapie des Landesklinikums Baden-Mödling, Standort Hinterbrühl, Leiterin der Weiterbildung für Einzel- und Gruppenpsychotherapie für Kinder und Jugendliche im ÖAGG, Leitung des Karl Landsteiner Instituts für psychosomatische Medizin, Psychotherapie und Kindheitsforschung. Generalsekretärin des ÖAGG seit 2020.
Kontakt: karin.zajec@patio-therapie.at

# Literaturverzeichnis


Abels, Heinz & König, Alexandra (2010). *Sozialisation. Soziologische Antworten auf die Frage, wie wir werden, was wir sind, wie gesellschaftliche Ordnung möglich ist und wie Theorien der Gesellschaft und der Identität ineinanderspielen.* VS Verlag für Sozialwissenschaften.

Adler, Eva S. (2000). Wirkfaktoren der Dynamischen Gruppenpsychotherapie. In Markus Hochgerner & Elisabeth Wildberger (Hrsg.), *Was heilt in der Psychotherapie? Überlegungen zur Wirksamkeitsforschung und Methodenspezifische Denkweisen* (S. 292–329). Facultas.

Alexander, Franz & French, Thomas M. (1946). *Psychoanalytic Therapie, Principles and Application.* The Ronald Press.

Allport, Gordon W. (1971). *Die Natur des Vorurteils.* Kiepenheuer & Witsch. Englischsprachiges Original: Gordon W. Allport: *The Nature of Prejudice.* Addison-Wesley, Cambridge 1954.

Altmeyer, Martin (2003). Text, Subtext, Kontext zur „Philosophie" der deutschen Übersetzung. In Stephen A. Mitchell (Hrsg.), *Bindung und Beziehung. Auf dem Weg zu einer relationalen Psychoanalyse* (S. 17–20). Psychosozial.

Altmeyer, Martin (2011). Im Spiegel der Anderen: Gruppe, Narzissmus, Gruppennarzissmus. *Gruppenpsychotherapie und Gruppendynamik, 2, 2011*(2), 69–93.

Altmeyer, Martin (2016). *Auf der Suche nach Resonanz. Wie sich das Seelenleben in der digitalen Moderne verändert.* Vandenhoeck & Ruprecht.

Amann, Andreas (2001). Gruppendynamik als reflexive Vergemeinschaftung. In Klaus Antons, Andreas Amann, Gisela Clausen, Oliver König & Karl Schattenhofer, *Gruppenprozesse verstehen: Gruppendynamische Forschung und Praxis* (S. 28–39). Leseke + Budrich.

Amann, Andreas (2003). Vergemeinschaftungsmuster – Zugehörigkeit und Individualisierung im gruppendynamischen Raum. *Gruppenpsychotherapie und Gruppendynamik 39*, 201–219.

Amann, Andreas (2004). *Reflexive Vergemeinschaftung. Zu Struktur und Prozess gruppendynamischer Praxis.* Inauguraldissertation, Johann-Wolfgang-Goethe-Universität, Frankfurt am Main.

Amann, Andreas (2009a). Die gruppendynamische Haltung. In *Gruppenpsychotherapie und Gruppendynamik, 4, 2009*, 266–272.

Amann, Andreas (2009b). Der Prozess des Diagnostizierens – Wie untersuche ich eine Gruppe? In Cornelia Edding, Karl Schattenhofer, K. (Hrsg.), *Handbuch: Alles über Gruppen. Theorie, Anwendung, Praxis* (S. 404–436). Beltz.

Amesberger, Günter & Stadler, Rudolf (2014). *Bildungsstandards für Bewegung und Sport.* BMUKK.

Anderson, David J. (2015). *Kanban. Evolutionäres Change Management für IT-Organisationen.* dpunkt.

Andreas, Christine (1999). Stationäre Gruppenpsychotherapie. In Maria Majce-Egger (Hrsg.), *Gruppentherapie und Gruppendynamik – Dynamische Gruppenpsychotherapie. Theoretische Grundlagen, Entwicklungen und Methoden* (S. 337–341). Facultas.

Anthony, Elwyn James (2017 [1971]). The History of Group Psychotherapie. In Benjamin J. Sadock, Virginia A. Sadock & Pedro Ruiz (Hrsg.), *Kaplan & Sadock's Comprehensive Textbook of Psychiatry* (S. 1–35). Williams & Wilkins Company.

Antons, Klaus (2018). Das kollektive Böse – Destruktive Kräfte in Gruppen. *PiD, Psychotherapie im Dialog,* 19, 42–46.

Antons, Klaus, Amann, Andreas, Clausen, Gisela, König, Oliver & Schattenhofer, Karl (2004). *Gruppenprozesse verstehen.* VS Verlag für Sozialwissenschaften.

Antons, Klaus, Ehrensperger, Heidi & Milesi, Rita (2019). *Praxis der Gruppendynamik* (10. Aufl.). Hogrefe.

Antons, Klaus & Stützle-Hebel, Monika (2015). *Feldkräfte im Hier und Jetzt. Antworten von Lewins Feldtheorie auf aktuelle Fragestellungen in Führung, Beratung und Therapie.* Carl-Auer.

Antons, Klaus & Stützle-Hebel, Monika (2015a). Glossar lewinischer Begriffe. In Klaus Antons & Monika Stützle-Hebel (Hrsg.), *Feldkräfte im Hier und Jetzt. Antworten von Lewins Feldtheorie auf aktuelle Fragestellungen in Führung, Beratung und Therapie* (S. 333–342). Carl-Auer.

Antons, Klaus & Stützle-Hebel, Monika (2015b). Spurensuche. Feldtheoretisch-praktisches Denken und Handeln in der angewandten Gruppendynamik. In Klaus Antons & Monika Stützle-Hebel (Hrsg.), *Feldkräfte im Hier und Jetzt* (S. 227–251). Carl-Auer.

Arbeitskreis OPD-KJ et al. (Hrsg.). (2007). *OPD-KJ. Operationalisierte Psychodynamische Diagnostik des Kindes- und Jugendalters. Grundlagen und Manual.* Hans Huber.

Arbeitskreis zur Operationalisierung Psychodynamischer Diagnostik (2014). *Operationalisierte Psychodynamische Diagnostik OPD-2: Das Manual für Diagnostik und Therapieplanung* (3., überarb. Aufl.). Hans Huber.

Arendt, Hannah (1960). *Vita Activa oder Vom tätigen Leben.* Kohlhammer.

Arendt, Hannah (1967, dt. 1981). *Vita activa oder Vom tätigen Leben.* Piper.

Argelander, Hermann (1970). *Das Erstinterview in der Psychotherapie.* Wissenschaftliche Buchgesellschaft.

Arnold, Otto H. & Schindler, Raoul (1952). Bifokale Gruppentherapie bei Schizophrenen. *Wiener Zeitschrift für Nervenheilkunde und Grenzgebiete, 5,* 155–174.

Aull, Wolf (1994). Gruppendynamik im ÖAGG – zeitgemäße Überlegungen. In Michael Ertl, Hannah Rieger, Fritz Schiener (Hrsg.), *10 Jahre Gruppendynamik-Tage 1985–1994 der Sektion Gruppendynamik und therapeutische Gruppenarbeit. Feedback Sondernummer FS: Gruppendynamik.* 12*(171)*, S. 6–7.

Autor*innenteam der Fachsektion (1992). *Dokumentation der Methode Dynamische Gruppenpsychotherapie.* ÖAAG.

Baecker, Dirk (2012). *Wozu Kultur?* Kulturverlag Kadmos.

Baecker, Dirk & Hedinger, Johannes M. (2012). *Thesen zur nächsten Kunst.* http://whtsnxt.net/007 (S. 1–8). Wiederabdruck. Schweizer Monat, Ausgabe 993/Februar 2012. *Was macht die Kunst?* (S. 74–77).

Baranger, Madelaine & Baranger, Willy (2018 [1961]). Die analytische Situation als dynamisches Feld. *Psyche-Z Psychoanal. 72*(9/10), 739–784.

Bartuska, Heiner, Buchsbaumer, Manfred, Mehta, Gerda, Pawlowsky, Gerhard & Wiesnagrotzki, Stefan (Hrsg). (2005). *Psychotherapeutische Diagnostik. Leitlinien für den neuen Standard.* Springer.

Basaglia, Franco (1972). *Die abweichende Mehrheit. Die Ideologie der totalen sozialen Kontrolle.* Suhrkamp.

Beck, Kent (2000). *Extreme Programming Explained. Embrace Change.* Addision-Wesley.

Becker, Hansjörg (2003). Psychoanalyse und Organisation. Zur Bedeutung unbewusster Sozialisation in Organisationen. In Burkhard Sievers, Dieter Ohlmeier, Bernd Oberhoff & Ulrich Beumer (Hrsg.), *Das Unbewußte in Organisationen* (S. 53–71). Psychosozial-Verlag.

Benjamin, Jessica (2006). Tue ich oder wird mir getan? Ein intersubjektives Triangulierungskonzept. In Martin Altmeyer & Helmut Thomä (Hrsg.), *Die vernetzte Seele: Die intersubjektive Wende in der Psychoanalyse* (S. 65–107). Klett-Cotta.

Bennis, Warren G. (1972). Entwicklungsmuster der T-Gruppe. In Leland P. Bradford, Jack R. Gibb & Kenneth D. Benne (Hrsg.), *Gruppentraining. T-Gruppentheorie und Laboratoriumsmethode* (S. 270–300). Klett-Cotta.

Bennis, Warren G. & Shepard, Herbert A. (1956). A theory of group development. *Human relations, 9*(4), 415–437.

Bettighofer, Siegfried (2010). *Übertragung und Gegenübertragung im therapeutischen Prozess* (4. erw. Aufl.). Kohlhammer.

BGBl. (2016): Lehrpläne für Bewegung und Sport, StF. BGBl. Nr. 37/1989 i. d. F. BGBl. II Nr. 217/2016.

Bion, Wilfred R. (1961). Experiences in Groups and Other Papers. (Dt. 1971). *Erfahrungen in Gruppen und andere Schriften.* Klett-Cotta.

Bion, Wilfred R. (1962a). *Learning from Experience.* Basic Books.

Bion, Wilfred R. (1962b, 1992). *Lernen durch Erfahrung.* Suhrkamp.

Bion, Wilfred R. (1963). Eine Theorie des Denkens. *Psyche,* 17(7), 426–435.

Bion, Wilfred R. (1971, 1974, 2001, 2015). *Erfahrungen in Gruppen und andere Schriften.* Klett-Cotta. (Original 1961).

Bion, Wilfred R. (1973, 1990, dt. 1991). *Erfahrungen in Gruppen und andere Schriften.* Geist und Psyche. Fischer.

Bischof, Hannah, Przyborski, Aglaja, Dietrich, Günter, Poncioni-Rusnov, Vanja & Agner, Rudolf (2021). Die Eingangsphase in der ambulanten Gruppentherapie – eine Pilotstudie. *Psychotherapie Forum, 25*(1–2), 62–71. https://doi.org/10.1007/s00729-021-00182-5

Bitter, Daniela & Sulzer, Birgit (2012). *Entwicklung der sozialen Gruppenarbeit in Österreich. Eine historische Spurensuche in Österreich.* Masterthesis an der Fachhochschule St. Pölten.

Bohrleber, Werner (2004). Adoleszenz, Identität und Trauma. In Annette Streeck-Fischer (Hrsg.), *Adolenzenz – Bindung – Destruktivität* (S. 229–242). Klett-Cotta.

Boltanski, Luc & Chiapello, Ève (2003). *Der neue Geist des Kapitalismus.* UVK.

Boltanski, Luc & Esquerre, Arnaud (2018). *Bereicherung.* Suhrkamp.

Bourdieu, Pierre (1982). *Die feinen Unterschiede. Kritik der gesellschaftlichen Urteilskraft.* Suhrkamp.

Bourdieu, Pierre (1987, 1993, 1999). *Sozialer Sinn. Kritik der theoretischen Vernunft.* Suhrkamp.

Bourdieu, Pierre (1991[1979]). *Zur Soziologie der Symbolischen Formen.* Suhrkamp.

Bourdieu, Pierre (1992). *Die verborgenen Mechanismen der Macht.* Suhrkamp.

Bourdieu, Pierre (1997). Die männliche Herrschaft. In Irene Dölling & Beate Krais (Hrsg.), *Ein alltägliches Spiel. Geschlechterkonstruktion in der sozialen Praxis. Gender Studies* (S. 153–217). Suhrkamp.

Bracket, Jeffrey R. (1904). *Supervision and Education in Charity.* Macmillan.

Brosius Claus (2009). Das gruppendynamische Training. In Cornelia Edding & Karl Schattenhofer (Hrsg.), *Alles über Gruppen.* Beltz.

Budziat, Rosa & Kuhn, Hubert R. (2021). *Gruppen und Teams professionell beraten und leiten. Handbuch Gruppendynamik für die systemische Praxis.* Vandenhoeck & Ruprecht.

Bundesministerium für europäische und internationale Angelegenheiten – Expertenrat für Integration (2019). *Integration. Integrationsbericht 2019. Integration in Österreich – Zahlen, Entwicklungen, Schwerpunkte.* https://www.bmeia.gv.at/ministerium/presse/aktuelles/2019/09/integrationsbericht-2019-oesterreich-ist-im-integrationsbereich-auf-einem-guten-weg

Burger, Michael (2011). Was hilft den Helfern helfen. In Michael Ratheiser, Jutta Menschik-Bendele, Ewald Krainz & Michael Burger (Hrsg.), *Burnout und Prävention* (S. 31–114). Springer.

Burger, Michael (2012). *Supervision und Balintgruppenarbeit – Gemeinsamkeiten und Unterschiede in der Praxis* [unpublizierte Masterthesis]. ARGE Bildungsmanagement Wien.

Burnes, Bernhard (2007). Kurt Lewin and the Harwood Studies. The Foundations of OD. *The Journal of Applied Behavioral Science, 43*(2), 177–294. https://doi.org/10.1177/0021886306297004

Burns, Tom & Stalker, George M. (1961). *The Management of Innovation.* London: Tavistock.

Burrow, Trigant (1926). Die Gruppenmethode in der Psychoanalyse. *Imago* 12, 211–222.

Burrow, Trigant (1932). Sogenannte normale soziale Wechselbeziehung von Individuum und Gruppe. *Gruppenpsychotherapie und Gruppendynamik, 2018*(2), 105–116.

Burrow, Trigant (2015 [1926]). Die Gruppenmethode in der Psychoanalyse (Neudruck). *Gruppenpsychotherapie und Gruppendynamik, 51*(1), 18–27.

Butler, Judith (1990). *Das Unbehagen der Geschlechter.* Suhrkamp.

Butler, Judith (1993). *Körper von Gewicht. Die diskursiven Grenzen des Geschlechts.* Suhrkamp.

Butler, Judith (1997). *Psyche der Macht. Das Subjekt der Unterwerfung.* Suhrkamp.

Cierpka, Manfred (2020). Geleitwort. In Gerd Rudolf (Hrsg.), *Strukturbezogene Psychotherapie* (4. Aufl.). Schattauer.

Clarkin, John F., Fonagy, Peter & Gabbard, Glen O. (2013). *Psychodynamische Psychotherapie der Persönlichkeitsstörungen. Handbuch für die klinische Praxis.* Schattauer.

Clarkin, John F., Yeomans, Frank E. & Kernberg, Otto F. (2008). *Psychotherapie der Borderline-Persönlichkeit – Manual zur psychodynamischen Therapie.* Schattauer.

Clausen, Gisela (2009). Koproduktion und Selbstorganisation. *Gruppenpsychotherapie und Gruppendynamik, 4, 2009,* 273–284.

Cooley, Charles H. (1909). *Social Organization: a Study of the Larger Mind.* Charles Scribner's Sons.

Cooley, Charles H. (1956). Social Organization. In *The Two Major Works of Charles H. Cooley. Social Organization. Human Nature and the Social Order. With an Introduction of Robert Cooley Angell* (S. 3–420). The Free Press.

Crenshaw, Kimberlé (1989). Demarginalizing the Intersection of Race and Sex: A Black Feminist Critique of Antidiscrimination Doctrine, Feminist Theory and Antiracist Politics. *University of Chicago Legal Forum, 1989*(1), 139–166. https://doi.org/10.4324/9781315631011-38

Crepaldi, Gianluca (2018). *Containing.* Psychosozial-Verlag.

Crouch, Colin (2012). *Postdemokratie.* Suhrkamp.

Dallüge, Thomas (2015). Coaching im Kontext sozialer Systeme. In Astrid Schreyögg & Christoph Schmidt-Lellek (Hrsg.), *Die Professionalisierung von Coaching* (S. 87–103). Springer.

Damasio, Anton (2003). *Selbst ist der Mensch. Körper, Geist und die Entstehung des menschlichen Bewusstseins.* Pantheon.

Damm, Lilli, Fliedl, Rainer, Katzenschläger, Petra, Tatzer, Ernst & Winter, Brigitte (2012). *Bericht an den NÖGUS: Erste Erfahrungen aus dem Netzwerk Industrieviertel.* https://www.karl-landsteiner.at/pdf/institute/Fliedl_NOEGUS_Endbericht_ModulA.pdf

Danziger, Rainer (2010). Theorien über die Masse im Spiegel politischer (Un)kultur. In Wolfgang M. Roth, Josef Shaked, Helga Felsberger (Hrsg.), *Die analytische Großgruppe.* Festschrift zu Ehren von Joseph Shaked. Österreichisches Jahrbuch für Gruppenpsychoanalyse, Bd. 4 (S. 37–53). Facultas.

De Maré, Patrick (1977). Die Politik großer Gruppen. In Lionel Kreeger (Hrsg.), *Die Großgruppe* (S. 140–153). Klett-Cotta.

Dietrich, Günter & Fossel, Florian (Hrsg.). (2022). *Gruppenpsychoanalyse. Theorie, Geschichte und Praxisfelder der gruppenanalytischen Methode.* Facultas.

Dietrich, Günter & Krafft-Ebing, Ingrid (2022). Gruppenpsychoanalyse im Österreichischen Arbeitskreis für Gruppentherapie und Gruppendynamik (ÖAGG) – ein historischer Rückblick. In Günter Dietrich & Florian Fossel (Hrsg.), *Gruppenpsychoanalyse. Theorie, Geschichte und Praxisfelder der gruppenanalytischen Methode* (S. 168–187). Facultas.

Dolleschka, Bernhard (1999a). Krankheitsrolle. In Maria Majce-Egger (Hrsg.), *Gruppentherapie und Gruppendynamik – Dynamische Gruppenpsychotherapie* (S. 153–165). Facultas.

Dolleschka, Bernhard (1999b). Systemische Denkweise und Dynamische Gruppenpsychotherapie. In Maria Majce-Egger (Hrsg.), *Gruppentherapie und Gruppendynamik – Dynamische Gruppenpsychotherapie* (S. 113–126). Facultas.

Dolleschka, Bernhard (2002a). Arbeit mit der „abwesenden" Gruppe. Gruppenkompetenz und Einzelarbeit aus der Sicht der Dynamischen Gruppenpsychotherapie. In Bernhard Dolleschka (Hrsg.), *Gruppenkompetenz und Einzelarbeit. Jahrbuch für Gruppendynamik und Gruppenpsychotherapie: Visionen und Wege. Band 4.* (S. 61–76). Krammer.

Dolleschka, Bernhard (2002b). Dynamische Gruppenpsychotherapie im Prozess der Psychiatriereform. Ein Gespräch mit Doz. Dr. Raoul Schindler. In Bernhard Dolleschka (Hrsg.), *Gruppenkompetenz und Einzelarbeit. Jahrbuch für Gruppendynamik und Gruppenpsychotherapie: Visionen und Wege. Band 4.* (S. 49–60). Krammer.

Dolleschka, Bernhard (Hrsg.). (2002c). *Gruppenkompetenz und Einzelarbeit. Jahrbuch für Gruppendynamik und Gruppenpsychotherapie: Visionen und Wege. Band 4.* Krammer.

Dolleschka, Bernhard (2007). *Zum Weitergeben.* Manuskriptsammlung.

Doppler, Klaus (2001). *Dialektik der Führung. Opfer und Täter* (2. Aufl.). Gerling Akademie Verlag.

Doppler, Klaus & Lauterburg, Christoph (2002). *Change Management. Den Unternehmenswandel gestalten.* Campus.

Dornes, Martin (1999). *Der kompetente Säugling* (9. Aufl.). Fischer.

Dornes, Martin (2002). Ist die Kleinkindforschung irrelevant für die Psychoanalyse? Anmerkungen zu einer Kontroverse und zur psychoanalytischen Epistemologie. *Psyche-Z Psychoanal 56,* 888–921.

Dornes, Martin (2003). *Die frühe Kindheit: Entwicklungspsychologie der ersten Lebensjahre.* Geist und Psyche (7. Aufl.). Fischer.

Dornes, Martin (2004). Über Mentalisierung, Affektregulierung und die Entwicklung des Selbst. *Forum der Psychoanalyse, 2, 2004.*175–197.

Dornes, Martin (2005). Mentalisierung, psychische Realität und die Genese des Handlungs- und Affektverständnisses in der frühen Kindheit. In Christa Rohde-Dachser & Franz Wellendorf, *Inszenierungen des Unmöglichen* (2. Aufl., S. 297–338). Klett-Cotta.

Dornes, Martin (2012). *Die Modernisierung der Seele. Kind – Familie – Gesellschaft.* Fischer.

Doujak, Alexander, Heitger, Barbara & Königswieser, Roswitha (2001). *Best of Neuwaldegg. Artikel aus 21 Jahren Beratergruppe Neuwaldegg.*

Eckert, Gwendolin (2023). *Virtuelle Welten – Soziale Räume. Feedback, 12*(1), 29–46. https://doi.org/10.30820/2752-2245-2023-1

Eckert, Jochen (2010). Indikation und Prognose. In Volker Tschuschke (Hrsg.), *Gruppenpsychotherapie. Von der Indikation bis zu Leitungstechniken* (S. 44–48). Thieme.

Edding, Cornelia (1999, 2001). Die Domestizierung der Gruppendynamik. In Oliver König (Hrsg.), *Gruppendynamik: Geschichte, Theorien, Methoden, Anwendungen, Ausbildung* (3. Aufl., 5. Aufl., S. 77–94).

Edding, Cornelia (2015). Kleingruppenforschung – Geschichte, aktueller Stand, Bedeutung für die Praxis. In Cornelia Edding & Karl Schattenhofer (Hrsg.), *Handbuch Alles über Gruppen. Theorie, Anwendung, Praxis.* (2. Aufl., S. 47–85). Beltz.

Edding, Cornelia & Schattenhofer, Karl (2020). *Einführung in die Teamarbeit.* Carl-Auer.

Edelweiss, Malomar L., Tanco Duque, Rosa & Schindler, Sepp (1964). *Personalisation.* Herder.

Ehlers, Wolfram & Holder, Alex (2009). *Psychoanalytische Verfahren.* Klett-Cotta.

Eickelpasch Rolf & Rademacher, Claudia (2010). *Identität. Reihe Einsichten.* Transcript.

Elmer, Roland & Thun-Hohenstein, Leonhard (2015). *Krise als Chance – Handlungsleitfaden für die Krisenarbeit mit Kindern und Jugendlichen im Bundesland Salzburg.* Land Salzburg. https://www.salzburg.gv.at/soziales_/Documents/HANDLUNGSLEITFADEN%20extern%20LETZTFASSUNG%2019.3.19%20Letztfassung%20Druckversion%20(002).pdf

Emrich, Hinderk M. (2009). Hat die Psychiatrie Aufgaben in der Diagnostik gesellschaftlicher Befindlichkeiten und Problemlagen? *J Neurol Neurochir Psychiatr 2009, 10*(2), 68–71.

Eribon, Didier (2016). *Rückkehr nach Reims.* Suhrkamp.

Erikson, Erik H. (1963, dt. 2005). *Kindheit und Gesellschaft.* Klett-Cotta.

Erikson, Erik H. (1973). *Identität und Lebenszyklus.* Suhrkamp.

Ernaux, Annie (2020). *Die Scham.* Suhrkamp.

Eschle, Catherine (2004). Constructing 'the anti-globalisation movement'. *International Journal of Peace Studies, 9*(1), 61–84.

Ettl, Peter (2020). Unveröff. Bericht der Fachsektionsleitung.

Exner, Axel (2006). Die T-Gruppe – ein Schöpfungsprozess. In Peter Heintel (Hrsg.), *betrifft: Team. Dynamische Prozesse in Gruppen.* VS Verlag für Sozialwissenschaften.

Ezriel, Henry (1960). Übertragung und psychoanalytische Deutung in der Einzel- und Gruppenpsychotherapie. *Psyche – Zeitschrift für Psychoanalyse und ihre Anwendung, 14*(9), 496–523.

Faber, Claus, Burgsteiner, Gabriele & Gratzer, Daniel (2022). Coachesforfuture mittendrin. Ehrenamtliche Beratung im Feld der Klimabewegung. *Supervision, 40*(3), 20–27.

Fasslabend, Martina & Dietrich, Günter (2018). Persönlichkeit und Burnout-Risiko im Lehrberuf. Eine quantitative Studie an 78 Pädagoginnen und Pädagogen in Wien und Niederösterreich. *Feedback. Zeitschrift für Gruppentherapie und Beratung, 18*(3&4), 39–64.

Fatzer, Gerhard (1999). Lernen und Lernende Organisation – Mythos und Realität. In Harald Pühl (Hrsg.), *Supervision und Organisationsentwicklung.* Springer. https://doi.org/10.1007/978-3-663-11571-7

Fatzer, Gerhard, Eck, Claus D. (Hrsg). (1990). *Supervision und Beratung.* Edition Humanistische Psychologie.

Federn, Ernst (1990). Sozialarbeit – Supervision – Psychoanalyse: Ein Gespräch mit Wolfgang Weingand. *Supervision (Themenheft Geschichte der Supervision),* 4–23.

Fengler, Jörg (2003). Triffst du nur das Zauberwort. Die Konstruktion wirksamer therapeutischer Interventionen. *reportpsychologie 28*(7/8), 446–452.

Flicker, Eva (2021). Gruppendynamik: Geschlechtertheoretische Perspektiven auf die T-Gruppe. In Michaela Pfadenhauer & Elisabeth Scheibelhofer (Hrsg.), *Interpretative Sozial- und Organisationsforschung. Methodologie und Methoden, Ansätze und Anwendung in Wien* (S. 270–287). Beltz Juventa.

Fliedl, Rainer (1999). Erstgespräch, Anamnese, Diagnose. In Maria Majce-Egger (Hrsg.), *Gruppentherapie und Gruppendynamik – Dynamische Gruppenpsychotherapie* (S. 166–183). Facultas.

Fliedl, Rainer (2002). Von der Gruppe zum Einzelnen. Eine Einführung in Bions Theorie der Affekte und des Denkens. In Bernhard Dolleschka (Hrsg.), *Gruppenkompetenz und Einzelarbeit. Jahrbuch für Gruppendynamik und Gruppenpsychotherapie: Visionen und Wege. Band 4.* (S. 27–48). Krammer.

Fliedl, Rainer (2004). Zu Faszination und Schwierigkeit integrativer Theoriebildung. In Rainer Fliedl, Gertraud Pölzl & Andrea Tippe (Hrsg.), *Wie konstruieren wir Wirklichkeit?* (S. 11–20). Krammer.

Fliedl, Rainer (2005). Zukunftsvorstellungen und Phantasien. In Rainer Fliedl & Petra Wagner (Hrsg.), *Adoleszenz. Phantasie – Beziehung – Realität* (S. 87–112). Krammer.

Fliedl, Rainer (2008). Von den Irrenanstalten zur modernen Psychiatrie. In Martin Scheutz (Hrsg.), *Totale Institutionen. Wiener Zeitschrift zur Geschichte der Neuzeit* (S. 130–134). Studienverlag.

Fliedl, Rainer (2009). Überlegungen zu Behandlungskonzepten der stationären Kinder- und Jugendpsychiatrie. In Lilli Lehner et al. (Hrsg.), *Prozesse verstehen und gestalten. Zur Praxis von Gruppendynamik und Gruppenpsychotherapie* (S. 231–246). Krammer.

Fliedl, Rainer (2013a). Gruppenpsychotherapie und Innovation – was sonst. In Katharina Warta & Karin Zajec (Hrsg.), *Innovation! Was kann die Gruppe dafür? Jahrbuch für Gruppendynamik und Gruppenpsychotherapie: Visionen und Wege. Band 8.* (S. 29–37). Krammer.

Fliedl, Rainer (2013b). Probleme der Primärversorgung in der Kinder- und Jugendpsychiatrie. *Pädiatrie & Pädologie, 48*(1), 85–90.

Fliedl, Rainer (2017). Die Stimme der Vernunft ist leise. Zur Psychodynamik und Organisationsdynamik von Netzwerken in der psychosozialen Versorgung von Kindern und Jugendlichen. *Pädiatrie & Pädologie Austria 52* (1), 10–16. https://doi.org/10.1007/s00608-017-0474-0

Fliedl, Rainer (2020). Allgemeine Beschreibung der Beziehungsachse. In Rainer Fliedl, Carola Cropp & Karin Zajec (Hrsg.), *Die Beziehungsachse der OPD-KJ-2. Klinische Anwendung und konzeptuelle Erweiterungen* (S. 10–35). Vandenhoeck & Ruprecht.

Fliedl, Rainer & Krafft-Ebing, Ingrid (1999). Tiefenpsychologische Wurzeln und Aspekte der Methode – Psychoanalytische Tradition. In Maria Majce-Egger (Hrsg.), *Gruppentherapie und Gruppendynamik – Dynamische Gruppenpsychotherapie* (S. 35–57). Facultas.

Fliedl, Rainer & Majce-Egger, Maria (1999). Gruppenmodelle. In Maria Majce-Egger (Hrsg.), *Gruppentherapie und Gruppendynamik – Dynamische Gruppenpsychotherapie* (S. 95–112). Facultas.

Fliedl, Rainer, Ofner-Ressler, Lukas & Rappich, Julia (2020). Gruppe – Gesellschaft – Identität – „Ein neues WIR". Das Projekt der Fachsektion Gruppendynamik und Dynamische Gruppenpsychotherapie GD.DG zur 60 Jahr Feier des ÖAGG. *Feedback – Zeitschrift für Gruppentherapie und Beratung ÖAGG, 2020*(1&2), 47–66.

Fliedl, Rainer & Rieger, Hannah (2005). *Projekt Alpbach.* Unveröffentl. Manuskript.

Fliedl, Rainer & Sevecke, Kathrin (2017). Zur Psychodynamik von Organisation und Kooperation in der Kinder- und Jugendpsychiatrie. *Neuropsychiatrie: Klinik, Diagnostik, Therapie und Rehabilitation 31*(3), 121–126. https://doi.org/10.1007/s40211-017-0247-9

Fliedl, Rainer & Winter, B. (2013). Sozialarbeit – vom Gruppenarbeiter zum Organisationsentwickler. *SiO, 2/13*, 25–29.

Fliedl, Rainer & Zajec, Karin (2022). Zeiträume und Zeitpunkte – Entwicklungspsychologische Betrachtungen. *heilpädagogik* (2), 24–33.

Follett, Mary Parker (1918). *The New State: Group Organization: The Solution of Popular Government.* Longmans, Green. Nachdruck auf Penn State Press, 1998.

Fonagy, Peter & Campbell, Chloe (2017). Böses Blut – ein Rückblick: Bindung und Psychoanalyse. *Psyche, Zeitschrift Psychoanalyse, 71*, 275–305.

Fonagy, Peter, Gergely, György, Jurist, Elliot L. & Target, Mary (2002). *Affektregulierung, Mentalisierung und die Entwicklung des Selbst.* Klett-Cotta.

Fonagy, Peter & Target, Mary (2003, dt. 2007). *Psychoanalyse und die Psychopathologie der Entwicklung.* Klett-Cotta.

Fonagy, Peter & Target, Mary (2011). *Psychoanalyse und die Psychopathologie der Entwicklung.* (3. Aufl.). Klett-Cotta.

Fonagy, Peter, Steel, Miriam, Moran, George, Steele, Howard & Higgitt, Anna (1993). Measuring the ghost in the nursery: an empirical study of the relation between parents' mental representations of childhood experiences and their infants' security of attachment. *Journal of the American Psychoanalytic Association 41*(4) 957–989. https://doi.org/10.1177/000306519304100403

Formann, Doris, Spaller, Christina & Tippe, Andrea (2019). Aktionsforschung als Werkstatt demokratischen Handelns. *Gruppe. Interaktion. Organisation. Zeitschrift für Angewandte Organisationspsychologie (GIO), 50*(3), 299–307.

Foulkes, Siegmund Heinrich (1977). Probleme der großen Gruppe vom gruppenanalytischen Standpunkt aus. In Lionel Kreeger (Hrsg.), *Die Großgruppe* (S. 27–49). Klett-Cotta.

Foulkes, Siegmund Heinrich (2017). *Gruppenanalytische Psychotherapie* (4. unveränderte Aufl.). Westarp.

French, Wendell, L. Bell jr. Cecil H. (1990). *Organisationsentwicklung* (4. Aufl.). Haupt.

Freud, Anna (2006 [1936]). *Das Ich und die Abwehrmechanismen* (19. Aufl.). Fischer.

Freud, Sigmund (1908 [1907]). *Der Dichter und das Phantasieren.* Gesammelte Werke BD VII (S. 213–223). Fischer.

Freud, Sigmund (1912). *Zur Dynamik der Übertragung.* Gesammelte Werke BD VIII (S. 363–374). Fischer.

Freud, Sigmund (1913). *Totem und Tabu. Einige Übereinstimmungen im Seelenleben der Wilden und der Neurotiker.* Hugo Heller und CIE.

Freud, Sigmund (1915). *Triebe und Triebschicksale.* Gesammelte Werke BD X (S. 209–232). Fischer.

Freud, Sigmund (1921). *Massenpsychologie und Ich-Analyse.* Gesammelte Werke BD XIII (S. 73–161). Imago Publishing Co.

Freud, Sigmund (1927c). *Die Zukunft einer Illusion.* Gesammelte Werke BD XIV (S. 325–380).

Freud, Sigmund (2005 [1921]). *Massenpsychologie und Ich-Analyse. Die Zukunft einer Illusion.* Fischer.

Frey, Dieter (2012). Noch heute inspirierend und vorbildlich. In Kurt Lewin, *Feldtheorie in den Sozialwissenschaften. Ausgewählte theoretische Schriften* (S. 7–10). Hans Huber.

Frieling, Ekkehart & Sonntag, Karlheinz (1999). *Lehrbuch Arbeitspsychologie* (2. Aufl.). Hans Huber.

Gandras, Gisela (2021). *Die therapeutische Beziehung in der Psychotherapie. Vom Erstgespräch zum Therapieabschluss.* Springer.

Gephart, Hella (2009). Die Gruppe als Heilmittel: Psychotherapie in der Gruppe. In Cornelia Edding, Karl Schattenhofer (Hrsg.), *Handbuch Alles über Gruppen. Theorie, Anwendung, Praxis* (S. 286–321). Beltz.

Gephart, Hella (2015). Durch Lewins Brille: Feldtheoretisch fundierte Diagnose und Intervention in Supervision und Teamentwicklung. In Klaus Antons & Monika Stützle-Hebel (Hrsg.), *Feldkräfte im Hier und Jetzt: Antworten von Lewins Feldtheorie auf aktuelle Fragestellungen in Führung, Beratung und Therapie* (S. 209–226). Carl-Auer.

Geramanis, Olaf (2020). Zusammenarbeit 5.0 – die kooperative Dimension der neuen Arbeitswelt. In Olaf Geramanis & Stefan Hutmacher (Hrsg.), *Der Mensch in der Selbstorganisation* (S. 3–25). Springer Gabler.

Gergen, Kenneth J. (1996). *Das übersättigte Selbst.* Carl-Auer.

Ghanim, Dina (2013). *Hochrisiko Kinder.* WIKI des Kindernetzwerks Industrieviertel. http://wiki.kindernetzwerk. at/index.php/Hochrisiko_Kinder

Giernalczyk, Thomas, Lohmer, Mathias & Albrecht, Carla (2013). Containment im Coaching. *Organisationsberatung, Supervision und Coaching* 20, 425–435.

Glaserfeld, Ernst (2008). Abschied von der Objektivität. In Paul Watzlawick, Peter Krieg (Hrsg.), *Das Auge des Betrachters. Beiträge zum Konstruktivismus.* Carl-Auer.

Glasl, Friedrich, Kalcher, Trude & Piber, Hannes (2014). *Professionelle Prozessberatung.* Haupt.

Goffmann, Erving (1973 [1961]). *Asyle: Über die soziale Situation psychiatrischer Patienten und anderer Insassen.* Suhrkamp.

Goldmann, Friederike & Lehner, Lilli (2005a). Diagnoseprozesse in der Dynamischen Gruppenpsychotherapie. In Heiner Bartuska (Hrsg.), *Psychotherapeutische Diagnostik. Leitlinien für den neuen Standard* (S. 79–83). Springer.

Goldmann, Friederike & Lehner, Lilli (2005b). Handhabung und Verwendung der Diagnostik aus der Sicht der fachspezifischen Methoden – Dynamische Gruppenpsychotherapie. In Heiner Bartuska, Manfred Buchsbaumer, Gerda Metha, Gerhard Pawlowsky & Stefan Wiesnagrotzki (Hrsg.), *Psychotherapeutische Diagnostik. Leitlinien für den neuen Standard* (S. 79–84). Springer.

Göring, Katharina (2013). *Supervision. Traditionslinien und Praxis einer reflexiven Institution.* Psychosozial.

Goudsblom, Johan (1979). *Soziologie auf der Waagschale.* Suhrkamp.

Graumann, Carl Friedrich (Hrsg.). (1982). *Kurt Lewin – Werkausgabe, Bd. 4.* Hans Huber.

Grinberg, Leon, Sor, Dario & Tabak de Bianchedi, Elizabeth (1973). *Wilfred R. Bion: Eine Einführung.* Jahrbuch der Psychoanalyse, Beiheft 17, Frommann-Holzboog.

Günzel, Stephan (2008). Kurt Lewin und die Topologie des Sozialraums. In Fabian Kessel & Christian Reutlinger (Hrsg.), *Schlüsselwerke der Sozialraumforschung. Traditionslinien in Text und Kontexten* (S. 94–114). VS Verlag für Sozialwissenschaften.

Guriew, Sergei & Treisman, Daniel (2022). *Spin Dictators. The Changing Face of Tyranny in the 21st Century.* Princeton University Press.

Haynal, Andre (2009). Einführung: Geschichte der psychoanalytischen Technik. In Wolfram Ehlers & Alex Holder (Hrsg.), *Psychoanalytische Verfahren* (S. 25–77). Klett-Cotta.

Heigl-Evers, Annelise (1978). *Konzepte der analytischen Gruppenpsychotherapie.* Verlag für medizinische Psychologie im Verlag Vandenhoeck & Ruprecht.

Heigl-Evers, Annelise (Hrsg.). (1979). *Psychologie des 20. Jahrhunderts. VIII Lewin und die Folgen.* Kindler.

Heigl-Evers, Annelise (1994). Die psychoanalytisch-interaktionelle Methode zur Behandlung strukturell frühgestörter Patienten, expliziert am Vergleich der psychoanalytisch-deutenden und der psychoanalytisch-antwortenden Vorgehensweise. In Annelise Heigl-Evers & Peter Gunther (Hrsg.), *Blick und Widerblick. Gegensätzliche Auffassungen von der Psychoanalyse* (S. 51–58). Vandenhoeck & Ruprecht.

Heigl-Evers, Annelise (1999). Die Gruppe als Öffnung zum Anderen und Andersartigen. In Rainer Fliedl, Doris Kölbl, Waltraud Dolanski-Lenz & Lilli Lehner (Hrsg.), *Symposium zum 75. Geburtstag von Raoul Schindler. Visionen und Wege* (S. 32–55). StudienVerlag.

Heigl-Evers, Annelise & Heigl, Fritz (1994). Das Göttinger Modell der Anwendung der Psychoanalyse in Gruppen unter besonderer Berücksichtigung der psychoanalytisch-interaktionellen Methode. *Gruppenpsychotherapie und Gruppendynamik (1),* 1–29.

Heigl-Evers, Annelise & Ott, Jürgen (Hrsg.). (1994). *Die psychoanalytisch-interaktionelle Methode: Theorie und Praxis.* Vandenhoeck & Ruprecht.

Heigl-Evers Annelise & Ott, Jürgen (2000). Zur Theorie und Praxis der psychoanalytisch-interaktionellen Methode. *Psychotherapie. 5(2),* 58–72.

Heinetsberger, Reinhard (2021). *Mit der Kraft der Gruppe.* Springer.

Heintel, Peter (1999). *Innehalten: gegen die Beschleunigung – für eine andere Zeitkultur.* Herder.

Heintel, Peter (2000). Reflexionen zum Thema Massen und faschistoide Phänomene und zur Organisation von Großgruppen. In Rita Königswieser & Marion Keil (Hrsg.), *Das Feuer großer Gruppen. Konzepte, Designs, Praxisbeispiele für Großveranstaltungen* (S. 45–61). Klett-Cotta.

Heltzel, Rudolf (2019a). Gruppenanalytische Supervision und Beratung größerer Gruppen. In *Feedback – Zeitschrift für Gruppentherapie und Beratung ÖAGG, 3&4,* 3–13.

Heltzel, Rudolf (2019b). Gruppenanalytische Supervision und Beratung jenseits der Kleingruppe. *Gruppenpsychotherapie und Gruppendynamik,* 55, 98–117.

Heltzel, Rudolf (2021). *Psychodynamische Beratung in Organisationen. Integrative Konzepte und bewegende Begegnungen.* Psychosozial-Verlag.

Herkner, Werner (1991). *Lehrbuch Sozialpsychologie.* Hans Huber.

Hermann, Kristina (2018). Von Angst, Wut und Ohnmacht zu Selbstermächtigung und Selbststeuerung. In Frank Stähler & Monika Stützle-Hebel (Hrsg.), *Demokratie machen – Gruppendynamische Impulse* (S. 137–146). Carl-Auer.

Hilgers, Micha (2018). *Der authentische Psychotherapeut. Professionalität und Lebendigkeit in der Therapie.* Schattauer.

Hirsch, Mathias (Hrsg.). (2008). *Die Gruppe als Container. Mentalisierung und Symbolisierung in der analytischen Gruppenpsychotherapie.* Vandenhoeck & Ruprecht.

Holtgrewe, Ursula (2000). Meinen Sie, da sagt jemand danke, wenn man geht? Anerkennungs- und Missachtungsverhältnisse im Prozess organisationeller Transformation. In Ursula Holtgrewe, Stephan Voswinkel & Gabriele Wagner (Hrsg.), *Anerkennung und Arbeit* (S. 63–84). UVK.

Hooks, Bell (2000). *Where We Stand: Class matters.* Routledge.

Hopper, Earl (2003). *Traumatic Experience in the Unconscious Life of Groups. The Fourth Basic Assumption: Incohesion: Aggression/Massification or (ba) I:A/M.* Jessica Kingsley Publishers.

Hopper, Earl (2010). Ein Abriss meiner Theorie der Grundannahme der Inkohärenz: Aggregation/Vermassung oder (ba) I:A/M. In Wolfgang M. Roth, Josef Shaked, Helga Felsberger (Hrsg.), *Die analytische Großgruppe.* Festschrift zu Ehren von Joseph Shaked. Österreichisches Jahrbuch für Gruppenpsychoanalyse, Bd. 4 (S. 55–76). Facultas.

Hürter, Otto (1979). T-Gruppe und T-Laboratorium im klinischen Modell. In Annelise Heigl-Evers (Hrsg.), *Psychologie des 20. Jahrhunderts. VIII Lewin und die Folgen* (S. 652–658). Kindler.

Island, Thor-Kristian (2010). Desintegration oder Dialog? Die Bedeutung von Großgruppen im Kontext. In Wolfgang Roth, Josef Shaked & Helga Felsberger (Hrsg.), *Die analytische Großgruppe. Festschrift zu Ehren von Josef Shaked* (S. 77–99). Facultas.

Jahoda, Marie, Lazarsfeld, Paul F. & Zeisel, Hans (1933). *Die Arbeitslosen von Marienthal. Ein soziographischer Versuch über die Wirkungen langandauernder Arbeitslosigkeit.* Hirzel.

Janes, Alfred & Prammer, Karl (2021). *Kontextuelle Organisationsberatung. Theorien, Methoden, Instrumente, Fallbeispiele aus der Wiener Schule.* Carl-Auer.

Jonas, Klaus, Stroebe, Wolfgang & Hewstone, Miles (Hrsg.). (2014). *Sozialpsychologie.* Springer.

Judy, Michaela (2004). Die Produktion von Bedeutung. In Rainer Fliedl, Gertraud Pölzl & Andrea Tippe (Hrsg.), *Wie konstruieren wir Wirklichkeit?* (S. 137–142). Krammer.

Kadushin, Alfred (1990). Supervision in der Sozialarbeit. *Supervision (Themenheft Geschichte der Supervision),* (18), 4–23.

Kähler, Harro & Zobrist, Patrick (2017). *Soziale Arbeit in Zwangskontexten. Wie unerwünschte Hilfe erfolgreich sein kann.* Reinhardt.

Kanning, Uwe-Peter (2002). Soziale Kompetenz – Definition, Strukturen und Prozesse. *Zeitschrift für Psychologie,* 210(4), 154–163.

Kegan, Robert (1986). *Die Entwicklungsstufen des Selbst. Fortschritte und Krisen im menschlichen Leben.* Kindt.

Kennel, Rosemarie (2012). Bion's Container/Contained-Modell – und die hieraus entwickelte Denktheorie. In Insa Härtel & Olaf Knellesen (Hrsg.), *Das Motiv der Kästchenwahl: Container in Psychoanalyse, Kunst und Kultur. Psychoanalytische Blätter, Band 3* (S. 69–85). Vandenhoeck & Ruprecht.

Kennel, Rosemarie & Reerink, Gertrud (1997). *Klein-Bion. Eine Einführung.* Edition diskord.

Kernberg, Otto F. (1965). Notes on countertransference. *J Am Psa Ass, 13,* 38–56.

Kernberg, Otto F. (1985, 1989, 2000b, 2013). *Schwere Persönlichkeitsstörungen. Theorie, Diagnose, Behandlungsstrategien.* Klett-Cotta.

Kernberg, Otto F. (1988). *Innere Welt und äußere Realität. Anwendungen der Objektbeziehungstheorie.* Internationale Psychoanalyse.

Kernberg, Otto F. (1991). *Borderline-Störungen und pathologischer Narzissmus* (6. Aufl.). Suhrkamp.

Kernberg, Otto F. (2000a). *Ideologie, Konflikt und Führung. Psychoanalyse von Gruppenprozessen und Persönlichkeitsstruktur.* Klett-Cotta.

Kernberg, Otto F. (2002). *Affekt, Objekt und Übertragung.* Psychsozial-Verlag.

Kernberg, Otto F. (2006). Neue Überlegungen zur Frage der Identität. In Andreas Remmel, Otto F. Kernberg, Wolfgang Vollmoeller & Bernhard Strauß (Hrsg.), *Handbuch Körper und Persönlich-*

*keit; Entwicklungspsychologie, Neurobiologie und Therapie von Persönlichkeitsstörungen* (S. 3–21). Schattauer.

Keupp, Heiner, Ahbe, Thomas, Gmür, Wolfgang, Höfer, Renate, Mitzscherlich, Beate, Kraus, Wolfgang & Sraus, Florian (1999). *Identitätskonstruktionen: Das Patchwork der Identitäten in der Spätmoderne.* Rowohlt.

Kieser, Alfred & Ebers, Mark (Hrsg.). (2019). *Organisationstheorien.* Kohlhammer.

Kindernetzwerk Industrieviertel (2015). *Krisenmanual für Kinder und Jugendliche im Industrieviertel.* https://www.kindernetzwerk.at/wp-content/uploads/2020/06/Krisenmanual_3.-Auflage.pdf

Kinzel, Christian (2002). *Arbeit und Psyche. Konzepte und Perspektiven einer psychodynamischen Organisationspsychologie.* Kohlhammer.

Kiper, Hanna (2011). Soziales Lernen, soziale Kompetenz, Sozialerziehung – Versuch einer begrifflichen Klärung. In Limbourg Maria & Steins Gisela (Hrsg.), *Sozialerziehung in der Schule* (S. 31–54). VS Verlag für Sozialwissenschaften.

Kirchler, Erich M. (Hrsg.). (1999). *Wirtschaftspsychologie: Grundlagen und Anwendungsfelder der Ökonomischen Psychologie* (2. Aufl.). Hogrefe.

Kirchler, Erich M. (2011). *Arbeits- und Organisationspsychologie* (3. Aufl.). Facultas.

Kiss, Gabor (1977a). *Einführung in die soziologischen Theorien, Bd. 1.* Westdeutscher Verlag.

Kiss, Gabor (1977b). *Einführung in die soziologischen Theorien, Bd. 2.* Westdeutscher Verlag.

Klein, Melanie (1935). A contribution to the psychogenesis of manic-depressive states. *The International Journal of Psychoanalysis, 16,* 145–174.

Klein, Melanie (1962). Neid und Dankbarkeit. In Hans A. Thorner (Hrsg.), *Das Seelenleben des Kindes und andere Beiträge zur Psychoanalyse* (8. Aufl., S. 174–187). Klett-Cotta.

Klug, Günther, Jürgens M., Ohner, H., Brodmann, W., Haberl, C., Kinigadner-Lissy, M., Likar, R., Rosmann, D., Thunhart, A., Wiesinger, S., Wonisch, M. (1998). Das Borderline-Manöver. In Rainer Fliedl, Doris Kölbl (Hrsg.), *Wie heilt die Gruppe. Visionen und Wege* (S. 83–94). StudienVerlag.

Kneer, Georg & Nassehi, Armin (2020). *Niklas Luhmanns Theorie sozialer Systeme.* Wilhelm Fink.

Kneissl, Reinhard (2019). Zygmunt Baumann und die Ambivalenz der Moderne. *Supervision, 4,* 3–9.

Kohut, Heinz (1981 [dt. 1979]). *Die Heilung des Selbst.* (engl. Original: The Restoration of the Self, 1977; dt. Erstausg. 1979). Suhrkamp.

Kohut, Heinz (1993). Kohuts Seminare zur Selbstpsychologie und Psychotherapie mit jungen Erwachsenen. In Miriam Elson (Hrsg.), *Auf der Suche nach dem Selbst. Kohuts Seminare zur Selbstpsychologie und Psychotherapie mit jungen Erwachsenen.* Pfeiffer.

König, Oliver (1996, 1998). *Macht in Gruppen. Gruppendynamische Prozesse und Interventionen.* Pfeiffer.

König, Oliver (2006, 2008). Vom Nutzen der Gruppendynamik für die Supervision. *Konzepte für Supervision* dgsv aktuell, 21–24.

König, Oliver (2010). Vom allmählichen Verschwinden der Gruppenverfahren. *Feedback Sonderausgabe der Zeitschrift Feedback, 339,* 28–44.

König, Oliver (2012). Gruppendynamische Grundlagen. In Bernhard Strauß & Dankwart Mattke (Hrsg.), *Gruppenpsychotherapie. Lehrbuch für die Praxis* (S. 21–36), Springer. https://doi.org/10.1007/978-3-642-03497

König, Oliver & Friedl, Samuel (Host). (2021, Dezember). Kritische Perspektiven auf die Entwicklung der Gruppendynamik [Podcastfolge]. In Podcast Gruppendynamik https://open.spotify.com/episode/1tDHGHnf4ZzsQrzy3Roqb8?si=AARP2jX9Tl2JS0mqHW4VdA

König, Oliver & Schattenhofer, Karl (2006, 2007, 2010, 2015, 2018). *Einführung in die Gruppendynamik.* Carl-Auer.

Königswieser, Roswitha & Exner, Alexander (1998). *Systemische Interventionen, Architektur und Designs für Berater und Veränderungsmanager*, Klett-Cotta.

Königswieser, Roswita & Pelikan, Jürgen (2011). Anders – gleich – beides zugleich. Unterschiede und Gemeinsamkeiten in Gruppendynamik und Systemansatz. In Martin Hillebrand, Ebru Sonuc, Roswitha Königswieser (Hrsg.), *Essenzen der systematischen Organisationsberatung* (S. 26–57). Carl-Auer.

Königswieser, Roswita, Wimmer, Rudolf & Simon, Fritz B. (2013). Back To The Roots? Die neue Aktualität der („systemischen“) Gruppendynamik. *OrganisationsEntwicklung*, 1, 65–73.

Konopka, Gisela (1968). *Soziale Gruppenarbeit: ein helfender Prozess.* Sozialpädagogische Reihe. Band 3. Beltz.

Korlath, Silvia, Zajec, Karin (2022). Diagnostik in der Dynamischen Gruppenpsychotherapie. In Claudia Höfner & Markus Hochgerner (Hrsg.), *Psychotherapeutische Diagnostik. Kompendium für alle in Österreich anerkannten Therapieverfahren* (S. 189–200). Springer.

Körner, Jürgen (2018). *Psychodynamische Interventionsmethoden.* Vandenhoeck & Ruprecht.

Kotter, John P. (2015). *Accelerate: Strategischen Herausforderungen schnell, agil und kreativ begegnen.* Vahlen.

Krainz, Ewald E. (2006). Gruppendynamik als Wissenschaft. In Peter Heintel (Hrsg.), *betrifft: TEAM. Dynamische Prozesse in Gruppen* (S. 7–28). VS Verlag für Sozialwissenschaften.

Krainz, Ewald E. (2008). Gruppendynamik als Wissenschaft. In Peter Heintel (Hrsg.), *betrifft: TEAM – dynamische Prozesse in Gruppen* (S. 7–28). VS Verlag für Sozialwissenschaften.

Krainz, Ulrich (2019). Struktur als Regressionsbremse. Gruppendynamische Anmerkungen zur Arbeit mit Großgruppen. *Supervision. Mensch. Arbeit. Organisation. Zeitschrift für Beraterinnen und Berater*, 37(3), 16–21.

Krainz, Ulrich (2020). Jenseits des Marktprinzips. *Gruppe. Interaktion. Organisation. Zeitschrift für Angewandte Organisationspsychologie*, 51(4), 489–498, https://doi.org/10.1007/s11612-020-00533-x

Krais, Beate (2001). Die feministische Debatte und die Soziologie. Pierre Bourdieus: Eine Wahlverwandtschaft. In Gudrun Axeli Knapp (Hrsg.). *Soziale Verortung der Geschlechter. Gesellschaftstheorie und feministische Kritik.* Forum Frauenforschung; 13 (S. 317–338). Westfälisches Dampfboot.

Krause, Rainer (2012). *Allgemeine psychodynamische Behandlungs und Krankheitslehre.* Kohlhammer.

Kreeger, Lionel (1977). *Die Großgruppe.* Klett-Cotta.

Kriz, Jürgen (1999). *Systemtheorie für Psychotherapeuten, Psychologen und Mediziner.* Facultas.

Kühl, Stefan (2011). *Organisationen. Eine sehr kurze Einführung.* VS Verlag für Sozialwissenschaften.

Kühl, Stefan (2019). *Von der notwendigen Unterscheidung von Gruppe und Organisation Sozialtheoristen,* https://sozialtheoristen.de/2019/09/24/von-der-notwendigen-unterscheidung-von-gruppe-und-organisation/

Kühl, Stefan (2020). *Organisationen. Eine sehr kurze Einführung.* Springer VS.

Lafontaine, Oskar (2022). *64. Plenarsitzung, Landtag Saarland, TOP 1/16, Solidarität mit der Ukraine. 16.03.2022.* https://youtu.be/J3ldigdj9y4

Lamatsch, Judith & Tippe, Andrea (2016). Raoul Schindler: Eine Biographie. In Christina Spaller, Konrad Wirnschimmel, Andrea Tippe, Judith Lamatsch, Ursula Margreiter, Ingrid Krafft-Ebing & Michael Ertl (Hrsg.), *Raoul Schindler. Das lebendige Gefüge der Gruppe. Ausgewählte Schriften* S. 15–28). Psychosozial-Verlag.

Lang, Alfred (1979). Die Feldtheorie Kurt Lewins. In Annelise Heigl-Evers (Hrsg.), *Psychologie des 20. Jahrhunderts. VIII Lewin und die Folgen* (S. 51–57). Kindler.

Langness, Anja, Schöne, Mandy, Bock-Famulla, Kathrin & Stieve, Claus (2008). *Kommunale Netzwerke für Kinder. Ein Handbuch zur Governance frühkindlicher Bildung.* Bertelsmann, Heinz Nixdorf Stiftung.

Lazar, Ross A. (2008). Psychoanalyse, „Group Relations“ and Organisation: Konfliktbearbeitung nach dem Tavistock-Arbeitskonferenz-Modell. In Mathias Lohmer (Hrsg.), *Psychodynamische Organisationsberatung. Konflikte und Potenziale in Veränderungsprozessen* (2. Aufl., S. 40–78). Schäffer-Poeschl.

Lehner, Lilli (1999). Prozessbeschreibung einer therapeutischen Einzelarbeit. In Maria Majce-Egger (Hrsg.), *Gruppentherapie und Gruppendynamik – Dynamische Gruppenpsychotherapie* (S. 355–368). Facultas.

Lehner, Lilli (2003). Unveröffentlichtes Skriptum.

Lesjak, Barbara (2009a). *Die Kunst der Politik. Zum Potential von Gruppendynamik und Organisationsentwicklung für politische Prozesse. 6.* VS Verlag für Sozialwissenschaften.

Lesjak, Barbara (2009b). Gruppendynamik als Interventionswissenschaft – eine neue Herausforderung? *Gruppendynamik und Organisationsberatung. Zeitschrift für angewandte Sozialpsychologie*, 40, 7–21, https://doi.org/10.1007/s11612-009-0049-z

Lesjak, Barbara (2022). *Politik, Organisation und Mitbestimmung: Überlegungen zur Frage, wie sich partizipative Entscheidungsprozesse organisieren lassen.* Unveröffentlichtes Manuskript.

Lewin, Kurt (1917). Kriegslandschaft. *Zeitschrift für angewandte Psychologie*, 12, 440–447.

Lewin, Kurt (1929). Die Entwicklung der experimentellen Willenspsychologie und die Psychotherapie. *Bericht über den III. Allgemeinen Ärztlichen Kongreß für Psychotherapie in Baden-Baden, 20-2. IV, 1928* (S. 161–185). S. Hirzel. (Reprint in Gestalt Theory, 2009/31 (3/4), 307–338.

Lewin, Kurt (1935). *A dynamic theory of personality. Selected papers.* McGraw-Hill.

Lewin, Kurt (1936). *Principles of topological psychology.* McGraw-Hill.

Lewin, Kurt (1941). Regression, Retroregression und Entwicklung. In Kurt Lewin (2012), *Feldtheorie in den Sozialwissenschaften. Ausgewählte theoretische Schriften* (S. 126–167). Hans Huber.

Lewin, Kurt (1943–1944). Forschungsprobleme der Sozialpsychologie. In Kurt Lewin (2012), *Feldtheorie in den Sozialwissenschaften. Ausgewählte theoretische Schriften* (S. 192–205). Hans Huber.

Lewin, Kurt (1943). Definition des „Feldes zu einer gegebenen Zeit". In Kurt Lewin (2012), *Feldtheorie in den Sozialwissenschaften. Ausgewählte theoretische Schriften* (S. 86–101). Hans Huber.

Lewin, Kurt (1946). Behavior and development as a function of the total situation. In Carl Friedrich Graumann (Hrsg.), *Kurt Lewin Werkausgabe. Psychologie der Entwicklung und Erziehung (Bd. 6)*, 1982 (S. 375–448). Klett-Cotta.

Lewin, Kurt (1947a). Frontiers in Group Dynamics: Concept, Method and Reality in Social Science; Social Equilibria and Social Change. *Human Relations*, 1(2), 143–153. https://doi.org/10.1177/001872674700100103. Human Relations 47(1), 5–38. (Dt. 1982). Soziales Gleichgewicht und sozialer Wandel im Gruppenleben. In KLW*4 (S. 237–289). Huber/Klett-Cotta.

Lewin, Kurt (1947b). Gleichgewichte und Veränderungen in der Gruppendynamik. In Lewin Kurt (2012). *Feldtheorie in den Sozialwissenschaften. Ausgewählte theoretische Schriften* (S. 223–270). Hans Huber/Hogrefe.

Lewin, Kurt (1951, dt. 1982). Feldtheorie. In Graumann Carl Friedrich (Hrsg.), *Kurt Lewin – Werkausgabe, Bd. 4.* Hans Huber.

Lewin, Kurt (1953). *Die Lösung sozialer Konflikte. Ausgewählte Abhandlungen über Gruppendynamik.* TM Christjan.

Lewin, Kurt (1953 [1946]). Tat-Forschung und Minderheitenprobleme. In Gertrud Weiß-Lewin (Hrsg.), *Die Lösung sozialer Konflikte. Ausgewählte Abhandlungen über Gruppendynamik* (S. 278–298). Christjan.

Lewin, Kurt (1969). *Grundzüge der topologischen Psychologie.* Hans Huber.

Lewin, Kurt (1982). Feldtheorie. In Carl-Friedrich Graumann (Hrsg.), *Kurt-Lewin-Werkausgabe, Bd. 4* (S. 41–331). Hans Huber/Klett-Cotta.

Lewin, Kurt, Lippitt, Ronald & White, Ralph K. (1939). Patterns of aggressive Behaviour in experimental created „Social Climates". *Journal of Social Psychology, 10*, 271–300.

Lichtenberg, Josef D. et al. (2001). *Das Selbst und die motivationalen Systeme.* Brandes & Aspel.

Likert, Rensis (1967). *The Human Organization.* Mcgraw-Hill Book.

Lippmann, Eric (2013). *Intervision – Kollegiales Coaching professionell gestalten.* Springer.

Lohmer, Mathias (Hrsg.). (2000). *Psychodynamische Organisationsberatung. Konflikte und Potentiale in Veränderungsprozessen.* Klett-Cotta.

Lohmer, Mathias (2008). Das Unbewusste im Unternehmen: Konzepte und Praxis psychodynamischer Organisationsberatung. In Mathias Lohmer (Hrsg.), *Psychodynamische Organisationsberatung. Konflikte und Potenziale in Veränderungsprozessen* (S. 18–39). Schäffer-Poeschl.

Lohmer, Mathias & Möller, Heidi (2019). *Psychoanalyse in Organisationen. Einführung in die psychodynamische Organisationsberatung.* Kohlhammer.

Long, Susan (2003). Kooperation und Konflikt. Zwei Seiten ein und derselben Medaille. In Burkhard Sievers, Dieter Ohlmeier, Bernd Oberhoff, Ullrich Beumer (Hrsg.), Das *Unbewußte in Organisationen* (S. 117–143). Psychosozial-Verlag.

Lorenzer, Alfred (1983). Sprache, Lebenspraxis und szenisches Verstehen in der psychoanalytischen Therapie. In *Psyche* 37/2. S. 97–115.

Lück, Helmut & Rechtien, Wolfgang (1989). *Freud und Lewin. Historische Methode und „Hier und Jetzt“.* Manuskriptfassung.

Lüders, Karin (2015). Bions Container-Contained-Modell. In Rosemarie Kennel, Gertrud Reerink (Hrsg.), *Klein-Bion. Eine Einführung.* Brandes & Apsel.

Luft, Joseph (1963, 1977). *Einführung in die Gruppendynamik.* Klett (1993, 3. Aufl.). *Einführung in die Gruppendynamik.* Fischer.

Luft, Joseph & Ingram, Harry (1955). *The Johari Window, a graphic model for interpersonal relations.* University of California.

Luhmann, Niklas (1975). *Macht.* Enke.

Luhmann Niklas (1984). *Soziale Systeme.* Suhrkamp.

Luhmann, Niklas (1992). *Die Wissenschaft der Gesellschaft.* Suhrkamp.

Luhmann, Niklas (2000). *Organisation und Entscheidung.* Suhrkamp.

MacKenzie, Kenneth R. (2001). Techniken der Gruppenleitung. In Volker Tschuschke (Hrsg.), *Praxis der Gruppenpsychotherapie* (S. 102–110). Thieme.

Main, Tom F. (1957). The ailment. *Br J Med Psychol.*, 30(3), 129–45. https://doi.org/10.1111/j.2044-8341.1957.tb01193.x

Main, Tom (1977). Zur Psychodynamik großer Gruppen. In Lionel Kreeger (Hrsg.), *Die Großgruppe* (S. 50–80). Klett-Cotta.

Majce-Egger, Maria (1999a). Autonomie-Entwicklung in Gruppen. In Maria Majce-Egger (Hrsg.), *Gruppentherapie und Gruppendynamik – Dynamische Gruppenpsychotherapie. Theoretische Grundlagen, Entwicklungen und Methoden* (S. 135–147). Facultas.

Majce-Egger, Maria (Hrsg.). (1999b). *Gruppentherapie und Gruppendynamik – dynamische Gruppenpsychotherapie: theoretische Grundlagen, Entwicklungen und Methoden.* Facultas.

Majce-Egger, Maria (1999c). Interventionstechniken. In Maria Majce-Egger (Hrsg.), *Gruppentherapie und Gruppendynamik – Dynamische Gruppenpsychotherapie. Theoretische Grundlagen, Entwicklungen und Methoden* (S. 255–270). Facultas.

Majce-Egger, Maria (1999d). Methodik der Dynamischen Gruppenpsychotherapie. In Maria Majce-Egger (Hrsg.), *Gruppentherapie und Gruppendynamik – Dynamische Gruppenpsychotherapie. Theoretische Grundlagen, Entwicklungen und Methoden* (S. 237–270). Facultas.

Majce-Egger, Maria (1999e). Psychotherapieausbildung: Demokratisierung oder Demokratur. In Rainer Fliedl, Doris Kölbl, Waltraud Dolanski-Lenz & Lilli Lehner (Hrsg.), *Visionen und Wege. Psychotherapie und Gruppendynamik. Visionen einer mündigen Gesellschaft. Symposion zum 75. Geburtstag von Raoul Schindler* (S. 43–55). StudienVerlag.

Majce-Egger, Maria (2000). Die Macht der Sexualität in der Gruppe: Wer richtet das Begehren? In Maria Majce-Egger & Regina Trotz (Hrsg.), *Die Macht begehren. Politische Haltungen in der Gruppendynamik. Jahrbuch für Gruppendynamik und Gruppenpsychotherapie: Visionen und Wege.* (S. 35–51). StudienVerlag.

Majce-Egger, Maria (2003). *Geschlechtertheorie* [unveröffentlichtes Manuskript, Theorie GD.DG].

Majce-Egger, Maria (2006a). Freiheitsgewinn oder Freisetzung? Thesen zum unbewussten Umgang mit gesellschaftlichen und politischen Verhältnissen in Gruppen. In Friederike Goldmann, Lilli Lehner (Hrsg.), *Hier und Jetzt. Gruppendynamik und gesellschaftliche Entwicklungen. Bd. 6. Visionen und Wege.* (S. 91–103). Krammer.

Majce-Egger, Maria (2006b). Ressourcen der Gruppendynamik und Dynamischen Gruppenpsychotherapie. In Friederike Goldmann & Lilli Lehner (Hrsg.), *Hier und Jetzt. Gruppendynamik und gesellschaftliche Entwicklungen. Visionen und Wege.* Jahrbuch für Gruppendynamik und Dynamische Gruppenpsychotherapie (S. 19–43). Krammer.

Majce-Egger, Maria (2009a). Chaos und Struktur in großen Gruppen – Prozesse, Großgruppen und Plenarveranstaltungen. Das Gruppendynamik-Mühldorf-Modell. In Lilli Lehner, Andrea Sanz & Regina Trotz (Hrsg.), *Prozesse verstehen und gestalten. Zur Praxis von Gruppendynamik und Gruppenpsychotherapie. Visionen und Wege 7* (S. 247–268). Krammer.

Majce-Egger, Maria (2009b). 50 Jahre ÖAGG. Ein Blick auf die Entwicklung 1959–2009. *Festschrift ÖAGG. Sonderausgabe der Zeitschrift Feedback*, 339, 56–64.

Majce-Egger, Maria (2011). Dynamische Gruppenpsychotherapie. In Gerhard Stumm (Hrsg.), *Psychotherapie. Schulen und Methoden* (S. 133–139). Falter.

Majce-Egger, Maria (2012). Identität – ein Prozess. Der Identitätsbegriff im Wandel – Entwicklungen und aktuelle Herausforderungen für Psychotherapie und Beratung. In *Feedback „Arbeit und Identität"*, Zeitschrift im ÖAGG, 1&2/2012, 20–29.

Majce-Egger, Maria (2014a). *Dynamische Gruppenpsychotherapie.* https://oeagg.at/wp-content/uploads/2021/12/DG_Majce-Egger-2014.pdf

Majce-Egger, Maria (2014b). *Gruppendynamik.* https://oeagg.at/wp-content/uploads/2021/12/GRUPPENDYNAMIK-_Majce-Egger-2014.pdf

Majce-Egger, Maria (2019). Der kommunizierende Gruppenkörper. In Renate Schwenk, Christine Pechtl (Hrsg.), *Körper im Dialog* (S. 77–97). Psychosozial-Verlag.

Majce-Egger, Maria & Dietrich, Günter (2019). 60 Jahre ÖAGG. Ein Blick auf die Entwicklung 1959–2019. *Feedback Zeitschrift für Gruppentherapie und Beratung 1&2/2020* (S. 19–28).

Majce-Egger, Maria & Sanz, Andrea (2006). Reflexion der sozialen, kulturellen und ökonomischen Ressourcen der Fachsektion Gruppendynamik und Dynamische Gruppenpsychotherapie und Planung weiterer Entwicklungsschritte. In Friederike Goldmann, Lilli Lehner (Hrsg.), *Hier und Jetzt. Gruppendynamik und gesellschaftliche Entwicklungen. Bd. 6, Visionen und Wege.* (S. 45–54). Krammer.

Majce-Egger, Maria & Trotz, Regina (Hrsg.). (2000). *Die Macht begehren. Politische Haltungen in der Gruppendynamik. Jahrbuch für Gruppendynamik und Dynamische Gruppenpsychotherapie.* Studien-Verlag.

Malunat, Anna (2020). Supervision ist Steinzeit. In *Supervision, Arbeit.Mensch.Organisation*; 3.2020, 23–29.

Mann, David (1999). *Psychotherapie: Eine erotische Beziehung.* Klett-Cotta.

Margreiter, Ursula (1999). Sozialpsychologische Theorien und ihre Bezüge zur Feldtheorie. In Maria Majce-Egger (Hrsg.), *Gruppentherapie und Gruppendynamik – Dynamische Gruppenpsychotherapie. Theoretische Grundlagen, Entwicklungen und Methoden* (S. 77–88). Facultas.

Marks, Elizabeth, Hickman, Caroline, Pihkala, Panu, Clayton, Susan, Lewandowski, Eric R., Mayall, Elouise E., Wray, Britt, Mellor, Catriona & van Susteren, Lise (2021). *Young People's Voices on Climate Anxiety, Government Betrayal and Moral Injury: A Global Phenomenon.* http://dx.doi.org/10.2139/ssrn.3918955

Marrow, Alfred J. (1977). *Kurt Lewin – Leben und Werk.* Klett-Cotta.

Martin, John, Bel, Ros & Farmer, Eion (2000). *Technique Library*; The Open University.

Marx, Karl (1844). *Ökonomisch-philosophische Manuskripte.* In Marx-Engels-Werke, Ergänzungsband I (1981). Dietz.

Mattke, Dankwart (2011). Grundlagen der Gruppenpsychotherapie: Sozialpsychologie und Gruppendynamik. In Dankwart Mattke, Luise Reddemann & Bernhard Strauß (Hrsg.), *Keine Angst vor Gruppen. Gruppepsychotherapie in Praxis und Forschung* (S. 13–48). Klett-Cotta.

Mattke, Dankwart (2012). Psychodynamische Gruppenpsychotherapie und ihre Veränderungsmechanismen. In Bernhard Strauß & Dankwart Mattke (Hrsg.), *Gruppenpsychotherapie. Lehrbuch für die Praxis* (S. 131–146). Springer.

Mattke, Dankwart, Reddemann, Luise & Strauss, Bernhard (2011). *Keine Angst vor Gruppen* (2. Aufl.). Klett-Cotta.

Maturana, Humberto & Varela, Francisco (2012). *Der Baum der Erkenntnis. Die biologischen Wurzeln menschlichen Erkennens.* Fischer.

Mau, Steffen (2023). Fliegt bald alles auseinander?: Zur Konstruktion gesellschaftlicher Spaltungsdiagnosen. In Armin Nassehi, Peter Felixberger, Sibylle Anderl (Hrsg.), *Kursbuch 215: Soziale Konfliktzonen* (S. 10–24). Kursbuch Kulturstiftung gGmbH.

Melcher, Imke (2013). *Franz Alexander und die moderne Psychotherapie.* Psychosozial-Verlag.

Mentzos, Stavros (1984). *Neurotische Konfliktverarbeitung – Einführung in die psychoanalytische Neurosenlehre unter Berücksichtigung neuer Perspektiven.* Fischer.

Mertens, Wolfgang (2001). *Psychoanalytische Schulen im Gespräch; Band 2; Selbstpsychologie, Post-Selbstpsychologie, relationale und intersubjektive Kritik.* Hans Huber.
Mertens, Wolfgang (2018). *Psychoanalytische Schulen im Gespräch über die Konzepte Wilfred R. Bions.* Psychosozial-Verlag.
Miles, Matthew, B. (1965, 1981). *Learning to work in groups* (2. Aufl.). Teachers College, Columbia University.
Mills, Theodore M. (1969). *Soziologie der Gruppe. Grundfragen der Soziologie.* Juventa.
Milowiz, Walter & Käfer, Leo (1989). Das Mikado-Prozessmodell für Gruppen. *Gruppenpsychologie und Gruppendynamik*, 25(2), 127–140.
Mitchell, Stephen (2003). *Bindung und Beziehung. Auf dem Weg zu einer relationalen Psychoanalyse.* Psychosozial-Verlag.
Möller, Heide (2001). *Was ist gute Supervision? Grundlagen – Merkmale – Methoden.* Klett-Cotta.
Morgan, Gareth (1997). *Bilder der Organisation*, Klett-Cotta.
Müllner, Andrea Sanz & Regina Trotz (Hrsg.), *Hier und Jetzt. Gruppendynamik und gesellschaftliche Entwicklungen* (S. 45–54). Krammer.
Neri, Claudio (2004). *Gruppenprozesse. Theorie und Praxis der psychoanalytischen Gruppentherapie.* Psychosozial-Verlag.
NEUSTART (2021). *Regelung zur Durchführung des Anti-Gewalt-Trainings (AGT).* Internes Dokument.
Nitsun, Morris (2015). *The Anti-Group. Destructive forces in the group and their creative potential.* Routledge.
Noske, Judith (Hrsg.). (2014). *Seelische Strukturen. Versuch einer Abstimmung innerer und äußerer Wirklichkeit in der jugendpsychiatrischen Behandlung.* Krammer.
Noske, Judith & Zajec, Karin (2021). Anwendung und Nutzen der Beziehungsachse im multiprofessionellen Team. In Rainer Fliedl, Carola Cropp & Karin Zajec (Hrsg.), *Die Beziehungsachse der OPD-KJ-2. Klinische Anwendung und konzeptuelle Erweiterungen* (S. 188–196). Vandenhoeck und Ruprecht.
ÖAGG, Psychotherapeutische Ambulanz GmbH (2019). *Tätigkeitsbericht Auswertung von PatientInnen- und Therapiedaten.* Wien.
Obermeyer, Klaus, Pühl Harald (Hrsg.). (2016). *Die innere Arbeit des Beraters. Organisationsberatung zwischen Befangenheit und Bewegungsfreiheit.* Psychosozial-Verlag.
Obholzer, Anton (1997). Das Unbewusste bei der Arbeit. In Irmgard Eisenbach-Stangl & Michael Ertl (Hrsg.), *Unbewusstes in Organisationen: Zur Psychoanalyse von sozialen Systemen* (S. 17–38). Facultas.
Ogden, Thomas H. (2006). Das analytische Dritte, das intersubjektive Subjekt der Analyse und das Konzept der projektiven Identifizierung. In Martin Altmeyer & Helmut Thomä (Hrsg.), *Die vernetzte Seele. Die intersubjektive Wende in der Psychoanalyse* (S. 35–64). Klett-Cotta.
Österreichische Akademie der Wissenschaften (2017). *Wertehaltungen und Erwartungen von Flüchtlingen in Österreich. Endbericht, Februar 2017.* https://www.oeaw.ac.at/fileadmin/NEWS/2017/PDF/Studie_Wertehaltungen_und_Erwartungen.pdf
Österreichischer Integrationsfonds/Bundeskanzleramt (2023). *Gesellschaftlicher Zusammenhalt und Segregation. Eine Bestandsaufnahme zu Integration und Desintegration in Österreich.* https://www.bundeskanzleramt.gv.at/agenda/integration/segregationsbericht.html
Parsons, Talcott (1937). *The Structure of Social Action. A Study in Social Theory with Special Reference to a Group of Recent European Writers.* McGraw Hill.
Parsons, Talcott (1942). Age and Sex in the Social Struktur of the United States. *American Soziological Review, 7*, 604–616.
Parsons, Talcott (1945). Systemische Theorie in der Soziologie. In Talcott Parsons, *Sozialstruktur und Persönlichkeit* (S. 31–64). Fachbuchhandlung für Psychologie.
Parsons, Talcott (1951). *The social system.* Free Press.
Parsons, Talcott (1966). *Gesellschaften. Evolutionäre und komparative Perspektiven.* Suhrkamp.

Parsons, Talcott (1967). Definition von Gesundheit und Krankheit im Lichte der Wertbegriffe und der sozialen Struktur Amerikas. In Alexander Mitscherlich, Tobias Brocher, Otto von Mering & Klaus Horn (Hrsg.), *Der Kranke in der modernen Gesellschaft* (S. 57–87). Kiepenheuer und Witsch.

Parsons, Talcott (1968). Der Stellenwert des Identitätsbegriffs in der allgemeinen Handlungstheorie. In Rainer Döbert, Jürgen Habermas & Gertrud Nummer-Winkler (Hrsg.). (1977), *Entwicklung des Ichs* (S. 68–88). Kiepenheuer und Witsch.

Pechtl, Waldefried (1989, 1995). *Zwischen Organismus und Organisation. Wegweiser und Modelle für Berater und Führungskräfte.* Veritas.

Pechtl, Waldefried (1999). Persönlichkeit, Gruppe, Organisation. In Maria Majce-Egger (Hrsg.), *Gruppentherapie und Gruppendynamik – Dynamische Gruppenpsychotherapie. Theoretische Grundlagen, Entwicklungen und Methoden* (S. 89–94). Facultas.

Pechtl, Waldefried (2001). *Zwischen Organismus und Organisation. Wegweiser für Berater und Führungskräfte* (4. Aufl.). Landesverlag im NP Buchverlag.

Pfaff-Czarnecka, Joanna (2012). Zugehörigkeit in der mobilen Welt. Politiken der Verortung. *Das Politische als Kommunikation, Bd. 3.* Wallstein.

Piaget, Jean (2003). *Meine Theorie der geistigen Entwicklung.* Herausgegeben von Reinhard Fatke. Beltz.

Pölzl, Gertraud (2004). Die Sprache – ein Konstrukt. Funktion der Sprache In Rainer Fliedl, Gertraud Pölzl, Andrea Tippe (Hrsg.), *Wie konstruieren wir Wirklichkeit? Bd. 5, Visionen und Wege.* Krammer.

Potthoff, Peter (2008). Mentalisierung und gruppenanalytische Behandlung. In Matthias Hirsch (Hrsg.), *Die Gruppe als Container* (S. 86–116). Vandenhoeck und Ruprecht.

Potthoff, Peter (2017). „Wo Chaos war, soll nun eine Matrix sein" (De Maré, 1975). Die analytische Großgruppe zwischen Chaos und Kreativität – Perspektiven und Entwicklungen des Konzepts. *Gruppenpsychotherapie und Gruppendynamik* 53, 103–117.

Potthoff, Peter (2022). *Psychoanalytische Feldtheorien. Auf dem Weg zu einem schulenübergreifenden Paradigma.* Psychosozial-Verlag.

Psychotherapeutische Ambulanz (2021). *Psychotherapeutische Ambulanz – Alles unter einem Dach.* 29.04.2021. https://pt-ambulanz.at/

Pühl, Harald (1997). Von der Gruppenmatrix zu Institutionsmatrix. In Irmgard Eisenbach-Stangl, Michael Ertl (Hrsg.), *Unbewusstes in Organisationen: Zur Psychoanalyse von sozialen Systemen* (S. 39–53). Facultas.

Racker, Heinrich (1957). The meanings and uses of countertransference. *Psa Quart, 26,* 303–357.

Racker, Heinrich (1993). *Übertragung und Gegenübertragung. Studien zur Psychoanalytischen Technik* (4. Aufl.). Reinhardt.

Racker, Heinrich (2002). *Übertragung und Gegenübertragung. Studien zur psychoanalytischen Technik.* Reinhardt.

Rademacher, Claudia (2001). Geschlechterrevolution – rein symbolisch? In Claudia Rademacher & Peter Wiechens (Hrsg.), *Geschlecht, Ethnizität, Klasse; Zur sozialen Konstruktion von Hierarchie und Differenz* (S. 31–52). Leske und Budrich.

Rappe-Giesecke, Kornelia (2000). Lernen, Zwang und Niederlage in der Organisationsentwicklung: Ein Plädoyer für komplexere mentale Modelle. In: *Gruppe. Interaktion. Organisation. Zeitschrift für Angewandte Organisationspsychologie (GIO), 31,* 96-80.

Rappich, Julia, Meister, Norbert & Hochgatterer, Valeria (2023). Angewandte Rangdynamik: Über die Gruppendynamik am Berg. *Berg und steigen.* Abgerufen am 11 Mai 2023 von https://www.bergundsteigen.com/artikel/angewandte-rangdynamik-2/

Rechtien, Wolfgang (1995). *Angewandte Gruppendynamik.* Quintessenz.

Rechtien, Wolfgang (1999). Geschichte der angewandten Gruppendynamik. In Oliver König (Hrsg.), *Gruppendynamik; Geschichte, Theorien, Methoden, Anwendungen, Ausbildung* (3. Aufl., S. 43–62). Profil.

Rechtien, Wolfgang (2007). *Angewandte Gruppendynamik: ein Lehrbuch für Studierende und Praktiker* (4. Aufl.). Beltz.

Reckwitz, Andreas (2021a). *Die Erfindung der Kreativität. Zum Prozess gesellschaftlicher Ästhetisierung.* Suhrkamp.

Reckwitz, Andreas (2021b). *Die Gesellschaft der Singularitäten* (5. Aufl.). Suhrkamp.
Reckwitz, Andreas (2021c). Gesellschaftstheorie als Werkzeug. In Andreas Reckwitz & Hartmut Rosa (Hrsg.), *Spätmoderne in der Krise* (S. 23–150). Suhrkamp.
Reckwitz, Andreas (2021d). *Subjekt* (4. überarb. Aufl.). Transkript.
Reerink, Gertud (2006). Theorie des Denkens: Freud und Bion. In Kennel Rosemarie, Reerink Gertrud. *Klein-Bion. Eine Einführung* (S. 101–112). Edition diskord.
Remmel, Andreas, Kernberg, Otto F., Vollmoeller, Wolfgang & Strauß, Bernhard (2006). *Handbuch Körper und Persönlichkeit; Entwicklungspsychologie, Neurobiologie und Therapie von Persönlichkeitsstörungen.* Schattauer.
Rice, Albert K. (1973). *Führung und Gruppe.* Klett-Cotta.
Rieger, Hannah (2012). Creative Power on the Margins of Society. Interview by Ulrike Reinhard with Hannah Rieger. *we and the arts. we special/2012* (S. 72–77). Whois. https://issuu.com/we-magazine/docs/we_the_arts_web/24
Rieger, Hannah (Hrsg.). (2014). *Kunst, die verbindet.* Art Quarterly Publishing House GmbH.
Rieger, Hannah (2020). Art Brut neu bewertet. In Angelica Bäumer & Fonds anders Art (Hrsg.), *Kunst im Fokus* (S. 232–241). Eigenverlag Fonds andersArt.
Rieger, Hannah & Dobner, Heidemarie (Hrsg.). (2017). *Living in Art Brut.* Globart.
Rieger, Hannah & Tippe, Andrea (2000). Frauenwerte in der Wirtschaft. In Maria Majce-Egger & Regina Trotz (Hrsg.), *Die Macht begehren. Politische Haltungen in der Gruppendynamik. Jahrbuch für Gruppendynamik und Dynamische Gruppenpsychotherapie* (S. 96–103). StudienVerlag.
Rieger, Hannah & Tippe, Andrea (2002). Ich und Wir: Entwicklung der Person – Entwicklung der Organisation. In Bernhard Dolleschka (Hrsg.), *Gruppenarbeit und Einzelarbeit. Visionen und Wege. Jahrbuch für Gruppendynamik und Gruppenpsychotherapie, Band 4* (S. 117–134). Krammer.
Riemann, Fritz (1961, 1999). *Grundformen der Angst.* Reinhardt.
Riesman, David (1950). The Lonely Crowd. *A Study of the Changing American Character.* Yale University Press.
Rohde Dachser, Christa (1992). *Expedition in den dunklen Kontinent. Weiblichkeit im Diskurs der Psychoanalyse.* Springer.
Rosa, Hartmut (2016, 2020). *Resonanz. Eine Soziologie der Weltbeziehung.* Suhrkamp.
Rosa, Hartmut (2021a). Desychronisation und Entfremdung: Diagnose und Kritik der Moderne. In Andreas Reckwitz & Hartmut Rosa (Hrsg.), *Spätmoderne in der Krise. Was leistet die Gesellschaftstheorie?* (S. 201–223). Suhrkamp.
Rosa, Hartmut (2021b). Was ist und was kann eine Theorie der Gesellschaft? In Andreas Reckwitz & Hartmut Rosa (Hrsg.), *Spätmoderne in der Krise* (S. 153–180). Suhrkamp.
Rudolf, Gerd (2013). *Strukturbezogene Psychotherapie* (3. Aufl.). Schattauer
Rudolf, Gerd (2019). *Psychodynamisch denken – tiefenpsychologisch handeln. Praxis der tiefenpsychologisch fundierten Psychotherapie.* Schattauer.
Rudolf, Gerd (2020). *Strukturbezogene Psychotherapie.* Schattauer.
Sahin-Klinserer, Nurcen (2012). *Kulturelle Grenzüberschreitungen: Selbstbestimmte Lebensführung jenseits von Identitätszwängen im deutsch-türkischen Raum* [unveröffentliche Dissertation]. Ludwig-Maximilians-Universität München.
Sander, Dieter (2013). *Die Gruppe und das Unbewusste.* Springer VS.
Santer, Hellmut (2008). Die Gruppe als intermediärer Raum. In Peter Heintel (Hrsg.), *betrifft: TEAM. Dynamische Prozesse in Gruppen* (2. Aufl., S. 159–182). VS Verlag für Sozialwissenschaften.
Sanz, Andrea (2004). Potenziale gruppendynamischer Settings zur gesellschaftlichen Konstruktion von Identitätsbastler:innen. In Rainer Fliedl, Gertraud Pölzl, Andrea Tippe (Hrsg.), *Wie konstruieren wir Wirklichkeit? Visionen und Wege. Jahrbuch für Gruppendynamik und Gruppenpsychotherapie* (S. 103–117). Krammer.
Sanz, Andrea (2006). Der gesellschaftliche Wandel der Arbeit und „ausgebrannte" Arbeitsteams. In Lilli Lehner, Rudolf Müllner, Andrea Sanz & Regina Trotz (Hrsg.), *Hier und Jetzt. Gruppendynamik und gesellschaftliche Entwicklungen* (S. 161–184). Krammer.

Sanz, Andrea (2011). Das Etappenmodell der Burnout-Entwicklung im Team. In Jörg Fengler & Andrea Sanz (Hrsg.), *Ausgebrannte Teams* (S. 42–58). Klett-Cotta.

Sauer, Johannes (1997). Zur Geschichte und Tradition der Supervision in Österreich. In Ingeborg Luif (Hrsg.), *Supervision, Tradition, Ansätze und Perspektiven in Österreich* (S. 27–42). Orac.

Scharmer, C. Otto (2009). *Theorie U – Von der Zukunft her führen. Presencing als soziale Technik.* Carl-Auer.

Schattenhofer, Karl (1992). *Selbstorganisation und Gruppe, Entwicklungs- und Steuerungsprozesse in Gruppen.* Westdeutscher Verlag.

Schattenhofer, Karl (2001). Gruppendynamik als Ausdruck manifester und latenter Prozesse. In Klaus Antons, Andreas Amann, Gisela Clausen, Oliver König & Karl Schattenhofer (Hrsg.), *Gruppenprozesse verstehen. Gruppendynamische Forschung und Praxis* (S. 39–44). VS Verlag für Sozialwissenschaften.

Schattenhofer, Karl (2009a, 2015). Was ist Gruppe? Verschiedene Sichtweisen und Unterscheidungen. In Cornelia Edding & Karl Schattenhofer (Hrsg.), *Alles über Gruppen* (S. 16–46). Beltz.

Schattenhofer, Karl (2009b). Selbststeuerung von Gruppen. In Cornelia Edding; Karl Schattenhofer (Hrsg.), *Handbuch Alles über Gruppen. Theorie, Anwendung, Praxis* (S. 439–451). Beltz.

Schattenhofer, Karl & Weigand, Wolfgang (1998). (Hrsg.). *Die Dynamik der Selbststeuerung. Beiträge zur angewandten Gruppendynamik.* Westdeutscher Verlag.

Schein, Edgar (1980). *Organizational Psychology* (3rd Edition). Prectice Hall.

Schein, Edgar (1985). *Organizational Culture and Leadership.* In Stefan Kühl (Hrsg.), *Schlüsselwerke der Organisationsforschung.* Springer. https://doi.org/10.1007/978-3-658-09068-5

Schein, Edgar H. (2003). *Prozessberatung für die Organisation der Zukunft. Der Aufbau einer helfenden Beziehung.* Edition Humanistische Psychologie.

Schein, Edgar H. (2010). *Organisationskultur.* Edition Humanistische Psychologie.

Schein, Edgar H. & Schein, Peter A. (2018). *Humble Leadership. The Power of Relationship, Openness and Trust.* Berrett-Koehler.

Schenk, Susanna (1999a). Ausbildung und Curriculum. In Maria Majce-Egger (Hrsg.), *Gruppentherapie und Gruppendynamik – Dynamische Gruppenpsychotherapie. Theoretische Grundlagen, Entwicklungen, Methoden* (S. 371–376). Facultas.

Schenk, Susanna (1999b). Funktion und Rolle der PsychotherapeutInnen in der Dynamischen Gruppenpsychotherapie. In Maria Majce-Egger (Hrsg.), *Gruppentherapie und Gruppendynamik – Dynamische Gruppenpsychotherapie. Theoretische Grundlagen, Entwicklungen und Methoden* (S. 300–305). Facultas.

Schenk, Susanna (1999c). Rahmenbedingungen und Kozepterstellung in der Dynamischen Gruppenpsychotherapie. In Maria Majce-Egger (Hrsg.), *Gruppentherapie und Gruppendynamik – Dynamische Gruppenpsychotherapie. Theoretische Grundlagen, Entwicklungen und Methoden* (S. 293–299). Facultas.

Schenk, Susanna (2009). „Dass man mit Angst leben und leiten kann" – Prozesskompetenz als gruppendynamische Herausforderung für Führungskräfte und TrainerInnen. *Gruppenpsychotherapie und Gruppendynamik, 45*, 309–318.

Schermann, Alexandra (2019, 16. Juni). *Agil & stabil – ein Mythos?* Abgerufen am 05.08.2022 von https://www.tickmark.at/index.php/blog/46-agil-stabil-ein-mythos

Scheuerle, Hans-Jürgen (2017). *Resonanzen in der therapeutischen Beziehung. Psychotherapie-Wissenschaft, 7*(2), 39–48.

Schewe, Gerhard (o. J.). *Überlappende Gruppen.* Abgerufen am 11.03.2023 von https://wirtschaftslexikon.gabler.de/definition/ueberlappende-gruppen-49416/version-272649

Schiffauer, Wolfgang (1996). Die Angst vor der Differenz. Zu neuen Strömungen in der Kulturanthropologie. *Zeitschrift für Volkskunde,* 92(I), 20–31.

Schindler, Raoul (1957a). Grundprinzipien der Psychodynamik in der Gruppe. *Psyche 11*(5), 308–314.

Schindler, Raoul (1957b). Grundprinzipien der Psychodynamik in der Gruppe. *Psyche, 11*(5), 308–314. In Christina Spaller, Konrad Wirnschimmel, Andrea Tippe, Judith Lamatsch, Ursula Margreiter, Ingrid Krafft-Ebing & Michael Ertl (Hrsg.). (2016). *Raoul Schindler. Das lebendige Gefüge der Gruppe. Ausgewählte Schriften* (S. 105–112). Psychosozial-Verlag.

Schindler, Raoul (1959a). Der soziodynamische Aspekt in der „Bifokalen Gruppentherapie". In Christina Spaller, Konrad Wirnschimmel, Andrea Tippe, Judith Lamatsch, Ursula Margreiter, Ingrid Krafft-Ebing & Michael Ertl (Hrsg.). (2016), *Raoul Schindler. Das lebendige Gefüge der Gruppe. Ausgewählte Schriften* (S. 125–136). Psychosozial-Verlag.

Schindler, Raoul (1959b). Sinn, Zweck und Aufbau des Österreichischen Arbeitskreises für Gruppentherapie und Gruppendynamik (ÖAGG). Einleitungsreferat zur konstituierenden Versammlung des ÖAGG am 3. Juni 1959. *Wiener Medizinische Wochenschrift, 109*(50), 1004–1005.

Schindler, Raoul (1961). Der Gruppentherapeut und seine Position in der Gruppe. *Praxis der Psychotherapie, 6*, 1–8. In Christina Spaller, Konrad Wirnschimmel, Andrea Tippe, Judith Lamantsch, Ursula Margreiter, Ingrid Krafft-Ebing & Michael Ertl (Hrsg.). (2016), *Raoul Schindler. Das lebendige Gefüge der Gruppe. Ausgewählte Schriften* (S. 159–167). Psychosozial-Verlag.

Schindler, Raoul (1964a). Personalisation der Gruppe. In Malomar Lund Edelweiss, Rosa Tanco-Duque & Sepp Schindler (Hrsg.), *Personalisation. Studien zur Tiefenpsychologie und Psychotherapie* (S. 67–78). Herder.

Schindler, Raoul (1964b). Personalisation der Gruppe. In Malomar L. Edelweiss, Rosa Tanco-Duque & Sepp Schindler (Hrsg.), Personalisation. Studien zur Tiefenpsychologie und Psychotherapie (S. 67–78), Herder. In Christina Spaller, Konrad Wirnschimmel, Andrea Tippe, Judith Lamatsch, Ursula Margreiter, Ingrid Krafft-Ebing & Michael Ertl (Hrsg.). (2016), *Raoul Schindler. Das lebendige Gefüge der Gruppe.* Ausgewählte Schriften (S.169–182). Psychosozial-Verlag.

Schindler, Raoul (1968). Die Rangordnungsdynamik im Aspekt der Wiener Forschungen. *Medical Tribune. Internationale Wochenzeitung. Ausgabe für Deutschland, Jg. 3, Beiheft zu Nr. 45*, 9–10.

Schindler, Raoul (1969). Das Verhältnis von Soziometrie und Rangordnungsdynamik. Gruppenpsychotherapie und Gruppendynamik, 3, 30–36. In Christina Spaller, Konrad Wirnschimmel, Andrea Tippe, Judith Lamantsch, Ursula Margreiter, Ingrid Krafft-Ebing & Michael Ertl (Hrsg.). (2016), *Raoul Schindler. Das lebendige Gefüge der Gruppe. Ausgewählte Schriften* (S. 213–219). Psychosozial-Verlag.

Schindler, Raoul (1970). „Pars pro Toto" als Funktion in Gruppendynamischer Sicht. In Udo Derbolowsky (Hrsg.), Gruppe, Gesellschaft und Individuum im Feld der Psychotherapie (S. 225–231). Christians. In Christina Spaller, Konrad Wirnschimmel, Andrea Tippe, Judith Lamatsch, Ursula Margreiter, Ingrid Krafft-Ebing & Michael Ertl (Hrsg.). (2016). *Raoul Schindler. Das lebendige Gefüge der Gruppe. Ausgewählte Schriften* (S. 221– 229). Psychosozial-Verlag.

Schindler, Raoul (1971). Krise der Gruppe: Beratung durch die Gruppe. In W. Bitter (Hrsg.), Lebenskrisen, Ursachen und Beratung. Ein Tagungsbericht (S. 38–48). Klett. In Christina Spaller, Konrad Wirnschimmel, Andrea Tippe, Judith Lamatsch, Ursula Margreiter, Ingrid Krafft-Ebing & Michael Ertl (Hrsg.). (2016). *Raoul Schindler. Das lebendige Gefüge der Gruppe. Ausgewählte Schriften* (S. 231–240). Psychosozial-Verlag.

Schindler, Raoul (1973). Das Verhältnis von Soziometrie und Rangordnungsdynamik. In Annelise Heigl-Evers (Hrsg.), *Gruppendynamik* (S. 30–36). Vandenhoeck & Ruprecht.

Schindler, Raoul (1977). Störungen der Selbstfindung in der Gruppe – Behinderungen und Widerstände. *Praxis der Psychotherapie*, 22, 159–164.

Schindler, Raoul (1983a). Gruppentherapie – eine Standortbestimmung. *Feedback, Zeitschrift im ÖAGG*, 1(3), 16–21.

Schindler, Raoul (1983b). Die soziale Version der Psychoanalyse. In Reinhard Larcher (Hrsg.), *Psychoanalyse heute. Revision oder Re-Vision Freuds?* (S. 26–36). Literas.

Schindler, Raoul (1986). Wandel des Gruppenverständnisses anhand 20 Jahre Internationale Trainingsseminare in Alpbach. In Christina Spaller, Konrad Wirnschimmel, Andrea Tippe, Judith Lamatsch, Ursula Margreiter, Ingrid Krafft-Ebing & Michael Ertl (Hrsg.). (2016), *Raoul Schindler. Das lebendige Gefüge der Gruppe. Ausgewählte Schriften* (S. 275–284). Psychosozial-Verlag.

Schindler, Raoul (1991). Zur Optimierung des Chaos. In Gruppenpsychotherapie und Gruppendynamik, 27, 50–68. In Christina Spaller, Konrad Wirnschimmel, Andrea Tippe, Judith Lamatsch, Ursula Margreiter, Ingrid Krafft-Ebing & Michael Ertl (Hrsg.). (2016), *Raoul Schindler. Das lebendige Gefüge der Gruppe. Ausgewählte Schriften* (S. 285–293). Psychosozial-Verlag.

Schindler, Raoul (1994a). Dynamische Gruppenpsychotherapie. In Gerhard Stumm & Beatrix Wirth (Hrsg.), *Psychotherapie. Schulen und Methoden* (S. 252–255). Falter.

Schindler, Raoul (1994b). Von den 80ern in die 90er … oder Von GD-Tagen zur Forschungswerkstatt. In Michael Ertl, Hannah Rieger & Fritz Schiener (Hrsg.), *10 Jahre Gruppendynamik-Tage 1985–1994. ÖAGG. Feedback Sondernummer, 12*(171), 3–5.

Schindler, Raoul (1999). Rangdynamik in Anwendung. In Maria Majce-Egger (Hrsg.), *Gruppentherapie und Gruppendynamik – Dynamische Gruppenpsychotherapie. Theoretische Grundlagen, Entwicklungen und Methoden* (S. 271–286). Facultas.

Schindler, Raoul (2000). Dynamische Gruppenpsychotherapie In Gerhard Stumm, Alfred Pritz (Hrsg), *Wörterbuch für Psychotherapie.* Springer.

Schindler, Raoul (2016). *Das lebendige Gefüge der Gruppe:* In Christina Spaller, Konrad Wirnschimmel, Andrea Tippe, Judith Lamatsch, Ursula Margreiter, Ingrid Krafft-Ebing & Michael Ertl (Hrsg.). (2016), *Raoul Schindler. Das lebendige Gefüge der Gruppe. Ausgewählte Schriften.* Psychosozial-Verlag.

Schindler, Raoul & Knopf, Wolfgang (2008). „Mit dem Omega sind wir ja auch heut' zutage noch nicht gut beisammen". Ein Gespräch mit Raoul Schindler. *ÖVS news, Sondernummer 08,* 6–8.

Schmidt, Eva R. & Berg, Hans G. (1995). *Beraten mit Kontakt. Handbuch für Gemeinde- und Organisationsberatung.* Burkhardthaus-Laetare.

Schmidt, Eva R. & Berg, Hans G. (2004). *Beraten mit Kontakt.* Gabal.

Schmidt-Grunert, Marianne (2009). *Soziale Arbeit mit Gruppen. Eine Einführung* (3. Aufl.). Lambertus.

Schoenhals, Helen (1997). Ödipuskomplex, Triangulärer Raum und Symbolisierung. In Rosemarie Kennel, Gertrud Reerink. *Klein-Bion. Eine Einführung* (S. 113–126). Edition diskord.

Schörghuber, Karl (2007). Problem- und Prozessorientierung als Fokus der Handlungsorientierung. Zur Fachdidaktik „Schulpraktischer Studien 4". In Konrad Kleiner (Hrsg.), *Inszenieren – Differenzieren – Reflektieren. Wege sportdidaktischer Kompetenz* (S. 103–126). Holline.

Schörghuber, Karl (2020). *Soziales Lernen und Gruppenprozesse im Fach Bewegung und Sport. Teil 6 Umsetzung.* Unveröffentlichtes Skriptum.

Schrenker, Katrin (2012). *Vom Ich zum Du zum Wir.* Centraurusverlag & Media UG.

Schreyögg, Georg (2003). *Organisation. Grundlagen moderner Organisationsgestaltung. Mit Fallstudien.* Lehrbuch 4, Gabler/GWV.

Schumacher, Thomas (2003). *Identität oder strategischer Wandel. Eine systemische Perspektive auf organisationale Veränderungen.* Carl-Auer.

Schultz-Venrath, Ulrich & Felsberger, Helga (2016). *Mentalisieren in Gruppen. Mentalisieren in Klinik und Praxis: 1. Band.* Klett-Cotta. https://doi.org/Ulrich

Schürz, Martin (2019). *Überreichtum.* Campus.

Schuster, Peter & Springer-Kremser, Marianne (1992). B*austeine der Psychoanalyse. Eine Einführung in die Tiefenpsychologie* (2. Aufl.). WUV-Studienbücher.

Schutz, William C. (1966). *The interpersonal underworld.* FIRO. Fundamental interpersonal relations orientation, S. 24.

Schwaber, Ken & Beedle, Mike (2002). *Agile Software Development with Scrum.* Pearson.

Schwanenberg, Enno (1970). *Soziales Handeln. Die Theorie und ihr Problem.* Hans Huber.

Schwenk, Renate (2019). Die Konflikte der Gruppe. In Renate Schwenk, Christine Pechtl (Hrsg.), *Körper im Dialog.* Psychosozial-Verlag.

Schwingel, Markus (2005). *Pierre Bourdieu. Zur Einführung* (5. verb. Aufl.). Junius.

Seeck, Francis (2022). *Zugang verwehrt. Keine Chance in der Klassengesellschaft: Wie Klassismus soziale Ungleichheit fördert.* Atrium.

Segal, Hanna (2004). *Melanie Klein, Eine Einführung in ihr Werk.* edition diskord.

Sennet, Richard (2004). *Respekt im Zeitalter der Ungleichheit.* Berling.

Shaked, Josef (1983). Übertragung und Widerstand in psychoanalytischer Theorie und Praxis. In Rainer Fliedl, Maria Majce-Egger, Susanna Schenk & Wolfgang Schmetterer (Hrsg.), *2. ÖAGG Theorie-*

*Tage. Übertragung, Gegenübertragung und Widerstand in Gruppen.* Unveröffentlichtes Manuskript des ÖAGG, 1–9.
Shaked, Josef (2011). *Ein Leben im Zeichen der Psychoanalyse.* Psychosozial-Verlag.
Sievers, Burkhard (1999). Das Management psychosozialer Dynamik und unbewusster Prozesse in Organisationen. In Harald Pühl (Hrsg.), *Supervision und Organisationsentwicklung* (S. 260–273). Leske und Budrich.
Sievers, Burkhard, Ohlmeier, Dieter, Oberhoff, Bernd & Beumer, Ullrich (Hrsg.). (2003). *Das Unbewußte in Organisationen: Freie Assoziationen zur psychosozialen Dynamik von Organisationen.* Psychosozial-Verlag.
Simon, Fritz B. (2013). *Einführung in die systemische Organisationstheorie.* Carl-Auer.
Simon, Fritz B. (2018). *Formen. Zur Kopplung von Organismus, Psyche und sozialen Systemen.* Carl-Auer.
Simon, Fritz B. (2019). *Systemische Gruppendynamik.* www.carl-auer.de/magazin/kehrwoche. 10.11.2019. https://www.carl-auer.de/magazin/kehrwoche/systemische-gruppendynamik
Simon, Fritz B. (2020). *Einführung in Systemtheorie und Konstruktivismus.* Carl-Auer.
Simon, Fritz B. (2022). *Die Kunst nicht zu lernen. Und andere Paradoxien in Psychotherapie, Management, Politik.* Carl-Auer.
Snowden, David J. & Boone, Mary E. (2007). *A Leader's Framework for Decision Making.* Harvard Business Review, November 2007. Abgerufen am 05.08.2022 von https://hbr.org/2007/11/a-leaders-framework-for-decision-making
Soff, Marianne & Stützle-Hebel, Monika (2015). Die Feldtheorie. Einblick und Überblick. In Klaus Antons & Monika Stützle-Hebel (Hrsg.), *Feldkräfte im Hier und Jetzt. Antworten von Lewins Feldtheorie auf aktuelle Fragestellungen in Führung, Beratung und Therapie* (S. 65–98). Carl-Auer.
Spaller, Christina, Wirnschimmel, Konrad, Tippe, Andrea, Lamatsch, Judith, Margreiter, Ursula, Krafft-Ebing, Ingrid & Ertl, Michael (Hrsg.). (2016). *Raoul Schindler, Das lebendige Gefüge der Gruppe. Ausgewählte Schriften.* Psychosozial-Verlag.
Sparrer, Insa (2016). *Systemische Strukturaufstellungen. Theorie und Praxis.* Carl-Auer.
Spatzenegger, Wolfgang (2013). *„Gruppendynamisch?" „Ja, wie denn sonst!" Ein Antigewalttraining aus gruppendynamischer Sicht.* Unveröffentlichte Arbeit zur Graduierung zum Gruppendynamiktrainer im ÖAGG.
Spiegl, Andreas (2007). Von der Zeichnung zur Architektur und von der Architektur zur Zeichnung als Architektur. In Hemma Schmutz, Barbara Steiner & Ingeburg Wurzer (Hrsg.), *Otto Zitko, Die Konstruktion der Geste* (S. 102–107). jovis.
Staats, Hermann, Bolm, Thomas & Sally, Andreas (2002). Das Göttinger Modell der Gruppenpsychotherapie. In Hermann Staats, Andreas Sally & Thomas Bolm (Hrsg.), *Gruppenpsychotherapie und Gruppenanalyse: Ein Lehr- und Lernbuch für Klinik und Praxis* (S. 47–56). Vandenhoeck & Ruprecht.
Staehle, Angelika. (2015). Paranoid-schizoide Position und die projektive Identifizierung. In Rosemarie Kennel, Gertrud Reerink. *Klein-Bion. Eine Einführung* (4. Aufl., S. 65–84). Edition diskord.
Stähler, Frank (2018). Gruppen verstehen und Einfluss nehmen. In Frank Stähle & Monika Stützle-Hebel (Hrsg.), *Demokratie machen – Gruppendynamische Impulse.* Carl-Auer.
Stanton, Alfred & H., Schwartz, Morris S. (1954). *The Mental Hospital.* Basic Books.
Stock-Whitaker, Dorothy & Lieberman, Morton, A. (1965). *Psychotherapy Through the Group Process.* Tavistock Publications.
Stocker, Ferry (2014). *Moderne Volkswirtschaftslehre. Logik der Marktwirtschaft* (7. Aufl.). Oldenbourg.
Strauß, Bernhard (2006). Bindung und Persönlichkeitsentwicklung – Ergebnisse klinischer Bindungsforschung. In Andreas Remmel, Otto F. Kernberg, Wolfgang Vollmoeller & Bernhard Strauß, *Handbuch Körper und Persönlichkeit; Entwicklungspsychologie, Neurobiologie und Therapie von Persönlichkeitsstörungen* (S. 45–63). Schattauer.
Strauß, Bernhard (2020). Instrumente und Materialien zur Unterstützung gruppenpsychotherapeutischer Praxis. *Psychotherapeut, 65*(4), 277–284. https://doi.org/10.1007/s00278-020-00433-x
Strauß, Bernhard & Mattke, Dankwart (Hrsg.). (2012). *Gruppenpsychotherapie, Lehrbuch für die Praxis.* Springer.

Streeck, Ulrich (2018). *Psychoanalytisch-interaktionelle Therapie struktureller Störungen*. Vandenhoeck & Ruprecht. https://doi.org/10.13109/9783666406423j

Streeck, Ulrich & Leichsenring, Falk (2015). *Handbuch Psychoanalytisch-interaktionelle Therapie. Behandlung von strukturellen Störungen und schweren Persönlichkeitsstörungen* (3. Aufl.). Vandenhoeck & Ruprecht.

Streeck-Fischer, Annette (2014). *Trauma und Entwicklung; Adoleszenz – frühe Traumatisierungen und ihre Folgen* (2. überarb. Aufl.). Schattauer.

Streeruwitz, Marlene (2022). *Handbuch gegen den Krieg*. Bahoebooks.

Streich, Richard K. (2013). *Fit for Leadership. Führungserfolg durch Führungspersönlichkeit*. Springer.

Stützle-Hebel, Monika, Antons, Klaus (2017). *Einführung in die Praxis der Feldtheorie*. Carl-Auer.

Takeuchi, Hirotaka & Nonaka Ikujiro (1986). The New New Product Development Game. *Harvard Business Review*, Jänner 1986. Abgerufen an 31.08.2022 von https://hbr.org/1986/01/the-new-new-product-development-game

Tálos, Emmerich & Hinterseer, Tobias (2019). *Sozialpartnerschaft. Ein zentraler politischer Gestaltungsfaktor der Zweiten Republik am Ende?* StudienVerlag.

Tatzer, Ernst (2016). *Bericht des Niederösterreichischen Kinder- und Jugendplan*, unveröffentlicht.

Tatzer, Ernst, Damm, Lilli, Winter, Brigitte & Fliedl, Rainer (2013). Interdisziplinäre Zusammenarbeit bei der Behandlung und Betreuung von Kindern und Jugendlichen mit komplexem Hilfebedarf. *Resonanzen, 1*(2), 138–51.

Tatzer, Ernst, Hanich, Roswitha, Fliedl, Rainer & Krisch, Karl (1991). *Leben und Überleben mit stationär betreuten Kindern – Das Helfersystem als Spielball des Kindes? – Tagungsbericht des interdisziplinären Symposiums für Pädagogik und Therapie. Krise als Chance.*

Teutsch, Hans-Rainer (1999). Die Entwicklung der Persönlichkeit aus der Sicht der Feldtheorie. In Maria Majce-Egger (Hrsg.), *Gruppentherapie und Gruppendynamik – Dynamische Gruppenpsychotherapie. Theoretische Grundlagen, Entwicklungen und Methoden* (S. 58–76). Facultas.

Teutsch, Hans-Rainer (2000). Gruppendynamik zwischen Veränderungsanspruch und Anpassungswirklichkeit. In Maria Majce-Egger & Regina Trotz (Hrsg.), *Die Macht begehren. Politische Haltungen in der Gruppendynamik. Visionen und Wege. Jahrbuch für Gruppendynamik und Dynamische Gruppenpsychotherapie* (S. 72–78). StudienVerlag.

Teutsch, Hans-Rainer (2002). Dynamische Einzeltherapie unter dem Aspekt der Feldtheorie. In Bernhard Dolleschka (Hrsg.), *Gruppenkompetenz und Einzelarbeit. Jahrbuch für Gruppendynamik und Gruppenpsychotherapie: Visionen und Wege. Band 4.* (S. 13–26). Krammer.

Teutsch, Hans-Rainer (2004). Konstruktivismus – ein Überblick. In Rainer Fliedl, Gertraud Pölzl, Andrea Tippe (Hrsg.), *Wie konstruieren wir Wirklichkeit? Visionen und Wege, Bd. 5* (S. 21–34). Krammer.

Teutsch, Hans-Rainer & Pölzl, Gertraud (1999). Sozialpsychologische Wurzeln und Aspekte der Methode – Die Entwicklung der Gruppendynamik und deren Auswirkungen auf die Dynamische Gruppenpsychotherapie. In Maria Majce-Egger (Hrsg.), *Gruppentherapie und Gruppendynamik – Dynamische Gruppenpsychotherapie. Theoretische Grundlagen, Entwicklungen und Methoden* (S. 17–34). Facultas.

The Cynefin Co. *About Cynefin Framework*. Abgerufen am 05.08.2022 unter https://thecynefin.co/about-us/about-cynefin-framework/

Tietze, Kim-Oliver (2010). *Wirkprozesse und personenbezogene Wirkungen von kollegialer Beratung*. VS Verlag für Sozialwissenschaften.

Tippe, Andrea (2000). Macht und Interventionen. In Maria Majce-Egger & Regina Trotz (Hrsg.), *Die Macht begehren. Politische Haltungen in der Gruppendynamik. Visionen und Wege* (S. 170–185). StudienVerlag.

Tippe, Andrea (2008). *Veränderungen stabilisieren. Strategische Teamentwicklung als Führungsaufgabe zur Stabilisierung von Organisationsentwicklungsprozessen*. Carl-Auer.

Tippe, Andrea (2012). Großgruppe erkunden und gestalten. *Feedback – Zeitschrift für Gruppentherapie und Beratung ÖAGG*, 3 & 4, 24–29.

Tippe, Andrea (2015). Aktionsforschung und Gruppendynamik. In Brigitte Daumen (Hrsg.), *Organisationsformen der Arbeit – Zukunft der Arbeit*. ÖGB.

Tippe, Andrea (2019). Wie viel Chaos darf es denn sein? Praktische Theorie der Großgruppendynamik am Fallbeispiel einer Klinik. *Supervison. Mensch. Arbeit. Organisation. Zeitschrift für Beraterinnen und Berater*, *37*(3), 33–39.

Tippe, Andrea & Nagele, Joachim (2004). Interdisziplinäre Ansätze zur Konstitution des Lebensraums. In Rainer Fliedl, Gertraud Pölzl & Andrea Tippe (Hrsg.), *Wie konstruieren wir Wirklichkeit?* (S. 87–102). Krammer.

Tippe, Andrea & Spaller, Christina (2022). Auf-Begehren: Zwischen Freiheit und Autorität: Werkstattbericht aus einem gruppendynamischen Organisationslabor. *Supervision*, 40(4), 27–31.

Tippe, Andrea, Spaller, Christine & Margreiter, Ursula (2016). Entwicklung der Gruppendynamik in Österreich: Schindler im Feld. In Christina Spaller, Konrad Wirnschimmel, Andrea Tippe, Judith Lamatsch, Ursula Margreiter, Ingrid Krafft-Ebing & Michael Ertl (Hrsg.), *Raoul Schindler. Das lebendige Gefüge der Gruppe. Ausgewählte Schriften* (S. 29–48). Psychosozial-Verlag.

Treen, Kathie M. d'I, Williams, Hywel T. P. & O'Neill, Saffron J. (2020). Online misinformation about climate change. *Wiley Interdisciplinary Reviews: Climate Change, 11*(5), https://doi.org/10.1002/wcc.665

Treibenreif, Gudrun (2019). Kurze Zündschnur. Bioenergetisch-analytische Arbeit mit GewalttäterInnen. In Renate Schwenk & Christine Pechtl (Hrsg.), *Körper im Dialog. Theorie und Anwendungsfelder der Bioenergetischen Analyse* (S. 251–270). Psychosozial-Verlag.

Treibenreif, Gudrun (2021). Vor allem chillen – Praxis in der Bewährungshilfe. In Johanna Hefel & und Irene Hiebinger (Hrsg), *Einblicke in die Praxis Sozialer Arbeit. Erfahrungsberichte aus der Fallarbeit von Sozialarbeiter*innen in Österreich* (S. 233–250). Beltz Juventa.

Tschuschke, Volker, Baumbach, Niels, Rembold, Sarah M. E., Horn, Elke & Tress, Wolfgang (2020). Zur Bedeutung der Gruppenleitung für therapeutische Prozesse in der Gruppe: Ergebnisse einer empirischen Studie mit somatoformen Störungsbildern. *Gruppenpsychotherapie und Gruppendynamik*, *56*(2), 109–135. https://doi.org/10.13109/grup.2020.56.2.109

Tuckman, Bruce W. (1965). Developmental Sequence in Small Groups. *Psychological Bulletin*, 63, 384–399.

Turquet, Pierre (1977). Bedrohung der Identität in der Großgruppe. Phänomenologie der Erfahrungen des Individuums bezüglich eines wechselnden Mitgliederstatus in einer großen Gruppe. In Leland Kreeger (Hrsg.), *Die Großgruppe* (S. 81–139). Klett.

Unicef (1989). *Die UN-Kinderrechtskonvention.* https://www.unicef.de/informieren/ueber-uns/fuer-kinderrechte/un-kinderrechtskonvention

Universität Wien (2022). *Teilcurriculum für das Unterrichtsfach Bewegung und Sport im Rahmen des Bachelorstudiums zur Erlangung eines Lehramts im Bereich der Sekundarstufe (Allgemeinbildung) im Verbund Nord-Ost.* https://lehre-schmelz.univie.ac.at/studienangebote/bachelor-unterrichtsfach-bewegung-und-sport-a1984002/.

Vance, James D. (2018). *Hillbilly-Elegie: Die Geschichte meiner Familie und einer Gesellschaft in der Krise.* Ullstein.

Vater, Gudrun (2008). Gruppendynamik und ihr Beitrag zur Diversity-Debatte. In Peter Heintel (Hrsg.), *betrifft: TEAM, Dynamische Prozesse in Gruppen* (2. Aufl., S. 145–158). VS Verlag für Sozialwissenschaften.

Verein für Bewährungshilfe und Soziale Arbeit (Hrsg.). (1997). *Probezeit. Geschichte des Vereins für Bewährungshilfe und Soziale Arbeit 1957–1989.* https://www.neustart.at/facts/

Vester, Michael, von Oertzen, Peter, Geiling, Heiko, Hermann, Thomas & Müller, Dagmar (2001). *Soziale Milieus im gesellschaftlichen Strukturwandel.* tb. Surkamp.

Volkan, Vamik. D (2005). *Blindes Vertrauen. Großgruppen und ihre Führer in Krisenzeiten. Bibliothek der Psychoanalyse.* Psychosozial-Verlag.

Wagenknecht, Sahra (2021). *Die Selbstgerechten.* Campus.

Warta, Katharina & Zajec, Karin (Hrsg.). (2013). *Innovation! Was kann die Gruppe dafür? Visionen und Wege. Jahrbuch für Gruppendynamik und Gruppenpsychotherapie, Band 8.* Krammer.

Watters, Ethan (2016). *„Crazy like us". Wie Amerika den Rest der Welt verrückt macht.* dgvt.

Weber, Max (2019). *Soziologische Grundbegriffe.* Hrsg. von Andrea Maurer. Reclam.

Weigand, Wolfgang (2000). Supervision und Gruppendynamik. Gruppe. Interaktion. Organisation. *Zeitschrift für Angewandte Organisationspsychologie (GIO), 31*(1), 91–102. https://doi.org/10.1007/s11612-000-0008-1

Werro, Evelyn (2018). *Gruppendynamische Aspekte agiler Frameworks. Agile Teams im Spannungsfeld von Zugehörigkeit, Macht und Intimität.* Springer.

Whitman, Roy M. (1972). Psychodynamische Prinzipien. In Leland P. Bradford, Jack R. Gibb, Kenneth D. Benne (Hrsg.), *Gruppen-Training. T-Gruppentheorie und Laboratoriumsmethode* (S. 354–360). Klett-Cotta.

Whitman, Roy M. & Stock, Dorothy (1958). The Group Focal Conflict. *Psychiatry 21*(3), 269–276.

Wieser, Martin (2014). Von der Kriegslandschaft zur Topologie der Persönlichkeit: Strategien der Sichtbarmachung im Werk Kurt Lewins. *Psychologie und Gesellschaftskritik, 38*(3), 7–25.

Wilke, Gerhard (2003). Chaos and Order in the Large Group. In Stanley Schneider & Haim Weinberg (Hrsg.), *The Large Group Re-Visited. The Herd, Primal Horde, Crowds and Masses* (S. 86–97). Jessica Kingsley.

Wilke, Gerhard (2010). Der ethnologische und gruppenanalytische Blick auf die Großgruppe. In Wolfgang Martin Roth, Josef Shaked & Helga Felsberger (Hrsg.), *Die analytische Großgruppe. Festschrift zu Ehren von Josef Shaked* (S. 135–152). Facultas.

Wilkinson, Richard & Pickett, Kate (2010). *Gleichheit ist Glück. Warum gerechte Gesellschaften für alle besser sind.* Tolkemitt.

Williams, Colin C. (2002). A Critical Evaluation of the Commodification Thesis. *The Sociological Review, 50*(4), 525–542. https://doi.org/10.1111/1467-954X.00397

Wimmer, Rudolf (1993). Erlebt die Gruppendynamik eine Renaissance? Eine systemtheoretische Reflexion gruppendynamischer Arbeit am Beispiel der Trainingsgruppe. In Gerhard Schwarz, Peter Heintel, Mathias Weyrer & Helga Stattler (Hrsg.), *Geschichte und Zukunft der Gruppendynamik. Festschrift für Traugott Lindner* (S. 111–139). WUV-Universitätsverlag.

Wimmer, Rudolf (1995). Die permanente Revolution. Aktuelle Trends in der Gestaltung von Organisationen. In Ralph Grossmann, Ewald Krainz & Margit Oswald (Hrsg.), *Veränderung in Organisationen* (S. 21–41). Gabler.

Wimmer, Rudolf (2004). *Organisation und Beratung – Systemtheoretische Perspektiven für die Praxis.* Carl-Auer.

Wimmer, Rudolf (2006). Der Stellenwert des Teams in der aktuellen Dynamik von Organisationen. In Cornelia Edding & Wolfgang Kraus (Hrsg.), *Ist der Gruppe noch zu helfen? Gruppendynamik und Individualisierung* (S. 169 –191). Barbara Budrich.

Wimmer, Rudolf (2008). Das besondere Lernpotential der gruppendynamischen Trainingsgruppe. In Peter Heintel (Hrsg.), *betrifft: TEAM, Dynamische Prozesse in Gruppen* (2. Aufl., S. 36–52). VS Verlag für Sozialwissenschaften. Wimmer, Rudolf & Gebauer, Annette (2008). Potentiale der Aufstellungsarbeit aus Sicht der systemischen Organisationsberatung. In Torsten Groth & Gerhard Stey (Hrsg.), *Potentiale der Organisationsaufstellung. Innovative Ideen und Anwendungsbereiche.* Carl-Auer. 2007 (S. 233–251). In osb reader 2008. Eigenverlag.

Wimmer, Rudolf, Simon, Fritz & Doppler, Klaus (2017). Change im Fluss der Dinge. *Organisations-Entwicklung, 3.*

Winnicott, Donald W. (1973). *Vom Spiel zur Kreativität. Übergangsobjekte und ihre Funktion bei der Entwicklung des Ich und des Selbst.* Klett-Cotta.

Wirnschimmel, Konrad & Goldmann, Friederike (1999). Beobachtung und Beobachtungskriterien in der Dynamischen Gruppenpsychotherapie. In Maria Majce-Egger (Hrsg.), *Gruppentherapie und Gruppendynamik – Dynamische Gruppenpsychotherapie. Theoretische Grundlagen, Entwicklungen und Methoden* (S. 306–323). Facultas.

Wirnschimmel, Konrad & Spaller, Christina (2016). Im Zentrum die Gruppe. In Christina Spaller, Konrad Wirnschimmel, Andrea Tippe, Judith Lamatsch, Ursula Margreiter, Ingrid Krafft-Ebing & Michael Ertl (Hrsg.), *Raoul Schindler. Das lebendige Gefüge der Gruppe. Ausgewählte Schriften* (S. 49–51). Psychosozial-Verlag.

Wißgott, Norbert & Hochgerner, Markus (2021). 30 Jahre Psychotherapiegesetz in Österreich – Geschichte, Status Quo und Ausblick. *Feedback, Zeitschrift für Gruppentherapie und Beratung, 21*(1&2), 8–22.

Wolf, B. W. (1998). Lewins Einfluss auf Management und Organisationsentwicklung. *Gruppendynamik, Zeitschrift für angewandte Sozialpsychologie,* 29 (1), 61–74.

Yalom, Irvin D. (1970, 1974). *Gruppenpsychotherapie. Grundlagen und Methoden. Ein Handbuch.* Kindler.

Yalom, Irvin D. (1989, 1996). *Theorie und Praxis der Gruppenpsychotherapie. Ein Lehrbuch* (1., 4. Aufl.). Pfeiffer.

Yalom, Irvin D. (2003, 2010, 2012). *Theorie und Praxis der Gruppenpsychotherapie: Ein Lehrbuch* (7., 10., 11. Aufl.). Leben lernen: Bd. 66. Pfeiffer bei Klett-Cotta.

Yalom, Irvin D. (2005). *Im Hier und Jetzt. Richtlinien der Gruppenpsychotherapie.* Btb.

Yalom, Irvin D. & Leszcz, Molyn (2020). *The theory and practice of group psychotherapy* (6th edition). Basic Books.

Zajec, Karin (2017). *Gruppenpsychotherapie mit Kindern und Jugendlichen. Stationäre und teilstationäre Therapie in heterogenen Gruppen.* Facultas.

Zajec, Karin (2021). Konzept der gewollten und vermiedenen Beziehung nach Henry Ezriel, In Rainer Fliedl, Carola Cropp & Karin Zajec (Hrsg.), *Die Beziehungsachse der OPD. KJ-2.* Vandenhoeck & Ruprecht.

Zajec, Karin & Korlath, Silvia (2021). Dynamische Gruppenpsychotherapie. In Markus Hochgerner (Hrsg.), *Grundlagen der Psychotherapie. Lehrbuch zum Psychotherapeutischen Propädeutikum* (S. 137–152). Facultas.